Ärztliches Handeln im Praxisalltag

Reihe »Biographie- und Lebensweltforschung«
des Interuniversitären Netzwerkes Biographie- und
Lebensweltforschung (INBL)

Herausgegeben von Peter Alheit, Andreas Hanses und Bettina Dausien

Band 8

Nicole Witte, Dr. disc. pol., ist wissenschaftliche Mitarbeiterin am Methodenzentrum Sozialwissenschaften der Georg- August-Universität Göttingen.

Nicole Witte

Ärztliches Handeln im Praxisalltag

Eine interaktions- und biographieanalytische Studie

Campus Verlag
Frankfurt/New York

Ausgezeichnet mit dem Dissertationspreis 2009 des Universitätsbundes Göttingen

Bibliografische Information der Deutschen Nationalbibliothek
Die Deutsche Nationalbibliothek verzeichnet diese Publikation in der Deutschen Nationalbibliografie;
detaillierte bibliografische Daten sind im Internet unter http://dnb.d-nb.de abrufbar.
ISBN 978-3-593-39313-1

Das Werk einschließlich aller seiner Teile ist urheberrechtlich geschützt. Jede Verwertung ist ohne
Zustimmung des Verlags unzulässig. Das gilt insbesondere für Vervielfältigungen, Übersetzungen,
Mikroverfilmungen und die Einspeicherung und Verarbeitung in elektronischen Systemen.
Copyright © 2010 Campus Verlag GmbH, Frankfurt am Main.
Gedruckt auf Papier aus zertifizierten Rohstoffen (FSC/PEFC).
Printed in Germany

Besuchen Sie uns im Internet: www.campus.de

Inhalt

1. Einleitung 9
   1.1 Vorbemerkung 9
   1.2 Die Forschung 11
       1.2.1 Das Forschungsinteresse 11
       1.2.2 Der Forschungsverlauf 13
   1.3 Aufbau der Arbeit 21

2. Stand der Forschung 24
   2.1 Vorbemerkung 24
   2.2 Die ambulante ärztliche Versorgung in der Bundesrepublik Deutschland 25
   2.3 Die Arzt-Patient-Interaktion als Forschungsgegenstand ... 29
       2.3.1 (Allgemein-)medizinische Forschung zur Arzt-Patient-Interaktion 31
       2.3.2 Weitere Forschungsaktivitäten zur Arzt-Patient-Interaktion 35
   2.4 Die Biographie des Arztes als Forschungsgegenstand 37
       2.4.1 (Allgemein-)medizinische Forschung zur ärztlichen Biographie 37
       2.4.2 Weitere Forschungen zur (ärztlichen) Biographie ... 39
   2.5 Zur Zusammenführung beider Fallebenen 40

3. Methodisches Vorgehen ... 41
   3.1 Vorbemerkung ... 41
   3.2 Methodologische Anmerkungen ... 41
   3.3 Forschungsmethoden ... 48
      3.3.1 Feldzugang und Sampling ... 49
      3.3.2 Biographieanalytische Perspektive ... 53
      3.3.3 Interaktionsanalytische Perspektive ... 64
   3.4 Zur möglichen Kombination der Ergebnisse ... 77

4. Empirische Untersuchungen ... 79
   4.1 Überblick ... 79
   4.2 Eike Fink: Macht als Schutz ... 80
      4.2.1 In der Gegenwart – Aus der Gegenwart heraus ... 80
      4.2.2 Die Fallgeschichte Eike Fink ... 83
      4.2.3 Sequenzielle Videoanalyse im Fall Eike Fink ... 128
   4.3 Dr. Andrea Sperber: Voran, nie zurück ... 187
      4.3.1 Vorbemerkung ... 187
      4.3.2 Die Fallgeschichte Dr. Andrea Sperber ... 189
      4.3.3 Sequenzielle Videoanalyse im Fall Dr. Andrea Sperber ... 243
   4.4 Dr. Bernd Zeisig: Schuld und Sühne ... 287
      4.4.1 Vorbemerkung ... 287
      4.4.2 Die Fallgeschichte Dr. Bernd Zeisig ... 289
      4.4.3 Sequenzielle Videoanalyse im Fall Dr. Bernd Zeisig ... 344

5. Empirische Ergebnisse 380
5.1 Überblick 380
5.2 Die Fallebene Biographie 381
   5.2.1 Funktion der Berufswahl 381
   5.2.2 Etablierung von professionellen Handlungsmustern 385
   5.2.3 Biographische Strukturierungen 390
   5.2.4 Sozialisation als Arzt, ärztliches Selbstbild, WIR Ärzte 401
5.3 Die Fallebene Interaktion 412
   5.3.1 Bedeutung der Kontextfaktoren 413
   5.3.2 Strukturierte und strukturierende Handlungsmuster 417
   5.3.3 Wenige Variationen des Handelns 421
   5.3.4 Krisen in der Interaktion 424
   5.3.5 Reproduktion oder Transformation von Handlungsmustern? 429
   5.3.6 Interaktionsbestandteile und ihre Wirkungen 431
5.4 Verknüpfung der Fallebenen 436

6. Fazit und Ausblick: Was bleibt und was folgt? 441

Abbildungsverzeichnis 457
Literatur 458
Anhang: Verwendete Transkriptionszeichen 475

1. Einleitung

1.1 Vorbemerkung

Forschung ist ein dynamischer Prozess, in dem Wissen geschaffen wird. Die Forschenden sind Teil dieses wissenschaftlichen Prozesses, sie gehen den (manchmal verschlungenen) Weg des Erkenntnisfortschritts. Die gewonnenen Erkenntnisse sind damit aber nicht unabhängig vom gewählten Pfad. Aus diesem Grund möchte ich hier auch den von mir in meiner Forschung beschrittenen Weg skizzieren.

Dieser führte nicht nur zu einer Veränderung oder besser gesagt Öffnung meines Forschungsinteresses, sondern brachte auch eine Entwicklung meiner theoretischen Ausgangsposition und daraus folgend des geplanten und dann durchgeführten Forschungsprojektes mit sich.

Ursprünglich noch dem »üblichen objektivistischen und induktiven Wissensverständnis« verpflichtet, wie Ronald Hitzler und Thomas Eberle (2000: 110) große Teile der Wissenschaftslandschaft beschreiben, entwickelte sich meine Forschung und referenziell dazu meine theoretische Perspektive in Richtung eines sozialen Konstruktivismus in der Tradition von Alfred Schütz (1971, 1972 und 1974) und der Weiterentwicklung der Schütz'schen Überlegungen für die Soziologie durch Peter Berger und Thomas Luckmann (1972).

Daraus leitete sich für mich eine Entscheidung für eine rekonstruktiv verfahrende soziologische Biographieforschung ab, wie sie insbesondere von Fritz Schütze, Peter Alheit, Wolfram Fischer und Gabriele Rosenthal im deutschsprachigen Raum etabliert wurde.[1] Eine Forschung, die den Prozess des Werdens, der Reproduktion und der Transformation eines

---

1 Mir ist selbstverständlich bewusst, dass eine solche namentliche Aufzählung stets unvollständig bleiben muss. Deshalb soll betont werden, dass hier nur einige wenige wichtige Vertreter/-innen der soziologischen Biographieforschung in Deutschland genannt werden, deren Schriften auch für meine Arbeit relevant waren.

sozialen Phänomens untersucht (vgl. Rosenthal 1995) und darin immanent die »Vielzahl von Formen des Zugangs des Menschen zu sich und zur äußeren gesellschaftlichen Realität« in den Blick nimmt (Marotzki 2000: 184). Zugänge, die sich eben aus den Wissensvorräten, Relevanzen und Bedeutungszuschreibungen zusammensetzen, für die sich Schütz interessierte und die durch ihre soziale Bedingtheit über den betrachteten Einzelfall hinaus theoretische Verallgemeinerungen ermöglichen.

Um der Prämisse von der »Interaktionsbedingtheit individueller Bedeutungszuschreibungen«[2] (Hoffmann-Riem 1980: 342), die sich im Handlungsfluss andauernd vollziehen, gerecht zu werden, richte ich meinen Blick entsprechend meines Untersuchungsthemas auch auf aktuelle soziale Interaktionen der Ärztinnen und Ärzte mit ihren Patientinnen und Patienten. Fokussiert man mit einer Analyse der Biographien bereits die sequenzielle Aufschichtung von Interaktionserfahrungen der Individuen in der Vergangenheit, tritt damit eine Betrachtung der handlungsrelevanten Bedeutungszuschreibungen in der Gegenwärtigkeit der jeweiligen Interaktion hinzu.

Die Anerkennung der oben genannten Prämisse zeigt auch den mit meinem veränderten theoretischen Standpunkt einhergehenden Wandel meiner Perspektive auf Interaktionen von einem Aktions-Reaktions-Verständnis zu einer interaktionistischen Auffassung an, wie sie Norman Denzin (2000: 137) formuliert: »Interaktion [im Sinne des symbolischen Interaktionismus; N.W.] hebt darauf ab, dass Menschen nicht auf ihr Gegenüber hin, sondern in wechselseitiger Beziehung zueinander gemeinsam handeln.«

Sowohl die Erforschung von Biographien als auch die Analyse von Interaktionen im oben skizzierten Sinne lenken den Blick des Betrachters auf das *Wie* der Erzeugung bestimmter Erlebnisse und Erfahrungen (vgl. Marotzki 2000: 184). Nochmals soll dazu Denzin (2000: 141) zitiert werden, der die Fragestellung von ›Interaktionisten‹ folgendermaßen konkretisiert: »Wie [...] ist ein vorliegender Erfahrungsausschnitt strukturiert, wie wird er gelebt, und wie wird ihm Bedeutung verliehen?« Daraus kann unmittelbar ein Forschungsdesign der Verknüpfung von Biographie- und Interaktionsanalysen abgeleitet werden, wie es letztlich innerhalb der vorliegenden Arbeit realisiert wurde. Damit konnte auf der Grundlage einer sozialkon-

---

2 Ausgearbeitet von Herbert Blumer (1969) in der Denktradition von George Herbert Mead (1934/2008). Wie Norman K. Denzin (2000:143) schreibt, machte Blumer aus Mead einen Soziologen.

struktivistischen Handlungstheorie unter Anwendung interpretativer Methoden der Sozialforschung sowohl ein Beitrag zur *Soziologie in der Medizin* als auch innerhalb der *Soziologie der Medizin*[3] geleistet werden.

1.2 Die Forschung

1.2.1 Das Forschungsinteresse

Schon lange vor Beginn meiner Forschungsbemühungen in den Themenbereichen ›ärztliches Handeln‹ oder ›Arzt-Patient-Interaktion‹ und damit vor dem Beginn meiner wissenschaftlichen Arbeit insgesamt hat mich die Frage beschäftigt, warum es manchen Ärztinnen und Ärzten[4] gelang, mich in einer Weise anzusprechen, die bei mir als Patientin den Eindruck von Verständnis und Empathie (und damit häufig auch medizinisch angemessener Behandlung) hinterließ. Konsultationen bei anderen Mediziner/ -innen verliefen demgegenüber ganz anders, irritierten mich teilweise, machten mich unzufrieden oder manchmal sogar wütend.

In Gesprächen im Familien- oder Bekanntenkreis wurde dann regelmäßig deutlich, dass diese von mir wahrgenommene Varianz im Handeln verschiedener Ärztinnen und Ärzte keineswegs nur meine individuelle Erfahrung war.[5] Darüber hinaus wurden mir von meinen Gesprächspart-

---

3 Die *Soziologie in der Medizin (sociology in medicine)* versucht durch Einbeziehung soziologischer Erkenntnisse in die Medizin beispielsweise zur Erweiterung von Wissen über die Entstehung von Krankheiten oder auch die Optimierung therapeutischer Maßnahmen zur Verbesserung der medizinischen Versorgung beizutragen. Die *Soziologie der Medizin (sociology of medicine)* beschäftigt sich mit der Analyse des medizinischen Systems auf unterschiedlichen Ebenen. Dies reicht vom internationalen Vergleich von Gesundheitssystemen bis hin zur Analyse der Rollenstruktur der medizinischen Berufsposition und der Analyse des einzelnen medizinischen Handelns (vgl. Straus 1957).

4 Bei dem Bemühen um eine geschlechtergerechte Sprache war ich vielfach mit dem Problem konfrontiert, dass eine flüssige Lesbarkeit des Textes dadurch teilweise erschwert wird. Mein Kompromiss zwischen Lesbarkeit und Geschlechtergerechtigkeit sieht deshalb vor, dass ich, wann immer möglich, im Plural eine Form mit dem Anhang ›/-innen‹ verwende (mit Ausnahme der Plurale von ›Partner‹ und ›Akteur‹). Im Singular nutze ich demgegenüber – bis auf seltene Ausnahmen – das generische Maskulinum.

5 Jede Leserin und jeder Leser kann an dieser Stelle vielleicht einmal kurz innehalten und sich zu Bewusstsein kommen lassen, welche Erfahrungen sie/er bisher mit Ärztinnen oder Ärzten gemacht hat. Ich bin mir sicher, dass die Anmutung von Varianz nachvollzogen werden kann.

nern stets Erklärungsmodelle dafür präsentiert, warum der eine Arzt sympathisch und zugewandt agiert, der andere hingegen sachlich und wenig empathisch und der dritte gar elementare Regeln der Höflichkeit außer Acht lässt und beispielsweise die Begrüßung des Patienten zu Beginn einer Konsultation offenbar für einen überflüssigen Luxus hält. »Der ist eben so«; »Der ist nett« oder »Die ist immer sehr ernst« waren zu hörende Erklärungen der Menschen, mit denen ich im Alltag über ihre Erfahrungen mit Ärztinnen und Ärzten gesprochen habe.

Diese alltagsweltlichen Sinndeutungen korrespondieren mit psychologischen Annahmen, dass Konzepte wie *Selbst, Einstellungen, Fähigkeiten, Motive, Gefühle*, aber auch beispielsweise *Geschlecht* psychische oder gar physische Merkmale eines Individuums sind und in der wissenschaftlichen ›Übersetzung‹ damit unabhängige Variablen darstellen, die selbstverständlich im Vorfeld der Untersuchung genauestens festzulegen sind. Eine Vorstellung dieser Konzepte als »diskursiv hergestellt« und damit eher als »Attribute von Konversationen und nicht als mentale Einheit[en]« (Harré 1992: 526) war mir zu Anfang meiner Forschung noch fremd.

Erste mehr alltagsweltliche Deutungen vor diesem Hintergrund und die genannte methodische Ausbildung führten mich zu einem zunächst noch wenig elaborierten Erklärungsmodell für meine Fragestellung, welches ›Talent‹ (der Ärztinnen und Ärzte) im Umgang mit den Patientinnen und Patienten als wichtigste (unabhängige) Variable für Patientenzufriedenheit oder eine gelingende Interaktion enthielt, jedoch noch der Operationalisierung bedurfte.[6]

---

6 Bestandteil dieses ›Talents‹ war für mich zu diesem Zeitpunkt auch der Umgang mit dem, was im folgenden Kapitel (Kap. 2) als »Trilemma der modernen Medizin« (Bauer 2001) zwischen Kundendienst, Wissenschaftlichkeit und Kostendämpfung eingeführt werden wird. Verwiesen doch auch die o.g. Gesprächspartner aus Familien- und Bekanntenkreis bereits häufig auf einen (von ihnen vermuteten) Einfluss des zunehmenden wirtschaftlichen Drucks, der auf den Ärztinnen und Ärzten zweifellos lastet, auf die konkrete Interaktionssituation, im Sinne eines erklärenden oder auch entschuldigenden »Der muss viele Patienten durchschleusen, damit er genug Geld verdient« oder auch »Ausführliche Konsultationsgespräche bringen eben nicht (mehr) genügend Geld ein«. Die in den letzten Jahren deutlich veränderten wirtschaftlichen Rahmenbedingungen für eine ärztliche Selbstständigkeit, die Ressourcen der Ärztinnen und Ärzte binden und ihre Arbeit erschweren, waren und sind den Patientinnen und Patienten (und auch mir als Forscherin) selbstverständlich bekannt. Ob der Umgang damit nun jedoch vom ›Talent‹ des einzelnen Arztes abhängig ist und ob und wie er in die einzelne Arzt-Patient-Interaktion hineinwirkt, wurden Fragen, die im Folgenden zu beantworten sind.

Die Vorstellung von ›Talent‹ als zentraler Variable wurde noch durch mein Literaturstudium über die standardisierte ärztliche Ausbildung in der Bundesrepublik Deutschland im Vorfeld der Untersuchung gestützt. Diese Ausbildung in Vorklinik und Klinik erschien offenbar nicht besonders geeignet, die unterschiedlichen persönlichen Fähigkeiten der einzelnen Studierenden durch entsprechende curriculare Maßnahmen zumindest annähernd einander anzugleichen bzw. auch zu verbessern, was ich zunächst sowohl auf die im medizinischen Studium eher randständige Gesprächs- oder Interaktionsausbildung als auch auf die Bedeutsamkeit der ›Talent-Variable‹ zurückführte. Gäbe es sonst nicht weniger Varianz im ärztlichen Handeln und damit auch weniger Forschungsbedarf?

Der Skizzierung meiner Ausgangsposition nachfolgend soll nun die Entwicklung meiner Forschung dargestellt werden, die mit der Öffnung der Forschungsfrage, der Änderung der theoretischen Perspektive auf den Forschungsgegenstand und der Änderung des methodischen Vorhabens einhergeht. Führte mich der Weg doch zu einer Untersuchung unter Anwendung einer methodischen Triangulation, angesiedelt im interpretativen Paradigma auf der Grundlage der bereits angedeuteten sozialkonstruktivistischen Handlungstheorie, und entfernte ich mich damit sehr weit von meinem oben ausgeführten Ausgangspunkt.

1.2.2 Der Forschungsverlauf

Im Zuge der Konkretisierung meines Promotionsprojektes zu ärztlichem Interaktionshandeln mit Patientinnen und Patienten stellte sich für mich zunächst (vor dem vollständigen Perspektivenwechsel) die Frage nach den Bestimmungsgründen dieser Art ›Talent‹, deren Messbarkeit und Auswirkungen innerhalb der Arzt-Patient-Beziehung. Hier noch einen positivistischen Ansatz verfolgend, war ich auf der Suche nach operationalisierbaren Variablen zur Bestimmung von Patientenzufriedenheit als möglicher abhängiger Variable, in der Logik eines ›wenn der Arzt Handlung A vornimmt, dann folgt daraus für den Patienten mit der Wahrscheinlichkeit p Zufriedenheit des Grades x‹. Wie das Kapitel zum Stand der Forschung (Kap. 2) zeigt, befand ich mich mit einem solchen Ansatz in zahlreicher – vor allem medizinischer, aber auch psychologischer und soziologischer – Gesellschaft.

Durch die wissenschaftliche Lektüre zur Vorbereitung meiner empirischen Forschung wurde mir jedoch immer deutlicher, welche Bedeutung die Arzt-Patient-Interaktion sowohl in der Sphäre der Alltagswelt als auch in bestimmten wissenschaftlichen Diskursen einnahm (und auch heute noch einnimmt). Wie bereits angedeutet, einerlei mit wem ich über mein Dissertationsthema sprach, jeder konnte eigene (vielfach negative) Erfahrungen beitragen (und tat dies häufig auch ungefragt), was mir die Relevanz für die Akteure im Alltag verdeutlichte. Auch die wissenschaftliche Literatur markiert häufig suboptimale Interaktionsverläufe, je nach fachlicher Provenienz der Autoren mit sehr unterschiedlichen Lösungsvarianten.

Die offene Frage danach, wie und warum sich zwischen dem einzelnen Arzt und seinem Patienten eine konkrete Interaktionssituation herstellt, welches Handeln sich hier in welcher Art sequenziell aufschichtet, verbleibt in einem solchen Untersuchungsdesign vollständig in der ›black box‹. Diese meines Erachtens zentrale Frage nach den Regeln der Erzeugung eines bestimmten Interaktionsablaufes in einer durch die Interaktionspartner erschaffenen und ausgestalteten Interaktionssituation kann so nicht beantwortet werden, ist sie doch innerhalb eines solchen Untersuchungssettings für die Forscher/-innen auch nur von marginalem Interesse. Geht es doch hier nicht darum, Lebenswelten von ›innen heraus‹ zu erforschen, ihre Abläufe und Strukturmerkmale sowie die Deutungsmuster der Akteure zu rekonstruieren, wie es Uwe Flick u.a. (2000: 14 ff.) als Zielstellung für ein interpretatives Vorgehen formulieren, sondern vornehmlich um den Nachweis von im Vorfeld angenommenen (zum Teil überaus komplexen) kausalen Verknüpfungen oder Korrelationen verschiedener Faktoren als Input bzw. Output der ›black box‹. Neues, im Vorhinein nicht in das Modell Eingearbeitetes, kann dabei nicht entdeckt und untersucht werden, verbleibt es doch entweder vollständig im Dunkeln oder lässt es das vorab erdachte Modell scheitern.

Die beschriebenen geschlossenen Forschungsfragen und die von mir erlernten Methoden der Beantwortung hinterließen mich als Sozialforscherin (aber auch als Patientin) unzufrieden. Bliebe doch gerade das, was ich herauszufinden wünschte, im Unklaren und wäre nur durch theoretische Reflexionen über das Zustandekommen von beispielsweise Korrelationen zu erhellen gewesen. Der Wunsch nach aussagekräftigen Erkenntnissen und dem Öffnen der ›black box‹ führte mich dazu, nach einer dem Gegenstand und meinem Forschungsinteresse angemessenen Herangehensweise zu suchen, ohne zu diesem Zeitpunkt bereits zu wissen, dass Gegenstandsangemessenheit ein zentrales Kennzeichen qualitativer Forschung darstellt (vgl. Flick u.a. 2000: 22).

Mit der zunehmenden Konkretisierung meines Forschungsprojektes, durch Lektüre beispielsweise der bereits angeführten (proto-)soziologischen Grundlagentexte und eine voranschreitende Methodenausbildung erschien mir der Ausschnitt aus der empirischen Wirklichkeit, den ich erforschen wollte, immer weniger umgrenzt und in seiner Beschaffenheit deutlich komplexer. Allein beispielsweise die Auflösung meiner (und nicht nur meiner) Vorstellung davon, es gäbe einen universell gültigen ›Bedeutungskern‹ jenseits unserer subjektiven, perspektivengebundenen Wahrnehmung (vgl. Husserl u.a. 2004: 308 f.), oder auch das damit unmittelbar in Verbindung stehende Infragestellen eines möglichen vom jeweiligen Kontext unabhängigen quasi ›gereinigten Sinns‹ einer Handlung oder Äußerung (vgl. Garfinkel 1967) brachten sowohl meinen Forschungsplan als auch Teile meiner Weltsicht durcheinander. Dies scheint zunächst übertrieben formuliert, führt man sich jedoch vor Augen, dass die ›natürliche Einstellung‹, wie sie Schütz und Luckmann diskutieren (1975: 23 ff.),[7] gerade die Einstellung des Individuums zur gesamten es umgebenden Alltagswelt beschreibt, nivelliert sich dieser Eindruck. Die ›natürliche Einstellung‹ vereinfacht für den Einzelnen das Wahrnehmen und Agieren unter Handlungsdruck in Interaktionen. Wird jedoch nun das, was man zuvor für ›Natur‹ hielt, zur interaktiven Konstruktion und damit zum Artefakt erklärt, gerät der Boden der vermeintlichen ›Tatsachen‹, auf dem man agiert, ins Schwanken. Ist doch nun alles, was man natürlich zu wissen glaubte (Routinen, Begriffe, Dinge, Kategorien etc.), plötzlich von Menschen (in seiner spezifischen Bedeutung in der jeweiligen Situation) ›hergestellt‹ und damit relativ – veränderbar – unsicher.

Zurück jedoch zu meinem Forschungsinteresse, hier spiegelte sich mein theoretischer Perspektivenwechsel in Richtung eines solchen sozialkonstruktivistischen bzw. wissenssoziologischen Standpunktes und den sich daraus ergebenden immer differenzierteren und komplexeren Fragestellungen, die über die vorausgegangene nach dem ›ärztlichen Talent‹ im Umgang mit Patientinnen und Patienten weit hinaus reichen, wider: Wie kann ich *erfassen*, wie sich der Interaktionsprozess zwischen Arzt und Patient entfaltet, *verstehen* und *erklären*, warum sich dies in einer konkreten Situation in je spezifischer Art und Weise vollzieht? Welche strukturierenden Regeln liegen dem Handlungsverlauf zugrunde? Wann reproduzieren sich Strukturen? Wann emergiert Neues? Und: Inwieweit kann ich das einmalig Er-

---

7 Auch Pierre Bourdieu (1987: 734) diskutiert diese ›natürliche Einstellung‹ in Anlehnung an Husserl als ›Doxa‹ in ähnlicher Weise, jedoch mit stärkerem politischem Impetus.

fasste *generalisieren*, in anderen Interaktionen, vielleicht sogar zwischen anderen Interaktionspartnern, für gültig erachten?

Die erstgenannten Fragen zeigen meinen Perspektivenwechsel bereits deutlich an, richtet sich ihr Fokus bereits auf die Eigenperspektive der beteiligten Akteure. Um insbesondere die Sinndeutungs- und Sinnsetzungsprozesse der Individuen analysieren zu können, wie es Schütz zentral anstrebte, sind doch sämtliche Sinngebilde für ihn »weiter auflösbar in Sinnsetzungs- und Verstehensprozesse von Handelnden in der Sozialwelt« (Schütz 1974: 19). Diese Sinndeutungen sind jedoch je nach dem Zeitpunkt, zu dem sie erfolgen, dem situativen Interesse »sowie je nach dem biographiespezifischen durch Typisierungs- und Relevanzstrukturen geprägten Wissensvorrat, welcher der Auslegung zugrunde liegt« verschieden (Hitzler und Eberle 2000: 112). Damit einher geht auch die Notwendigkeit zur Wahl einer (oder mehrerer) Methode(n), die es ermöglicht, die genannten Typisierungen und Relevanzen sichtbar zu machen und den interaktiven Prozess des Aufeinandertreffens mehrerer Akteure mit solchen (stets, wenn auch manchmal nur marginal) voneinander verschiedenen Bedeutungsmustern und Typiken zu analysieren.

War mit dem ausgeführten Perspektivenwechsel meine Entscheidung für ein rekonstruktives oder interpretatives Vorgehen bereits gefallen, so musste trotzdem die Auswahl für bestimmte Methoden innerhalb des genannten Paradigmas getroffen werden. Wurde mir doch zunehmend deutlich, dass damit neben der Betrachtung der aktuellen Handlungsabläufe die Rekonstruktion der Genese von Interaktionshandeln prozesshaft nachzuzeichnen sei. Da ich als forschende Betrachterin den Startpunkt dieses Prozesses aber nicht bestimmen kann, wählte ich folgerichtig eine Methode, die die gesamte Biographie in den Blick nimmt. Inhaltlich immer noch an die Frage angelehnt, warum zwischen verschiedenen Ärztinnen und Ärzten nach (vergleichsweise) standardisierter Ausbildung und in formal sehr ähnlichen Konsultationssituationen eine auffällige Varianz im Handeln und in der Wirkung auf mich als Patientin besteht, sollte das monokausale Erklärungsmodell ›Talent‹ nun also aufgefächert und dynamisiert werden. Woraus sich wiederum die Frage ergab, wie genau sich (ärztliche) Handlungsmuster im Lebensverlauf herausbilden und etablieren.

Um es nochmals zu wiederholen, ist nach Schütz jede scheinbar selbstverständlich gegebene soziale Wirklichkeit eine voraussetzungsvolle Konstruktion der Akteure in dieser Welt. Für die Sozialwissenschaftler/-innen gilt es somit, diese Konstruktionen der Handelnden zu rekonstruieren, damit werden Konstruktionen über Konstruktionen gebildet (Konstruktionen 1. und 2. Grades). Betrachtet man nun die Biographie eines Menschen, so wird damit – wie oben beschrieben – der Versuch unternommen, die Etablierung bestimmter Typisierungen und Deutungsmuster zu rekonstruieren sowie ihre Weiterentwicklung in Reproduktion und Transformation im sequenziellen Ablauf in den Blick nehmen zu können. Auf diese Weise werden Sinnsetzungs- und Verstehensprozesse umfassend untersucht, Handlungsmuster in ihrem Entstehen sichtbar gemacht.

Die methodologische Fundierung und methodische Ausarbeitung biographieanalytischer Verfahren wird in der einschlägigen Literatur ausführlich geleistet, was sich für die Methodenwahl als sehr hilfreich erwies. Speziell für das von mir verwandte Vorgehen der Biographischen Fallrekonstruktion nach Gabriele Rosenthal wird die Anwendung durch die von Rosenthal selber an verschiedener Stelle publizierte methodologische Grundlegung (vgl. insbesondere 1995) und methodische Anleitung (vgl. insbesondere 2005a) sehr erleichtert.

Lassen sich mit einer Analyse der strukturierenden Muster, deren Etablierung, Reproduktion und Transformation, die in einer Biographie wirksam werden, Handlungen und Entscheidungen des Subjektes in der Vergangenheit nachzeichnen, verstehen und erklären, so bleiben Aussagen über das Agieren (auf der Grundlage von Deutungs- und Relevanzmustern) in einer konkreten Handlungssituation in der Gegenwart jedoch naturgemäß im Bereich des (wenn auch plausibel) Prognostischen. Ziel der Arbeit war es jedoch von Anfang an – und auch bis zum heutigen Zeitpunkt –, insbesondere auch die konkrete Interaktionssituation in den Blick zu nehmen, die Aufschichtung von Handlungen und Entscheidungen beider Beteiligten in einer Konsultationssituation und damit die Etablierung von Interaktionsmustern innerhalb eines konkreten Geschehens verstehbar und erklärbar zu machen. Wie zeigt sich nun der vielfach genannte biographische Wissensvorrat, das Routine- und Rezeptwissen, bzw. die damit zusammenhängenden internalisierten und routinisierten Handlungsmuster in der konkreten Handlungssituation? Kann hier noch Neues entstehen und wenn ja, wie? Wenn dem nicht so wäre, blieben die Handelnden doch nur ›Beurteilungstrottel‹, wie Garfinkel sie verschiedentlich bezeichnet. Man ließe ihre aktive Konstruktionsleistung insgesamt außen vor, auch wenn man damit nur unterstellte, sie handelten innerhalb einer konkreten Situation quasi gefangen in den von ihnen selbst im Vorfeld gebildeten Mustern. Ferner kann man soziale Interaktion auch nicht als »bloße Aktualisierung und Ausführung von abstrakt beschreibbaren Verhaltensmustern (Rollen etc.) konzipieren« (Bergmann 2000: 127), negierte man doch so ihre kontextgebundene Qualität. Folgt man demgegenüber einer interaktionistischen Handlungstheorie, so ist gesellschaftliche Wirklichkeit eine Vollzugswirklichkeit (Garfinkel), die in jedem Moment und in jeder Situation von den Akteuren lokal hervorgebracht wird und damit auch stets einen Horizont von Neuem eröffnet. Ist doch keine soziale Situation wie die jeweils vorhergehende, auch wenn es nicht bis zu Interaktionskrisen im Sinne von fehlenden oder unangemessenen Handlungsroutinen (Schütz) kommt, und ist darüber hinaus menschliches Entscheiden auch durch (äußeren) Kontext und (innere) Handlungsmuster nie programmiert, sondern beinhaltet individuell verschiedene Freiheitsgrade. Letztlich stellt sich damit die Frage: Was bringen die Individuen in die Interaktionssituation mit, was wird davon handlungswirksam, reproduziert sich damit und was entsteht neu, wird transformiert?

So wurde bereits sehr früh innerhalb der Untersuchung deutlich, dass eine Perspektive auf die Biographie des Arztes zu diesem Zweck nicht ausreichen kann, wie auch eine ausschließliche Betrachtung der Interaktion zu kurz griffe. Ein triangulierendes Vorgehen wurde deshalb angezielt. Neben der biographischen Etablierung (angenommener) ärztlicher Handlungsmuster musste auch sichtbar gemacht werden, wie diese Handlungsmuster in Interaktionen (vermutlich) wirksam, wie sie in konkretes Handeln umgesetzt werden und inwiefern sie sich transformieren.

Erst nachdem ich mich zu diesem Zweck für den Einsatz des Mediums Video entschlossen hatte,[8] wurde mir deutlich, dass ganz im Gegensatz zu den ausführlichen methodischen Anleitungen für die soziologische Biographieanalyse sozialkonstruktivistischer Provenienz auf dem Gebiet videogestützter Analyse von Interaktionen wenig Vergleichbares existierte.[9]

---

[8] Vielleicht war dies jedoch insbesondere eine Entscheidung gegen eine teilnehmende Beobachtung innerhalb einer Konsultation?! Im Nachhinein muss ich mir eingestehen, dass die von mir damals angeführten Argumente gegen die Beobachtung (zum Beispiel »die Patientinnen und Patienten wollen das nicht«; »dann macht niemand mit«; etc.) eher der Verdeckung meiner eigenen Vorbehalte dienten. Mich hätte die Anwesenheit in einem Konsultationszimmer an vielen Stellen vielleicht einfach peinlich berührt, sie wäre mir unangenehm gewesen.

[9] Selbstverständlich sind mir die Bemühungen hinsichtlich einer theoretischen Anbindung, methodologischen Fundierung und methodischen Anleitung, die in Bezug auf das Medium Video in der empirischen Sozialforschung, insbesondere durch die Arbeitsgruppe um Hubert Knoblauch und Bernt Schnettler (vgl. beispielsweise Knoblauch u.a. 2006), bekannt. Jedoch fehlte meines Erachtens hier eine unmittelbare Anwendbarkeit

Dies gab dem gesamten Promotionsvorhaben nochmals eine neue Wendung, hatte ich nun neben der Beantwortung meiner Forschungsfragen zum sozialen Phänomen ›Arzt-Patient-Interaktion‹ auch noch eine Aufgabe im Bereich der Methodenentwicklung oder zumindest -weiterentwicklung hinzugewonnen. Die Erhebung von Videomaterial, die Handhabbarmachung der Daten zur Analyse vor dem Hintergrund der vielfältigen und komplexen Herausforderungen wie beispielsweise dem Umgang mit dem gemeinsamen Auftreten von synchronen und diachronen Daten, die Fragen der Bedeutung des Leibes der Handelnden, die auftretenden Gegensätze verbaler und gestischer Signale waren nun die Themen, mit denen ich mich auseinanderzusetzen hatte. Dabei erscheint es mir heute als Privileg, die Möglichkeit gehabt zu haben, eine Methode nach den Anforderungen meines spezifischen Forschungsfeldes auszurichten. Flick u.a. (2000: 22) schreiben hierzu: »Für fast jedes Verfahren [der qualitativen Sozialforschung; N.W.] lässt sich zurückverfolgen, für welchen spezifischen Forschungsgegenstand es entwickelt wurde. Ausgangspunkt war in der Regel, dass die vorhandenen Methoden für den spezifischen Gegenstand nicht geeignet waren«. Eine Übertragung der Methode in andere Anwendungsbereiche wird inzwischen auch jenseits unserer Göttinger Arbeitsgruppe nach und nach etabliert.

Mit der gemeinsam mit Gabriele Rosenthal entwickelten Methode der Analyse videographierten Datenmaterials war es neben der analytischen Nachzeichnung der biographischen Etablierung von Handlungs- und Entscheidungsmustern mittels der biographischen Rekonstruktion nun auch durchführbar, die Aufschichtung von Handlungen innerhalb der Interaktionssituation zwischen Arzt und Patient zu rekonstruieren. Damit wurde es nach und nach möglich, meine forschungsleitenden Fragen zu beantworten. Was jedoch nun ebenfalls immer stärker deutlich wurde, war die im Forschungsdesign bereits angelegte mangelnde Beachtung der strukturellen Deutungs-, Handlungs- und Entscheidungsmuster der Patientinnen und Patienten. Erweiterte sich – wie bereits gesagt – auf der einen Seite meine Fragestellung immer stärker von einer Beschränkung auf ärztliches Interaktionshandeln hin zu der Frage, was von den Partnern in eine (nicht nur professionelle) Interaktion eingebracht wird, somit welche strukturierenden Komponenten die Beteiligten ›mitbringen‹, wie eine Abstimmung des individuellen Handelns auf dieser Basis geschieht und was

---

nach der Lektüre, während andere Ansätze forschungsökonomisch schlecht handhabbar schienen (siehe hierzu Ausführlicheres im Methodenkapitel, Kap. 3).

Neues innerhalb der Interaktion entsteht, was sich dann je nach Perspektive als Transformation der Handlungsmuster oder als Emergenz charakterisieren ließe, so wurde nun auf der anderen Seite das ›Fehlen‹ der Patientinnen und Patienten innerhalb des Bildes immer nachteiliger spürbar. Die ausschließliche Betrachtung der Ärztinnen und Ärzte kann aus meiner theoretischen Perspektive mein Forschungsinteresse nicht vollständig befriedigen. Daraus folgend fühle ich mich für zukünftige Forschungen aufgefordert, die interaktionistische Handlungstheorie vollständig und nicht nur auf das beschränkt anzuwenden, was vermeintlich mein Forschungsthema ist.

Betrachtet man nun die Ergebnisse der Untersuchung, so lässt sich deutlich mehr Strukturreproduktion als Strukturtransformation auf Seiten der Ärztinnen und Ärzte nachweisen. Prognosen aus der biographischen Analyse können innerhalb der Interaktionsanalyse plausibilisiert werden oder es finden sich Prozesse der Etablierung von in den Interaktionen nachgewiesenen Handlungsmustern innerhalb der Biographien. Die Gründe hierfür haben keineswegs in erster Linie damit zu tun, dass Ärztinnen und Ärzte die ohne Zweifel bestehende deutlich ungleiche Machtbalance (im Sinne von Norbert Elias[10]) zwischen ihnen und ihren Patientinnen und Patienten bewusst ausspielen. Ich werde in der Arbeit aufzeigen, dass auch die Mediziner/-innen in vielerlei Hinsicht in ihren Handlungsoptionen beschränkt sind und eine Durchsetzung ihrer Vorstellungen von einer Interaktion keineswegs stets bewusst aus einer überlegenen Position heraus anstreben. Erscheinen die Patientinnen und Patienten häufig offensichtlich abhängig und ohne Handlungsoption, so zeigen die Analysen, dass die Ärztinnen und Ärzte ebenfalls häufig als arm an Optionen durch eine engmaschige Verstrickung in ein biographisches Bewältigungsmuster beschrieben werden müssen.

Neben der Ergänzung der hier vorgestellten Untersuchung um eine Patientenperspektive bedürfte es meines Erachtens einer Untersuchung des Interaktionshandelns von Vertreterinnen und Vertretern anderer Professionsgruppen. Damit könnte eine Übertragung der hier erlangten Ergebnisse erzielt werden und ihre Erklärungskraft würde sich damit deutlich erhöhen. Welches Potenzial bereits hier gegeben ist oder aber vielleicht

---

10 Gerade die systematische Erweiterung einer interaktionistischen und prozessorientierten soziologischen Perspektive um den Faktor ›Macht‹ ist ein wichtiges Verdienst von Norbert Elias.

verschenkt wurde, ist eine Frage, die jede Leserin und jeder Leser sicher für sich beantworten wird.

1.3 Der Aufbau der Arbeit

Abschließend möchte ich kurz den Aufbau der Arbeit erläutern. In dem Kapitel zum *Stand der Forschung*, das direkt auf diese Einleitung folgt, wird ein Überblick über die Vielfalt der Forschung zur Arzt-Patient-Interaktion gegeben. Dabei nehme ich eine Trennung zwischen Arbeiten aus einer originär medizinischen und einer (medizin-)soziologischen Forschungsperspektive vor. Scheint die Fülle der Arbeiten zunächst fast unüberschaubar, so wird bei genauerer Betrachtung deutlich, dass der Ansatz, ärztliches Interaktionshandeln in Zusammenschau mit seiner biographischen Genese zu fokussieren, trotz verschiedener mehr als ein Jahrzehnt alter Forderungen aus der (Medizin-)Soziologie einen innovativen Ansatz darstellt.

Im Anschluss daran nutze ich das Kapitel zu den *Forschungsmethoden* dazu, zunächst sehr kurz einige methodologische Grundlagen interpretativer Verfahren zu erläutern. Dies ist mit Bedacht kurz gehalten, da eine umfassende und angemessene methodologische Einbettung den Rahmen deutlich überschreiten würde, steht doch in der hier vorliegenden Arbeit die Erforschung eines sozialen Phänomens im Vordergrund. Deshalb beschränke ich mich sehr konsequent auf fast stichwortartige Ausführungen in diesem Bereich. Dieser kurzen methodologischen Betrachtung folgen dann Ausführungen zum Feldzugang, der Stichprobenziehung und den Methoden der Datenerhebung und -analyse. Abgeschlossen wird dieses Kapitel mit einem kurzen Ausblick zur Verknüpfungsmöglichkeit der Ergebnisse beider Verfahren.

Im Anschluss daran steht das Kapitel mit den Darstellungen meiner *empirischen Arbeit*. Es enthält die Fälle zweier Ärztinnen und eines Arztes. Für alle drei Fälle wurden – wie bereits deutlich gemacht – jeweils Biographische Fallrekonstruktionen erstellt und Analysen von Konsultationen dieser Ärztinnen und des Arztes mit Patientinnen und Patienten vorgenommen. Dabei werden die Fallrekonstruktionen der Darstellung der Videoanalysen vorangestellt. Im Fall der Ärztin Fink werden die einzelnen Auswertungsschritte der Videoanalyse jeweils beispielhaft gezeigt. Für die Fälle Dr. Sperber und Dr. Zeisig werden dann neben den Biographischen Fallrekonstruktionen jeweils nur die Kontextanalyse und eine Zusammenfassung aller durchgeführten Konsultationsanalysen präsentiert. Schon bei der Lektüre der einzelnen Fallauswertungen wird deutlich, wie leicht prognostizierbar das Handeln von Ärztinnen und Ärzten mit ihrer Patientenschaft offenbar in vielen Fällen ist, hat man die den Lebensweg strukturierenden Handlungs- und Entscheidungsmuster rekonstruiert. Aufgrund dieses vermeintlich banal erscheinenden Ergebnisses und der plausiblen Annahme, dass ärztlich-professionelles Handeln sich offenbar strukturell nicht vom Handeln jenseits des beruflichen Settings unterscheidet, sei hier bereits explizit darauf hingewiesen, dass die zwei Auswertungsteile (Biographie und Interaktion) unabhängig voneinander durchgeführt wurden. Ruft doch das Passungsverhältnis der Ergebnisse auf beiden Fallebenen stets erneut Erstaunen hervor. Keineswegs wurden die Ergebnisse der biographischen Analysen etwa durch die Interaktionsanalysen überprüft oder umgekehrt.

Vielmehr können die erzielten Ergebnisse damit begründet werden, dass das professionelle Handeln für die untersuchten Ärztinnen und den Arzt Teil einer biographischen Bewältigungsstrategie ist oder – anders formuliert – biographische Arbeit darstellt (vgl. Fischer-Rosenthal 1995 und die Erweiterung durch Rosenthal 1997b). Auch innerhalb der professionellen Sphäre gelingt es den Protagonisten so, biographische Problemlagen, die außerhalb eines beruflichen Settings entstanden sind und sich verfestigt haben, zu bearbeiten. Dass dies in einer Profession wie der Medizin besonders gut gelingen kann, ist ebenfalls Teil der Ergebnisse der vorliegenden Arbeit.

Ausführlich werden diese allgemeinen Erkenntnisse dann im *Ergebnisteil* im Anschluss an die Darstellung der empirischen Auswertungen betrachtet und zusammenfassend dargestellt. Hierbei wird genau die Abstraktionsleistung angestrebt, von der oben bereits die Rede war: Es soll ein Beitrag zur Theoriebildung (kurzer bis mittlerer Reichweite) geliefert werden. In der Darstellung werden zunächst verschiedene, auch über die oben kurz angerissenen zentralen Ergebnisse hinausgehende Fragen auf den beiden Fallebenen getrennt beantwortet. Ergänzt wird dieses Kapitel durch eine gesonderte Betrachtung der Erkenntnisse, die aus einer Zusammenschau beider Fallebenen entsteht.

Die Arbeit wird von einem kurzen kritischen *Fazit* abgeschlossen, das einen Ausblick auf noch zu leistende Forschungsarbeit zur Arzt-Patient-Interaktion, zum ärztlichen Handeln in Gänze, zum institutionellen Setting, in dem medizinische Dienstleistung erbracht wird, und nicht zuletzt auch zu professionssoziologischen Fragestellungen in Bezug auf diesen herausfordernden Beruf darstellt.

2. Stand der Forschung

2.1 Vorbemerkung

Die Arzt-Patient-Interaktion ist seit Ende der 1970 Jahre ein viel beforschtes Feld in der (Medizin-)Soziologie, der Linguistik und in den letzten Jahren in der sich immer stärker auch akademisch etablierenden allgemeinmedizinischen Forschung. Hierbei werden auf der Grundlage der jeweiligen (auch immer durch die Fachdisziplin bestimmten) theoretischen Vorannahmen verschiedenste Forschungsfragen beantwortet. Dabei kommen unterschiedliche Forschungsmethoden – interpretative Verfahren, quantifizierende Verfahren und deren Kombinationen – zum Einsatz. So lässt sich daraus folgend die Frage formulieren: Was hat die vorliegende Arbeit diesem umfangreichen Kompendium noch hinzuzufügen? Diese Frage soll auf den nächsten Seiten durch eine konkretere Betrachtung bisher durchgeführter Forschungen auf der Fallebene ›Arzt-Patient-Interaktion‹[11] und der Fallebene ›ärztliche Biographie‹ beantwortet werden. Dabei werden einige der wenigen empirischen Ansätze zur Verknüpfung beider Fallebenen dargestellt, die meines Erachtens zu einem tieferen Verständnis ärztlicher Interaktion beitragen.

Um den Leserinnen und Lesern das Forschungsfeld, das hier ausschnittweise betrachtet wird, etwas näher zu bringen, stelle ich dem Literaturüberblick einen kurzen Abriss über die ambulante medizinische Versorgung in der Bundesrepublik Deutschland voran, an dem sich bereits – zumindest quantitativ – die genannte Vielschichtigkeit und die Relevanz der Begegnung zwischen (niedergelassenen, hausärztlich tätigen) Medizinerinnen und Medizinern mit ihrer Patientenschaft ablesen lässt.

---

11 Hier muss angemerkt werden, dass die Fülle der Untersuchungen zur Arzt-Patient-Interaktion oder auch Arzt-Patient-Kommunikation mit verschiedenen Foki hier nur exemplarisch aufgezeigt werden kann.

2.2 Die ambulante ärztliche Versorgung in der Bundesrepublik Deutschland

Die Krankenversorgung in der Bundesrepublik Deutschland stützt sich auf vier Säulen (vgl. Klein-Lange 1998; Hurrelmann 2003): a) die klinische Behandlung und Rehabilitation (vgl. Blum 2006); b) den öffentlichen Gesundheitsdienst (vgl. Brand und Schmacke 1998; Gostomzyk 2006); c) ein dichtes Netzwerk von Vereinen und Institutionen der Selbsthilfe[12] (vgl. Grunow 2006) und schließlich d) die ambulante Versorgung (vgl. Simon 2006).

Dabei sind insbesondere die unter a) genannte klinische Behandlung und die ambulante Versorgung von Patientinnen und Patienten (d) von zentraler Bedeutung. So wurden beispielsweise 1989 etwa 90 Prozent aller Patientinnen und Patienten ambulant behandelt (vgl. ZI 1989).[13] Zum ambulanten Teilsystem zählen neben den niedergelassenen Ärztinnen und Ärzten selbstständig tätige nichtmedizinische Psychotherapeutinnen und -therapeuten sowie andere nichtmedizinische[14] Heilberufe (beispielsweise Ergotherapeuten, Physiotherapeuten, Logopäden oder auch Hebammen) und Pflegekräfte. Der größte Teil der ambulant versorgten Patientinnen und Patienten, rund 37 Prozent, nahm jedoch die Dienstleistung von praktischen Ärztinnen und Ärzten sowie Fachärztinnen und Fachärzten für Allgemeinmedizin in Anspruch (vgl. Wissenschaftliches Institut der AOK,

---

12 Dieses Netzwerk kann aufgrund seiner wachsenden Bedeutung faktisch als ›Säule‹ bezeichnet werden, obwohl es sich häufig um informelle Organisationsformen handelt, die im Gegensatz zu den drei anderen Stützpfeilern der Krankenversorgung nur in geringem Maß institutionalisiert sind (vgl. Engelhard u.a. 1995).

13 Leider konnte trotz umfangreicher Bemühungen keine aktuellere Zahl zum Anteil der ambulanten Versorgung recherchiert werden. Aufgrund des starken Anstiegs der Anzahl der niedergelassenen Fachärztinnen und Fachärzte (40 Prozent zwischen 1990 und 2002), der fast gleichbleibenden Anzahl der niedergelassenen Allgemeinmediziner/ -innen in diesem Zeitraum, des Abbaus fast jedes siebten Krankenhausbettes seit Beginn der 1990er Jahre und des deutlichen Bedeutungsanstiegs der Versorgung durch nichtmedizinische Heilberufe (zu allen Angaben vgl. Robert Koch-Institut 2006), kann davon ausgegangen werden, dass der Anteil der ambulanten Versorgung seit 1989 zumindest nicht gesunken ist.

14 Interessant erscheint die Bezeichnung als ›nicht-medizinisch‹, müsste es doch eher ›nicht-ärztlich‹ heißen, schließlich leisten die genannten Berufsgruppen medizinische Dienstleistungen. Unterstellt wird mit einer solchen Formulierung die Annahme, nur Ärztinnen und Ärzte könnten medizinische Versorgungsleistungen zur Verfügung stellen, ein Alleinstellungsmerkmal. Es stellt sich die Frage, wer diese Definition durchsetzen konnte.

zitiert nach dem Gesundheitsbericht des Bundes, Robert Koch-Institut 2006). Auch aus einer Publikation des Statistischen Bundesamtes zu Krankheitskosten in der Bundesrepublik Deutschland geht die Bedeutung der ambulanten Versorgung deutlich hervor. So fielen von den gesamten Krankheitskosten in Höhe von 225 Mrd. Euro im Jahr 2004 etwa die Hälfte (112,8 Mrd. Euro) im ambulanten Sektor an (vgl. Statistisches Bundesamt 2008: Kap.1). Gerade vor dem Hintergrund der häufig deutlich teureren (teil-)stationären Versorgung, zum Beispiel in Krankenhäusern oder Pflegeeinrichtungen, lässt sich auf eine größere Häufigkeit von ambulanten Kontakten im Gegensatz zur stationären Behandlung auch noch in der Gegenwart schließen. Die aus diesen Zahlen hervorgehende Bedeutung der ambulanten Versorgung und daraus folgend auch der Interaktion zwischen Arzt und Patient innerhalb einer Praxis spiegelt sich nicht vollständig in den vorliegenden Forschungen zur Arzt-Patient-Interaktion. So kommen etwa Florian Menz u.a. (2008: 145 f.) zu dem Ergebnis, dass die weitaus größere Anzahl (50 Prozent) der zu Arzt-Patient-Interaktionen vorliegenden Studien sich auf den klinischen Bereich konzentriert, im Gegensatz zu (nur) 17 Prozent, die sich mit Begegnungen in Praxen niedergelassener Ärztinnen und Ärzte befassen.

Insgesamt etwa 137 500 niedergelassene Ärztinnen und Ärzte arbeiteten im Jahr 2007 ambulant; davon waren etwa 127 000 selbstständig tätig und ca. 10 000 als Angestellte (vgl. BÄK 2008a). Je nach Abgrenzungsdefinition etwas unterschiedlich sind circa 42,5 Prozent von ihnen (58 500) für die Primärversorgung der Patientinnen und Patienten verantwortlich: Diese so genannten Hausärztinnen bzw. Hausärzte sind (häufig) wohnortnahe Erstversorger/-innen. Idealtypisch kennen sie die gesamte Krankengeschichte der Patientinnen und Patienten, steuern Behandlungsabläufe und stellen Überweisungen an andere Behandler/-innen aus (vgl. Abholz 1994; Abholz und Kochen 2006; Kochen 2006). Damit ist anzunehmen, dass ihr Interaktionshandeln mit Patientinnen und Patienten für den gesamten Behandlungsverlauf von herausragender Bedeutung ist, nehmen Hausärztinnen und Hausärzte somit doch faktisch eine Art ›Gatekeeper-Funktion‹ für den Zugang der Patientenschaft in das Gesundheitswesen wahr, obwohl der Patient rechtlich die freie Arztwahl hat.[15] Als Hausärzte

---

15 Die Angaben der Patientinnen und Patienten zur Inanspruchnahme von Hausärztinnen und Hausärzten sind widersprüchlich. So geben etwa 90 Prozent an, einen Hausarzt zu haben und diesen auch in den meisten Fällen als erstes zu konsultieren, gleichzeitig sa-

arbeiten ›Praktische‹ Ärztinnen und Ärzte (ohne Facharztausbildung), Fachärztinnen und -ärzte für Allgemeinmedizin sowie Internistinnen und Internisten, soweit sie sich als hausärztlich tätig und nicht als Spezialisten – zum Beispiel als Diabetologen – definieren.[16] Mit einer Anzahl von etwa 37.000 stellen die Allgemeinmediziner/-innen bundesweit die größte Gruppe unter allen niedergelassen Fachärztinnen und -ärzten dar (vgl. BÄK 2008b). Sie werden in der Statistik automatisch der Gruppe der Hausärzte zugerechnet.

Die Anzahl der Konsultationen von Hausärztinnen und -ärzten liegt in Deutschland mit durchschnittlich fast 300 Kontakten pro Woche deutlich über Vergleichszahlen aus dem europäischen Ausland, die durchschnittliche Länge der Konsultationen hingegen ist hier folgerichtig mit etwa 7,6 Minuten wesentlich kürzer als in den anderen untersuchten Ländern (vgl. Brink-Muinen u.a. 1999; Deveugele u.a. 2002). Möchte man sich also mit niedergelassenen Ärztinnen und Ärzten und ihrer Interaktion mit Patientinnen und Patienten beschäftigen, so spricht vieles für eine Konzentration auf ›hausärztlich‹ tätige Mediziner/-innen, wie es in der hier vorliegenden Studie geschieht.

Jedoch zeigen sich die Rahmenbedingungen gerade in den letzten Jahren starken Veränderungen unterworfen, was insbesondere an der anhaltenden Finanzierungs- und Kostendiskussion im Gesundheitswesen abzulesen ist. Auch die ärztlichen Dienstleister/-innen bekommen dies zu spüren, spricht die Weltgesundheitsorganisation (WHO) gar explizit von einem wachsenden ökonomischen Druck, der auf Ärztinnen und Ärzten lastet (vgl. WHO 2001).[17]

Doch nicht nur die Rahmenbedingungen verändern sich in steter Folge, auch die Ansprüche der Patientinnen und Patienten wandeln sich im Zeitverlauf, nicht zuletzt bedingt durch die steigenden Preise für Gesundheits-

---

gen Patientinnen und Patienten aber in 50 Prozent aller Fälle aus, sie gingen direkt zu dem ihrer Einschätzung nach zuständigen Facharzt.

16 ›Hausarzt‹ ist dabei keine rechtlich festgelegte Berufsbezeichnung, sondern beschreibt im Wortsinne den Arzt, der zum Patienten ›nach Hause‹ kommt. Damit werden die weiteren (idealtypisch) vom Hausarzt zu erfüllenden Aufgaben und Tätigkeiten assoziiert, die oben angegeben werden.

17 So meldeten im Jahr 2005 240 Arzt- und Zahnarztpraxen Insolvenz an. Im Jahr 2004 waren es 155 Praxen. Obwohl dies immer noch ein sehr geringes Insolvenzrisiko im Gegensatz zu anderen Freiberuflern ist (Risiko von 0,24 Prozent), stellt dies für die Ärzteschaft sicher ein Bedrohungspotenzial dar, gerade weil bis vor wenigen Jahren eine Insolvenz nur als eine theoretische Möglichkeit bestand (vgl. Flintrop 2006).

leistungen. Ist die Arzt-Patient-Beziehung ohnehin durch zwei vielfach konkurrierende Bezüge geprägt, das ›Vertrauens‹- und das ›Dienstleistungsverhältnis‹ (vgl. Schaefer u.a. 2000), so wird sie durch die genannte, sich immer schneller vollziehende Veränderung von Rahmenbedingungen und Anforderungen der Partner aneinander stetig komplexer. Diskutiert wird dabei insbesondere ein möglicher Bedeutungsverlust des ›Vertrauensverhältnisses‹ gegenüber dem ›Dienstleistungs‹-, oder wie andere Autoren es nennen, ›Vertragsverhältnisses‹[18] (vgl. Geisler 2002; Kloiber 2001; Reibnitz u.a. 2001), was eine ›Ökonomisierung‹ der Arzt-Patient-Beziehung bedeuten würde. Dies geht einher mit dem ebenso diskutierten Wunsch vieler Patientinnen und Patienten nach größerer Autonomie, weg von einem paternalistischen Modell[19] hin zu einer annähernd symmetrischen Beziehung[20] (vgl. Geisler 1995).[21] Demgegenüber kann eingewandt werden, dass Patientinnen und Patienten mit der Stärkung ihrer Position als Vertragspartner auch die Übernahme von Mitverantwortung für die Therapie zu-

---

18 Beispielsweise durch die ›Individuellen Gesundheitsleistungen‹ (IGeL), die direkt durch die Versicherten bezahlt werden müssen (häufig sogar in bar direkt in der Praxis), ist die geldliche Entlohnung der Ärzteschaft überhaupt erst ins Blickfeld der meisten gesetzlich Versicherten gelangt (vgl. KVN 2005).

19 Die Bestimmungsgründe eines solchen paternalistischen Modells sind die klare Verteilung von Arzt- bzw. Patientenrolle und eine daraus hervorgehende asymmetrische Experten-Laien-Interaktion, in der der klassische Heilauftrag (Heilen, Lindern, Vorbeugen) der Mediziner/-innen im Vordergrund steht. Die Arzt-/Ärztinnenrolle wird dabei nach Parsons (1951) durch fünf Strukturmerkmale bestimmt: *funktionelle Spezifität, uneingeschränkte Hilfsbereitschaft und universelle Wertorientierung, affektive Neutralität, fachliche Kompetenz sowie Altruismus*.

20 Wesentliche Elemente eines neuen Verständnisses der Arzt-Patient-Beziehung lassen sich nach Wolfgang Himmel und Wolfgang Rönsberg (2006) folgendermaßen charakterisieren: a) Arzt und Patient werden jeweils als Experte auf ihrem Gebiet verstanden und haben damit notwendigerweise eine aktiv-gestaltende Rolle; b) die Vorstellungen und Konzepte der Patientinnen und Patienten von ihrer Krankheit, deren Ursachen und möglichen Behandlungen sollten in der Konsultation zur Sprache kommen; c) Arzt und Patient sollten möglichst eine ›gemeinsame Grundlage‹ für ihr Gespräch und für das weitere Vorgehen finden; d) in der Konsultation ist der Patient eine Person (nicht nur Kranker), die einzigartig Krankheit und Behandlung erlebt und bewertet, und schließlich e) Arzt und Patient sollen zu einer gemeinsamen Entscheidung (und wechselseitigen Akzeptanz) über die Behandlung kommen.

21 Hier ist keineswegs eine kausale Verknüpfung der genannten Faktoren gemeint, im Sinne eines *weil* die Patientenschaft mehr bezahlen muss, verändert sich auch ihr Anspruch auf Mitbestimmungsmöglichkeiten im Binnenverhältnis zur Ärzteschaft. Vielmehr handelt es sich hierbei um vielfach verknüpfte und sich gegenseitig beeinflussende Prozesse.

rückweisen (da sie den Arzt für die Übernahme von Verantwortung bezahlen), wie sie beim ›Shared Decision Making‹ gewünscht und notwendig ist (vgl. Schneider u.a. 2005). Dieses »Trilemma der modernen Medizin« (Bauer 2001) zwischen Kundendienst, Wissenschaftlichkeit und Kostendämpfung zeigt die Komplexität der ärztlichen Aufgaben deutlich, tangieren doch offenbar institutionelle Rahmenbedingungen die Interaktionsbeziehung zum Patienten stark und binden vielleicht sogar Ressourcen, die für die Gestaltung einer konkreten Interaktionssituation benötigt würden.

Schon bei dieser nur skizzenhaften, einzelne ökonomische Rahmenbedingungen und deren Veränderung betrachtenden Darstellung wird deutlich, welch zentrale Bedeutung das betrachtete Untersuchungsfeld innerhalb der Gesundheitsversorgung einnimmt, aber ebenso, wie komplex die verschiedenen Komponenten miteinander verzahnt sind und wie sie sich im Zeitverlauf verändern. Im Folgenden wird gezeigt, welche Bereiche des Untersuchungsfeldes bereits mit welchen Methoden erforscht wurden. Zur besseren Übersichtlichkeit wird zunächst die Fallebene Arzt-Patient-Interaktion betrachtet, dann die Fallebene Biographie und anschließend die Verknüpfungen beider Fallebenen.

2.3 Die Arzt-Patient-Interaktion als Forschungsgegenstand

Die Arzt-Patient-Interaktion, wahlweise auch als Arzt-Patient-Beziehung oder als Arzt-Patient-Kommunikation in der Literatur aufzufinden, wird – wie bereits oben angemerkt – etwa seit Mitte der 1970er Jahre von verschiedenen akademischen Fachdisziplinen in den Blick genommen. So gibt es mittlerweile überaus reichhaltige Literatur und zahlreiche empirische Studien zur Interaktion im ärztlichen Sprechzimmer. Es finden sich über (medizin-)soziologische und -psychologische Beiträge hinaus die gerade in den 1970er bis 1990er Jahren stark vertretene Linguistik mit ihren Diskurs- und Konversationsanalysen, die Psychologie und insbesondere in den letzten zwei Dekaden vermehrt auch die (allgemein-)medizinische Forschung.[22] Diese Diversifizierung der Betrachterperspektiven verkompliziert einerseits die Möglichkeit, die Publikationen im Forschungsfeld zu überbli-

---

[22] Die Zuordnung zu den verschiedenen Fachdisziplinen, die unten vorgenommen wird, geschieht hier nicht aufgrund der akademischen Abschlüsse der jeweiligen Autoren, sondern nach der von ihnen eingenommenen Forschungsperspektive.

cken, andererseits bietet sich damit aber auch eine große Chance, die Arzt-Patient-Beziehung umfassend zu untersuchen und im Prozessablauf zu verstehen. Ich konnte mich bei der Sichtung möglicher relevanter Literatur des deutlichen Eindrucks nicht erwehren, dass die originär medizinische Forschung auf diesem Gebiet nur in sehr geringem Maß auf die Publikationen der anderen Fachdisziplinen Bezug nimmt, vice versa, was die Möglichkeit der Perspektiventriangulation (leider) stark verringert (vgl. Menz u.a. 2008).

Diese Tendenz ist insbesondere vor dem Hintergrund irritierend, dass die überwiegende Mehrzahl der Forschungen ein verbessertes Behandlungsergebnis und damit einen größeren Behandlungserfolg fokussiert. Dabei wird disziplinübergreifend unterstellt, dass der Arzt-Patient-Beziehung hierfür und damit für die Entwicklung einer modernen Medizin insgesamt eine Schlüsselrolle zukommt.

Unterschiede zwischen den verschiedenen Forschungsansätzen lassen sich insbesondere auf einer methodischen, aber vor allem auch auf der Ebene der konkreten Forschungsfragen feststellen. Ärztinnen und Ärzte sind dabei insbesondere häufig an einer unmittelbaren Verwertbarkeit der Ergebnisse interessiert und gestalten ihre Forschungsfragen und -designs damit vielfach sehr ›kleinteilig‹ und spezifisch – oft mittels einer explorativen qualitativen Vorstudie und darauf folgender Quantifizierung. Demgegenüber stehen verschiedene Untersuchungen medizinsoziologischer oder psychologischer Provenienz, die häufig weniger Einzelprobleme, sondern vielmehr den Interaktionsprozess in seiner Gesamtheit verstehen wollen. In diesen Forschungen werden nicht selten interpretative Verfahren verwendet.

Zunächst soll nun ein kurzer Überblick über die (allgemein-) medizinische Literatur gegeben werden. Dabei zeigt sich, dass auch zunehmend dem ›Faktor Arzt‹ Rechnung getragen wird, jedoch meist im Sinne einer konkreten Handlungsanweisung an den agierenden Mediziner. Anschließend sollen Forschungen aus den anderen oben genannten Disziplinen aufgeführt werden, insbesondere die Schriften von Michael Balint (vgl. beispielsweise 1957, 1975) und deren Folge, die nicht nur die Bedeutung der Arzt-Patient-Interaktion für den Heilungsprozess behaupten, sondern gleichzeitig auch die (emotionale) Involviertheit der Person des Arztes in den therapeutischen Prozess in den Blick nehmen und reflektieren.

2.3.1 (Allgemein-)medizinische Forschung zur Arzt-Patient-Interaktion

In der (allgemein-)medizinischen Forschung zur Arzt-Patient-Interaktion gelten die Qualität der Interaktion zwischen Arzt und Patient und das ärztliche Kommunikationsverhalten mittlerweile als wichtige Voraussetzungen bzw. Bausteine für den Erfolg medizinischen Handelns (›health outcome‹). Diese Annahme bestimmt nicht unerheblich den Forschungsfokus sowie die Perspektive der Forscher/-innen.

Patientenzufriedenheit wird in diesem Zusammenhang seit den 1970er Jahren als wichtiger Faktor für ein solches gutes Behandlungsergebnis oder gar als eigener Behandlungserfolg angesehen. Häufig schon allein deshalb, weil zufriedene Patientinnen und Patienten eher bereit sind, bei der Behandlung zu kooperieren, respektive den ärztlichen Therapieempfehlungen zu folgen (vgl. Baker 1990). Diverse Studien zeigen eine positive Korrelation von klinischem Behandlungsergebnis und Patientenzufriedenheit mit der Arzt-Patient-Kommunikation (vgl. zum Beispiel Arborelius und Bremberg 1992; Weiss und Britten 2003). Dies gilt besonders für die Behandlung komplexer bzw. chronischer Erkrankungen (vgl. beispielsweise Flocke u.a. 2002), während bei akuten Erkrankungen das Behandlungsergebnis trotz patientenseitiger Unzufriedenheit mit der Kommunikation mit dem Arzt vergleichsweise gut sein kann. Diese Unzufriedenheit resultiert insbesondere aus kommunikativen Asymmetrien und sprachlichen Differenzen (vgl. Barry u.a. 2001).[23] Demzufolge ist ein guter Hausarzt für die Patientenschaft derjenige, dem es gelingt, den Patientinnen und Patienten gleichberechtigt gegenüberzutreten, mit dem sie sich auf einer gemeinsamen Kommunikationsbasis sehen (vgl. Arborelius und Bremberg 1992).

Die vertiefte Betrachtung der Patientenzufriedenheit aufgrund ihrer Auswirkungen auf den Erfolg der medizinischen Behandlung geht mit dem Paradigmenwechsel innerhalb der Arzt-Patient-Beziehung vom ärztlichen Paternalismus zu einer gemeinsamen Entscheidungsfindung – dem so genannten ›Shared Decision Making‹ – einher (vgl. Scheibler u.a. 2003). Deshalb beschäftigen sich verschiedene Studien mit der Gestaltung der Arzt-Patient-Interaktion im Modell des Shared Decision Making, besonders da hier der Austausch von Informationen von entscheidender Be-

---

23 Vgl. hierzu Elliot G. Mishler (1985), der die ›Stimme der Lebenswelt‹ (voice of lifeworld) von der ›Stimme der Medizin‹ (voice of medicine) unterscheidet, wobei sich beide in einer Arzt-Patient-Kommunikation begegnen. Mishler stellt diesbezüglich fest, dass kommunikative Asymmetrien durch die Dominanz der ›voice of medicine‹ zu ineffektiver Behandlung führen.

deutung ist. Vielfach geht es dabei darum, warum sich die Patientinnen und Patienten aus ärztlicher Sicht nicht ausreichend in die Konsultation einbringen (vgl. Benson und Britten 2006). Jeffrey D. Robinson (2001) hingegen beschäftigt sich mit ärztlichem Handeln, das Patientinnen und Patienten trotz manifester Aufforderungen von offenen Äußerungen und dem Einbringen neuer Themen abhält (›closing‹),[24] Nicky Britten u.a. (2000) untersuchen Missverständnisse und Fehlinformationen und wiederum Christine A. Barry u.a. (2000) erforschen explizit die daraus entstehende Unzufriedenheit bei Mediziner/-innen und ihrer Patientenschaft. Dabei erscheint die Erfüllung des Informationsbedürfnisses der Patientinnen und Patienten für deren Zufriedenheit wichtiger als ihre Beteiligung an der Behandlungsentscheidung (vgl. Ende u.a. 1989). Leonard J. Haas u.a. (2005), die auch ein Drei-Faktoren-Modell für das Misslingen einer Begegnung zwischen Arzt und Patient aufstellen, untersuchen in diesem Zusammenhang den so genannten ›schwierigen Patienten‹[25] und die sich verändernden Rahmenbedingungen der Arzt-Patient-Beziehung.

Videoaufzeichnungen wurden in diesem Rahmen bereits eingesetzt, beispielsweise zur Untersuchung der Sensibilität von Ärztinnen und Ärzten im Umgang mit psychosozialen Problemen ihrer Patientinnen und Patienten (vgl. van der Pasch und Verhaak 1997).

Die medizinische Forschung entwickelte im Zuge der Anerkennung der Relevanz ärztlichen Handelns für den Behandlungserfolg diverse komplexe und normierte Instrumente zur (vermeintlich) objektiven Bewertung ärztlichen Interagierens, orientiert an Faktoren wie Empathie, Begrüßungsformen, Erfragen der Patientenperspektive, Aufzeigen der verschiedenen Therapiemöglichkeiten, Blickkontakt etc. (vgl. beispielsweise Hays 1990; van Thiel u.a. 2000; Kurtz u.a. 2005). Hierzu wurden unter anderem Videoaufnahmen von Konsultationen angefertigt (vgl. Butler u.a. 1992; Bertakis u.a. 1999; McKinstry u.a. 2004). Für die Untersuchung des verbalen Materials wurde ein inzwischen sehr verbreitetes Kodiersystem entwickelt (vgl. Roter und Larson 2002). Auch zur Erfassung der Patientenzufriedenheit existieren mittlerweile normierte Instrumente (beispielsweise

---

24 Robinson (2001) arbeitet ebenfalls mit Videoaufzeichnungen von Interaktionen. Er stellt in seiner Untersuchung u.a. auch die partielle Widersprüchlichkeit von verbalen und non-verbalen Interaktionsbestandteilen fest.
25 Ein ›schwieriger Patient‹ ist in der Definition von Haas u.a. (2005) ein Patient, der zum Beispiel psychiatrisch/psychosomatisch auffällig ist oder Unmögliches erwartet und/oder sich aggressiv-fordernd verhält.

Baker 1990). Die Studie von Mc Kinstry u.a. (2004) zeigt jedoch, dass die Werte der Qualität des ärztlichen Interaktionshandelns und der Patientenzufriedenheit manchmal deutlich auseinanderfallen. Hier sei die Frage erlaubt, woran sich die Qualität einer Interaktion bemisst, wenn nicht an der Zufriedenheit der Beteiligten mit ihrem Ergebnis. Ist eine ›objektive‹ Qualität jenseits des Empfindens der Beteiligten überhaupt denkbar? Diese Frage ist insbesondere deshalb relevant, da ein Zusammenhang von Zufriedenheit und Behandlungsergebnis – wie oben gezeigt – inzwischen unbestritten ist. Trotz der kritischen Einwände ist jedoch die in den letzten Dekaden stark gestiegene Relevanz der Patientenmeinung für die ärztlichen Akteure sehr zu begrüßen, die nicht nur in den genannten Studien, sondern ebenso in der (langsamen) Anpassung der ärztlichen Ausbildung ihren Niederschlag findet[26] (vgl. beispielsweise Fischer u.a. 2003, 2005; Kurtz u.a. 2005; Simmenroth-Nayda u.a. 2007).

Die Interaktion ist jedoch nicht nur für die Patientenschaft von Bedeutung; es gibt ebenfalls eine Wechselbeziehung zwischen der ärztlichen Interaktion mit Patientinnen und Patienten und der beruflichen Zufriedenheit von Ärztinnen und Ärzten. In einer italienischen Studie wurden 33 Hausärztinnen und Hausärzte zu ihrer Zufriedenheit bei über 600 Patientenkontakten sowie zur Qualität ihrer Beziehung zum Patienten und ihrer professionellen Sicherheit während der Konsultation befragt (vgl. Daghio u.a. 2003). Die letztgenannten Faktoren hatten einen deutlichen Einfluss auf die Zufriedenheit der Ärztinnen und Ärzte. Die Arbeitsgruppe um Jennifer DeVoe u.a. (2002) formulierte aus den Ergebnissen ihrer Arztbefragung in den USA einen umgekehrten Zusammenhang: Die berufliche Unzufriedenheit von Mediziner/-innen beeinflusst die Behandlung von Patientinnen und Patienten negativ. Die Gründe für die berufliche Unzufriedenheit waren nach dieser Studie nur zum Teil finanzieller Art, viele der unzufriedenen Ärztinnen und Ärzte kritisierten darüber hinaus die mangelnde Entscheidungsfreiheit in ihrem beruflichen Alltag. Ähnliche Klagen sind mittlerweile auch öfter in Deutschland zu hören.[27]

---

26 So sind die Themenbereiche Arzt-Patient-Beziehung und ärztliche Gesprächsführung stärker im Curriculum der Mediziner/-innenausbildung verankert worden (siehe hierzu die geltende Approbationsordnung für Ärzte (2002); online abrufbar unter http://www.uni-jena.de/data/unijena_/einrichtungen/dez1/ordnungen/fak10/med11.pdf. Download: 01.08.2008).

27 Dies wird vor dem Hintergrund der hier in der Folge dargelegten Ergebnisse plausibel. Ist doch die Freiheit des Handelns zentral für die Möglichkeit der Aufrechterhaltung etablierter Muster biographischer Arbeit.

Als weitere Gründe für ihre Unzufriedenheit mit dem Arbeitsalltag formulieren Ärztinnen und Ärzte häufig, dass sie sich auf viele der neuen Anforderungen (patientenseitig, aber auch institutionell) nicht vorbereitet fühlen oder aufgrund des Zeitmangels vor allem in der ambulanten Praxis gar keine Möglichkeit zur Veränderung von routinierten Abläufen und Handlungen sehen. Vor allem gilt die erhebliche Arbeitsbelastung in vielen ärztlichen Bereichen als ein Stressor, der patientenorientiertes Verhalten erschwert und für Ärztinnen und Ärzte selbst zu einer Quelle von Erkrankungen[28] werden kann (vgl. Calnan und Wainwright 2002; Daghio u.a. 2003; Vanagas und Bihari-Axelsson 2004).

Nun drängt sich der Verdacht auf, dass sich Arzt- und Patientenzufriedenheit gegenseitig nicht unbedingt stärken oder gar gegenteilige Voraussetzungen haben, wenn für Ärztinnen und Ärzte Freiheit der Entscheidung, geringere Arbeitsbelastung und Erhaltung von Routinen wichtig ist; für Patientinnen und Patienten hingegen empathische und ausführliche Informationsvermittlung durch den Arzt.

Dieser Argwohn zeigt jenseits seines Inhalts zwei Schwierigkeiten der Studien und Messinstrumente zur Erfassung von Konsultationsqualität, Arzt- oder Patientenzufriedenheit: Zunächst wird stets nur ein Partner der Interaktion in den Blick genommen, was der Komplexität von Interaktionen nicht gerecht werden kann. Darüber hinaus orientieren sich die Messungen häufig an einem im Vorfeld festgelegten ›optimalen‹ Verlauf einer Interaktion. Dass Interaktionshandeln sich jedoch stets am Verlauf der Interaktion und an der Zuschreibung von Bedeutungen zu einzelnen Interaktionsbestandteilen durch die Beteiligten orientiert,[29] also stets auch Emergenzen hervorzubringen vermag, kann somit durch die Messinstrumente nicht ausreichend berücksichtigt werden. Gefordert ist hier daher eine Forschung, die den gesamten Verlauf einer Interaktion in den Blick

---

28 Mit der veränderten und verschärften Anforderungslage, die sich neben der Wandlung der Patientenwünsche aus den veränderten institutionellen und bürokratischen Vorgaben speist, geht das immer häufigere Auftreten von psychosomatischen Erkrankungen von Ärztinnen und Ärzten einher. Vor allem zum ›burn-out‹-Syndrom bei Mediziner/-innen finden sich eine Reihe von Literaturbeiträgen (vgl. beispielsweise Madel 2003; Bergner 2006). Hierin lässt sich eine Anerkennung der Verletzbarkeit und Fehlbarkeit von Mediziner/-innen finden, die erst durch die Veränderung der Arztrolle überhaupt möglich wird.

29 An dieser Stelle soll auf weitere, über die in der Einleitung (Kap. 1) und im Methodenkapitel (Kap. 3) nachzuvollziehenden Ausführungen zum symbolischen Interaktionismus hinaus, verzichtet werden (siehe hierzu insbesondere Mead 1934 und Blumer 2004).

nimmt. Dies leistet die medizinische Forschung zur Arzt-Patient-Interaktion momentan noch nicht, sind doch auch die Studien mit explizit qualitativer Anlage (zum Beispiel die oben bereits genannten Untersuchungen von Arborelius u.a. 1992 oder Robinson 2001) stets auf einen Bestandteil, einen Interaktionspartner oder einen zeitlichen Abschnitt der Interaktion fokussiert. Jedoch existieren beispielsweise in der Abteilung Allgemeinmedizin der Georg-August-Universität Göttingen verstärkte Bemühungen seitens der medizinischen Forschung hin zu einem gestaltrekonstruierenden Vorgehen (vgl. beispielsweise Marx u.a. 2006, 2007 und 2008).

2.3.2 Weitere Forschungsaktivitäten zur Arzt-Patient-Interaktion

Den oben dargestellten Studien stehen diverse Untersuchungen mit einem gesprächs- oder diskursanalytischen Schwerpunkt gegenüber, die von Vertreterinnen und Vertretern verschiedener Fachdisziplinen durchgeführt wurden. Neben Medizinsoziologen und -psychologen finden sich hier Linguisten, aber auch Ärztinnen und Ärzte als Forscher/-innen.

Auch für diese Forschungen ist die Erzielung eines größeren Behandlungserfolges zumindest langfristiges Ziel. Dieses Ziel soll, ähnlich wie in der quantitativ orientierten empirischen Literatur zum ›Faktor Arzt‹, indirekt durch eine Verbesserung der ärztlichen Interaktionsfähigkeiten erreicht werden. Dabei wird in diesen meist explizit qualitativen Studien insbesondere in der Balint-Tradition (vgl. Balint 1957; Neubig 1990) jedoch die gesamte Interaktion erfasst und einer Analyse zugeführt.

Ohne hier einen Anspruch auf Vollständigkeit erheben zu können, erscheinen die Sammelbände von Paul Atkinson und Christian Heath (1981), Karl Köhle und Hans-Heinrich Raspe (1982), Konrad Ehlich u.a. (1990), Petra Löning und Jochen Rehbein (1993), Ottomar Bahrs u.a. (1996) oder John C. Heritage und Douglas W. Maynard (2006) neben anderen als hervorragende Überblicksliteratur über das Forschungsfeld der insbesondere sozial- und geisteswissenschaftlichen Erforschung der Arzt-Patient-Interaktion, auch wenn diese sich auf unterschiedliche theoretische Ansätze berufen und innerhalb einer – wie bereits erwähnt – häufig interpretativen Forschungsweise verschiedene Methoden anwenden.[30]

---

30 Es sei ebenfalls auf die Datenbank ›API-on‹ des Institutes für Sprachwissenschaft der Universität Wien verwiesen, die viele Studien zur Arzt-Patient-Gesprächsforschung erfasst und interessierten Forscherinnen und Forschern zur Verfügung stellt. Die Datenbank ist einsehbar unter http://www.univie.ac.at/linguistics/florian/api-on/index.php

Dabei wird insbesondere den Arbeiten in der Folge von Balint ein Verharren in individuellen Fallbeschreibungen und damit ein nur geringer Erklärungswert für empirische Phänomene vorgeworfen. Auch beklagen Menz u.a. (2008) die zum Teil sehr bruchstückhaften Angaben zum theoretischen Hintergrund und zur Methodik verschiedener dieser Arbeiten. Trotz solcher sicherlich schlagkräftigen Kritikpunkte erscheint ein Vorgehen, das die gesamte Interaktion erfasst und zum Teil auch psychodynamische Aspekte der beteiligten Interaktionspartner berücksichtigen möchte, für ein tiefgehendes Verständnis der Interaktion notwendig.

Bei der Betrachtung der Studien, die sich mit niedergelassenen Ärztinnen und Ärzten befassen, kann eine große Bandbreite von Forschungsinteressen festgestellt werden, die sich beispielsweise auf verschiedene Fachärzte (Allgemeinärztinnen und -ärzte: beispielsweise Bahrs und Szecsenyi 1993; Fachärztinnen und -ärzte: beispielsweise Löning und Rehbein 1993) beziehen, auf verschiedene Gesprächsarten (Erstgespräch: beispielsweise Bahrs u.a. 1990; Aufklärungsgespräch: beispielsweise Mann 1984) oder auf verschiedene Bestandteile des ärztlichen oder patientenseitigen Handelns (Zuhören: beispielsweise Löning 1993; Befindensschilderungen: beispielsweise Nothdurft 1985; Schmerzschilderungen: beispielsweise Overlach 2008). Auch stehen sich die explizit an der sprachlichen Gestaltung und der Verwendung bestimmter sprachlicher Mittel interessierten sprachtheoretischen linguistischen Untersuchungen oder Diskursanalysen (beispielsweise Löning und Rehbein 1993; Rehbein und Löning 1995; Bührig 1996; Koerfer u.a. 2000) und die mehr auf eine praktische Anwendung abzielenden Forschungen gegenüber, deren Teil die Literatur zu ärztlichen Qualitätszirkeln, häufig in Nachfolge von so genannten Balint-Gruppen entstanden, und deren Evaluation darstellen (hier insbesondere Bahrs u.a. (beispielsweise 1993, 1996, 2007)). Auf diesem Gebiet wird bereits seit längerer Zeit auch mit der Aufzeichnung von Arzt-Patient-Interaktionen auf Video gearbeitet.

Da es in der vorliegenden Arbeit, ähnlich wie in den Balint-Gruppen, um die Betrachtung des Arztes als ganzem Subjekt und nicht nur als ärztlichem Dienstleister geht, soll deren Fokus hier etwas detaillierter herausgearbeitet werden. Denn die Zielstellungen in den Balint-Gruppen – sowie deren Weiterentwicklung der ärztlichen Qualitätszirkel – gehen weit über die genannte Verbesserung der ärztlichen ›Gesprächstechnik‹ hinaus. So

---

(Letzter Zugriff: 01.08.2008). Beachtung sollte hierzu auch der Artikel von Menz u.a. (2008) finden, die diese Datenbank erstellt haben.

formuliert Balint (1957) sinngemäß sein Anliegen dahingehend, dass der Arzt in höherem Maße die Fähigkeit erlernen solle, sein persönliches Erleben und seine affektive Resonanz auf das Verhalten des Patienten bewusst wahrzunehmen und seine Beziehung zum Patienten stärker zu reflektieren (vgl. Ripke 1996). Damit wird in den Qualitätszirkeln der Versuch unternommen, die expliziten und impliziten Regeln ärztlichen Handelns innerhalb der »diagnostischen Ur-Szene« (Fischer-Rosenthal 1996: 27), der »hochsensiblen zwischenmenschlichen Beziehung« zwischen Arzt und Patient (Koerfer u.a. 1996: 109) für die Handelnden bewusst zu machen und ihre fallspezifische Angemessenheit zu prüfen (vgl. Bahrs 1996: 96). Die genannten Regeln basieren auf individuellen ärztlichen Verständniskonzepten, welche nichts weniger umfassen als »Krankheitskonzepte, Beziehungsvorstellungen, selbstkonzeptuelle Entwürfe zum eigenen ärztlichen Handeln« (Obliers u.a. 1996: 263). Diese vielfältigen Ansprüche sollen jedoch erfüllt werden, ohne dass die Entstehungsbedingungen für diese handlungsleitenden Konzepte, die die Autoren zu einem großen Teil in der Biographie des Arztes erwarten (vgl. Bahrs 1996; Adam 1996; Obliers u.a. 1996), systematisch erfasst worden sind. Bahrs (1996: 104) schreibt dazu: »Der biographische Kontext des Arztes wird [...] vergleichsweise selten [...] thematisch«. Geht man jedoch von der grundlagentheoretischen Annahme aus, dass soziales Handeln nur mit der Analyse seiner Entstehungsbedingungen verstehbar und erklärbar wird, ist damit eine Entscheidung für eine genetische Biographieanalyse impliziert (vgl. Rosenthal 2002). Deshalb stellt sich als nächstes die Frage, ob über die genannten Ansätze hinaus bereits Untersuchungen vorliegen, die die Fallebene ›ärztliche Biographie‹ systematisch analysieren.

2.4 Die Biographie des Arztes als Forschungsgegenstand

2.4.1 (Allgemein-)medizinische Forschung zur ärztlichen Biographie

Erneut wird hier zunächst kurz auf die medizinischen Untersuchungen in diesem Zusammenhang eingegangen, in der Folge werden weitere Ansätze präsentiert.

Eine (allgemein-)medizinische Forschung zur ärztlichen Biographie in ihrer Gesamtgestalt ist mir nicht bekannt.[31] Wird der ärztliche Lebensverlauf betrachtet, so handelt es sich in der Regel um die Untersuchungen einzelner Phasen des (Mediziner/-innen-)Lebens, wie beispielsweise der Zufriedenheit mit der ärztlichen Ausbildung, der Arbeitszufriedenheit (beispielsweise Gothe u.a. 2007) etc., jedoch sind auch diese Arbeiten stets auf den professionellen Teil des Lebens beschränkt, eine die gesamte Person integrierende Betrachtung konnte nicht eruiert werden.

Darüber hinaus gibt es einige Untersuchungen, die weniger die Biographie, aber immerhin psychodynamische Aspekte der Person des Arztes und seiner Beziehung zum Patienten[32] in den Fokus nehmen: zum Beispiel ›Gegenübertragung‹ oder ›Wunden in der Kindheit‹ (vgl. Goldberg 2000; Meier, D. u.a. 2001; Longhurst 1988) als mögliche unbewusste Motive der Beziehung zum Patienten und Quelle möglicher Konflikte. Auch, dass der Wahl des Arzt-Berufes ein unbewusstes Motiv zur Heilung eigenen Leides zugrunde liegen könnte, ist ebenfalls nur selten Thema der Forschung gewesen (vgl. Berger 2002).[33] So mutet der Titel »The inner life of physicians« eines Aufsatzes von Meier u.a. (2001) in einer der größten medizinischen Fachzeitschriften wie ein Außenseiter an. Solche Ausnahmen sind zumeist eher Reflexionen beruflichen Lebens, gekonnte Analysen von Fallgeschichten oder Literaturübersichten (sehr oft mit Bezug auf Balint). Systematische empirische Untersuchungen des ›inneren Lebens‹, also der ärztlichen Biographie und ihrer Interrelation zum professionellen Alltag fehlen offenbar.

---

31 Bei der Literaturrecherche im Rahmen der Vorbereitung eines Antrages zur Sachbeihilfe für ein Forschungsprojekt bei der DFG fragte Professor Wolfgang Himmel von der Abteilung Allgemeinmedizin der Georg-August-Universität Göttingen für mich zwei ausgewiesene Experten auf dem Gebiet der patientenorientierten Medizin (Dr. Nicky Britten, Professorin für Health Sciences in Plymouth, und Dr. Adriaan P. Visser, Herausgeber der Zeitschrift »Patient Education and Counseling«) nach relevanten Publikationen auf diesem Gebiet an. Beide konnten keine Auskunft geben und forderten uns auf, diesen Zusammenhang zum Gegenstand einer empirisch verlässlichen Untersuchung zu machen.

32 Einen umfassenderen, nicht auf Einzelaspekte beschränkten Anspruch verfolgt beispielsweise Dörner (2001).

33 Im empirischen Teil wird gezeigt, dass die hier vorliegende Arbeit zu diesen Untersuchungen und ihren Ergebnissen anschlussfähig ist.

2.4.2 Weitere Forschungen zur (ärztlichen) Biographie

Über die im Rahmen der Ausführungen zur Arzt-Patient-Beziehung genannten (medizin-)soziologischen oder -psychologischen Bemühungen, die ärztliche Biographie in den Blick zu nehmen, sind mir keine weiteren Untersuchungen bekannt, in denen ärztliche Biographien in ihrer Gesamtgestalt rekonstruiert wurden. Auch jenseits von Forschung durch Mediziner/-innen werden ›nur‹ einzelne Passagen des Lebens oder bestimmte Entscheidungspunkte (beispielsweise Studienwahlentscheidung) fokussiert. Es stellt sich hier die Frage, warum Lebensgeschichten von Ärztinnen und Ärzten offenbar von so geringem Interesse sind, obwohl ihre Profession innerhalb der Gesundheitsversorgung von zentraler Bedeutung ist, die wiederum gesamtgesellschaftliche Relevanz aufweist.

In Bezug auf die Rekonstruktion von ›Patientenbiographien‹ finden sich in der Literatur zumindest vereinzelte Beiträge, die insbesondere in der Psychologie sowie der Gesundheits- und Pflegewissenschaft angesiedelt sind (siehe zum Beispiel Fesenfeld 2006; Schulze 2006). Weitere Studien zur Biographieforschung in der (psychosomatischen) Medizin können im gleichnamigen Band der Zeitschrift ›Psychotherapie und Sozialwissenschaft‹ (vgl. Frommer 2006) überblickt werden. In allen genannten Untersuchungen geht es um die Wiedereinführung des Patienten als ganzheitliches Subjekt in die Medizin.

Dieser Versuch wurde und wird auch mit der so genannten ›Narrative Based Medicine‹ unternommen (vgl. Lucius-Hoene 1998; Konitzer 2005). Mit dieser Medizin wird ein Kontrapunkt zur ›Evidence Based Medicine‹ gesetzt, die den subjektiven Anteilen von Arzt und Patient im Versorgungsverlauf nur noch wenig Raum und die so genannten internen Evidenzen der Interaktionsbeziehung außer Acht lässt. Auch hier geht es jedoch stets in erster Linie um die Patientinnen und Patienten, ihr Krankheitserleben und ihre (veränderten) Selbstbilder (vgl. Lucius-Hoene 2002; Deppermann und Lucius-Hoene 2005). Zumindest methodisch allerdings kommen die genannten Studien dem hier vorliegenden Vorgehen nahe.

Eine Rekonstruktion ärztlicher Biographien ist in der Literatur – wie bereits angedeutet – nicht aufzufinden, sieht man einmal von den ebenfalls bereits oben beschriebenen Bemühungen von Bahrs, Koerfer, Obliers und ihrer jeweiligen Kolleginnen und Kollegen ab, das ›ärztliche Subjekt‹ nicht nur in seiner ärztlich-professionellen Rolle, sondern ›ganzheitlich‹[34] in ihre Analysen einzubeziehen.

2.5 Zur Zusammenführung beider Fallebenen

Es ist zu konstatieren, dass keine Untersuchungen zur biographischen Genese ärztlichen Interaktionsverhaltens vorliegen, da es bereits an der systematischen Betrachtung der ärztlichen Biographie mangelt. Soll es aber darum gehen, ärztlich professionelles Interaktionsverhalten zu verstehen, so erscheint gerade die Verknüpfung eines biographieanalytischen mit einem interaktionsanalytischen Vorgehen als zielführendes Mittel.

Damit kann ein Beitrag zur Verbesserung der Interaktionsbeziehung geleistet werden, der sich mittelbar sowohl auf die Patientenzufriedenheit, die Verbesserung des Behandlungserfolges für den Patienten, als auch auf die Arbeitszufriedenheit des Arztes auswirkt. Darüber hinaus können die Definitionen des Arztes über sich und seine ›Wir-Gruppe‹ sowie seine Konzeptualisierungen über die Patientenschaft beleuchtet werden. Weiterhin können die Gründe für die Berufswahl ›Arzt‹ aufgezeigt, die berufliche Sozialisation umrissen und die Bedeutung der Profession innerhalb des gesamten Lebensverlaufes beleuchtet werden. Ferner ist die Frage zu beantworten, welche Besonderheiten das ›Arzt-*Sein*‹ im Gegensatz zum ›Einen-Beruf-*Haben*‹ auszeichnet.

Nicht nur die Antwort auf die letztgenannte Frage lässt sich mit großer Wahrscheinlichkeit auf andere Professionen übertragen. Auch die Aussagen, die zu den weiteren Fragestellungen gemacht werden können, bieten einen allgemeintheoretischen Gehalt über das einzelne Sprechzimmer und die einzelne Arztbiographie hinaus.

---

34 Die Formulierung ›ganzheitlich‹ bezieht sich in diesem Zusammenhang auf die Betrachtung des ganzen Subjektes und nicht nur einer bestimmten Rolle.

3. Methodisches Vorgehen

3.1 Vorbemerkung

Innerhalb der hier vorgestellten Forschung – und damit auch innerhalb dieses Methodenkapitels – habe ich mit einer Kombination zweier methodischer Ansätze gearbeitet, die sich auf unterschiedlichen Niveaus der Ausarbeitung befanden (und nach wie vor befinden). Liegen zur ›Biographischen Fallrekonstruktion‹ (vgl. Rosenthal 1995, 2005a) umfangreiche methodische Anleitungen vor, so gilt dies für die Analyse der videographierten Interaktionssituationen nicht. Hier war bloße Anwendung einer Methode nicht möglich, vielmehr war eine methodische (Weiter-) Entwicklung notwendig.

Die geschilderte Differenz zwischen den verwendeten Methoden wird sich innerhalb der folgenden Ausführungen widerspiegeln. Auch werden die Schritte der Videoanalyse im Rahmen des Falles der Ärztin Eike Fink ausführlich illustriert. Dieses Ungleichgewicht in der Darstellung beider Methoden sollte jedoch nicht den unzutreffenden Eindruck erwecken, dass die Ergebnisse der Interaktionsanalyse diejenigen der biographischen Analyse dominieren.

3.2 Methodologische Anmerkungen

Ist auch der Ausarbeitungsgrad der Methoden unterschiedlich, analysieren sie Daten unterschiedlicher Zugänglichkeit auf (häufig) differenten Fallebenen und richtet sich ihr Fokus (in der Regel) auf soziale Phänomene verschiedener Gestalt, so sind doch ihre grundlegenden theoretischen Perspektiven und Denkmuster sehr ähnlich, die zu ihrer Anlage innerhalb des interpretativen oder rekonstruktiven Forschungsparadigmas[35] führten und führen. Wie bereits in der Einleitung zu dieser Arbeit angemerkt, wird das hier interessierende soziale Phänomen ›ärztliches Interaktionshandeln‹ aus einer sozialkonstruktivistischen und interaktionistischen Perspektive betrachtet, die (meines Erachtens zwangsläufig) zu einer interpretativen Forschung mit einem abduktiven, die Sequenzialität beachtenden und erhaltenden Vorgehen zur genauesten Rekonstruktion jedes Einzelfalles führt. Damit sind beide verwandten Methoden einer theoriegenerierenden Forschungslogik auf der Basis des Vergleiches von Einzelfällen (Typenbildung) verpflichtet.[36]

Wie kann ich als Sozialforscherin nun mein Forschungsinteresse nach der Entstehung und dem Vollzug ärztlichen Interaktionshandelns mit Patientinnen und Patienten befriedigen? Oder wie bereits weiter oben formuliert: Wie kann ich *erfassen* und *verstehen* und wie das Erfasste und (so bleibt zu hoffen) im Einzelfall Verstandene *generalisieren*? Hierzu sollen nun kurz einige grundlegende methodologische Überlegungen dargestellt werden, die das hier aufgezeigte Vorgehen im Rahmen des interpretativen Paradigmas begründen. Damit werden die die Arbeit einleitenden Ausführungen etwas erweitert und expliziert.

Aus einer sozialkonstruktivistischen Perspektive sind Konstruktionen sowohl Mittel als auch Ergebnis jeder wissenschaftlichen Betrachtung der Sozialwelt, aber eben auch der Natur. Dem Sozialwissenschaftler begegnet bei der Betrachtung seiner Untersuchungsgegenstände – im Gegensatz zum Naturwissenschaftler – eine durch diese Gegenstände gegliederte, interpretierte und geordnete Welt. So stellen sozialwissenschaftliche Beschreibungen und Erklärungen stets Konstruktionen über die zugrunde liegenden Konstruktionen der beforschten Subjekte dar. Wie bereits angedeutet wurde, ist es insbesondere die wissenschaftliche Leistung von

---

[35] Beispielhaft kann hier auf die Grounded Theory (Glaser und Strauss 1967), die Ethnomethodology (Garfinkel 1967), die Objektive Hermeneutik (Oevermann u.a. 1979), aber ebenso auf verschiedene biographieanalytische Verfahren (u.a. Schütze 1983; Rosenthal 1995; Hildenbrand 1999) verwiesen werden.

[36] Dabei können nicht nur Typen über Individuen gebildet werden, sondern die Fallebenen können sehr unterschiedlich gestaltet sein. Genauso ließen sich Typen beispielsweise über Familien, Vereine, Dorf- oder Stadtgemeinschaften als Ansammlung von mehreren Individuen bilden. Jedoch ist es ebenfalls möglich, Typen über Handlungsabläufe, Organisationsformen, Ideologien oder auch bestimmte historische Phasen zu bilden. Entscheidend ist in jedem Fall das Bemühen um die Rekonstruktion der grundlegenden Strukturmuster des Einzelfalles und deren Vergleich mit anderen Ausprägungen in anderen Einzelfällen.

Schütz (1971), dies herausgearbeitet zu haben. Er verknüpft es mit der Forderung nach einem sozialwissenschaftlichen Forschungsprogramm, das auf den Konstruktionen der Alltagswelt aufbaut. Schütz (1971: 7 f.) schreibt: »Um die spezifische Art der gedanklichen Gegenstände der Sozialwissenschaft weiterhin aufzuklären, müssen wir einige Konstruktionen charakterisieren, die im Alltag verwandt werden. Auf diesen sind die wissenschaftlichen Konstruktionen aufgebaut.«[37]

Die Konstruktionen der Alltagshandelnden im Handlungsstrom sind jedoch keineswegs willkürlich oder beliebig »und beruhen nicht auf gleichsam ›einsamen‹ psychischen Prozessen des Individuums [Hervorhebung im Original; N.W.]« (Rosenthal 2005a: 40). Vielmehr konstruieren die Individuen aus im Lebensverlauf internalisierten kollektiven Wissensbeständen und individuellen Erlebnissen (die selbstverständlich erneut von kollektiven Wissensbeständen durchdrungen sind) Situationsdefinitionen, die ihnen bestimmte Handlungsmöglichkeiten eröffnen und verschließen und bestimmte Wahlentscheidungen nahe legen oder verunmöglichen.[38] Ulrich Oevermann formuliert dies etwas anders, wenn er von der objektiven Struktur kollektiver Deutungsmuster in Handlungssituationen schreibt, die durch das Handlungssubjekt in actu verändert und ausdifferenziert werden (vgl. Oevermann 1973).

Beachtet der Forscher nun diese geschilderten grundsätzlichen Annahmen, die soziale Wirklichkeit als gemeinsame, interaktive Herstellung und Zuschreibung von Bedeutungen zu konzeptualisieren, die prozesshaft abläuft, so folgt daraus eine Forschungsmethodik, die a) die Relevanzen der Beforschten ernst zu nehmen hat und im Forschungsprozess zu er-

---

37 Schütz spricht nicht von Re-Konstruktion, sondern von Konstruktionen zweiter Ordnung, welche die Konstruktionen des Beobachters über die Konstruktionen des Handelnden (Konstruktionen erster Ordnung) darstellen. So schreibt er: »Die Konstruktionen, die der Sozialwissenschaftler benutzt, sind daher sozusagen Konstruktionen zweiten Grades: es sind Konstruktionen jener Konstruktionen, die im Sozialfeld von den Handelnden gebildet werden, deren Verhalten der Wissenschaftler beobachtet und in Übereinstimmung mit den Verfahrensregeln seiner Wissenschaft zu erklären versucht.« (Schütz 1971: 7). Damit bezeichnet er den Gegenstand m.E. genauer, denn so genannte Re-Konstruktionen können stets nur (vielleicht unendlich genaue) Annäherungen an die zu rekonstruierende Gestalt darstellen, diese aber nie vollständig und exakt wieder aufbauen.

38 Zur ›gesellschaftlichen Konstruktion der Wirklichkeit‹ siehe das gleichnamige Werk von Berger und Luckmann (1972), die sich mit dem dialektischen Verhältnis von Gesellschaft und Individuum beschäftigen und einen großen Beitrag für die empirisch geerdete Soziologie liefern.

gründen sucht; b) die Alltagskonstruktionen der Beforschten re-konstruiert und c) das Allgemeine im individuellen Handeln aufzudecken in der Lage ist. Für das hier bearbeitete Forschungsinteresse wird damit ein offenes interpretatives Vorgehen nahegelegt, welches durch Verallgemeinerungen am Einzelfall theoretische Erklärungen bereitstellen kann.

Ärztliches – genau wie patientenseitiges – Handeln in einer Konsultationssituation ist *soziales Handeln* im Weberschen Sinn (Weber 1922/1980: 1), indem es »seinem von dem oder den Handelnden gemeinten Sinn nach auf das Verhalten anderer bezogen wird und daran in seinem Ablauf orientiert ist«. Daraus geht unmittelbar hervor, dass ein Handlungsablauf nur nachvollzogen werden kann, wenn er in seiner Gesamtheit und innerhalb seiner Kontextualität betrachtet wird. Webers Unterscheidung von aktuellem Verstehen der Handlung als solcher und erklärendem Verstehen der Handlungsmotive wird von Schütz (1971: 28) wieder aufgenommen,[39] wenn er schreibt, »wollen wir diese Chance [das Handeln der Anderen ausreichend zu verstehen; N.W.] vergrößern, so müssen wir nach dem Sinn suchen, den das Handeln für den Handelnden hat«, denn – wie bereits in der Einleitung (Kap. 1) deutlich ausgeführt – sind für ihn sämtliche Sinngebilde in Sinnsetzungs- und Verstehensprozesse (Sinndeutungen) der Akteure in der Sozialwelt aufzufächern. Schütz (1974: 19) unterstellt, dass die Deutung dieses Sinns jedoch nur dann möglich ist, wenn es gelingt, »die einen Handlungsablauf bestimmenden Motive« zu enthüllen. Dabei ist zwischen den die aktuelle Handlung bestimmenden Um-zu-Motiven und den auf die Vergangenheit des Handelnden verweisenden Weil-Motiven[40] zu unterscheiden. Dem Handelnden selber – wie auch dem wissenschaftlichen Beobachter einer Handlungsfolge – sind im Verlauf der Handlung jedoch nur die erstgenannten Um-zu-Motive zugänglich, die bestimmte Konkretisierungen von Handeln enthalten, *um* den Handlungsentwurf, der

---

39 An anderer Stelle kritisiert Schütz Weber deutlich, wenn er schreibt: »[Webers; N.W.] Analyse der sozialen Welt bricht in einer Schicht ab, die nur scheinbar die Elemente des sozialen Geschehens in nicht weiter reduzierbarer [...] Gestalt sichtbar macht« (1932/1974). So unterscheidet Weber in seinen Aufsätzen nicht zwischen Handeln als Ablauf und Handeln als vollzogener Handlung, dem Sinn des Erzeugens einer Handlung und dem Sinn des Handlungserzeugnisses, dem Sinn des eigenen im Gegensatz zum fremden Handeln oder auch den unterschiedlichen Konstitutionsweisen des Sinnes für den Handelnden, den Interaktionspartner oder auch den Beobachter.
40 Schütz nennt solche ›echte‹ Weil-Motive, die nicht in Um-zu-Sätze umzuformulieren seien. Und damit unterscheidet er sie von denjenigen Weil-Motiven, die in einer Interaktionssituation aus den Um-zu-Motiven des Interaktionspartners entstehen.

das Endziel der Handlung beschreibt, *zu* realisieren. Dabei werden in der Regel verschiedene Einzelhandlungen (denen jeweils ein bestimmtes Um-zu-Motiv zugrunde liegt) durch den Akteur in einer Weise verknüpft, die die Realisierung des gesamten Handlungsentwurfes (ebenfalls um-zu-motiviert) ermöglicht. Will der wissenschaftliche Beobachter nun verstehen, »was ich als Handelnder mit meinem Handeln gemeint habe, so muss er bei der beobachteten Handlung beginnen und von da her mein zugrunde liegendes Um-zu-Motiv konstruieren, um dessen willen ich getan habe, was er beobachtet hat« (Schütz 1971: 27). Beginn und Ende einer durch einen Entwurf strukturierten Handlungsfolge ist dem Beobachter dabei zunächst nicht zugänglich, sondern nur dem Handelnden selber bekannt. Erst im Verlauf der hier notwendigen vollständigen und sequenziell durchgeführten Rekonstruktion des Handlungsablaufes kann der Beobachter auch über den Ausgangspunkt bzw. das Ziel als Endpunkt der Handlungsfolge plausible Annahmen formulieren und damit aus einzelnen Sinnsetzungs- und Sinndeutungsakten auf komplexere Sinngebilde wie Handlungsentwürfe schließen (vgl. Schütz 1971: 23 f.).[41]

Im Verlauf der Analyse kann der Beobachter mit jeder Rekonstruktion einzelner Um-zu-Motive des Handelns und gesamter Um-zu-Motive eines Handlungsentwurfes somit Aussagen über die Deutungsmuster der Handelnden und damit über deren (Alltags-)Konstruktionen formulieren.

Beobachtet man nun nur eine Person in ihrem Handeln und damit in Interaktion mit sich selber, so erscheint die rekonstruktive Arbeit für den Forscher deutlich leichter handhabbar als beim Aufeinandertreffen zweier oder mehrerer Akteure. Treten doch beide mit individuellen Handlungsentwürfen in die Interaktion ein. Jedoch gründen diese Handlungsentwürfe erneut auf Konstruktionen über »Typen des Bekanntheitsfeldes des Anderen und Typen der Weite und Zusammensetzung seines Wissens« (Schütz 1971: 17)[42] sowie auch seiner Relevanzstrukturen und Motivtypen. Darüber hinaus können nur mit der gegenseitigen Unterstellung einer gleichartigen Typisierung über die soziale Situation als solche (»dies ist eine Konsultation«, »dies ist eine Prüfung«, »dies ist ein Verkaufsgespräch« etc.) beider Interaktionspartner aneinander im Verlauf die Um-zu-Motive des Einen zu den Weil-Motiven des Anderen – vice versa – werden. Für an-

---

41 Diese Rekonstruktionen – oder Konstruktionen 2. Ordnung – bleiben jedoch stets im Bereich der Prognose und können nie als vollständig nachgewiesen betrachtet werden.

42 Selbstverständlich liegen dem bestimmte basale, sozial geteilte Konstruktionen zugrunde, wie allein der Verweis auf beispielsweise eine gemeinsame Sprache deutlich macht.

nähernd jede soziale Situation liegen uns sozial geteilte Wissensbestände darüber vor, wie man ›typisch‹ in einer solchen Situation zu handeln habe und wie der Interaktionspartner zu handeln hat (dies gilt auch für Interaktionssituationen, die man persönlich noch nicht erfahren hat).[43] Unsere komplexe Sozialwelt muss somit als intersubjektive Kulturwelt konzeptualisiert werden und kann auch nur als solche funktionieren.

Auch wenn dies für die Anwendung auf Interaktionen schwieriger ist, gilt es doch für den Forscher nach wie vor, die Konstruktionen zu charakterisieren, die von den handelnden Subjekten verwandt werden. Gehen die Akteure innerhalb des Handlungsstromes (implizit und vielfach unbewusst) ähnlich vor, wenn sie stets darum bemüht sind, den Sinn einer Handlung für ihren Interaktionspartner zu verstehen, indem sie die Motive, die das Gegenüber dazu motiviert haben, enthüllen. Erst mit diesem Verstehen ist – wie oben bereits angedeutet – eine (für das Gelingen einer Interaktion notwendige) Übernahme seines Um-zu-Motivs zum eigenen Weil-Motiv problemlos möglich.

Bei der Analyse eines Interaktionsverlaufes muss somit die Rekonstruktion miteinander verwobener strukturierter Handlungsabläufe als Aufdeckung miteinander verwobener Motive im Fokus stehen (vgl. Schütz 1971: 29). Mittels Beobachtung, oder wie hier geschehen mittels Videoaufzeichnung und späterer Analyse, kann es dem Forscher gelingen, die Motive der Akteure »aus dem Sektor des Handlungsablaufes« (Schütz 1971: 30) heraus zu (re-)konstruieren. Bei methodischer Genauigkeit werden so die verschiedenen Sinnsetzungs- und Sinndeutungsakte der Akteure nach und nach erschlossen und Handlungsmuster als Ausdruck dieser Akte erkennbar.

Wie kann man jedoch vorgehen, wenn auch die in den vergangenen Erfahrungen des Handelnden begründeten ›echten‹ Weil-Motive von Interesse sind, bestimmen sie den Akteur doch, wie Schütz selber schreibt, »so zu handeln, wie er gehandelt hat« (Schütz 1971: 25)? Oder wenn es dem Forscher vielleicht um das Herausarbeiten bestimmter Situationsdefinitionen geht, die der Handelnde für bestimmte Handlungssituationen annimmt und die biographisch bestimmt sind? Auch wenn die Ebenen fast untrennbar miteinander verwoben scheinen, der Forscher zumindest von der Rekonstruktion einer Handlungssituation auf die Definition des Akteurs von dieser schließen kann und damit auch Hypothesen über ›echte‹ Weil-Mo-

---

[43] Was passiert, wenn Menschen vorliegende Typisierungen/geteilte Wissensbestände nicht nutzen, kann im Garfinkelschen Krisenexperiment (vgl. 1967) nachvollzogen werden.

tive aufzustellen sind, so erscheint es doch deutlich einfacher, hier nicht nur die Methode der Beobachtung anzuwenden. Betrachtet man die Biographie eines Individuums, so nimmt man die »Ablagerungen aller vergangenen Erfahrungen des Menschen, die in seinem verfügbaren Wissensvorrat in der Form habitueller Aneignungen organisiert sind« (Schütz 1971: 11), in den Blick. Erneut stehen Sinnsetzungs- und Sinndeutungsprozesse damit im Zentrum der Aufmerksamkeit, jedoch sind diese hier nur noch als biographische Erfahrungen rekonstruierbar (mit allen ihren Überformungen im weiteren Lebensverlauf[44]) und nicht in der Handlungssituation selber einem Beobachter unmittelbar zugänglich. Betrachtet man hier einerseits die aktuellen Wissensvorräte, Deutungsmuster, Motivstrukturen und Relevanzen, die als Handlungsmuster innerhalb der jeweiligen Situation reproduziert oder transformiert werden, so kann ich in der Rückschau auf das gesamte Leben des Handelnden die Prozesse der Etablierung und Veränderung dieser Muster bis an den ›Rand‹ der Gegenwart sichtbar machen. Auch die biographische Analyse zielt damit auf die Rekonstruktion von Handeln ab. Der Fokus der Analyse ist so derselbe, jedoch sind die Zugangswege für den Forscher unterschiedlich.[45] Auf diese Weise lässt sich das Handeln eines Akteurs in seiner Ausgestaltung umfassend erklären. Mittels der Analyse konkreter Interaktionen werden Fragmente des Handelns selber und deren zugrunde liegenden Konstruktionen offenbart, und mittels der biographischen Analyse lassen sich diese Konstruktionen in das auf die biographische Gesamtsituation des Handelnden bezogene und daraus hervorgehende Konstruktionsgeflecht seines Alltagsdenkens einbetten.

Zusammenfassend kann festgestellt werden, dass das Ziel des interpretativ oder rekonstruktiv forschenden Sozialwissenschaftlers die Aufdeckung der komplexen Sinnstrukturen der Handelnden in der Sozialwelt ist. Lässt sich doch so auf sozial geteilte Konstruktionen rückschließen und können damit Aussagen über die soziale Wirklichkeit über den Einzelfall hinaus gemacht werden.

---

44 Die Biographische Fallrekonstruktion, wie sie Gabriele Rosenthal vorgestellt hat, reagiert mit einer Trennung der Analyseebenen ›erlebtes‹ und ›erzähltes‹ Leben auf diese Herausforderung.

45 So lässt sich auch die zentrale Position der Analyse von Narrationen innerhalb der Erforschung von biographischen Strukturen erklären. Bietet doch die Erzählung eine sehr gute Möglichkeit, dem Erleben und Handeln in der Vergangenheit nahezukommen (vgl. Labov und Waletzky 1973; Schütze 1977; Rosenthal 2005a).

Diese komplexen Sinnstrukturen – und dies sei nochmals angeführt – können nur über die Herausarbeitung einzelner Sinnsetzungs- und Sinndeutungsakte zugänglich gemacht werden. Jene wiederum können sowohl über die Beobachtung einzelner konkreter Situationen als auch durch die Analyse der als Erfahrungen gespeicherten vergangenen Handlungssituationen und deren biographische Aufschichtung erforscht werden. So erlangt man Wissen über die Etablierung, Verfestigung oder auch die Transformation menschlicher Handlungsmuster im Lebensverlauf. Lässt sich doch nur über die Analyse von Handeln Sinn rekonstruieren.

Um diesen umfassenden Anspruch zu erfüllen (ärztliches Handeln zu rekonstruieren und die Frage zu beantworten, warum so und nicht anders gehandelt wurde), wählte ich ein triangulierendes Design, in welchem ich eine biographieanalytische und eine interaktionsanalytische Methode zur Anwendung brachte.

3.3 Forschungsmethoden

Auf der Grundlage der oben vorgestellten methodologischen Vorüberlegungen wurde für die Untersuchung ärztlichen Interaktionshandelns innerhalb der Arzt-Patient-Begegnung die Fokussierung voneinander zunächst differenziert zu betrachtender Ebenen notwendig. Nur diese voneinander vorerst getrennte Untersuchung der ärztlichen Biographie und der Interaktionssituation ermöglicht in der Folge eine Triangulation[46] der Blickwinkel auf das interessierende Phänomen. Erst nach Abschluss beider Untersuchungen im Fall einer Ärztin/eines Arztes werden die Einzelergebnisse zusammengeführt und erlauben damit eine empirisch geerdete Betrachtung der Entwicklung und Weiterentwicklung ihres/seines Interaktionshandelns als strukturiert und strukturierend.

Beide genannten Ebenen erfordern eine je spezifische Methode der Erhebung und der Auswertung des jeweiligen Datenmaterials. Zur Analyse der möglichen biographisch etablierten Handlungsmuster der Ärztinnen und Ärzte konnte ich hierbei – wie bereits angemerkt – auf die Methode

---

[46] Triangulierung bezeichnet ursprünglich ein Verfahren zur Positionsbestimmung von Schiffen in der Seefahrt. Von Triangulation kann gesprochen werden, wenn ein Punkt von (mindestens) zwei Perspektiven aus betrachtet wird. Zur Triangulation in der rekonstruktiven Sozialforschung siehe u.a. Denzin (1978), Flick (1992) oder Köttig (2005).

der Biographischen Fallrekonstruktion zurückgreifen, wie sie von Rosenthal (1995, 2005a) vorgestellt wurde. Die Datenbasis hierfür bildeten biographisch-narrative Interviews (vgl. unter anderem Schütze 1976, 1983; Rosenthal 1995, 2005a) mit den Ärztinnen und Ärzten. Zur Rekonstruktion der konkreten Handlungsabläufe und damit der Reproduktion sowie Transformation dieser Handlungsmuster wurde von mir in Zusammenarbeit mit Gabriele Rosenthal eine Methode der sequenziellen Videoanalyse ausgearbeitet (vgl. Witte und Rosenthal 2007). Hierzu wurden Videoaufzeichnungen von Konsultationen erhoben und ausführliche Feldnotizen zum gesamten Ablauf innerhalb der Arztpraxen erstellt. Im Folgenden möchte ich nun zunächst auf meinen Feldzugang und die Bildung des Samples eingehen, um im Anschluss daran die angewandten Forschungsmethoden zugespitzt darzustellen.

3.3.1 Feldzugang und Sampling

Alle meine Vorüberlegungen führten zu der Entscheidung, mich auf hausärztlich tätige, niedergelassene Ärztinnen und Ärzte zu konzentrieren. In der Rückschau muss ich jedoch selbstkritisch anmerken, dass diese Festlegung einer zu untersuchenden Grundgesamtheit nicht mit dem Prinzip der Offenheit in der rekonstruktiven Sozialforschung (vgl. Hoffmann-Riem 1994) zu vereinbaren ist, da ich meine Hypothesen über das zu untersuchende Feld und damit meine Relevanzen und mein (vermeintliches) Wissen zumindest an diesem Punkt des Forschungsprozesses keineswegs ausgeklammert habe.[47]

Aus forschungspragmatischer Sicht jedoch half mir die Einschränkung der Grundgesamtheit im Voraus, da sich so die notwendigen Kontaktaufnahmen von möglichen 2.000 auf etwa 200 reduzierten. Adressen von Arztpraxen, bereits sortiert nach fachlicher Ausrichtung, sind bei den Kassenärztlichen Vereinigungen der jeweiligen Regionen zu erhalten. Nach Auswahl der Regionen[48] schrieb ich alle dort hausärztlich tätigen Ärztinnen

---

[47] Im Grunde handelte es sich an dieser Stelle auch bereits um eine Art theoretisches Sampling. Im Unterschied zum im Folgenden dargestellten Verfahren zog ich hier jedoch keine Stichprobe, sondern schränkte die Grundgesamtheit ein.

[48] Aus Gründen der Anonymisierung möchte ich keine näheren Angaben zu den ausgewählten Regionen machen.

und Ärzte[49] an, erläuterte mein Forschungsvorhaben und kündigte einen Anruf an. Während des Telefonates mit den Ärztinnen und Ärzten erfragte ich deren Bereitschaft zur Teilnahme und machte – wenn möglich – bereits einen Interviewtermin aus. Meine Erfahrungen bei der Kontaktaufnahme waren bis auf wenige Ausnahmen sehr angenehm. Die Ärztinnen und Ärzte zeigten sich vielfach interessiert an meinem Forschungsvorhaben.

Insgesamt wurden mit 21 Ärztinnen und Ärzten Interviews geführt. Die Interviewtermine verteilten sich über einen Zeitraum von etwa drei Jahren, wobei in einer ersten Interviewphase zu Beginn dieses Zeitraums 16 Mediziner/-innen befragt wurden. Die Interviews im dritten Jahr wurden zur Vervollständigung des ersten theoretischen Samples nach den Kriterien der theoretischen Stichprobe (vgl. Glaser und Strauss 1967; Strauss und Corbin 1996; Strauss 1998, 2004) erhoben. Als Kriterien für die Zusammensetzung der Stichprobe für das gesamte Forschungsvorhaben wurden ausschließlich die biographischen Interviews, respektive die Biographischen Fallrekonstruktionen, herangezogen, wie im folgenden Schaubild (eigene Abbildung) nachvollzogen werden kann.

Mich kritisch mit dem eigenen Vorgehen auseinandersetzend, muss ich konstatieren, dass dies methodisch formal nicht ausreichend ist. Es wäre notwendig gewesen, ebenfalls aufgezeichnetes Interaktionsgeschehen zur Fallauswahl heranzuziehen und nicht ausschließlich das Interviewmaterial. Das heißt, in der ersten Datenerhebungsphase sowohl Interviews zu führen als auch bereits Videoaufzeichnungen bei anderen Ärztinnen und Ärzte durchzuführen, hier dann ebenfalls theoretisch interessante Fälle zur Analyse herauszuarbeiten und mit diesen Ärztinnen und Ärzten in der Folge biographische Interviews durchzuführen. Nach Abschluss der Untersuchung kann jedoch festgestellt werden, dass es offenbar gelungen ist, trotz dieses ausschließlich mit forschungspragmatischen Überlegungen zu rechtfertigenden Mankos große Teile des Forschungsfeldes zu beleuchten.

---

49 Hausärztlich tätig sind neben den so genannten Praktischen Ärztinnen und Ärzten Fachärzte für Allgemeinmedizin, Internisten, aber in seltenen Fällen auch Gynäkologen.

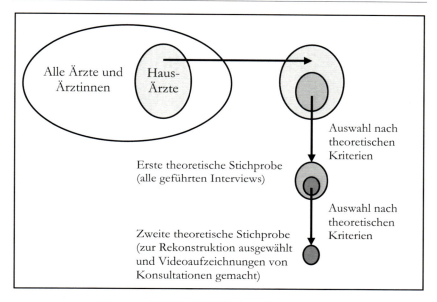

Abbildung 1: Vorgehen bei einer theoretischen Stichprobe

Bis auf ein Interview fanden alle Gespräche, bestimmt durch die Interviewpartner, in deren Praxisräumen statt. Die Gesprächsdauer lag dabei zwischen etwa einer Stunde bis hin zu acht Stunden. Fast alle Interviews – mit Ausnahme zweier nur einstündiger – verteilten sich auf mehrere Termine. Die Gespräche wurden in Absprache mit den Interviewten auf Tonband aufgezeichnet. Die Interviews mit den Ärztinnen und Ärzten, von denen Biographische Fallrekonstruktionen erstellt wurden, wurden gemäß ihrer hörbaren Gestalt (vgl. Bergmann 1985) transkribiert. Direkt im Anschluss an die Interviews wurden ausführliche Gesprächsnotizen erstellt und eine erste globale analytische Betrachtung des Falles vorgenommen, die sowohl als Grundlage für die Auswahl der einzelnen Fälle für die ausführliche Analyse (zweite theoretische Stichprobe) dienten als auch für die Suche nach neuen Interviewpartnern (erste theoretische Stichprobe).[50]

---

[50] Als Kriterien dienen in beiden Bereichen entweder der maximale oder der minimale Kontrast zu den bereits erfassten Fällen. Diese Kontrastierung kann jedoch naturgemäß nur eine oberflächliche sein, da vor einer ausführlichen Fallanalyse keine Aussagen über Struktureigenschaften und damit auch nicht über deren Ähnlichkeit oder Differenz getroffen werden können.

Die Videoaufzeichnung von Konsultationen erfolgte in sechs Arztpraxen.[51] Ich besuchte in Absprache mit den Ärztinnen und Ärzten jeweils mindestens eine Vormittags- und eine Nachmittagssprechstunde an verschiedenen Tagen und zeichnete alle Konsultationen innerhalb dieser Sprechzeiten auf. Die betreffenden Patientinnen und Patienten wurden meist von mir, in einem Fall jedoch von einer Ärztin selber, nach ihrem Einverständnis zur Aufzeichnung befragt. Etwa 95 Prozent aller befragten Patientinnen und Patienten stimmten einer Aufzeichnung zu. Viele zeigten sich sehr interessiert und vielfach wurde geäußert, dass die Erforschung von Arzt-Patient-Interaktionen sinnvoll und notwendig sei.

Die Kamera war jeweils im Sprechzimmer auf einem Stativ so montiert, dass sie große Teile des Raumes aufnehmen konnte. Ich selber war während der Aufzeichnung nicht anwesend, sondern wartete vor dem Konsultationsraum. Bereits während meines Aufenthaltes in den Praxen machte ich detaillierte Feldnotizen zu meinem gesamten Aufenthalt in der Praxis und insbesondere zu den Gesprächen mit den Patientinnen und Patienten. Diese Aufzeichnungen bildeten die Grundlage der theoretischen Stichprobenziehung für die Analyse der Interaktionssequenzen zu einem einzelnen Arzt.

Die von mir interviewten Ärztinnen und Ärzte[52] waren zwischen knapp 40 und etwa 60 Jahren alt, die Dauer ihrer bisherigen Selbstständigkeit variierte entsprechend zwischen mindestens zwei bis hin zu etwa 20 Jahren. Einige waren allein in ihren Praxen tätig, andere in Gemeinschaftspraxen oder Praxisgemeinschaften. Ich interviewte ähnlich viele Männer wie Frauen. Die Größe, Einrichtung und Ausstattung der Praxisräume waren sehr unterschiedlich, genau wie die geographische Lage der Praxis in der jeweiligen Region. Auch die Organisation der Sprechzeiten innerhalb der Praxen war sehr verschieden, ebenso die Anzahl der Sprechstundenhelferinnen und deren (für mich erkennbare) Aufgabengebiete. Bei all dieser Verschiedenheit in allen von mir besuchten Praxen wurde ich sowohl vom jeweiligen Arzt oder der jeweiligen Ärztin als auch von den Helferinnen und den Patientinnen und Patienten sehr freundlich aufge-

---

51 Nicht von allen Interviewpartnern wurden Konsultationen auf Video aufgezeichnet, sondern nur von denen, die entweder bereits zur Biographischen Fallrekonstruktion ausgewählt wurden oder im Verlauf der Untersuchung dafür in Frage zu kommen schienen.

52 Das Folgende stellt eine Beschreibung des Samples im Nachhinein dar, die genannten Kriterien wie etwa Geschlecht und Alter spielten bei der Auswahl der Gesprächspartner im Vorfeld keine Rolle.

nommen. Auch technisch gestaltete sich die Datenerhebung reibungslos, sowohl die Tonaufnahmen der Interviews als auch die Videoaufzeichnungen waren von guter Qualität und problemlos zu verarbeiten.

3.3.2 Biographieanalytische Perspektive

Wie oben bereits eingeführt, richtete sich ein Blick zur Analyse der Entstehung und reproduktiven wie transformativen Etablierung ärztlicher Interaktions- und Interpretationsmuster auf die Biographie des jeweiligen Arztes. Angestrebt wird hier die Analyse der Genese dieser sozialen Phänomene im Kontext der Lebensgeschichte der Ärztinnen und Ärzte. Unabhängig von der speziellen Forschungsfragestellung wird dazu zunächst deren gesamte Biographie in den Blick genommen. Hierzu konnten sowohl zur Datenerhebung als auch zur Auswertung differenziert ausformulierte und langjährig eingeführte Methoden Anwendung finden.

Erfragen der Lebensgeschichten

Das biographisch-narrative Interview, wie es von Schütze (vgl. 1976, 1977, 1983) in den 1970er Jahren vorgestellt wurde,[53] bietet sich anders als andere Befragungsformen, »die ausschließlich an die Alltagstheorien der Befragten gebundenes Wissen erheben« (Hermanns 1995: 185), für eine solche gesamtbiographische Betrachtung an. Mit einer offenen Aufforderung zur Erzählung der Lebensgeschichte sollen die Interviewten darin unterstützt werden, entsprechend ihrer Relevanzen und der sich ohne Zwischenfragen durch die Interviewer/-innen entwickelnden Sequenzialität der Präsentation ihre Biographie darzustellen. Die Interviewten werden hier nicht bloß als »vordergründige Auskunftei« oder »Reservoirs von Antworten« (Oevermann 1973: 24) angesprochen, sondern als Expertinnen und Experten ihrer eigenen Biographie anerkannt (vgl. Dausien 1994: 143). Darüber hinaus wird ihnen durch den im Gespräch angeregten Erinnerungsprozess die Möglichkeit eröffnet, Wissen zu Tage zu fördern, das ihnen nur auf der Ebene der erzählerischen Darstellung verfügbar ist (vgl. Hermanns 1995: 188).

---

53 Zur Methodologie und Methode des (biographisch-)narrativen Interviews existiert mittlerweile eine Fülle von Literatur. Hingewiesen sei hier u.a. auf Hermanns (1995), Rosenthal (1995, 2005a), Rosenthal und Fischer-Rosenthal (2000), Loch und Rosenthal (2002), Lucius-Hoene und Deppermann (2002).

Die evozierte biographische Selbstpräsentation[54] macht es einerseits möglich, Annahmen über die erlebte Lebensgeschichte zu formulieren und damit die Handlungsorientierung (vgl. Schütze 1982) der Biographinnen und Biographen ebenso in den Blick zu nehmen[55] wie den lebensgeschichtlichen Prozess der Internalisierung der sozialen Welt im Verlauf der Sozialisation, die Einordnung biographischer Erfahrungen in den Wissensvorrat im lebensgeschichtlichen Prozess und die daraus folgende Konstitution von Erfahrungs- und Handlungsmustern (vgl. Rosenthal 1995).[56] Andererseits kann aber auch die Gegenwartsperspektive des Interviewpartners rekonstruiert werden, die in Interdependenz sowohl zum Erleben in der Vergangenheit als auch zum Präsentationsinteresse in der Interviewsituation steht und damit die biographische Gesamtsicht des Interviewten deutlich mitbestimmt. Diese biographische Gesamtsicht stellt für Rosenthal (1995: 14) »die latente Ordnungsstruktur der Erfahrungs- und Handlungsorganisation« dar, die es im Verlauf der Analyse des Interviews zu rekonstruieren gilt.

Auf diese erste Phase des narrativen Interviews folgen Nachfragen durch den Interviewer. Zunächst sollen dabei mittels Detaillierungsfragen nach bereits Erwähntem gezielt weitere Erinnerungs- und Erzählprozesse erzeugt bzw. unterstützt werden. Im Anschluss daran kann dann auch bisher Unerwähntes erfragt werden, ebenso wie für das spezifische Forschungsinteresse Bedeutsames, sofern dies vom Interviewpartner bisher nicht eingeführt wurde.[57]

---

54 Der Begriff ›biographische Selbstpräsentation‹ bietet sich im Gegensatz zu dem der ›biographischen Erzählung‹ an, da als ›Antwort‹ auf die offene Eingangsfrage von den Interviewten keineswegs stets Erzählungen produziert werden. Rosenthal (1995: 99 ff.) spricht diesbezüglich davon, dass es Menschen gibt, die ihre Biographie generell oder in spezifischen Situationen nicht in der Form einer Erzählung präsentieren können oder wollen.

55 Schütze (1984) begründet die Möglichkeit, von detaillierten Erzählungen auf konkrete Handlungsabläufe rückschließen zu können, mit den so genannten ›Zugzwängen‹ des Erzählens, da diese den Sprecher dazu ›zwingen‹, detaillierte und doch kondensierte, abgeschlossene Geschichten hervorzubringen, die eine Rekonstruktion des erzählten Handlungsablaufes überhaupt erst ermöglichen.

56 Schütze (1984: 105) spricht in diesem Zusammenhang von »Prozessstrukturen des Lebenslaufs«.

57 Auf eine weitere Detaillierung des Vorgehens innerhalb des narrativen Interviews soll an dieser Stelle verzichtet werden. Den interessierten Leserinnen und Lesern sei hier nochmals insbesondere der Artikel von Loch und Rosenthal (2002) empfohlen.

Gerade der Vorteil des biographisch-narrativen Interviews, Erleben und die Präsentation dessen methodisch kontrolliert separat betrachten zu können, ist insbesondere für die Gespräche mit Ärztinnen und Ärzten nochmals aus anderer Perspektive hervorzuheben. Wie bereits im vorherigen Kapitel angemerkt, stellen die Medizin wie auch die Jurisprudenz für die Berufssoziologie so genannte ›klassische‹ Professionen[58] dar. Diese Professionen zeichnen sich unter anderem dadurch aus, dass es ihnen gelingt, das professionelle Handeln ins Zentrum der »Selbstwahrnehmung und Selbstdarstellung der ganzen Profession zu rücken« (Stichweh 1994: 323). Das Wir-Bild[59] (vgl. Elias 1992), das Ärztinnen und Ärzte dem Argument folgend offenbar von sich haben, bestimme dann – so die Vorüberlegung – in vermutlich herausragender Weise das Präsentationsinteresse der befragten Ärztinnen und Ärzte. Gerade auch, weil diese nur durch ihren Beruf für das Forschungsinteresse interessant wurden und sich damit insbesondere auch im Interview in ihrer professionellen Rolle angesprochen fühlten. Diese Überlegungen decken sich mit meinen empirischen Erfahrungen. Der Biograph als (Privat-)Mensch trat zumindest zu Anfang der Interviews fast immer vollständig hinter den Biographen als Arzt zurück. Die Ähnlichkeiten der anfänglichen Darstellungen der Gesprächspartner[60] war unabhängig davon, wie viel die Interviewpartner vor Beginn von meinem Forschungsinteresse wussten.

Dass es dabei keineswegs (nur) um die bewusste Darstellung eines bestimmten Bildes von der eigenen Berufsgruppe innerhalb der diese Gruppe umgebenden Sozialwelt geht, zeigt sich auch, wenn man den Blick auf die vielfältigen Bemühungen von Seiten (vieler) der Ärztinnen und Ärzte richtet, ihr professionelles Handeln den Gegebenheiten und veränderten Bedürfnissen ihrer Patientinnen und Patienten anzupassen. Wie bereits angemerkt (siehe Kap. 2), bemühen sich Ärztinnen und Ärzte vielfach dabei auch darum, sich die expliziten und impliziten Regeln (ihres) ärztlichen Handelns bewusst zu machen und sie jeweils auf ihre fallspezifische Angemessenheit zu prüfen (vgl. Bahrs 1996: 96). Die eigene Lebensgeschichte als ›Mensch‹ – nicht nur die Sozialisationsgeschichte als Arzt – jedoch und

---

58 Zum Professionsbegriff siehe u.a. Eliot Freidson (2001).
59 Das Wir-Bild beinhaltet immer auch das Bild über andere Gruppen innerhalb einer Figuration, im Fall der Ärztinnen und Ärzte somit u.a. das Bild von den Patientinnen und Patienten (vgl. Witte und Rosenthal 2007).
60 Häufig begannen die Gesprächspartner ihre biographische Selbstpräsentation mit einem sehr kurzen Abriss ihres Lebenslaufes, um dann vom Zeitpunkt ihrer Entscheidung für ein Medizinstudium oder mit dessen Beginn deutlich ausführlicher zu berichten.

deren mögliche Auswirkungen auf das eigene Handeln werden dabei eher selten betrachtet. Für Ärztinnen und Ärzte erscheint es somit sehr ungewohnt, im Zusammenhang mit professionellen Belangen ihr ›privates‹ Sein thematisch werden zu lassen. So stellten im Anschluss an die Interviews alle (!) Interviewten fest, sie seien anfänglich über die Gestaltung des Gesprächs überrascht gewesen, im Sinne eines: »Was spielt mein Leben für eine Rolle in Bezug auf mein Arztsein?«. Die meisten meiner Gesprächspartner räumten dann ein, dass sie noch nie über einen solchen Zusammenhang nachgedacht hätten, dieser ihnen aber in der Rekapitulierung des Interviewgeschehens sehr einleuchtend und nahe liegend erscheine. Zugespitzt könnte man fast behaupten, Ärztinnen und Ärzte ›dürfen‹ jenseits ihrer Berufsrolle kein Leben führen, zumindest darf dies aber innerhalb des Berufsalltags keine Rolle spielen. Dies erscheint schwierig bei einer Berufsausübung, die als ›qualifizierte Ermessensarbeit‹ (vgl. Heisig 2005) zu bezeichnen ist.

Neben der bereits erwähnten Möglichkeit, Erleben und Präsentation analytisch zu trennen, stellte das biographisch-narrative Interview offenbar für die befragten Ärztinnen und Ärzte eine gute Möglichkeit dar, die Verflochtenheit von lebensgeschichtlichem Geschehen und professionellem Sein zumindest in Erwägung zu ziehen.[61]

Biographische Rekonstruktionen

Die Auswertung der biographisch-narrativen Interviews mit den Ärztinnen und Ärzten erfolgt nach dem von Rosenthal vorgestellten Verfahren der Biographischen Fallrekonstruktion[62] (1987, 1995, 2005a). Diese Methode macht sich die oben genannten Vorzüge einer narrativen Interviewtechnik zu Nutze, indem sie ein Instrumentarium dafür bereitstellt, nicht nur das

---

[61] Auf die Möglichkeiten des Selbstverstehens des Befragten durch die Gesprächsführung innerhalb eines (biographisch-)narrativen Interviews weisen Michaela Köttig und Gabriele Rosenthal (2006) hin.

[62] Hier soll keine ausführliche methodologische Einordnung des Vorgehens erfolgen. Grundlegend für Rosenthals Konzeptualisierung waren jedoch insbesondere die Schützsche Umformung der Husserlschen phänomenologischen Methode (vgl. Husserl 1976) zu einer Konstitutionsanalyse der Alltagswelt (vgl. Schütz und Luckmann 1975), Aron Gurwitschs gestalttheoretische Überlegungen (1975), der darauf aufbauende methodische Ansatz Fischers zum *thematischen Feld* (1978), Schützes Erzählanalyse (1976), die *Objektive Hermeneutik* Oevermanns (1979) sowie die *Theory of Inquiry* von Charles Sanders Peirce (1877-78/1991).

Erleben der Menschen in der Vergangenheit zu rekonstruieren, sondern auch die Gegenwartsperspektive des Biographen im Rückblick auf die Vergangenheit analytisch fassbar zu machen. Erleben und Erzählung sowie deren Verwobenheit und Interdependenzen werden betrachtet. Die Analyse zielt dabei auf die Formulierung empirisch fundierter Annahmen über vergangene Erlebnisse der Biographinnen und Biographen und damit auf die Beantwortung der Fragen: Welche Erfahrungen machten sie in welchen historischen und sozialen Kontexten? Und: Welche Bedeutung schrieben sie ihren Erlebnissen in den unterschiedlichen Phasen ihres Lebens zu? Darüber hinaus können aber auch valide Aussagen darüber gemacht werden, welche Bedeutung diese Erlebnisse in der Gegenwart im Rückblick auf ihre Vergangenheit für den Biographen haben. Während der Analyse muss dabei stets beachtet werden, durch welche institutionellen Rahmungen und sozialen Diskurse diese Deutungen (mit-)bedingt werden und welche historischen Diskurse weiterhin wirksam waren oder sind (vgl. Rosenthal 2005b).[63]

Methodisch schlägt Rosenthal dafür folgende Auswertungsschritte vor (vgl. 1995: 216 ff. und 2005a: 174)[64]:

1. Analyse der biographischen Daten
2. Text- und thematische Feldanalyse
3. Rekonstruktion der Fallgeschichte
4. Feinanalyse einzelner Textstellen
5. Kontrastierung der erzählten mit der erlebten Lebensgeschichte
6. Typenbildung

Diese Analyseschritte werden mit Ausnahme der *Feinanalyse* in der angegebenen Reihenfolge bearbeitet. Die Feinanalyse einzelner Textstellen kann hingegen sowohl innerhalb der ersten drei genannten Auswertungsschritte angewandt werden als auch im Anschluss an diese als Überprüfungskriterium der bis zu dieser Stelle gewonnenen Erkenntnisse. Das feinanalytische

---

[63] Bei den Interviews mit Ärztinnen und Ärzten gilt es zum Beispiel, nicht nur die gegenwärtigen sozialen Diskurse über diesen Beruf zu beachten, wie sie hier bereits anklangen, sondern diese auch in ihrer historischen Entwicklung zu untersuchen.

[64] Das sequenzielle und abduktive Verfahren, das innerhalb der einzelnen Untersuchungsschritte zur Anwendung kommt, wird hier nicht im Detail ausgeführt. Es kann ausführlich an angegebener Stelle nachvollzogen werden. Zur Abduktion und deren Anwendung in der interpretativen Sozialforschung siehe darüber hinaus neben Peirce (1991) und Fann (1970) u.a. Oevermann (2000), Jo Reichertz (2000) oder Bruno Hildenbrand (2000).

Verfahren (vgl. Oevermann 1983, 2000) ist am Vorgehen der Objektiven Hermeneutik orientiert, das wiederum am von Peirce beschriebenen Verfahren der Abduktion angelehnt ist (siehe Fußnote 64).

Die *Analyse der biographischen Daten* als erster Auswertungsschritt dient der Herausarbeitung (vorläufiger) plausibler Lesarten über die Verlaufsstruktur der betrachteten Biographie. Hierzu wird untersucht, welche Handlungsoptionen der biographische Akteur in welchen spezifischen Lebenssituationen hatte und welche er davon jeweils auswählte. Im Verlauf der Auswertung können dann erste Hypothesen darüber formuliert werden, welche (Regel-)Strukturen diesen Wahlentscheidungen zugrunde liegen. Die biographische Datenanalyse dient damit insbesondere zur Vorbereitung der *Rekonstruktion der Fallgeschichte*, in der die Verlaufsstruktur der Biographie dezidiert ausgearbeitet wird.

Zum Ziel des zweiten Auswertungsschrittes – *der Text- und thematischen Feldanalyse* – schreibt Rosenthal (1995: 218): »Rekonstruiert werden soll [...] die sich im Akt der Zuwendung [des Biographen zur eigenen Lebensgeschichte; N.W.] darbietende Gesamtgestalt der Biographie, die interaktiv konstituierte Bedeutung der Erfahrungen und Handlungen der Subjekte, die sich zum Teil ihren Intentionen entzieht. Wir wollen also nicht nur analysieren, wie die Biographen die soziale Welt erleben, sondern ebenso, wie die soziale Welt ihr Erleben konstituiert«. Erleben wird in diesem Sinne nicht als Wahrnehmung eines wie auch immer gearteten Äußeren mit feststehenden Dimensionen definiert, sondern als Wechselwirkung zwischen Zuwendung zu diesem Äußeren und der damit definierten Perspektive des sich Zuwendenden auf der einen Seite und dem – ebenso perspektivabhängigen – sich dieser Zuwendung Darbietenden. Die Perspektive ist damit als Teil dieses Äußeren zu definieren und nicht als »Selektionen des Bewusstseins aus einer Gegenstandsmenge« (Mead 1976: 215). Die stets mögliche Veränderung der Perspektive innerhalb des Prozesses verändert damit auch das Äußere.

Zuwendung zu in der Vergangenheit Erlebtem beinhaltet somit eine doppelte Perspektivität: die im Prozess des Erlebens eingenommene und die in der rückblickenden Zuwendung zum Erlebnis eingenommene. Das Erleben, die Erinnerung daran und damit auch die Schilderungen der Erinnerung im Interview werden daraus folgend von dieser doppelten Perspektivität konstituiert. Zielte der erste methodische Schritt auf eine vorläufige Annäherung an die das Handeln und Entscheiden des Biographen in der Vergangenheit strukturierenden Dimensionen und lässt dies erste

Rückschlüsse auf die Perspektive zum Zeitpunkt des Erlebens zu, so ist es Ziel der Analyse des thematischen Feldes, die Gegenwartsperspektive zu rekonstruieren. Die Perspektive also, die der Biograph heute im Rückblick auf die Vergangenheit einnimmt und die damit konstitutiv für diese Vergangenheit wirkt, aber eben auch aus ihr heraus konstituiert wird. Diese Perspektive ist es, die »die temporale und thematische Verknüpfung der [erzählten; N.W.] Geschichten steuern« (Rosenthal 1995: 218). Rekonstruiert man nun diese zeitlichen und thematischen Verknüpfungen, so erschließt sich die Gestalt der Lebenserzählung. Damit wird es möglich, die Gegenwartsperspektive als diese Gestalt strukturierende Dimension aufzuschlüsseln.[65]

Im dritten Analyseschritt, der *Rekonstruktion der Fallgeschichte*, wendet man sich nun wieder der Analyseebene der erlebten Lebensgeschichte zu. Hier werden in der chronologischen Reihenfolge der Lebensgeschichte biographische Erlebnisse mit den Aussagen des Biographen dazu in Beziehung gesetzt. Ziel dabei ist die Rekonstruktion der Gesamtgestalt der erlebten Lebensgeschichte. Im Fokus steht hier die Perspektive des Akteurs in der Vergangenheit und damit die Sichtbarmachung der biographischen Bedeutung des Erlebens zum damaligen Zeitpunkt.

Kehrt man zu der Überlegung zurück, dass Erleben durch eine doppelte Perspektivität (während des Erlebnisses und in der Rückschau darauf) gekennzeichnet ist, so wird unmittelbar die Bedeutung der Rekonstruktion des thematischen Feldes (siehe Fußnote 65) für diesen Auswertungsschritt deutlich. Erst durch den Kontrast mit der Gegenwartsperspektive wird es möglich, die Perspektive innerhalb des konkreten Erlebens zu umreißen. Erleben, das man zunächst durch die Rekonstruktion der biographischen

---

[65] Stets geht es dabei um das Entdecken von Hinweisen auf die die Erzählung immanent steuernde Perspektive des Biographen zum Zeitpunkt des Interviews. Im Verlauf der Analyse verdichten sich die Lesarten immer mehr, bis eine Hypothese als die die biographische Gesamtschau des Akteurs strukturierende verbleibt. Diese kann im Rückbezug auf Gurwitsch als thematisches Feld bezeichnet werden und stellt die oben ausgeführte Gegenwartsperspektive des Biographen dar. Gurwitsch (1975: 251 ff.) verweist auf eine Relation von einem sich darbietenden Thema und dem Bewusstseinsakt, in dem sich dieses Thema darbietet. Dieser Zusammenhang wird von ihm als ›thematisches Feld‹ bezeichnet. Er beschreibt Thema und thematisches Feld als in einem bestimmten Zusammenhang zueinander gehörig. Dieser Zusammenhang, den er als Relevanz bezeichnet, erscheint mir ein ebensolcher wie der oben ausgeführte Begriff der Perspektive bei Mead (1972) als die Vergangenheit konstituierende und durch die Vergangenheit konstituierte Dimension.

Daten in seiner Auswahl und Verarbeitung durch den Biographen grob skizzieren konnte.⁶⁶

Die biographische Gesamtgestalt schichtet sich für den Akteur in einem Prozess von Wahrnehmung, Handeln und Rückschau darauf in einer sich ebenfalls prozesshaft entwickelnden Sozialwelt auf. Dieser Prozess wird durch den reinen Zeitablauf und die damit einhergehenden Handlungs- und Entscheidungsnotwendigkeiten, die auf dem einzelnen Individuum in je spezifischen Situationen lasten, stetig fortgeführt. Die Gestalt der erlebten Lebensgeschichte kann damit nur durch die rekonstruktive Nachzeichnung dieses andauernden Prozesses erschlossen werden. Dieser Prozess bildet nach Oevermann (2000: 69) den »konkreten inneren Zusammenhang im Leben und Handeln der bestimmten, je konkreten historischen Praxis eines Falles«. Dieser von Oevermann als *Fallstruktur* bezeichnete Zusammenhang »bildet sich, reproduziert sich und transformiert sich gemäß einer je spezifischen Fallstrukturgesetzlichkeit, die die fallübergreifenden Gesetzmäßigkeiten in sich aufnimmt«, Struktur und Prozess fallen somit zusammen. Damit kann an jedem Punkt des Prozesses trotz seiner regelhaften Strukturiertheit auch Neues und Unerwartetes entstehen.

Mit der Formulierung der *Fallstruktur* wird die Beantwortung verschiedenster Forschungsfragen an die Biographie möglich, so können beispielsweise Aussagen dazu getroffen werden, wie sich bestimmte Handlungsmuster biographisch etablierten, oder auch, warum die Gegenwartsperspektive des Biographen sich so und nicht anders darstellt. Darauf werde ich im Abschnitt zur theoretischen Verallgemeinerung noch zurückkommen.

Die *Feinanalyse* einzelner Textstellen kann und sollte, wie bereits angedeutet, an verschiedenen Stellen im Analyseprozess erfolgen. Sie kann durch die Sichtbarmachung latenter Gehalte eines Textes zur Plausibilisierung der Strukturhypothesen oder zu deren Falsifikation, ebenso aber zur Entdeckung neuer, bisher unentdeckter strukturierender Regeln innerhalb des Falles dienen. Zu diesem Zweck werden insbesondere Textstellen zur Analyse herangezogen, die die bisher herausgearbeiteten Ergebnisse ent-

---

66 Bei der Darstellung des Vorgehens an dieser Stelle sehe ich mich mit dem Problem konfrontiert, dass die mir dafür zur Verfügung stehenden sprachlichen Ausdrucksgestalten stets auf die analytische Trennung verschiedener Dimensionen des biographischen Erlebens hindeuten und darüber hinaus u.U. sogar eine kausale Verknüpfung dieser Dimensionen nahelegen. Aus diesem Grund sei hier nochmals explizit die Interdependenz und Verwobenheit von Perspektiven, Erleben und Erzählen über Erleben betont.

weder in auffälliger Weise zu stützen scheinen oder aber diesen vermeintlich entgegenstehen. Darüber hinaus sind insbesondere solche Textteile für die Analyse interessant, deren Inhalt oder auch Position innerhalb der biographischen Selbstpräsentation für den Interpreten zunächst unverständlich erscheinen. Ebenso wie solche Partikel, die sprachliche Besonderheiten aufweisen. Oevermann (2000) stellt die Auswahlkriterien der Textstellen für eine Feinanalyse ausführlich dar. Das Vorgehen bei der Feinanalyse ist analog zur Hypothesenbildung in den Auswertungsschritten eins und zwei. Es werden hier unter Ausklammerung des Kontextwissens kleinste Textpartikel in der Reihenfolge des Textes analysiert.[67]

Die *Kontrastierung von erzählter und erlebter Lebensgeschichte* rückt nochmals die doppelte Perspektivität auf das Erleben während des Erlebens selber und aus der Gegenwart heraus in den Blick. Die Frage, die es hier zu beantworten gilt, ist die nach den Mechanismen, die eine Differenz der Perspektiven begründen. Welche in der Folge des einzelnen Erlebnisses aufgeschichteten weiteren lebensgeschichtlichen Erfahrungen führten zum Perspektivenwechsel oder auch welche Funktion erfüllt dieser für den Biographen?

An dieser Stelle der Analyse gilt es denn auch, insbesondere widersprüchliche Stellen auszuwählen und genauer zu untersuchen. Bei der Betrachtung dieser Widersprüche, etwa zwischen vom Interpreten recherchierten und im Interview angeführten Daten, geht es keineswegs darum, den Biographen zu ›ertappen‹ (vgl. Apitzsch 2003) oder gar einer Lüge zu überführen. Vielmehr kann nur über die systematische Betrachtung der auffallenden Differenzen eine plausible Aussage über deren Bestimmungsgründe erfolgen.

Als letzter Schritt innerhalb des Auswertungsverfahrens der Biographischen Fallrekonstruktion folgt die *theoretische Verallgemeinerung* oder auch *Typenbildung*. Die theoretische Verallgemeinerung stellt den Versuch dar, das Allgemeine im Besonderen (in diesem Fall der Biographie) zu kennzeichnen.[68] Ziel ist die Formulierung einer Theorie kurzer oder mittlerer Reichweite, die das den Forscher interessierende soziale Phänomen erklärt.

Um das Allgemeine im Individuellen aufzufinden oder wie Lewin (1930/31: 453 ff.) es ausführt, die Art und Richtung der Vektoren bestim-

---

[67] Beispielhaft kann dies bei Rosenthal (1995: 222 ff.) oder bei Oevermann (1983) nachvollzogen werden.

[68] Allgemeinheit oder Allgemeingültigkeit ist hier nicht mit Repräsentiviät zu verwechseln, wie sie in der quantitativ orientierten Sozialforschung angestrebt wird.

men zu können, die die Dynamik des (biographischen) Prozesses antreiben und die Lewin als das *Allgemeine* beschreibt, ist es notwendig, »die konkrete, Gegenstand und Umgebung umfassende Gesamtsituation« detailliert zu erfassen. Denn, »die Dynamik des Geschehens ist allemal zurückzuführen auf die Beziehung des konkreten Individuums zur konkreten Umwelt und, [...] auf das Zueinander der verschiedenen funktionellen Systeme, die das Individuum ausmachen« (Lewin 1930/31: 465). Das Allgemeingültige innerhalb eines konkreten Lebensverlaufs liegt für Lewin somit in der Gerichtetheit des biographischen Handelns an jeder Stelle des Prozesses. Diese Gerichtetheit, die analog zur Oevermannschen Fallstrukturgesetzlichkeit definiert werden kann, erwächst stets aus dem Zusammenwirken von Individuum und (sozialer) Umwelt und ist damit weder ausschließlich individuell noch ausschließlich sozial determiniert.[69] Daraus folgt das Zusammenfallen von Allgemeinem und Individuellem an jeder Stelle des Prozesses. Damit kann man aus jedem einzelnen (besonderen) Fall auf einen (allgemeinen) Typus von Fällen schließen.[70] Hans-Georg Soeffner (2000: 173) schreibt dazu: »Die Einzelfallanalysen dienen so der schrittweisen Entdeckung allgemeiner Strukturen sozialen Handelns, während der Einzelfall selbst als historisch-konkrete Antwort auf eine konkret-historische (Problem-)Situation und Strukturformation interpretiert wird: Mit den Einzelerscheinungen wird die Strukturentwicklung, mit den Einzelfallanalysen die Theorieentwicklung historisch fortgeschrieben.«

Nachdem man in den vorhergehenden Analyseschritten das Augenmerk explizit auf die vollständige und detaillierte Rekonstruktion des gesamten biographischen Prozesses gelegt und damit die von Lewin geforderte Erfassung der Gesamtsituation geleistet hat, gilt es nun vom konkreten Prozess zu abstrahieren und insbesondere die strukturierende Gerichtetheit ins Auge zu fassen.[71] Man betrachtet nun also nicht mehr einzelne

---

69 Zur individuellen Variation bzw. Erzeugung neuer Sinnsetzungs- und Sinndeutungsmuster und den damit zusammenhängenden Konzepten von Emergenz und Kontingenz siehe zum Überblick Marotzki (2000:176 f.)

70 »Bei interpretativen Verfahren wird [...] von einer dialektischen Konzeption von ›individuell und allgemein‹ und damit von der prinzipiellen Auffindbarkeit des Allgemeinen im Besonderen ausgegangen.« (Rosenthal 2005a: 75; Hervorhebung im Original; N.W.).

71 Da die Gerichtetheit oder Fallstrukturgesetzlichkeit die zu Grunde liegende Komponente für einen kontrastierenden Vergleich oder eine Typenbildung (vgl. Hildenbrand 1995) darstellt, kann es auch vorkommen, dass oberflächlich betrachtet völlig unterschiedliche Biographien in einem Typus zusammenfallen oder vermeintlich sehr ähnliche Biographien in zwei unterschiedliche Typen einzuordnen sind. Die Gerichtetheit ist

rekonstruierte Handlungsabläufe $v_1(a)$ bis $v_x(a)$, sondern abstrahiert zu einer Regelstruktur $v(a)$. Schütz (1971: 24) spricht hier von einer »Unterdrückung der Indizes, die als irrelevant erklärt werden, und das ist, nebenbei bemerkt, charakteristisch für Typisierungen jeder Art.«

Die Formulierung der individuellen Gerichtetheit, der Strukturiertheit der Biographie, deren immanenter Teil auch stets die Regeln sind, unter denen sich die Fallstruktur reproduziert oder auch transformiert, führe ich an dieser Stelle der Untersuchung für jeden einzelnen Fall durch. Sie stellt die theoretische Verallgemeinerung am Einzelfall dar. Die Typenbildung besteht dann im kontrastierenden Vergleich dieser Aussagen ($v(n)$) über alle untersuchten Fälle. Dies dient dem Verstehen oder Erklären eines bestimmten sozialen Phänomens und damit der Beantwortung meiner zu Grunde liegenden Forschungsfrage. Diese wird hier (und erst hier) wieder thematisch.

Interessiert mich beispielsweise der Übergang zwischen den spezifischen (Lebens-)Situationen U und U', so wird es mir nun möglich, Aussagen über verschiedene Übergangsvarianten ($v(n)$) zu treffen, die von verschiedenen Individuen abhängig von ihrer jeweiligen ›Fallstruktur‹ gewählt werden.[72]

Betrachte ich nun alle untersuchten Fälle beispielsweise zur Beantwortung meiner Forschungsfrage des Übergangs von U nach U', so werde ich verschiedene Pfade dieses Übergangs von Fall zu Fall feststellen können, abhängig von deren spezifischen v.[73] Die Beantwortung meiner Forschungsfrage könnte dann lauten: Im Übergang von U nach U' können fünf Typen v festgestellt werden, diese lassen sich folgendermaßen charakterisieren: ...

Ebenso könnte es aber sein, dass ich im Verlauf meiner Forschung feststelle, dass sich in einigen Fällen die Situation U gar nicht zeigt, oder

---

erst nach Abschluss einer Fallrekonstruktion gesichert zu umreißen (vgl. Rosenthal 2005a: 76 f.).

[72] Ebenso kann jedoch durch die Betrachtung der verschiedenen Fallstrukturen oder der abgeschlossenen Typisierung von einem bekannten U prognostisch auf mögliche U' geschlossen werden, wie von einem bekannten U' ebenfalls auf verschiedene mögliche zu Grunde liegende U zu schließen ist. Genauso können aber auch bei bekanntem U und U' sowohl Hypothesen über das Zustandekommen der Situation U als auch mögliche Fortgänge nach U" formuliert werden.

[73] Darüber hinaus muss ich stets auch die v in meine Typologie miteinbeziehen, für die ich innerhalb meines Samples keinen Fall rekonstruieren konnte – intensive Bemühungen einen solchen Fall in der Empirie aufzufinden vorausgesetzt –, die aber durch logisches Ableiten gedankenexperimentell zu konstruieren sind.

aber, dass aus Situation U nicht die Situation U' erwächst. Dann müsste ich über die Beantwortung der Ausgangsfrage hinaus Stellung dazu beziehen, warum U oder U' in verschieden Fällen eben keine Rolle spielt. Auch diese Antwort kann jedoch mit der ausführlichen Formulierung der biographischen Gerichtetheit oder Strukturierung (v) geschehen – stets vor dem Hintergrund, dass v das Zusammenwirken von Individuum und (sozialer) Umwelt genauso impliziert wie das Fortschreiten dieses Zusammenwirkens innerhalb des biographischen Prozesses.

Habe ich diesen Prozess detailliert rekonstruiert, so kann ich folgerichtig plausible Lesarten über alle Dimensionen des Prozesses formulieren und damit auch Vergleiche zwischen den unterschiedlichen Formulierungen dieser Dimensionen anstellen. Damit bilde ich Typen über dieserart Dimensionen.

3.3.3 Interaktionsanalytische Perspektive

Wie bereits ausgeführt, wurde innerhalb des hier vorgestellten Forschungsvorhabens das Interaktionshandeln von Ärztinnen und Ärzten mit ihren Patientinnen und Patienten aus zwei unterschiedlichen Perspektiven in den Blick genommen. Neben der biographieanalytischen Perspektive, wie oben ausführlich dargestellt, wurden auch konkrete Interaktionsprozesse zwischen Ärztinnen und Ärzten und Patientinnen und Patienten innerhalb von Sprechzeiten betrachtet. Hierbei kam das Medium Video zum Einsatz. Die aufgezeichneten Interaktionen wurden mittels der im Folgenden darzustellenden Analysemethodik ausgewertet.

Aufzeichnungen einzelner Interaktionen und Sampling

Im Vorhergehenden wurde bereits kurz auf den Ablauf der Aufzeichnungen in den Praxen Bezug genommen. An dieser Stelle sei deshalb nur kurz darauf hingewiesen, dass die Auswahl der zu analysierenden Interaktionen eines einzelnen Arztes ebenfalls mittels des theoretischen Samplings erfolgte. Alle erhobenen Konsultationen stellten hier die erste theoretische Stichprobe dar. Diese wurde bei meinem zweiten Besuch innerhalb der Praxen, meinem damaligen Forschungsstand entsprechend, um spezifische ›fehlende‹ Konsultationen ergänzt. Aus dieser Gesamtheit der Aufzeichnungen wurden dann im weiteren Verlauf der Auswertung so viele zur Analyse ausgewählt, bis es mir nicht mehr möglich war, ›neue‹, überraschende Handlungsweisen des einzelnen Arztes zu entdecken und somit eine theoretische Sättigung angenommen werden konnte.

Reichhaltigkeit vs. Pragmatik – die Schwierigkeiten im Umgang mit videographiertem Datenmaterial

Die Analyse der Videoaufzeichnungen erfolgte mittels eines Auswertungsverfahrens, das von mir in enger Abstimmung mit Gabriele Rosenthal im Verlauf des hier vorgestellten Forschungsprojektes erarbeitet wurde. Diese *Sequenzanalyse videographierter Interaktionen* (vgl. Witte und Rosenthal 2007) stellt unsere Lösung der diversen Schwierigkeiten dar, die das Medium Video, respektive seine Nutzung für die rekonstruktive Sozialforschung, innerhalb eines Forschungsprozesses mit sich bringt. Die Herausforderungen sind insbesondere im Spannungsfeld zwischen der Reichhaltigkeit des Materials, der methodologisch und methodisch angemessenen Nutzbarmachung dieser Reichhaltigkeit und forschungspragmatischen Gesichtspunkten aufzufinden.[74] Darüber hinaus stehen sie in auffallendem Kontrast zur Einfachheit der Datenerhebung.

Da die hier vorgestellte und innerhalb der Forschung genutzte Methode der Videoanalyse einen Vorschlag zur Lösung verschiedener wichtiger Aufgaben im Umgang mit Videomaterial darstellt, erscheint es notwendig, die wichtigsten Schwierigkeiten an dieser Stelle zumindest zu nennen[75], um den Leserinnen und Lesern die Möglichkeit zu geben, die Sinnhaftigkeit des Vorgehens nachzuvollziehen.[76]

Anzuführen ist hier zunächst die oben schon angedeutete Frage nach einem möglichen Umgang mit der verwirrenden Vielzahl und Vielfältigkeit

---

[74] Dieses Manko wird beispielsweise von Knoblauch und Kollegen klar benannt, wenn sie konstatieren, dass es für eine Methode, die sowohl methodologisch überzeugend als auch in der Praxis der empirischen Sozialforschung bei der Analyse des gewonnenen Materials unkompliziert angewendet werden kann, noch weiterer Entwicklungsbemühungen bedarf (vgl. Knoblauch 2004; Knoblauch u.a. 2006).

[75] Deutlich detaillierter werden die Herausforderungen, die die Analyse von videographiertem Datenmaterial an die Forscher/-innen stellt, im bereits genannten Artikel von Witte und Rosenthal (2007) ausgeführt.

[76] Dabei liegt die Konzentration auf einem Vergleich von Video- mit Tonbandaufnahmen, also ebenfalls aufgezeichneten und für andere Betrachter/-innen bzw. Hörer/-innen überprüfbaren Daten und nicht auf einem Vergleich von Tonaufnahmen mit der teilnehmenden Beobachtung und der damit einhergehenden Auswertung von Feldnotizen, bei denen zum Teil ähnliche Schwierigkeiten bei der Interpretation von räumlichen und nicht-sprachlichen Objekten auftreten, wie sie im Folgenden aufgezeigt werden.

von Informationen innerhalb einer Videoaufzeichnung. Nach welchen methodologisch vertretbaren Gesichtspunkten kann das Datenmaterial bewältigt werden, ohne zu kosten- und zeitaufwendig vorzugehen? Knoblauch u.a. (2006: 14) vermerken: »the methodological problem of what constitutes the unit of analysis and how to assure a balance between time-consuming microanalysis and an overview over the whole data corpus remain open questions for future methodological debates«.

Mit diesem Informationsreichtum ist die Tatsache verbunden, dass dem Betrachter und damit auch dem Interpreten innerhalb eines Videobandes unterschiedliche Datenarten begegnen: Ton und Bild. Enthält der Ton, das Akustische, ausschließlich zeitliche Objekte, so beinhaltet das Bild, das Visuelle, zeitliche *und* räumliche Objekte und eröffnet damit »eine zusätzlich synchrone Zeitdimension« (Knoblauch 2004: 134).[77] Nicht nur, dass jetzt auch nicht-hörbare zeitliche Gestalten wie lautlose Bewegungsabläufe als weitere Daten für die Analyse zur Verfügung stehen, darüber hinaus fließen räumliche Dinge, die keine Zeitextension in sich enthalten bzw. während der Beobachtung keine sichtbaren Veränderungen erfahren, in die Datenmenge ein. Erst die visuelle Wahrnehmung eines Raum-Dinges, die sich aus vielen einzelnen Wahrnehmungen des Hinschauens zusammensetzt, ist ein temporaler Akt.[78] »Der Unterschied in der Wahrnehmung von räumlichen und temporalen Gestalten liegt [...] darin, dass das sich Darbietende als Ganzes einmal bereits besteht, während es sich das andere Mal im Prozess des Entstehens befindet« (Rosenthal 1995: 32).

Dabei ist davon auszugehen, dass bei der Betrachtung einer Bildabfolge die sequenziellen Daten tendenziell stärker in den Fokus der bewussten Aufmerksamkeit rücken als die unbewegten Objekte, die selbstverständlich dennoch die Wahrnehmung mitbestimmen. Hält man die Aufnahme nun in einem Standbild an, erreicht eine Vielzahl dieser simultanen Daten die Aufmerksamkeit des Betrachters. Damit eröffnet sich einerseits die Möglichkeit, diese in eine systematische Analyse mit einzubeziehen, andererseits erhöht sich jedoch die Gefahr, sich in dieser Fülle zu verlieren, in der »Unendlichkeit dieser Mannigfaltigkeit«, die die empirische Wirklichkeit uns nach Max Webers (1982: 171) Formulierung darbietet.

---

77 Knoblauch (2004: 124) betrachtet die Lösung »des Problems der Synchronizität und Diachronizität von Videodaten« als eine der zentralen Aufgaben der Methodenentwicklung in diesem Bereich.

78 Zur Differenz zwischen der Wahrnehmung von Dingen und Zeitobjekten (Prozessen) vgl. Husserl (1976).

Methodisches Vorgehen 67

Es stellt sich hier nun die Frage, welche dieser Daten von den innerhalb der Aufnahme Handelnden überhaupt explizit oder implizit wahrgenommen und für die Interaktion bedeutsam wurden.[79] Das Problem ist, dass diese Frage vor Abschluss der Analyse nicht beantwortet werden kann, das heißt, man kann nicht davon ausgehen, dass die für die Handelnden relevanten Phänomene für die Beobachter/-innen ohne Weiteres erkennbar sind (vgl. Knoblauch 2004: 135). Erst im Verlauf der Analyse werden sich die vielfältigen Hypothesen zur Relevanz der durch die Handelnden wahrgenommenen Phänomene für den Verlauf der Interaktion immer weiter plausibilisieren bzw. falsifizieren. Nach Abschluss der Auswertung kann der Interpret somit von der Richtigkeit einer oder mehrerer Lesarten ausgehen.

Erst durch eine feinanalytische Auswertung der im Standbild gegebenen Informationen ist die systematische Einbeziehung der synchron gegebenen (visuellen) Sinneseindrücke, die das Handeln mitkonstituieren können, möglich. Andererseits birgt diese Fülle von Informationen die Gefahr von zu zeitaufwändigen Analysen und einer mangelnden Kondensierung auf die (für die Handelnden) situationsrelevanten Komponenten. Hierbei darf jedoch nicht übersehen werden, dass diese analytische Problematik mit den Wahrnehmungsprozessen im Alltag korrespondiert. In jedem und mit jedem Augenblick erfassen wir visuell eine Fülle von Eindrücken, aus denen wir auswählen müssen, welche ins Zentrum unserer Aufmerksamkeit rücken, welche thematisch ko-präsent sind und welche zum unthematischen ›Rand‹ gehören. Je nach Modifikation der Aufmerksamkeit verändert sich, was zum Thema gehört und was nicht.[80] Im Unterschied zu streng sequenziell auftretenden Sinneseindrücken erfordern simultan gegebene Informationen die Auswahl derjenigen, die ins Zentrum der Wahrnehmung rücken, und dies produziert die sequenzielle Strukturierung des

---

79 Mir ist durchaus bewusst, dass auch olfaktorische Sinneseindrücke stets ko-präsent sind und die Wahrnehmung eines Handlungsraumes mitbestimmen. Die Aufzeichnung von ›Geruchsdaten‹ ist jedoch bisher nicht handhabbar, aus diesem Grund ist es (noch) nicht möglich, Geruchsempfindungen von Handelnden systematisch in die Analyse von Interaktionen einzubeziehen. Diese können bisher nur auf ›Umwegen‹ Beachtung finden, etwa über explizite Äußerungen (verbal und/oder leiblich) der Handelnden. Ähnliches gilt für haptische Wahrnehmungen, jedoch erscheint hier der ›Umweg‹ kürzer, da auf dem Videomaterial in der Regel sichtbar wird, was die Handelnden berühren. Damit ist die Relevanz dieser Berührungen für den Handlungsverlauf deutlich einfacher in die Analyse einzubeziehen.

80 Vgl. hier die oben dargestellten Überlegungen zur Zugehörigkeit der Perspektiven zum Erlebnis nach Mead (1972).

Wahrnehmens. Der Wahrnehmende selber erzeugt mit der temporalen Abfolge des Wahrnehmens Sequenzialität; die räumlichen Objekte nehmen von sich aus keine Sequenzialisierung vor. Dies bedeutet jedoch nicht, dass die Objekte in ihrer Konfiguration nicht auch eine bestimmte Wahrnehmung vorgeben oder zumindest nahelegen. Der sich der Wahrnehmung darbietende Raum gibt bereits eine Strukturiertheit vor und bestimmt die Art der Zuwendung. Umgekehrt bestimmt die Art der Zuwendung wiederum das sich der Wahrnehmung Darbietende. Der entscheidende Unterschied zu der bereits von sich aus gegebenen Sequenzialität des Sprechens oder Handelns ist der viel größere Möglichkeitshorizont der Sequenzialität, der sich durch die Reihenfolge der Wahrnehmung von sich visuell darbietenden Objekten ergibt.

Eine weitere Herausforderung bei der Auswertung videographierter Interaktionen stellt die Analyse der leiblichen Ausdruckgestalten der Interaktionspartner in ihrer Bedeutsamkeit für den Verlauf der Begegnung dar. Die Probleme beginnen hier bereits auf der vor einer expliziten Hypothesenformulierung liegenden Ebene der sprachlichen Beschreibung der beobachtbaren Gesten, das heißt der ›Übersetzung‹ von leiblichen Ausdrucksgestalten in Sprache. Erst die Übersetzung in Sprache macht eine sozialwissenschaftliche Analyse möglich, die neben »der Produktion von Texten über Texte [...] auch in der Übersetzung und Reduktion nichtsprachlicher Eindrücke und/oder Ausdrucksformen in Sprache, in Texte« (Soeffner 1989: 83) besteht.

Des Weiteren stellt sich die Frage, wie nichtsprachliche Ausdrucksgestalten in Relation zum gesprochenen Wort in die Deutung einzubeziehen sind. Wie geht der Interpret insbesondere damit um, wenn sich verbaler und leiblicher Ausdruck in der Wahrnehmung der Beobachter/-innen offenbar widersprechen? Hier kann eingewandt werden, dass dieser Frage eine dualistische Konzeption von sprachlichen und nichtsprachlichen Ausdrucksgestalten zu Grunde liegt und anstelle dieses Dualismus die Gesamtgestalt des Ausdrucks die Grundlage für die Interpretation sein sollte. In diese Wahrnehmung einer Gesamtgestalt gehen implizit und explizit jeweils alle für die beobachtende Person relevanten Informationen ein.

Eine weitere Schwierigkeit, die es nicht nur bei der Analyse videographierter Interaktionen, sondern bei der Auswertung aller Formen von Daten – so auch bei Biographischen Fallrekonstruktionen – zu lösen gilt, ist die Festlegung des Analysehorizontes bzw. des einzubeziehenden historischen, gesamtgesellschaftlichen und milieuspezifischen Kontextes. Bezogen auf die hoch institutionalisierte und ritualisierte Arzt-Patient-Interaktion, die darüber hinaus in den letzten Jahren Gegenstand verschiedener gesellschaftlicher Diskurse im Rahmen der Veränderungen sozialer Sicherungssysteme in der Bundesrepublik Deutschland war und ist, erscheint es sinnvoll, den Analyserahmen verhältnismäßig weit zu fassen.

Sequenzanalyse videographierter Interaktionen

Die pragmatische Lösung der hier nur angerissenen methodischen Schwierigkeiten im Umgang mit Videomaterial, die im Folgenden vorgestellt wird, stellt eine Verbindung zwischen feinanalytischen und globalen Auswertungsschritten dar. Insbesondere das Einbeziehen äußerer und innerer Kontextdaten und die gezielte Konzentration auf leibliche Ausdrucksgestalten und räumliche Objekte wird vor dem schwierigen Hintergrund nachvollziehbar. Innerhalb des Vorgehens werden vier Untersuchungsschritte unterschieden (vgl. Witte und Rosenthal 2007):

1. Analyse der Kontextdaten
   a) Analyse der Daten des sozialen Milieus (›äußerer‹ Kontext)
   b) Analyse des konkreten Handlungsraumes (›innerer‹ Kontext)
2. Feinanalyse der Eröffnungssequenz
   a) Analyse der Aufzeichnungen ohne den Ton
   b) Analyse von Bild und Ton
3. Globale Analyse der gesamten Interaktion (Scriptanalyse)
4. Feinanalyse weiterer Sequenzen.

Innerhalb der ersten Auswertungsstufe, der *Analyse der Kontextdaten*, lassen sich zwei Schritte unterscheiden. Der Analyse der Daten des sozialen Milieus und damit des *äußeren* Kontextes schließt sich die Betrachtung und Analyse des konkreten Handlungsraumes und damit des *inneren* Kontextes an.

Innerhalb beider Teilschritte der Untersuchung geht es zunächst darum, den strukturellen Kontextbedingungen, die jenseits der aktuellen konkreten Intentionen und Möglichkeiten der Akteure liegen, Rechnung zu tragen.[81]

---

[81] Hier kann berechtigt eingewandt werden, dass alle Kontextfaktoren – auch makroskopische – stets innerhalb der Intentionen und Möglichkeiten der Akteure liegen. Beispielsweise begibt sich ein Mensch mit der Berufswahl Arzt willkürlich als Akteur in das Gesundheitswesen hinein, auch kann er diesen Beruf jederzeit aufgeben und sich somit dem gesetzten Rahmen wiederum entziehen. Je weiter der Kontext jedoch gesteckt wird,

Das Vorgehen ist hier erneut an die Objektive Hermeneutik (vgl. Oevermann u.a. 1979) angelehnt.

Bei der Analyse des Kontextes einer Interaktion zwischen Ärztinnen und Ärzten und ihrer Patientenschaft ist mit Makrofaktoren wie den rechtlichen, institutionellen und wirtschaftlichen Bedingungen des Gesundheitssystems in der Bundesrepublik Deutschland zu beginnen.[82] Von diesen von der konkreten Interaktion relativ weit entfernten Rahmenbedingungen rückt man im Fortgang der Untersuchung sukzessive ›näher‹ an die konkrete Interaktionssituation heran. Bei diesem Schritt der Analyse gilt es, Möglichkeitsräume der Interaktionspartner abzustecken und erste Hypothesen über strukturelle Regelmäßigkeiten der Auswahl von Handlungsoptionen durch die Akteure aufzuzeigen.[83]

Damit wird in diesem Analyseschritt aufgezeigt, welche Handlungsspielräume für die Interagierenden offen stehen, welchen Begrenzungen sie in ihren Handlungen unterliegen und welche Handlungsmöglichkeiten sie

---

umso geringer werden die Veränderungspotenziale durch den einzelnen Handelnden, im Extrem bleibt dann – wie gerade erwähnt – nur die Wahl zwischen zwei Möglichkeiten. Je näher die Kontextgrenzen an die Interaktion und die physisch präsenten Kooperationspartner heran rücken, desto größer wird die Anzahl der Wahlmöglichkeiten und der Veränderungspotenziale der Akteure. Dies legt die von Rosenthal und mir vorgenommene Aufspaltung der Analyse von Daten des sozialen Milieus und des konkreten Handlungsraumes in zwei Teilschritte der Untersuchung nahe. Diese Überlegungen sind auch für die Patientinnen und Patienten gültig, obwohl deren Wahlmöglichkeiten sowohl im äußeren als auch im inneren Kontext deutlich geringer sind. Sicher kann auch der Patient i.d.R. entscheiden, ob und wie er sich behandeln lassen möchte und wie er mit dem Arzt interagiert, jedoch ist sein Handlungsspielraum innerhalb der – aufgrund vielfältiger Ursachen – ungleichen Machtbalance in der Arzt-Patient-Figuration deutlich geringer als der des Arztes, zumal sich der Patient auch in vielen Fällen aufgrund einer vorliegenden Krankheit genötigt sieht, sich in diese Figuration hineinzubegeben. (Zum Begriff der Figuration siehe Norbert Elias beispielsweise 1990, 1996.)

82 Innerhalb der vorliegenden Arbeit wird die Analyse dieser Art ›makroskopischer‹ Kontextdaten (beispielsweise Organisation des Gesundheitswesens, gesamtwirtschaftliche Situation usw.) in ihrer Bedeutung für die konkrete Interaktionssituation nicht in einem gesonderten Kapitel ausgewiesen, welches allen gezeigten Kontextanalysen voranzustellen gewesen wäre. Die Überlegungen zu diesen makroskopischen Daten fließen demgegenüber in jede Kontextanalyse ein. Damit kann die Veranschaulichung der Bedeutung ›allgemeiner‹ (gesamtgesellschaftlicher) Bedingungen für ›individuelles‹ Handeln m.E. besser geschehen als mit einer gesonderten Darstellung, die naturgemäß nur wenig Fallbezogenheit aufweisen kann.

83 Damit weist dieser Schritt der Untersuchung strukturelle Ähnlichkeiten zur Analyse der objektiven Daten innerhalb der Biographischen Fallrekonstruktion auf. Auch ist das Vorgehen bei beiden Analysen ein ähnliches.

auswählen.⁸⁴ Dabei ist stets zu bedenken, dass die Handlungsspielräume der Akteure vielfach durch Rollenerwartungen an sich selbst und den Interaktionspartner begrenzt werden, die sowohl als Ausdruck als auch als Antrieb sich historisch entwickelnder und verfestigender Machtverteilung im Interaktionsfeld betrachtet werden können.

Folgt man der Logik Oevermanns, so darf die Kontextanalyse nicht bei der Untersuchung des weiten ›äußeren‹ Rahmens stehen bleiben, sondern sollte mit der Analyse immer dichter an der betrachteten Interaktion liegender Kontextfaktoren weitergeführt werden. Diesem Gedanken verpflichtet, folgt somit innerhalb der vorgestellten Methode die Analyse des konkreten Handlungsraumes oder des ›inneren‹ Kontextes.

Das angestrebte Ziel dabei ist es, analog zum vorhergehenden Schritt den Möglichkeitsraum der Handelnden innerhalb der Interaktion aufzuspannen und Strukturen von Auswahlprozessen innerhalb dieses Raumes zu rekonstruieren. Damit wird es innerhalb des hoch institutionalisierten Interaktionsfeldes auch möglich, über die Analyse des Handelns einzelner Akteure hinaus mögliche typische (Rollen-)Muster des Handelns zu identifizieren.

An dieser Stelle erscheinen die Wahlmöglichkeiten der Akteure deutlich vielfältiger und differenzierter. Sie handeln hier nicht ausschließlich im Rahmen institutioneller und damit vorgegebener Kontextbedingungen, sondern können den Handlungsrahmen größtenteils mitbestimmen. Es verdeutlicht, dass die Akteure zwar auch auf vorgegebene Strukturen oder innerhalb bestimmter Umstände reagieren, dass im Prozess des Handelns aber jede Entscheidung und jede Aktion den Kontext für zukünftige Handlungsmöglichkeiten definiert und damit wiederum zum bestimmten und bestimmenden ›Umstand‹ gerinnt.⁸⁵

---

84 Gerade im Bereich des Gesundheitswesens lassen sich hierzu einige Beispiele formulieren. So ist die Niederlassung von Kassenärztinnen und -ärzten beschränkt. Es gibt eindeutige Regelungen, wie viele Fachärztinnen und -ärzte in welchen Gebieten selbstständig tätig sein dürfen. Diese institutionell verankerten Bestimmungen gilt es bei der Analyse der geographischen Lage der Praxis einzubeziehen (was als Beispiel für die in Fußnote 81 geforderte Beachtung ›makroskopischer‹ Kontextdaten innerhalb der fallspezifischen Kontextanalysen angesehen werden kann), denn sie begrenzen den Möglichkeitshorizont des jeweiligen Arztes deutlich. Mit der Sichtbarmachung der Begrenzungen, denen der einzelne Arzt in seinen Entscheidungen unterliegt, ergibt sich für die weitere Analyse eine dem Gegenstand angemessene Begrenzung der Hypothesenbildung.

85 Einerseits ist der Konsultationsraum eines Arztes Teil seines Handlungsraumes und damit Ausdruck von Handlungen des Arztes in der Vergangenheit; er hat die Räume

Untersucht man also den Kontext gegenwärtiger Handlungen, so betrachtet man einerseits die Ergebnisse von Entscheidungs- oder Handlungsmustern der Akteure in der Vergangenheit, was nach Abschluss dieses Untersuchungsschrittes erste Hypothesen über die die Handlungen strukturierenden Muster zulässt. Andererseits begrenzt der von den Akteuren gewählte Handlungsraum deren Handlungsmöglichkeiten innerhalb der konkreten Interaktion, was auch die Hypothesenbildung während der Analyse begrenzt oder, anders gesprochen, erleichtert.

Die *Feinanalyse der Eröffnungssequenz* stellt die zweite Stufe innerhalb der Auswertungsmethode dar. Auch diese Feinanalyse gliedert sich wiederum in zwei Untersuchungsschritte, zum einen die Analyse ohne den Ton, zum anderen die Analyse der Sequenz mit Bild und Ton.

Das abduktive Vorgehen bei der Feinanalyse einer Videosequenz gestaltet sich analog zur Analyse einer schriftlichen Textquelle, wie sie beispielsweise innerhalb des Verfahrens der Biographischen Fallrekonstruktion an verschiedenen Stellen vorgenommen wird. Auch hier wird die Szene dekontextualisiert, das heißt, das Wissen über den Entstehungskontext und damit auch die im ersten Auswertungsschritt entworfenen Hypothesen werden ausgeklammert. So wird gewährleistet, dass während der Analyse vielfältige und unterschiedliche Lesarten zu möglichen Kontexten entworfen werden. Man formuliert hier dann solcherart Kontexte, in denen die konkrete Szene einen Sinn ergeben könnte (vgl. Oevermann u.a. 1979: 415; Oevermann 1983). Aus diesen aufgestellten Lesarten werden Folgehypothesen abgeleitet, deren Inhalte jeweils die Ausgangshypothese plausibilisierende Anschlüsse der Interaktion darstellen. Die Folgehypothesen bzw. Vorhersagen über diese Anschluss-Phänomene werden nun am konkreten Fall mit der nächsten Videosequenz[86] verglichen und gewinnen entweder an weiterer Plausibilität oder müssen modifiziert oder verworfen werden (vgl. Rosenthal 2005a: 60 f.). In der streng sequenziellen Rekonstruktion eines Ablaufs lässt sich so dessen individuelle Fallstruktur herausarbeiten.

---

gemietet, die Möbel gekauft und zueinander platziert. Andererseits definieren diese Handlungen die räumlichen Möglichkeiten, die dem Arzt und dem Patienten in der Interaktion zur Verfügung stehen.

86 Die Länge der jeweiligen Teilsequenzen wird durch den sicht- und hörbaren Ablauf innerhalb des Videos bestimmt. Kann im Bereich des Akustischen beispielsweise ein Sprecherwechsel als Ende einer Sequenz angenommen werden, so gilt es beim Bildablauf, abgeschlossene Bewegungszusammenhänge wie Gesten oder mimische Merkmale als Sequenzgrenzen zu markieren.

Die anfängliche Analyse des Bildes ohne Ton ist eine methodische Reaktion auf die empirische Erfahrung sowohl der Unmöglichkeit, gleichzeitig auf Ton und Bild zu achten als auch der daraus folgenden vielfach festzustellenden Dominanz des Tones (und hier vor allem des gesprochenen Wortes) über das Visuelle. Um auch zu nicht-hörbaren temporalen Gestalten (das heißt Bewegungsabläufen) und zu räumlichen Gestalten (wie der Kleidung der Interaktionspartner) möglichst vielfältige und differenzierte Hypothesen bilden zu können, wird dem Bild hier methodisch gleichsam ein ›Vorsprung‹ eingeräumt. Es gelingt so deutlich leichter, die visuellen Daten extensiv auszulegen, als wenn sie durch den Ton begleitet werden. Insbesondere ganz zu Anfang der Szene – und damit auch der Analyse – geschieht die Hypothesenbildung hier nicht über die ablaufenden Bilder, sondern über Standbilder, um die Bedeutung aller sichtbaren räumlichen Objekte sorgfältig in die Analyse einbeziehen zu können. Im zweiten Teil dieses Untersuchungsschrittes werden in gleicher Weise Hypothesen zur gesamten Eröffnungsszene – mit Ton und Bild – unter Einbeziehung der Ergebnisse der Analyse der Bilderfolge formuliert. Ziel hierbei ist die Rekonstruktion der Gesamtgestalt der betrachteten Eröffnungsszene[87] und damit der diese strukturierenden Dimensionen.

Die so herausgearbeiteten plausiblen Hypothesen über strukturierende Dimensionen dienen – unter anschließender Einbeziehung der Ergebnisse der Kontextanalysen – zur Herausarbeitung der Prozessstruktur der gesamten Interaktion. Soeffner (1989: 72) begründet überzeugend die Notwendigkeit einer ausführlichen Analyse der Eröffnungssequenz: »Der von den Interaktionspartnern in den ersten Äußerungen eingesetzte Handlungsrahmen und der damit unterstellte Sinnhorizont für die Folgehandlungen enthalten bereits die Handlungsperspektive(n) des nachfolgenden Interaktionsprozesses. Dies bedeutet: die Eröffnungssequenzen einer Interaktion sind auch zu verstehen als Reaktion der Interaktionspartner auf ein im Vorhinein angenommenes Handlungsziel oder Handlungsresultat (vgl. Mead 1934: 187 f.). Das in der Zukunft erwartete Ergebnis steuert die Aktionen in der Gegenwart. Die Struktur des Prozesses ist bereits in den ersten Interakten angelegt«.

---

87 Eine ähnlich detaillierte Analyse so genannter »key scenes« bis hin zur Auswertung von Standbildern schlagen Jürgen Raab und Dirk Tänzler (2006: 87) vor: »on the micro-level it means, that these key scenes are interpreted step-by-step, i.e. picture-by-picture«. Diese Schlüsselszenen werden durch die Gruppe der Interpreten nach je spezifischen Kriterien ausgesucht.

Lässt sich an diesem Punkt der Untersuchung also bereits eine Strukturhypothese zum gesamten Interaktionsprozess formulieren, so kann daraus einerseits der weitere Verlauf der Interaktion prognostiziert werden, andererseits lassen sich aber auch Hypothesen darüber aufstellen, welche Konstellationen eine Veränderung dieser Interaktionsstruktur bedingen würden.

Der weitere Verlauf der Untersuchung, die nun den gesamten Hergang der Begegnung in den Blick nimmt, dient der Überprüfung und nötigenfalls der Revision der Strukturhypothese. Der Interpret muss bei der anschließenden globalen Analyse der gesamten Interaktion mittels einer *Scriptanalyse* jedoch wiederum sein Vorwissen und damit auch diese aufgestellte Hypothese ausklammern, um einen hermeneutischen Zirkelschluss im Sinne eines »man sieht nur, was man zu wissen glaubt« zu vermeiden.

Dieser dritte Schritt des methodischen Vorgehens, der federführend von mir entwickelt wurde, beinhaltet zunächst die *Erstellung eines Scripts*[88] zum gesamten Ablauf der Interaktion. Innerhalb dieses Scripts werden die hörbaren Daten transkribiert, das Nicht-Hörbare und insbesondere die nicht-hörbaren zeitlichen Ausdrucksgestalten wie leibliche Bewegungsabläufe werden paraphrasiert.[89] Weitere Anleitungen zur Erstellung dieses Scripts sollen und können an dieser Stelle nicht gegeben werden, da dessen Detaillierungsgrad und Form stets gegenstandsabhängig ist. Zur Verdeutlichung des möglichen Erscheinungsbildes eines solchen Scripts sei jedoch auf die Darstellung der Videoanalyse im Fall Fink verwiesen. Hier kann der Beginn eines Scripts beispielhaft nachvollzogen werden.

Auch wenn ich hier auf konkrete Anweisungen zur Erstellung eines Scripts verzichte, so gilt es meines Erachtens stets die folgenden Überlegungen zu beachten. Jede Form der schriftlichen Übersetzung oder Aufarbeitung verändert die Konfiguration der wahrgenommenen Daten und

---

88 Im Unterschied zu dem von Bergmann, Luckmann und Soeffner vorgeschlagenen Konzept der »Partitur« (engl. score) (vgl. Luckmann 2006: 33), an der sich Raab und Tänzler (2006) orientieren, erstellt man hierbei eine Niederschrift des gesamten Interaktionsablaufs und nicht nur einzelner »key scenes«. Dabei geht es darum, die gesamte Gestalt der Interaktionssequenz zu umreißen, nachdem die Eröffnungssequenz anhand des Videomaterials bereits feinanalytisch ausgewertet wurde. Man bewegt sich mit der Erstellung des Scripts somit von einer mikroskopischen auf eine mesoskopische Analyseebene. Eine Partitur und deren Auswertung stellen hingegen eine Mikro-Analyse dar.
89 Die räumliche Umgebung der Interaktion – der Handlungsraum – wird hier nicht beschrieben, da dieser bereits innerhalb der Kontextanalyse und der Feinanalyse der Eröffnungssequenz extensiv ausgelegt wurde.

stellt damit eine nicht unerhebliche Interpretation dar, so auch das Schreiben eines Scripts. Dies gilt insbesondere für die nicht-hörbaren Ausdrucksgestalten, die einerseits trotz eines Bemühens um Vollständigkeit von Seiten der Interpreten stets nur in Auswahl niedergelegt werden können. Andererseits obliegt auch die Wahl einer bestimmten Paraphrase beispielsweise für eine bestimmte Handbewegung dem Interpreten.

Allein mittels der Niederschrift kreiert der Interpret darüber hinaus eine bestimmte Sequenzialität, die innerhalb der Daten der Videoaufzeichnung häufig noch nicht besteht. Simultanität verschiedener Bewegungen der Handelnden oder ihrer verbalen und leiblichen Ausdrucksgestalten kann in Schriftform nicht dargestellt werden.[90] Damit differiert die Abfolge der Ereignisse innerhalb des Scripts höchstwahrscheinlich stets deutlich sowohl von der Abfolge der Informationen innerhalb der Videoaufzeichnung als auch von der Abfolge der Wahrnehmung der in der Situation Handelnden.[91]

Für das methodische Vorgehen implizieren diese Überlegungen, dass sich der Interpret an jeder Stelle der Niederschrift des Kompromisses zwischen einerseits notwendiger und andererseits forschungspragmatisch sinnvoller Ausführlichkeit der Darstellung sowie der Tatsache bewusst sein sollte, dass er die Sequenzialität der betrachteten Interaktion zumindest mit erschafft. Als Hilfestellung kann hier das Bemühen um intersubjektive Nachvollziehbarkeit (vgl. Steinke 2000: 324) des Niedergelegten im Detaillierungsgrad und in der Form dienen. Diese intersubjektive Nachvollziehbarkeit kann beispielsweise dadurch erreicht werden, dass sowohl die Erstellung des Scripts als auch dessen Auswertung in einer Forscher/-innengruppe geschieht oder zumindest ein regelmäßiger Austausch über das Vorgehen und die Ergebnisse der Forschung innerhalb einer Arbeitsgruppe stattfindet. Darüber hinaus sollte innerhalb dieses Auswertungsschrittes immer wieder auf die Videoaufnahmen zurückgegriffen werden. Das Script kann dann durch den Einzelinterpreten oder innerhalb einer

---

90 Auch das Nebeneinander-Schreiben von Gleichzeitigem, wie es innerhalb der hier schon mehrfach angeführten ›Partitur‹ vorgeschlagen wird, kann dies nicht beheben, ebenso wenig wie das Untereinander-Schreiben gleichzeitiger verbaler Äußerungen, wie es im auch von mir genutzten Transkriptionssystem praktiziert wird. Die Wahrnehmung von Gleichzeitigem kann – egal wie notiert – nicht gleichzeitig geschehen, Schreiben ist nur prozessual denkbar und produziert damit Sequenzialität, Lesen reproduziert diese, muss diese reproduzieren.

91 Siehe hierzu auch Soeffner (2006: 208): »Language constructs temporal sequences which we did not perceive or in place of other ones we did perceive«.

Interpretationsgruppe in der Kontrastierung mit der Videoaufnahme ebenso kritisch reflektiert werden wie die Ergebnisse seiner Auswertung.

Das Vorgehen unterscheidet sich in diesem Auswertungsschritt nur wenig von dem bei einer Feinanalyse, hier werden jedoch größere Sequenzen zugrunde gelegt. Mit diesem pragmatischen Vorgehen einer globalen sequenziellen Analyse wird es möglich, den gesamten Interaktionsverlauf zu überblicken und zu rekonstruieren.

Zielstellung dieser Phase des Auswertungsprozesses ist die Rekonstruktion der sequenziellen Gesamtgestalt bzw. der Prozessstruktur des Interaktionsprozesses und der sie strukturierenden Dimensionen von der Eröffnung bis zum Ende der Begegnung. Ferner wird es mittels dieses Auswertungsschrittes möglich, Sequenzen zu markieren, die gegebenenfalls die bei der Analyse der Eröffnungssequenz formulierten strukturellen Hypothesen falsifizieren könnten und die deshalb im nächsten Analyseschritt feinanalytisch ausgewertet werden sollten.

Der vierte Auswertungsschritt – die *Feinanalyse weiterer Sequenzen* der Interaktion – basiert damit unmittelbar auf Schritt drei: Entsprechend des Falsifikationsprinzips werden anhand der bisher formulierten (Struktur-) Hypothesen weitere Sequenzen des Materials feinanalytisch ausgewertet, um gegebenenfalls die bisherigen Hypothesen zu falsifizieren, zu plausibilisieren oder um mögliche neue Interpretationen zu entdecken. Zu diesem Zweck werden – ähnlich der Auswahl von Sequenzen zur Feinanalyse innerhalb des Verfahrens der Biographischen Fallrekonstruktion – solcherart Szenen aus dem Material herausgesucht, die bei oberflächlicher Betrachtung den bereits formulierten Annahmen vermeintlich widersprechen oder anscheinend neue Momente enthalten. Darüber hinaus sollten Szenen analysiert werden, die die strukturelle Hypothese vermeintlich vollständig unterstreichen, und Szenen, in denen der Betrachter den Verlauf der Interaktion oder das Handeln eines Interaktionspartners nicht nachvollziehen, nicht ›verstehen‹ kann.

Im Ergebnis kann dieser letzte Schritt der Analyse die bisher formulierte Strukturhypothese weiter plausibilisieren oder aber falsifizieren. In diesem Fall müssten zur Klärung weitere Feinanalysen durchgeführt und gegebenenfalls die Scriptanalyse nochmals auf mögliche Strukturmodifikationen im Verlauf der Interaktion kritisch beleuchtet werden.

Wie bereits angedeutet, kann das vorgestellte Verfahren der Videoanalyse für den Fall der Ärztin Eike Fink im Folgenden ausführlich nachvollzogen werden.

3.4 Zur möglichen Kombination der Ergebnisse

Kommt man zunächst auf die methodologischen Vorbemerkungen im ersten Teil des Kapitels zurück, so rekonstruiert man mit den beiden angewandten Methoden jeweils Sinnsetzungs- und Sinndeutungsmuster der Akteure innerhalb der Sozialwelt. Diese sind jedoch jeweils verschieden zugänglich und aus diesem Grund mittels differenter Methoden zu ergründen. Wird ein Erschließen dieser Sinnsetzungs- und Verstehensprozesse durch die Rekonstruktion konkreter Handlungsverläufe innerhalb von Interaktionen unmittelbar nachvollziehbar, so müssen im Blick auf die Biographie in der Erfahrung und Erinnerung des Akteurs (Biographen) sedimentierte bzw. aufgeschichtete (vergangene) komplexe Sinngebilde rekonstruiert werden, die sich – wie angemerkt – aus Sinnsetzungs- und Deutungsakten zusammensetzen.

Hält man sich dies vor Augen, so kann das hervorragende Passungsverhältnis zwischen rekonstruierten biographischen Strukturmustern der hier erforschten Ärztinnen und Ärzte und ihren Handlungsmustern innerhalb ihrer Konsultationen kaum überraschen, das in den folgenden Kapiteln am empirischen Material nachvollzogen werden kann.

Durch die Kombination beider Methoden lassen sich jedoch neben der gegenseitigen Plausibilisierung der Ergebnisse beider Einzeluntersuchungen in Bezug auf die Handlungsmuster noch weitere Aussagen treffen. Bietet die Analyse der Biographie doch unter anderem Einblicke in die echten Weil-Motive für das Handeln der Akteure, wie Schütz es formulieren würde. Durch die Rekonstruktion lebensgeschichtlich etablierter Interaktions- und Interpretationsmuster lassen sich darüber hinaus Rückschlüsse auf biographisch bedingte Rigidität oder Flexibilität im Umgang mit einzelnen Interaktionspartnern (Patientinnen und Patienten) ziehen. Nur so können demgegenüber ebenfalls Aussagen über den Einfluss situationsspezifischer Momente innerhalb der Interaktion oder vorgegebener institutionalisierter Rollen- oder Verhaltensregeln auf die Akteure getroffen werden.

Mit diesen genannten Erkenntnissen lassen sich zumindest im Rückschluss erste vage Annahmen über den Anteil der Patientinnen und Patienten an der Gestaltung des Interaktionsprozesses formulieren.

Des Weiteren wird es durch die Anwendung beider Methoden möglich, Interaktionshandeln auch unabhängig von der Selbstbeschreibung der einzelnen Akteure im Handlungsvollzug zu rekonstruieren. Ferner können die Bedeutungen bestimmter struktureller Kontextfaktoren innerhalb der einzelnen Begegnung zwischen Arzt und Patient nachvollzogen werden. Dies erscheint insbesondere im hochinstitutionalisierten medizinischen Feld von großer Relevanz. Darüber hinaus – und dies ist für mich persönlich von großem Interesse – kann es gelingen, Transformationsmöglichkeiten der (professionellen) Handlungsmuster aufzuzeigen.

Diese Aufzählung macht trotz ihrer Unvollständigkeit, Kürze und ihres eher kursorischen Aufbaus deutlich, welch vielfältige Erkenntnismöglichkeiten eine Methodentriangulation, wie die hier vorgestellte, bereit hält. Dies kann und soll nun umfassender (und damit eindrucksvoller) innerhalb der folgenden ›empirischen‹ Kapitel an den Beispielen ›meiner‹ Ärztinnen und Ärzte geschehen.

4. Empirische Untersuchungen

4.1 Überblick

Der nun folgende Abschnitt spiegelt mit seinem Seitenumfang innerhalb der hier vorliegenden Schrift ein passendes Abbild des Forschungsaufwandes wider, der zu seiner Erstellung notwendig war. Er ist das Herzstück der gesamten Arbeit, auch wenn die theoretische Verallgemeinerung erst im anschließenden Kapitel zu den ›empirischen Ergebnissen‹ folgt.

Es werden die Fälle zweier Ärztinnen und eines Arztes gezeigt. Die Darstellung beinhaltet jeweils eine Biographische Fallrekonstruktion und daran anschließend die Ergebnisse der sequenziellen Analyse von videographierten Konsultationen der jeweiligen Ärztin oder des Arztes.

Die Durchführung zweier empirischer Untersuchungen pro ärztlichem Einzelfall, die aufgrund der Forschungslogik zunächst getrennt voneinander ausgeführt werden und demzufolge auch unabhängig voneinander darzustellen sind, und der Versuch dieses Vorgehen in der Darstellung für die Leser/-innen transparent zu machen, erklären den erheblichen Umfang des Kapitels.

Gerade weil sich die Ergebnisse der beiden hier präsentierten Untersuchungsteile pro Ärztin respektive Arzt so günstig ineinanderfügen, soll mit der von mir gewählten, eher ausführlichen Darstellung den Leserinnen und Lesern die Möglichkeit zum Nachvollzug gegeben werden und nicht der Eindruck entstehen, nur bestimmte Ergebnisse (eben die zueinander passenden) würden offenbart.

Im ersten Fall ›Eike Fink‹ werden aus diesen Gründen der Nachvollziehbarkeit – und weil das methodische Vorgehen in großen Teilen erst während der Durchführung der Studie von mir in Zusammenarbeit mit Gabriele Rosenthal entwickelt wurde – die Untersuchungsschritte der Videoanalyse beispielhaft dargestellt. In den anderen beiden Fällen beschränke ich mich jeweils auf die biographische Falldarstellung und im

Rahmen der Videoanalyse auf die Darstellung der Bedeutung des Kontextes und eine Zusammenfassung der Konsultationsanalysen.[92]

4.2 Eike Fink: Macht als Schutz

4.2.1 In der Gegenwart – Aus der Gegenwart heraus

In der Gegenwart

Eike Finks[93] Präsentation ihrer Lebensgeschichte ist zunächst deutlich auf die Schilderung ihrer Berufskarriere fokussiert. Hier erwähnt sie neben der Beschreibung des von ihr Erreichten auch Schwierigkeiten, die ihr begegneten und immer noch begegnen. Privates – wie zum Beispiel die Geburten ihrer Kinder – erscheint nur im Zusammenhang mit professionellem Geschehen. Die Relevanz, die die Erwerbstätigkeit als Ärztin für Frau Fink besitzt, wird überdeutlich, auch weil damit wirtschaftliche – und emotionale – Unabhängigkeit von anderen Menschen einhergeht. Die Erwähnung von Schwierigkeiten auf dem Karriereweg pointieren einerseits den erfolgreichen Verlauf, andererseits kann Eike Fink damit verdeutlichen, dass ihr nicht alles mühelos zufiel, dass sie kämpfen und durchhalten musste. Aus einer eindimensionalen Erfolgsgeschichte wird so die Geschichte einer starken und intelligenten Frau, die weiß, was sie will, wie sie dies erreichen kann und auch wie sie mit Schwierigkeiten oder ›Scheitern‹ umgehen muss.

Im weiteren Verlauf unseres Interviews spricht sie immer mehr über ihre Herkunftsfamilie. Auch hier benennt sie Positives und Negatives, spricht sie aus vermeintlich kritischer Distanz. Der Tenor ihrer Äußerungen liegt dabei auf ihrer Bearbeitungsleistung. Sie hat erkannt, was in ihrer Herkunftsfamilie nicht ›gut‹ war, worunter sie gelitten hat. Sie habe dies aber durch eine aktive Veränderung ihrer Lebensumstände und durch psychotherapeutische Beratungen sowohl physisch wie psychisch ›überwunden‹.

---

[92] Die Reihenfolge der Darstellung entspricht im Fall Dr. Andrea Sperber nicht der Reihenfolge der Auswertung.
[93] Der Name ist genau wie einige andere Merkmale der Biographin, die zu ihrer Identifizierung dienen könnten, durch mich verändert worden.

Ist die Eingangspräsentation noch in sich geschlossen und war für mich stets nachvollziehbar, so zeigen sich während des Gesprächs über Eikes Kindheit und Jugend zum Teil Inkonsistenzen, Abbrüche einzelner Themen und Pausen. Es wird schwerer, Eike Fink in ihren Ausführungen zu folgen. Immer wieder verknüpft sie ihre eigenen Erfahrungen mit ihren Eltern mit den Erfahrungen, die ihre Kinder mit ihren (den eigenen? Eikes?) Eltern machten. Selbst während der Lektüre des transkribierten Interviewtextes bleibt hier viel im Unklaren. Eike selber erscheinen ihre Äußerungen jedoch offenbar stets konsistent, nie hält sie es für nötig, ihre Gedankensprünge zu erklären. Sie spricht anscheinend aus einem geschlossenen Gedankengebäude, in dem für sie ›alles seine Ordnung hat‹, ohne Rücksicht darauf zu nehmen, dass sich die Zuhörerin dort nicht auskennt. Sie vertritt nach wie vor selbstbewusst diese von ihr geschaffene Ordnung, erklärt beispielsweise vermeintliche Kausalitäten zwischen ihren Kindheitserfahrungen und dem Handeln in der Gegenwart, was den Eindruck einer intelligenten und selbstreflexiven Frau aufrechterhält. Sie hat scheinbar alles durchdacht, alles verstanden, alles bearbeitet, alles im Griff, alles ist in Ordnung – doch die Zweifel beim Zuhören mehren sich trotzdem.

Kann man davon ausgehen, dass sie den Eindruck von Intelligenz oder das Wissen um ihren hohen Bildungsstand und den beruflichen Erfolg bewusst bei mir hervorrufen möchte, so erscheint ihr Habitus, ›alles schon durchdacht und verstanden zu haben‹, eher unwillkürlich, zumal sie es oft versäumt, der Zuhörerin die Möglichkeit zu geben, ihr thematisch folgen zu können.

Als sie von einer Erkrankung ihres Sohnes und dessen (gescheitertem) Suizidversuch berichtet, kann sie diese Attitüde jedoch nicht länger aufrecht erhalten. Sie weint und gibt zu, sich machtlos zu fühlen, nachdem sie doch ›alles versucht‹ habe. Sie findet ihre Haltung wieder, indem sie sachlich begründet, warum sie hier nichts ändern kann. Denken, kognitive Beschäftigung, das Ziehen vermeintlich folgerichtiger Schlüsse aus vermeintlich unveränderlichen Voraussetzungen, erscheint hier als Ausweg aus dem schmerzvollen Fühlen, der Angst um den Sohn, der Hilflosigkeit.

Der Verlauf des Interviews erscheint mit diesem Wissen um ihre aktuellen Sorgen als Eikes Versuch, die von ihr aufgestellte Ordnung, die Art und Weise, in der Handlungen und Menschen miteinander verknüpft sind, vor der Interviewerin und auch sich selber zu bestätigen und damit die eigene Gewissheit zu bestärken, ›alles im Griff zu haben‹. Durch die Art der Fragestellungen im narrativen Interview gelingt Eike dies im Verlauf jedoch immer weniger, sie erzeugt ganz im Gegenteil zunehmend den Eindruck von Verwirrung.

Aus der Gegenwart heraus

Wie bereits angedeutet, fällt es Eike insbesondere schwer, Erfahrungen und Erlebnisse innerhalb ihrer Herkunftsfamilie chronologisch und konsistent zu erzählen. Einzelne präsentierte Geschichten wirken hier wie Inseln, die aus einem diffusen Meer von wenig greifbaren Erinnerungen herausragen. Für die Zuhörerin erscheint dies zunächst fragmentarisch und ohne systematische Auswahlkriterien herausgegriffen.

Im Verlauf der Analyse des Interviewmaterials wurde dann deutlich, dass Eike durchaus systematisch, wenn auch unwillkürlich, insbesondere die Erinnerungen schildert, die eher für die eigene Aktivität und Kraft stehen, denn für Macht-, Hilflosigkeit und Unterordnung, die große Teile ihrer Kindheit und Jugend bestimmt haben. Es deutet darüber hinaus vieles darauf hin, dass Eike sich tatsächlich nur noch fragmentarisch erinnern kann, somit für die Präsentation nicht auswählt, sondern auch, wie die Zuhörerin, von ›Insel zu Insel‹ springen muss.

Wie die Analyse zeigte und wie im Folgenden ausführlich hergeleitet, wird Eike bereits im Vorschulalter durch den Vater parentifiziert[94] und ist massiver Grenzüberschreitung von seiner Seite ausgesetzt. Die Mutter zieht sich aus dem Alltagsleben der Familie in eine chronische und sehr schmerzhafte Erkrankung zurück und kann damit für Eike keine Unterstützung darstellen. Die Ohnmachtserfahrung ist für Eike nur durch eine Täteridentifikation[95] psychisch tragbar, bis heute – Jahre nach dem Tod beider Elternteile – ist ihre Mutter für sie ›schuld‹ am schwierigen Familienleben, ihr Vater hingegen wird von ihr als Vorbild präsentiert. Daraus folgt auch die Übernahme des väterlichen Bildungsauftrags, verknüpft mit dem Wunsch nach sozialem Aufstieg.

Vor diesem Hintergrund kann ihre Selbstpräsentation im Interview nicht mehr überraschen. Hat sie die Erinnerungen an Ohnmacht und Gewalt verdrängt und sich aus den fragmentarischen Erinnerungsresten eine

---

94 Vgl. zur *Parentifizierung*: Ivan Boszormenyi-Nagy und Geraldine M. Spark (1981); zur *Delegation*: Helm Stierlin (1978); zur *Rollenzuschreibung*: Horst-Eberhard Richter (1963); Überblickswissen bieten zum Beispiel Günter Reich u.a. (2003: 303 f.) sowie Christian Reimer und Ulrich Rüger (2003: 114 f.).
95 Vgl. hier insbesondere Sandor Ferenczi (1932), aber auch Anna Freud (1984).

Ordnung erstellt, so kann sie nur daraus berichten. Es gelingt ihr scheinbar, sich selber die Plausibilität dieser Ordnung immer wieder zu bestätigen, indem sie diese vermeintlich – jahrelang sogar mit psychotherapeutischer Unterstützung – hinterfragt, Versuche, die jedoch eher verfestigen als in Bewegung bringen. Die Erfüllung der väterlichen Aufstiegsdelegation kann ebenfalls als stützender Faktor markiert werden.

Die Krise, die der Suizidversuch des Sohnes auslöst, indem er Eikes Ohnmachtserfahrungen reaktiviert und sich nicht nahtlos in Eikes Ordnung einfügt, zeigte sich auch in einer ›Präsentationskrise‹ im Interview. Dieser Bruch in der Ordnung bot die Chance, Eikes geschlossenes System aufzubrechen, eine Chance, die ich als Interviewerin jedoch nicht nutzen kann und auch nicht darf. Die Tatsache allerdings, dass sie in einer solch angespannten Situation überhaupt für ein Interview bereit war, lässt hoffen, dass damit implizit auch eine Bereitschaft zur Veränderung der geschlossenen Ordnung – vielleicht sogar der Wunsch danach – ausgedrückt wurde.

Die geschilderte Gegenwartsperspektive und Eikes Präsentationsinteresse sind wichtige Kontrastfolien, die sowohl für ein analytisches als auch ein empathisches Fallverstehen herangezogen werden sollten.

4.2.2 Die Fallgeschichte Eike Fink

Die Eltern – zwei Welten?!

Eike Fink kommt 1949 in einer kleinen schleswig-holsteinischen Stadt im ehemaligen Zonenrandgebiet als erstes und einziges Kind ihrer Eltern zur Welt. Zwischen den Eltern besteht ein großer Altersunterschied. Der Vater Kurt ist zum Zeitpunkt ihrer Geburt bereits 37 Jahre alt (Jahrgang 1911) und damit fast zwanzig Jahre älter als die Mutter Eva[96] (Jahrgang 1930).

Kurt stammt aus einem katholischen Elternhaus in Oberschlesien. Sein Vater fällt bereits zu Beginn des Ersten Weltkriegs, als Kurt erst zwei Jahre alt ist. Nach erfolgreichem Besuch eines christlichen Gymnasiums macht er 1932 Abitur und tritt danach als Beamter in Oberschlesien in den Staatsdienst ein. Aus eher proletarischer, bildungsferner Familie stammend, deutet Kurts schulische Entwicklung und seine Berufswahl auf seinen Willen zum Bildungs- und/oder sozialen Aufstieg hin, der ihm auch ge-

---

[96] Die Vornamen der Eltern sind zur Erleichterung des Lesens durch mich eingeführt. Eike selbst spricht im Interview nicht unter Benutzung von Vornamen über ihre Eltern.

lingen wird. Ob dieser Wille im familialen Bildungsauftrag oder in Kurts Wunsch danach begründet liegt, sich von seinem Herkunftsmilieu zu distanzieren, kann hier nicht ergründet werden.

Im Zweiten Weltkrieg ist er nach Eikes Angaben als Soldat in Norwegen eingesetzt. Nach Ende des Krieges kehrt Kurt nicht nach Oberschlesien zurück, wo seine Herkunftsfamilie bis heute lebt, sondern lässt sich in der oben genannten westdeutschen Kleinstadt nieder. Dort lernt er Eva kennen, die aus dieser Stadt kommt. Eva hat ebenfalls Abitur gemacht, dann aber keine Berufsausbildung begonnen. Sie heiratet Kurt[97], und Eike wird geboren. Die Familie lebt bis 1954 in der genannten Stadt. Die Großeltern mütterlicherseits leben ebenfalls dort. Evas Vater arbeitet in einer Metallwarenfabrik, vermutlich als Schlosser. Über Evas Mutter ist – genau wie über Kurts Mutter – nichts weiter bekannt.

Aus Eikes skizziertem familialem Hintergrund treten einige Besonderheiten hervor, die hier betrachtet werden sollen. Gerade die Beziehung der Eltern zueinander gewinnt im weiteren Verlauf große Relevanz für Eikes Biographie, darum möchte ich hier ausführlicher darauf eingehen. Vor allem der große Altersunterschied zwischen den Eltern ist auffällig. Damit einher geht ein differenter Erfahrungshintergrund von Eva und Kurt, nicht nur die bloße Anzahl an Jahren trennt die Eltern. Stammt Eikes Vater – wie bereits angeführt – aus einem proletarischen, katholischen Milieu, so ist Evas familialer Hintergrund – Eikes Ausführungen folgend – vermutlich im aufgeklärten sozialdemokratischen Arbeitermilieu angesiedelt. Hierfür spricht zudem die Tatsache, dass Eva auch als Mädchen die Möglichkeit eröffnet wird, selbst in der schwierigen Nachkriegssituation Abitur zu machen. Bei der Fülle der Unterschiede zwischen Kurt und Eva sollte der ähnliche Bildungshintergrund nicht unerwähnt bleiben. Im Gegensatz zu ihrem zukünftigen Mann lässt Eva die sich ihr dadurch bietenden beruflichen Chancen jedoch ungenutzt oder aber es gelingt ihr, sich vom elterlichen Bildungsauftrag zu distanzieren.

Kurt wächst ohne Vater auf. Er hat noch vier Schwestern und ist damit das einzige verbliebene männliche Mitglied seiner Herkunftsfamilie. Ob dies zu erhöhten Anforderungen an ihn oder zu besonderer Schonung durch seine Mutter und Schwestern beitrug, kann hier nicht beurteilt werden. Vermutlich bestand aber seine als sicher anzusehende Sonderstellung

---

97 Leider ist das genaue Hochzeitsdatum nicht bekannt, der Termin liegt im Zeitraum zwischen 1946 und 1949. Zum Zeitpunkt von Eikes Geburt waren die Eltern bereits verheiratet.

innerhalb der Herkunftsfamilie aus einer Melange sowohl für ihn vorteilhafter als auch bedrückender Aspekte, wie sie sich auch im möglichen Bildungsauftrag an Kurt widerspiegeln. Ob sein abwesender Vater für ihn in dieser Situation ein idealisiertes Rollenvorbild darstellte oder ob Kurt ein solches Rollenvorbild innerhalb oder außerhalb seiner Familie gefunden hat, muss hier leider ebenfalls im Bereich der Spekulation verbleiben.

Im Gegensatz zu Kurt kommt Eva aus einer Familie mit Vater und Mutter. Sie war das einzige Kind ihrer Eltern, und es ist vorstellbar, dass sie es gewohnt war, im Mittelpunkt elterlicher Aufmerksamkeit zu stehen. Vor diesem Hintergrund wäre ihre Ablehnung des elterlichen Bildungsauftrags als klare Zurückweisung der Eltern und als Distanzierung von ihnen zu werten.[98]

Ein weiterer Unterschied zwischen Eikes Eltern ist die im Altersunterschied begründete Differenz ihrer ›Lebenserfahrung‹. Hat Kurt schon vor Kriegsbeginn als Finanzbeamter gearbeitet und war dann als Soldat eingesetzt, so ist Eikes Mutter über die Grenzen ihrer Familie und der Geburtsstadt noch nicht hinausgekommen. Trifft Kurt die Entscheidung, nicht nach Schlesien zurückzugehen und verlässt damit seine Familie und sein gesamtes Leben vor dem Kriegseintritt, so verbleibt Eva in ihrer Heimatstadt und lebt damit in deutlich größerer Kontinuität.

Warum haben sich Eva und Kurt vor dem Hintergrund der aufgezeigten Differenzen füreinander entschieden? Für Kurt scheint diese Frage leicht zu beantworten. Mit seinen fast vierzig Jahren wurde es für ihn ›höchste Zeit‹, sich eine Partnerin zu suchen, wenn er noch eine Familie gründen wollte, und für wen, wenn nicht für eine Familie, hat er seinen sozialen Aufstieg realisiert? Mit der Heirat in Westdeutschland kann er darüber hinaus gegenüber seiner Herkunftsfamilie die Entscheidung, nicht zurückzukehren, begründen. Er wählt eine Partnerin, die ihm an Alter und Lebenserfahrung nicht ebenbürtig ist. Damit eröffnet sich für ihn die Möglichkeit, eine machtvolle Position innerhalb seiner Gründungsfamilie einzunehmen. Vor dem Hintergrund des ›Männermangels‹ im Nachkriegsdeutschland hat Kurt vermutlich tatsächlich die Möglichkeit der Auswahl.

---

98 Denkbar ist hier gar eine Abwendung vom Elternhaus als Ausdruck differenter politischer Haltungen. Eva verlebte fast ihre gesamte Kindheit und Jugend während der Zeit des nationalsozialistischen Regimes, das spezifische Anforderungen an deutsche Mädchen und junge Frauen formulierte, die in erster Linie als Hausfrauen und v.a. Mütter ihre ›Pflicht‹ tun sollten. Stimmte Eva diesen Auffassungen zu, so befand sie sich höchstwahrscheinlich in Opposition zu ihren Eltern, denen Eike heute eine sozialdemokratische Haltung zuschreibt.

Aber warum lässt sich Eva mit ihren erst 19 Jahren auf den so viel älteren Mann ein? Die Hypothese, dass sie sich nicht nur einem Mann zuwendet, sondern mindestens im selben Maß von ihren Eltern distanziert, scheint an Plausibilität zu gewinnen. Sie hat Abitur, ihre Eltern unterstützen sie offenbar in ihrer Bildungskarriere. Trotzdem beginnt sie keine Berufsausbildung oder gar ein Studium, sondern heiratet Kurt. Auch im Anschluss an die Hochzeit strebt sie keine berufliche Fortentwicklung an. Ehe und Mutterschaft haben für Eva offenbar hohe Priorität. Geht man von dieser Annahme aus, so scheint es für sie folgerichtig, in der Nachkriegssituation – mit deutlichem ›Männermangel‹ – die erstbeste Gelegenheit zur Eheschließung zu ergreifen. Im folgenden Zitat spekuliert Eike genau darüber:

»… und danach hat mein Mann so nen bisschen phantasiert, wie das wohl für die Frauen damals war und hat gesagt deine Mutter war einfach froh nach dem Krieg einen Mann zu kriegen, da waren einfach keine Männer da, das also also mein Mann konnte sich die Situation meiner Mutter als 18-/19 jährige in dem Dorf äh na ja Dorf in [Name der Kleinstadt; N.W.] ja also ner Kleinstadt äh, besser vorstellen da ist bestimmt was dran, die haben alle sofort geheiratet und ähm ja Berufsausbildung war sowieso nicht in und sich auf die Hausfrau und Mutterrolle festgelegt, …« (28/19–25).

Hier wird deutlich, dass die Frage, warum ihre Mutter eigentlich ihren Vater geheiratet hat, für Eike thematisch war oder ist. Emotionale Zuneigung kommt als Begründung für Eike offenbar nicht in Frage, was auch als Beleg dafür dienen kann, dass sie liebevollen Umgang zwischen den Eltern nicht erinnert. Darüber hinaus zeigt sich eine mangelnde Empathie Eikes einerseits für ihre Mutter, aber andererseits für alle Frauen damals. Eikes Ehemann kann sich offenbar besser in deren Position hineinversetzen als Eike.

Über die Position des älteren, weitaus erfahreneren Partners hinaus zeigt sich jedoch in diesem Zitat eine weitere Komponente der offenbar machtvollen Position des Ehemannes. Es gab keine ausreichende ›Konkurrenz‹. Damit wird Evas Unterlegenheit anscheinend zementiert. Völlig außen vor bleibt in Eikes gesamten Aussagen zu diesem Thema jedoch die Überlegung, ihre Mutter könnte sich bewusst entschieden haben, den Vater zu heiraten, um damit eigene Zielstellungen zu erreichen. Aktive Entscheidungsprozesse schreibt sie ihrer Mutter nicht zu, was vielleicht einerseits in deren von Eike später erlebter Machtlosigkeit und Ablehnung von Verantwortung begründet liegt, andererseits Eike aber dazu dient, die eigene Unterwerfung unter den Vater zu rationalisieren.

Vermutlich bietet Kurt Eva neben seiner wirtschaftlich sicheren Position als Beamter durch den großen Altersunterschied auch Orientierung und Autorität. Beide Partner können also mit der Eheschließung ihre Ziele verwirklichen. ›Liebe‹ zwischen ihren Eltern spielt in Eikes Ausführungen – wie oben bereits angedeutet – keine Rolle. »*Also ich sags mal übertrieben kein normales Eheleben,* ...« (24/25) hätten die Eltern geführt. Die Partnerschaft erfüllt für beide Eheleute somit offenbar eher funktionale Anforderungen. Eikes Vater sichert sich eine mächtige Position gegenüber wichtigen Bezugspersonen. Eikes Mutter kann unter anderem ihren Wunsch nach Ehe und Familie als Lebensinhalt erfüllen.

Einzelkind im Spannungsfeld

1949 wird Eike in diese Situation hineingeboren. Sicherlich ist sie einerseits ein Wunschkind, andererseits dient sie aber vermutlich, genau wie die Ehe der Eltern, eher als funktionaler Bestandteil der elterlichen Vorstellung von einer ›richtigen Familie‹. Der weitere Verlauf wird zeigen, dass sich das durch den Altersunterschied andeutende Über-/Unterordnungsverhältnis zwischen den Eltern nach Eikes Geburt noch deutlich verstärkt, bis zu dem Punkt, an dem sich ihre Mutter in Eikes Erinnerungen vollständig aus dem Familienleben zurückzieht. Hatte Eva eine alternative Vorstellung vom Beziehungsgefüge innerhalb der Familie, so gibt sie in der Folge mögliche Versuche, dieses zu erreichen, auf.

Eike berichtet im zweiten Satz ihrer gesamten Ausführungen:

»... mein Vater hätte wahrscheinlich lieber nen Jungen als ne Tochter gehabt (4) ((Zunge schnalzen)) ä:hm deswegen wahrscheinlich auch dieser eigentliche Männername Eike statt Heike das ist nicht belehcht aber (3) kann man so interpretieren mmh ...« (1/18–21).

Sie postuliert in diesem Zitat, dass einzig der Vater für die Namensgebung verantwortlich war. Er wollte einen Sohn, deshalb habe er den uneindeutigen Namen ausgesucht. Folgt man Eike in ihrer Darstellung, so versucht Kurt, seinen Einfluss innerhalb der Familie und auf das Kind dadurch zu festigen, dass er Eike mittels der Namensgebung als sein Kind kennzeichnet. Darüber hinaus betont sie eine besondere Beziehung zwischen Vater und Tochter, die vom Vater initiiert wurde und vermeintlich bereits am Tage ihrer Geburt begann. Auch scheinen hier schon die Anforderungen durch, mit denen Eike sich im Verlauf ihrer Kindheit konfrontiert sah und denen sie nie vollständig gerecht werden konnte; sie ist eben kein Junge.

Die Machtbalance zwischen den Eltern verschiebt sich nun wahrscheinlich noch weiter in Richtung Vater. Eva kommt in Eikes Betrachtung nicht vor. Mit Eikes Geburt verstärkt sich offenbar ein Prozess, der zu Evas vollständiger Entmachtung bzw. ihrem Rückzug aus der familialen Triade führt. Eikes Schilderungen weisen auf diesen Ablauf hin. Gleichzeitig schreibt sie Eva – wie sich im Folgenden noch zeigen wird – die vollständige Verantwortung für diesen (Selbst-)Ausschluss zu und reproduziert damit in annähernder Weise den von Eike erlebten Prozess in der Vergangenheit. Sie gerät zwischen die Fronten der Eltern, hat aber keine Wahl, sondern wird von Geburt an auf Kurts Seite gezogen, der sie als eine Art Verlängerung seiner selbst betrachtet. Aus dieser Positionierung ›beim Vater‹ ergibt sich auch ihre Wahrnehmung des mütterlichen Handelns aus einer der väterlichen sehr ähnlichen Perspektive.

Eike bleibt ein Einzelkind, die Eltern bekommen keine weiteren Kinder. Warum dies so ist, lässt sich aus heutiger Sicht nicht mehr rekonstruieren. Folgt man jedoch der Annahme, dass Kurt die Entscheidungsmacht innerhalb der Familie besaß, so ist wahrscheinlich, dass er es war, der keine weiteren Kinder wollte. Vielleicht, um die Machtbalance innerhalb der Familie nicht ein weiteres Mal zu gefährden, keinen Koalitionspartner für Eva zu ›schaffen‹.

Für Eike ist ihre Einzelkindstellung offenbar bis heute von entscheidender Bedeutung, so beginnt sie ihre Eingangserzählung mit folgendem Satz:

»... ä:h j:a also ich bin Einzelkind ((3–4, tiefes Einatmen und Luft-wieder-Ausstoßen)) ...« (1/17–18).

Geht man davon aus, dass Eike in eine machtunbalancierte Elternbeziehung hineingeboren wird und vermutlich sowohl als Unterstützerin von Kurts machtvoller Position in der Familie dient als auch ›Opfer‹ dieser Macht wird, so kann diese Relevanz kaum verwundern. Darüber hinaus dient der Hinweis auf ihre Alleinstellung aber offenbar auch der eigenen Entschuldigung. Fraglich bleibt hier, warum sie diesen Rechtfertigungsbedarf hat, denn ihr Einfluss war beschränkt, sie war ja allein und ein Kind. Geht man davon aus, dass vor allem Kurt die Entscheidung getroffen hat, keine weiteren Kinder zu bekommen, so liegt als Grund dafür neben der Festigung seiner Machtstellung die Annahme nahe, dass Eike ihm zur Erfüllung seiner Vorstellungen von und Anforderung an seine Nachkommen ausgereicht hat. Es wird sich zeigen, dass insbesondere der Bildungsauftrag und der damit verbundene Wunsch nach weiterem sozialen Aufstieg, den

Kurt an seine Tochter delegiert, Eikes gesamtes weiteres Leben stark beeinflussten. Ihr fehlte – auch diesbezüglich – ein ›Puffer‹ durch Geschwister.

»Nein ich hätte nicht gerne Geschwister gehabt ich wär nur nicht gerne dauernd alleine gewesen« (54/1–2)

Faktisch war sie jedoch höchstwahrscheinlich nicht oft allein, ihre Mutter war Hausfrau, auch ihr Vater kümmert sich viel um Eike. Sie geht zur Schule, hat Freunde und Freundinnen, von denen sie auch erzählt. Anzunehmen ist, dass »*allein*« sein für Eike bedeutete, allein zwischen den Eltern zu stehen und allein den Anforderungen des Vaters ausgesetzt zu sein. Sie fühlte die alleinige Verantwortung für die Balance – wie auch immer diese ausgestaltet war – innerhalb der Familie. Eine deutliche Überforderung für ein Kind. Geschwister zu haben, schien ihr offenbar ein möglicher Ausweg gegen diese Art des Alleinseins. Andererseits hätten Geschwister ihr vielleicht aber auch die Sonderstellung dem Vater gegenüber streitig gemacht. Dieser Widerspruch spiegelt sich im obigen Zitat.

Wie sahen aber die Anforderungen aus, die der Vater an Eike stellte? Neben der konsistenten und durchgängigen Anforderung an Bildung und dem Anstreben einer beruflichen Karriere standen in Eikes Erinnerung widersprüchliche Anforderungen an ihr Mädchen/Frau-Sein im Zentrum seiner Wünsche.

»… mein Vater der sonst Moral- der Moralvorstellungen aus dem weit aus dem tiefsten 19. Jahrhundert hatte, öhm hat was die Ausbildung betraf, völlig öh ignoriert was (2) andere Menschen da an Hindernissen für ihre Töchter sahen, also das hä hm (3) also (2) es gab für mich nur die Aufgabe, äh etwas, zu lernen (3) …« (13/4–8).

Oder auch:

»… nur ähöh sozusagen im Rückschluss äh auf die Tatsache dass mir nie gesagt wurde du musst kochen hübsch aussehen und ich weiß nicht was also andern Frauen da gesagt worden is, kann man das rückschließen, also er hat im Bezug auf öhm das Lebensziel und die Au- Ausbildung sich so verhalten wie es ähm bekannt ist im Bezug auf Jungen …« (13/10–14).

Zu ihrer Alleinstellung im Spannungsfeld zwischen den Eltern treten diese ambivalenten und sich zum Teil widersprechenden Anforderungen des Vaters an Eike hinzu. Konnte sie sich vielleicht aus den Spannungen der familialen Triade durch Annäherung an die machtvolle väterliche Seite entziehen, so gerät sie hier in ein ähnlich schwieriges Spannungsfeld.

Eike erzählt von den väterlichen Anforderungen an sie:

»j:a und es stand also immer fest dass ich äh studieren sollte weil ((Räuspern)) mein Vater das aus Kriegs- und sonstigen finanziellen Gründen nicht konnte (4)« (1/31–33).

Hier wird deutlich, dass sie sich nicht mehr daran erinnern kann, von den Erwartungen ihres Vaters an ihre Bildung und Karriere ihrerseits erfahren zu haben, sie erscheinen Eike als etwas, das schon immer da war. Ebenfalls wird deutlich, dass Eike die Anforderungen des Vaters ganz explizit mit seinen eigenen unerfüllt gebliebenen Wünschen verknüpft. Damit entschuldigt sie seine Erwartungen und implizit ebenfalls die Mittel, die er zur Durchsetzung dieser Erwartungen nutzte. Diese Tendenz zur Rechtfertigung des väterlichen Handelns zieht sich durch das gesamte Interview und deutet auf eine ›Täteridentifikation‹ hin.

Die oben bereits angesprochene Funktionalität der Partnerschaft der Eltern als herausragender Grund für deren Existenz wird hier auch in Bezug auf das Kind deutlich. In Eikes Wahrnehmung steht nicht sie als Subjekt Eike für den Vater im Vordergrund. Vielmehr ist die Rolle, die Eike für ihn spielen soll, zentral für seine Anerkennung und Zuwendung und darüber hinaus notwendig für ihren Verbleib auf seiner ›machtvollen‹ Seite der Familie.

Woher der große Bildungsauftrag, den Kurt anscheinend an Eike stellt, herrührt, kann an dieser Stelle nur gemutmaßt werden. Eike übernimmt in ihrer Darstellung wiederum die Sicht des Vaters.

»… das war mir dann mhmhmh bewusst dass ähm das eben ne typische also Aufsteigerfamiliensozialisation is äh Großeltern, ähm Stahlkocher und Arbeiter und Briefträger und dann der intelligente Sohn öh mit Abi 1 kann nich studieren und ich jetz als Verlängerung der Familie oder Fortsetzung der- der Wünsche (2) …«(15/24-28).

Ob Kurts Wunsch nach Bildung wirklich aus überragender Intelligenz erwächst oder vielleicht daraus, dass er auf dem von ihm besuchten Gymnasium eine Alternative zur Situation in seiner Herkunftsfamilie kennengelernt hat und Schule für ihn damit als eine Art ›Fluchtpunkt‹, als Symbol für ein ›besseres Leben‹ dient, kann an dieser Stelle nur als Möglichkeit eingeführt werden. Fest stehen demgegenüber die Art und die Qualität seiner Anforderungen an Eike. Zugespitzt formuliert: Natürlich will er, dass es seiner Tochter einmal besser geht als ihm selber. Aber ihr sollen nicht ›alle Möglichkeiten‹ offen stehen, sondern nur die, die er auswählt.

Erneut rechtfertigt Eike hier das Verhalten des Vaters, und sogar seine Betrachtung ihrer Person als ›Verlängerung‹ soll nachvollziehbar erscheinen.

Umzug – Verschiebung des Spannungsfeldes

Eikes Kindheit und ihre Lebensumstände werden in ihrer Darstellung und höchstwahrscheinlich auch in ihrer damaligen Wahrnehmung vollständig durch den Vater beherrscht. 1954 zieht die Familie in eine etwa 200 km westlich vom bisherigen Wohnort entfernte größere Stadt um. Dort hatte die Familie sich ein Mehrfamilienhaus gebaut, in dem sie eine Wohnung bewohnt. Kurt wird befördert, muss dafür umziehen, und es ist – in den 1950er Jahren sicher nicht nur in dieser Familie – selbstverständlich, dass Frau und Tochter ihn begleiten. Obwohl dies vermutlich sowohl für die fünfjährige Eike als auch für Eva eine soziale Entwurzelung bedeutet, weg von den Eltern bzw. Großeltern, weg von der gewohnten Umgebung, den Freunden, den Spielkameraden.

»… von Gericht zu Gericht versetzt worden weiter nix und so war das hier auch und irgendwann also in ner jetzt etwas höheren Position konnte man sich dann wohl festlegen also hier will ich jetzt bleiben, und das war dann hier …« (41/13–15).

Nach Eikes Aussagen wird diese Stadt durch Kurt ausgesucht, weil sie eine Universität hat, an der Eike später studieren soll. Die Botschaft, die Eike damit über die reine väterliche Autorität hinaus erhält, ist eindeutig: ›Papa entscheidet und Papa will, dass ich studiere, deshalb ziehen wir um.‹ Der väterliche Bildungsauftrag wird offenbar nicht nur klar formuliert, sondern auch durch einschneidende Taten untermauert.

Der Hausbau deutet darauf hin, dass die Familie in relativem Wohlstand lebt und dies auch nach außen präsentieren möchte. Eike wächst somit offenbar in einem sozial abgesicherten Umfeld auf und kann wahrscheinlich auch feststellen, dass die eigene Familie wirtschaftlich besser gestellt ist als andere. Eike kann erkennen, dass ein ›guter Beruf‹ zu größeren finanziellen Möglichkeiten führt und dass dies offenbar für ihre Eltern erstrebenswert ist. Hierfür ›opfern‹ diese ihr soziales Umfeld. ›Beruf und Karriere‹ des Vaters erscheinen mindestens genau so wichtig wie andere familiale Erwägungen, wenn nicht wichtiger. Schärfer formuliert: Karriere und Geld sind Bedingungen für Zufriedenheit. Vor dem Hintergrund der wirtschaftlichen Aufbruchstimmung der 1950er Jahre erscheint eine solche

Handlungsweise zunächst nicht ungewöhnlich, jedoch verstärkt dies für Eike den Druck der Bildungsanforderung an sie. Diese vielleicht manchmal als zu schwierig empfundenen Anforderungen des Vaters verbinden sich für Eike kausal mit dem allgemein als wichtig anerkannten Ziel, materiell gut leben zu können.

Da Eike zu diesem Zeitpunkt weder schon in die Schule geht noch einen Kindergarten besucht, ist es wahrscheinlich, dass sie sich noch stärker an eine der verbliebenen Bezugspersonen bindet; dies sind zunächst die Eltern. Ob sich Eike nun eher der ›machtvollen‹ Position des Vaters anschließt oder der der Mutter, die sie ganztägig betreut, wird erst der weitere Verlauf zeigen.

Schuleintritt – Kein Ausweg

Für eine enger werdende Beziehung zum Vater spricht Eikes Leistungsbereitschaft vom Schuleintritt an. Sie bekommt sehr gute Noten und kann sich trotzdem der ›Förderung‹ durch ihn nicht entziehen. So schildert sie seine ›Hausaufgabenhilfe‹:

»... und äh da er [der Vater; N.W.] ja Jurist werden wollte hat er also mich bei den Schulaufgaben immer korrigiert und beaufsichtigt, das war seine Freizeitbeschäftigung deswegen brauchte ich das war das Problem, ich brauchte fast nicht in diese Schule zu gehen (denn) ich hatte ja schon alles zu Hause geübt und hab mich dann wirklich nur gelangweilt, also es war, ziemlich dumm ja ...« (24/26–31)

An dieser Textstelle, mit der Eike eine Szene aus der späteren Grundschulzeit schildert, zeigt sich, in welche Richtung sich die Beziehung zwischen Vater und Tochter entwickelte. Eike ordnet sich den Wünschen des Vaters unter, muss sich unterordnen. Seine Zufriedenheit war Eike offenbar wichtiger als die eigene, was bleiben ihr auch für Alternativen? Darüber hinaus wird die Annahme verdeutlicht, dass Eike sich eher in einer funktionalen Rolle dem Vater gegenüber gesehen hat. Die Anforderungen des Vaters werden erneut aus den unerfüllten Wünschen für sein eigenes Leben heraus erklärt, eine Entschuldigung des Vaters schwingt deutlich mit.

Welche Rolle spielt Eikes Mutter Eva in dieser Situation? Kommt sie doch in Eikes Erzählungen zu dieser Lebensphase nicht vor. Hinterlässt sie wirklich so wenige Spuren im Familienleben? Eine familiale Beziehungsdynamik scheint in Gang gekommen, die Eva offenbar sukzessive entmachtet und sie der vermeintlichen Einheit aus Ehemann und Tochter gegenüber wie ein Fremdkörper erscheinen lässt. Diese Distanz wird in folgendem Zitat deutlich:

»[meine Mutter; N.W.] hat mich aber (2) ja also als- als Kind also betreut, und sich als Hausfrau betätigt, und äh ja Haus und Garten (sie hat) ihren Garten gepflegt als Hobby, ...« (17/31–33)

Eike schildert ihre Mutter als Betreuungsperson, vielleicht als eine Art ›Kindermädchen‹. Als Mutter wird sie durch diese Aussage jedoch völlig entwertet. Es gibt keine Relativierung der impliziten Anklage durch Eike, wie sie sie bei Aussagen über den Vater stets hinzufügt. Selbst wenn aus Eikes Gegenwartsperspektive die Abwertung noch rigider erscheint, so ist doch davon auszugehen, dass Eike bereits damals auf des Vaters machtvoller Seite stand und seine Entwertung der Mutter reproduzierte. Damit schwächt sie Eva immer weiter. Eine Abgrenzung vom Vater wird für Eike dadurch zunehmend erschwert, da sie einen – in dieser Phase vielleicht den einzigen – gangbaren Weg aus des Vaters Einflussbereich hinaus zerstört – ein Teufelskreis. Eikes Hilflosigkeit äußert sich in verschiedenen abwertenden Bemerkungen über die Mutter. Die Wut, die aus dieser Hilflosigkeit entsteht, richtet sich ausschließlich gegen Eva. Die Entwertung der Mutter setzt sich in allen Bereichen, über die Eike berichtet, fort. So hätte diese nur ein ›Notabitur‹ abgelegt. Der Vergleich zwischen Vater und Mutter fällt darum heute entsprechend klar aus:

»... weil das war ja für die ganz klar, also man muss dazu sagen mein Vater war 19 Jahre älter als meine Mutter, und sowieso ´ne sehr also dominierende / Persönlichkeit in jeder Hinsicht ((lachend)) und sehr intelligent (2) und ähm meine Mutter hatte war ja hatte ja nach dem Abitur geheiratet ...« (28/12–16).

Dem jungen, unintelligenten ›Landei‹ stellt Eike den welterfahrenen, intelligenten Mann gegenüber. Diese Abwertung innerhalb der Kategorie Bildung oder der damit von Eike gleichgesetzten Intelligenz kann nicht überraschen, da diese für Kurt von überragender Bedeutung waren. Eine Übernahme der Bewertungskategorien vom Vater erfolgte vermutlich zu dem Zeitpunkt, an dem der schrittweise Rückzugs- und/oder Entmachtungsprozess der Mutter diese für Eike endgültig nicht mehr als mögliche Unterstützerin hat erscheinen lassen. Das heißt aber auch, dass Kurt sich wahrscheinlich Eike gegenüber explizit abwertend über die Mutter geäußert hat. In der Folge erzählt Eike:

»... und meine Mutter war äh würde ich rückblickend sagen äähh der Intelligenz und den Ansprüchen meines Vaters bei eben eingeschränkter Moralvorstellung ...« (28/26–28).

»... unterlegen«, bietet sich aus dem Interviewkontext als Vervollständigung des Satzes an, Eike spricht es aber an dieser Stelle nicht aus. Sie lässt damit ein ›Ausgeliefert-Sein‹ implizit anklingen, gerade auch, weil sie die »*eingeschränkten Moralvorstellungen*« des Vaters betont. Es handelt sich um eine der wenigen Stellen im Interview, an denen sie so etwas wie Kritik am Vater übt, sie benutzt dazu die Person der Mutter, mit der sie das dem Vater ›Ausgeliefert-Sein‹ teilt. Trotzdem kann ihr ihre Mutter keine Hilfe sein, die vorwurfsvolle Abwertung der Mutter ist Eikes Reaktion.

Zusammenfassend bleibt festzustellen, dass Eike, inzwischen etwa sieben bis acht Jahre alt, in einer familialen Situation aufwächst, in der eine Beziehungsdynamik herrscht, die die Position der Mutter gegenüber der des Vaters sukzessive schwächt und damit immer stärker durch den Vater geprägt wird. Ein Muster, das sich in der Folge weiter verstärkt.

Auffällig ist, dass Eike offenbar keine konkreten Erinnerungen an diese Zeit mehr hat.[99] Nach dieser Zeitspanne oder auch bestimmten Situationen gefragt, kann sie nichts äußern oder verliert sich in unzusammenhängenden Erzählfragmenten. Trotzdem verbreitet sie in der Interviewsituation ein Bild ihres Vaters, der stets nur das Beste für sie wollte, dessen Bildung ihr Vorbild war und ist und der es mit ihrer chronisch kranken Mutter nicht leicht hatte. Wie im Weiteren gezeigt werden wird, ist eine als sehr wahrscheinlich anzusehende Erklärung für diese fragmentarischen Erinnerungen sowie die damit einhergehende Idealisierung des Vaters und gleichzeitige Entwertung der Mutter die Hilflosigkeit und Angst, mit der sich Eike dem Vater, seinen Anforderungen und cholerischen Ausbrüchen ausgeliefert fühlte. Neben dem immer stärker werdenden Anforderungsdruck, dem sich Eike ausgesetzt sieht, wird sie vom Vater auch geschlagen, und in einer geschilderten Situation wirft er gar einen Beistelltisch nach ihr. Noch weiter gehende Verletzungen ihrer leiblichen Integrität durch den Vater sind anzunehmen. Die Angst, Hilf- und Machtlosigkeit, die daraus

---

99 Zum Thema der Möglichkeit des Erinnerns an die Kindheit siehe beispielsweise David C. Rubin (1988) oder auch Peter Fiedler (2001).

erwuchsen und welche sie auch an ihrer Mutter beobachten konnte, erreichten vielleicht für Eike traumatisierende Ausmaße.[100]

Eike orientiert sich im weiteren Verlauf ihrer Schulzeit immer stärker an ihrem Vater. Sie steht auf der Seite der Macht, auf der Seite des Handelns, und kann somit ihre Hilflosigkeit zumindest teilweise kompensieren und sich vor einer Bedrohung durch den Vater schützen.

Um ›der Seite‹ des Vaters anzugehören, muss sie dessen Anforderungen erfüllen. In Bezug auf die schulischen Leistungen scheint dies für Eike noch relativ einfach möglich. In Bezug auf ihre Geschlechterrolle steht sie – wie oben bereits angedeutet – ambivalenten Anforderungen gegenüber. Sie sieht sich vom Vater darin bestärkt, gute schulische Leistungen zu bringen, um studieren zu können und in der Folge einen ›guten‹ Beruf auszuüben. Andererseits wird sie vom Vater mit seinen engen Moralvorstellungen in allen Aktivitäten eingeschränkt, die sich ›für ein Mädchen nicht schicken‹. Außerdem wählt der Vater sich mit Eva eine Partnerin, die scheinbar genau diesen Moralvorstellungen entspricht. Eike erhält von Kurt zwei Botschaften: ›Gehe hinaus in die Welt und zeig, was du kannst‹ einerseits, was Kurt als bildungs- und aufstiegsorientierten Vater zufriedenstellt; andererseits ›Bleib daheim und sei ein anständiges Mädchen‹, was Kurt als männlichen Partner zufriedenstellt. Diese Widersprüchlichkeit der Anforderungen bzw. der väterlichen Delegation ist für Eike bis heute virulent, was sich im Folgenden zeigen wird.

Eikes Mutter kann ihr – wie aufgezeigt – keinen Ausweg bieten. Vermutlich ist auch Evas Verhältnis zu Kurt von seinen widersprüchlichen Anforderungen und ihrem Bemühen gekennzeichnet, diesen zu entsprechen. In der folgenden Textstelle scheint zumindest Evas ›Vorsicht‹ im Umgang mit ihrem Mann auf. Sie will ihn nicht verärgern:

»… ja und immer wenn ähm mein Vater war ja in der Woche sehr viel weg er war dann also zu dem Zeit- Zeit- in dem Zeitraum [Berufsangabe; N.W.] und sehr viel auswärts also hier um [Name einer Stadt; N.W.] rum und [Namen zweier Städte; N.W.] und so weiter, also in der Woche nicht da, und da hätt man ja meinen können meine Mutter hätte dann was zu sagen gehabt aber alles was zu entscheiden war, einschließlich der Freizeitgestaltung hat meine Mutter sich dann immer, auf meinen Vater zurückgezogen und das musste mein Vater entscheiden Sie durfte das nicht sie könne das nicht entscheiden das war für mich also unerklärlich dass

---

100 Vgl. zum *Trauma* u.a. Judith L. Herman (1994) oder Leonore Terr (1995); einen sehr guten Überblick bietet der von Annette Streeck-Fischer u.a. (2001) herausgegebene Band.

ähm, ich habe das auch thematisiert wie gesagt also, sie kritisiert es hat aber alles nix genutzt ich weiß auch nicht ich habe damals auch nicht also na hinterfragt wie gesagt warum machst du das hast du Angst vor deinem Mann oder also für solche Fragen war ich damals ähm, nicht in der Lage zu stellen also, man musste das ich habe das hingenommen musste das hinnehmen und war auch keiner da der gesagt hätte musste mal hinterfragen ...« (27/18–32).

Sowohl Tochter als auch Mutter stellen Kurts machtvolle Position damals vermutlich nicht in Frage. Eike gibt jedoch an, dass sie dies heute tut. Sie deutet als möglichen Grund für das Verhalten ihrer Mutter deren Angst vor dem Ehemann an. Hinterfragt werden durch Eike aber nicht die Prozesse, die zu dieser Angst geführt haben könnten, sondern sie beschränkt sich auf ein Fragen nach dem Verhalten der Mutter. Der Vater als ›Angstauslöser‹ bleibt außen vor. Diese vollständige Empathieverweigerung der Mutter gegenüber dient ihr einerseits dazu, den Vater von Kritik fernzuhalten, andererseits begäbe sie sich mit der Rollenübernahme Eva gegenüber in die Gefahr, eigene angstauslösende Situationen zu erinnern. Alles Nebulöse, jede fragliche Erinnerung wird mit dem Verhalten der Mutter verknüpft, nur so ist es Eike offenbar möglich, das Verhalten des Vaters und ihr Verhältnis zu ihm bis heute unhinterfragt zu idealisieren. Ein weiterer Hinweis für Eikes mögliche traumatische Erfahrungen.

Krankheit als Weg

Bei einem Urlaubsaufenthalt in einem Ferienheim auf der Insel Norderney in den späten 1950er Jahren muss Eike wegen des Verdachts auf Blinddarmentzündung ins dortige Krankenhaus eingeliefert werden. Nachdem Eikes Eltern wegen der Krankheit der Tochter anreisen, erkrankt auch Eikes Mutter und muss wegen Ischiasbeschwerden ebenfalls dort im Krankenhaus liegen:

»also das war Ende der 50er als ich (   ) aber äh im im Kinderheim in Norderney war ich ja noch ganz jung also ich kam ins Krankenhaus mit Verdacht auf Blinddarmentzündung meine Eltern kamen hoch, und meine Mutter lag dann auf der Nachbarstation mit einer mit einem Ischias wegen Verkühlung oder sowas (3)« (30/21-24).

Oberflächlich betrachtet, verdeutlicht der Urlaubsaufenthalt auf Norderney die bereits oben aufgestellte Hypothese, dass es der Familie ökonomisch vergleichsweise gut ging. Schon in den 1950er Jahren waren die deutschen Nordseeinseln kein Urlaubsort für den ›kleinen Geldbeutel‹. Auffällig ist weiterhin, dass Eike in ihren Ferien erkrankt. Zu dem Zeitpunkt also, zu dem es keine schulischen Nachteile mit sich bringt. Dies kann als Hinweis für den großen Leistungsdruck, unter dem Eike bereits in so jungen Jahren stand, angesehen werden.

Darüber hinaus ist ein Ferienaufenthalt ohne die Eltern für ein noch nicht zehnjähriges Kind unter Umständen eine starke Belastung. Heimweh und der Gedanke daran, abgeschoben worden zu sein, könnten Eike beschäftigt haben. Unabhängig davon kann sie aber erkennen, dass ihre Eltern offensichtlich kein Interesse an einem gemeinsamen Urlaub haben. Die Beziehungskonstellation ist so ganz anders als im Alltag. Vermutlich ist Eike deshalb eifersüchtig auf ihre Mutter, die den Vater in dieser Zeit ›ganz für sich hat‹. Wenn es nicht gilt, Eikes Hausaufgaben zu betreuen und zu überwachen, könnte es sein, dass sich das Interesse ihres Vaters an ihr reduziert und er sich der Mutter zuwendet. Sie riskiert somit in ihrer Abwesenheit die Koalition mit dem Vater. Mit ihrer Krankheit bietet ihm Eike einen Grund, sich wiederum ihr zuzuwenden.

Vielleicht sucht sie auch gerade nach anderer Art von Zuwendung durch die Eltern. Eine Zuwendung, die von einer Gegenleistung unabhängig ist. Zunächst scheint Eike ihr Ziel auch zu erreichen, die Eltern kommen nach Norderney. Durch den Krankenhausaufenthalt der Mutter kann Eike jedoch keine ungeteilte Aufmerksamkeit von beiden Elternteilen erhalten. Ihre Mutter kann sich so nur sehr eingeschränkt um Eike kümmern, ihr Vater muss seine Aufmerksamkeit aufteilen. Es drängt sich der Eindruck einer Konkurrenzsituation zwischen Mutter und Tochter auf. Beide wetteifern um die Gunst des Vaters und die vielleicht damit auch einhergehende Sicherheit vor seinen angsteinflößenden Handlungen.

Vielleicht hat die Mutter aus ihrer Krankheit gelernt, dass diese ein probates Mittel ist, die eigene Situation innerhalb der Familie zu verbessern. Aus Eikes Gegenwartsperspektive stellt der Krankenhausaufenthalt der Mutter jedenfalls den Startpunkt von Evas Krankengeschichte dar, die bis zu deren Tod anhalten wird:

»und seit dem [dem Norderneyer Krankenhausaufenthalt; N.W.] war sie krank also definitiv krank war sie seit 1960 also Beginn mit diesem, Rheumaschub, also sechs Wochen Fieber und im Bett also ...« (30/26–28).

1960 erkrankt Eva an Rheuma, gekennzeichnet durch starke Schmerzen und daraus folgende motorische Einschränkungen. Damit gehen für Eva verschiedene Veränderungen einher. Neben ihrem Leiden durch die starken Schmerzen gelingt es ihr in der Folge in gewisser Weise, sich ihre

Krankheit zu Nutze zu machen. Zunächst hat sie eine Begründung, nicht erwerbstätig werden zu müssen, wie ihr dies vielfach von Mann und Tochter nahegelegt wird. Sie distanziert sich damit auch vom familialen Leistungsbegriff, den ihr Ehemann definiert und der von Eike übernommen worden zu sein scheint:

»... sie hat sich je kränker sie wurde ähäh trotz aller psychologischen Interventionen also für damalige Verhältnisse geweigert eine Berufstätigkeit, auch nur zu versuchen, sie hatte Abitur aber, nach heutigen Maßstäben natürlich ein also ein Nachkriegsabitur, aber gut sie hätte darauf aufbauen können und sie hat das verweigert und sich lieber, in diese Krankheit ähm (1) zurückgezogen« (17/33–18/5).

Sie begibt sich damit in einen Bereich, der jenseits der Anforderungen ihres Ehemannes liegt, und distanziert sich von dem von ihm definierten familialen System. Der nicht mehr benötigten Funktion ›Betreuung des Kleinkindes‹ würde darin für Eva die Funktion ›Geld verdienen/Leistung zeigen‹ folgen. Ebenfalls erschüttert Eva mit ihrer Erkrankung Kurts Autorität in Bezug auf Wissen, Bildung und Tatkraft. Er steht der Krankheit hilflos gegenüber, kann nichts ändern. Sein Einfluss endet, wo die Krankheit beginnt. Seine Devise, dass man alles kann, was man nur will, wird konterkariert.

Es ist nicht anzunehmen, dass Eva dies bewusst angestrebt hat. Sie zieht sich jedoch in einen scheinbar sicheren Bereich zurück, sie hat einen Ausweg gefunden. Auch tritt sie offenbar aus dem familialen Diskurs aus, wie es ihre Tochter jedenfalls heute darstellt:

»... ja ähm meine Mutter hat sich mit Beginn der Pubertät also aus den drei Jahren Konflikt also aus der Dreiersituation durch Krankheit herausgezogen ...«(17/28–29).

Neben der Beschreibung des mütterlichen ›Ausstiegs‹ thematisiert Eike hier drei Pubertätsjahre als konfliktgeladen, und es klingt an, dass sie dies auch als Erklärung für das Handeln der Mutter annimmt. Damit schreibt sie sich einerseits Verantwortung dafür zu, andererseits wird deutlich, dass sie sich vielleicht gerade in dieser Situation mehr Unterstützung durch die Mutter gewünscht hat. Wiederum wird der Vater von jeglicher Verantwortung entlastet. Ein Konflikt wohl eher zwischen Mutter und Tochter kann von Eike hingegen angeführt werden. Eine Kontroverse, die wahrscheinlich eben auch aus einer Rollenkonfusion entsteht. Eike erwächst aus der Rolle des zu betreuenden Kindes immer stärker in die erwachsene Rolle der Partnerin des Vaters. Eva hingegen muss Eike nicht mehr betreuen und wehrt sich aktiv gegen eine Erwerbstätigkeit. Eva muss sich somit eine neue Rolle suchen und findet diese in der Krankheit, es erscheint fast so, als tauschten Eva und Eike hier ihre Positionen innerhalb des Familiensystems.

Eva nimmt aber offenbar trotz vermeintlichen Rückzugs jetzt erstmals eine ›sichtbare‹ Position innerhalb der Familie ein:

»... also deswegen hat meine Mutter sich also selber also sie war immer sie hat sich durch Krankheit in den Mittelpunkt gestellt und alles beherrscht aber, in (dem) konstruktiven Sinne, war sie, nicht vorhanden ...« (19/20–22).

Spielte sie vor ihrer Erkrankung keine erkennbare Rolle für Mann und Tochter, war sie – wie oben geschildert – nur die Betreuungsperson für das Kind, so erlangt sie nun eine Position, die zwar aus der Abgrenzung gegenüber dem Ehemann entsteht, aber dennoch autonom existieren kann. Es gelingt Eva, Spuren im Familienleben zu hinterlassen. Ihre Krankheit, ihre Schmerzen, ihr Leiden können ihr als Einflussinstrument gegenüber Mann und Tochter dienen. Eike benennt dies einerseits als Beherrschung der Situation innerhalb der Familie, was offenlegt, wie routiniert und eingespielt die jahrelange Beherrschung durch den Vater war, die bis heute durch sie nicht als negativ zu kennzeichnen ist. Andererseits stellt Eike die Sichtbarkeit der Mutter ganz im Gegenteil als ›Nicht-Vorhanden-Sein‹ im Sinne einer mangelnden Unterstützung der Tochter dar.

Eike muss hier wohl erstmals die Aufmerksamkeit des Vaters mit der Mutter teilen. Das spornt sie wahrscheinlich an, noch bessere schulische Leistungen zu erbringen, noch besser zu funktionieren, um den Vater zufriedenzustellen. Die Delegation des Aufstiegsstrebens an Eike ist offenbar gelungen. Auch der in den frühen 1960er Jahren gesellschaftlich weitgehend geteilte Wunsch nach sozialem Aufstieg macht diese Delegation einfacher. Damit einher geht ein Anstieg des Drucks, der auf Eike lastet. Darüber hinaus kann sie jedoch zu der Erkenntnis gelangen, dass Krankheit ein probates Mittel sein kann, sich diesen Ansprüchen zu entziehen:

»... nja sie war halt immer /krank und konnte angeblich gar nichts ((lachend)) ...« (18/8).

Vermutlich entsteht damit für Eike ein ambivalentes Bild von Krankheit. Einerseits kann sie dazu dienen, gerade familial eigene Wünsche zu erfüllen. Andererseits ist Krankheit abzulehnen, weil sie den Kranken hindert, relevante Leistung zu erbringen. Wie das obige Zitat jedoch auch aufzeigt, ist dies – zumindest in Bezug auf ihre Mutter – für Eike zweifelhaft. Der Kranken wird mit Misstrauen begegnet, die Unterstellung von zweckmäßiger Schauspielerei ist immanent. Nach einer konkreten Erinnerung gefragt, erzählt Eike:

»... ja die [Mutter; N.W.] ist gar nicht da, ich weiß nicht wo die ist also wahrscheinlich, liegt sie in einem andern Zimmer aufm Sofa weil sie Schmerzen hat oder ich ich weiß es gar nicht also sie ist auf jeden Fall bei der Situation / nicht dabei und hat sowieso nichts zu sagen und nichts zu entscheiden ((spricht jetzt schneller)), also von daher äh ja ...«(27/12–16).

Wiederum schwingen hier die Zweifel an den Schmerzen der Mutter mit, der erneut implizit unterstellt wird, sie nutze ihre Krankheit aus, um sich Konflikten zu entziehen. Vielleicht wird Eike ihr Alleinsein erstmals vollständig bewusst. Auch wenn die Mutter schon vorher nichts zu sagen hatte, jetzt will sie offenbar auch nichts mehr sagen. Die Anforderungen des Vaters an Eike werden nicht geringer, seine Autorität ist unangefochten. Wut und Trauer über das ›Allein-Gelassen-Werden‹ stehen Eifersucht auf die Mutter gegenüber, mit deren Krankheit sich der Vater beschäftigen muss. Aufgrund des mütterlichen Ausstiegs entfällt im Familiensystem die – zumindest geringe – Opposition zur väterlichen Partei, die balancierte Triade ist gesprengt. Auch Eike muss sich hier neu orientieren.

»... [die Mutter hat, N.W.] alle auflaufen lassen alle ausgebootet und das Familienleben war also nur dadurch bestimmt das meine Mutter immer also krank war und litt und (1) also (1) ich weiß das ich in der Pubertät (immer) am Tisch saß und gesagt hab Papa ich kann Mamas Jammerei nicht mehr aushalten da muss was passieren und das hat ja aber (2) ...«(18/14–18).

Eike sitzt mit ihrem Vater am Tisch und spricht so über ihre Mutter, wie – wie man eher vermuten würde – ein Ehepaar über seine Tochter spricht. Wie oben schon angedeutet, nimmt Eike offenbar zunehmend die Rolle der Partnerin des Vaters ein. Seine Anforderungen werden sicher damit nicht geringer, der Druck, der auf Eike lastet, größer. Verknüpft man diese Parentifizierung durch den Vater, die womöglich schon früh einsetzte und mit der massiven Verletzung der Generationsgrenzen innerhalb der Familie einherging, mit der Annahme, dass Eike vom Vater traumatisiert wurde, so kann es nicht verwundern, dass sie ihre Mutter bis zum heutigen Tage dafür anklagt, sie ›verlassen‹ zu haben.

Eike lernt ausschließlich Krankheit als Ausweg aus diesen Rollenmustern kennen. Krankheit bietet – wie oben bereits angedeutet – die

Möglichkeit, Aufmerksamkeit zu erhalten, ohne sich gleichzeitig in das der eigenen Person zugedachte Rollenmuster fügen zu müssen. Und doch kann Krankheit nur eine Notlösung darstellen, ist eigentlich abzulehnen, weil Eike den Leistungsbegriff des Vaters und die damit verbundenen Anforderungen vollständig internalisiert hat. Nur wenn sie diese Anforderungen erfüllt, ist sie sicher. Kranksein ist mit Selbstvorwürfen und Angst behaftet, ein mit Abscheu betrachteter ›Notausgang‹, macht angreifbar, obwohl es einem relativ einfach Zuwendung einträgt.

Eike lernt andererseits die kranke Mutter nun erstmals als machtvoll und handlungsfähig kennen und dies nicht ausschließlich innerhalb der Familienlebens.

»... also, hat alle Ärzte und alle Behandler, auflaufen lassen, also war ja, das mein Vater war ja [Berufsbezeichnung; N.W.] also, so ne Art, privat oder besonderer Versicherung jedenfalls war sie immer bei den leider muss ich sagen bei den Chefärzten in Behandlung, also son richtiger was man heute Koriphäenkiller, bezeichnet alle auflaufen lassen alle ausgebootet ...«(18/9–14).

Wie schon im vorhergehenden Zitat spricht Eike hier vom »*Ausbooten*« als aktiver Handlung der Mutter. Damit beschreibt sie eine Handlungsmöglichkeit der Mutter, die sie ihr in allen anderen Bereichen des Lebens abspricht. Im Wortsinn bedeutet ›Ausbooten‹, jemanden nicht mehr auf dem eigenen Schiff haben zu wollen, jemanden in ein kleines Boot zu setzen und sich selbst zu überlassen. Vielleicht beschreibt diese Vokabel genau Eikes Gefühle zu diesem Zeitpunkt. Die Mutter will sie nicht mehr in ihrer Nähe haben. Sie setzt sie aus und bringt sie damit in eine gefährliche Situation.

Obwohl diese Gefahr nicht ursächlich von der Mutter ausgeht, wird sie ausschließlich mit der Mutter verknüpft. Am Bild des Vaters kann Eike bis heute nicht rütteln. Ein Zitat, in dem es um eine spätere Lebensphase geht, verdeutlicht dies:

»... und erstmal als mein Vater gestorben war habe ich ihr [der Mutter; N.W.], zum Trost und um die Verbindung zu verbessern und mir zum Vorteil die Kinder, zur Betreuung gegeben das is klar wenn man Mutter hat also also ich habe, versucht ihre Depression also ( ) ihre Depressionen was auch gelungen is und natürlich damit zu bessern, ich wusste das es gefährlich is die Kinder in die Hände meiner Mutter zu (be)geben aber ich wusste nicht worin die Gefahr war, lag (das hab ich mal also jetzt später) gemerkt (2) [Auslassung 3 Zeilen; N.W.] naja das is ( ) es is doch auch heute noch so das es sehr schwer ist dieses Geflecht von äh Emotionen in der Familie, auseinander zu kriegen was jetzt auseinander muss weil die Kinder ja garnicht mehr alleine klar kommen aber da war, irgendwie dieser Dreierclinch in dem ich aufgewachsen bin also (1) das ham wir dann so fortgesetzt, das is eben der Nachteil des Einzelkindes deswegen sollte es auch nicht ein Kind alleine werden sondern immer zwei hat aber auch nicht viel geholfen ...« (19/22–20/5).

Auch wenn diese Äußerung vordergründig die Beschreibung einer späteren Periode darstellt, sind hier verschienene Sachverhalte zu erkennen, die sich direkt auf Eikes Kindheit und Jugend beziehen lassen. Ganz konkret spricht sie die Gefahr an, die darin läge, ihre Kinder ihrer Mutter zur Betreuung zu geben. Auch die Diffusität des Wissens um diese Gefahr ist spürbar. Auch wenn sie ankündigt, sie wisse heute, worin die Gefahr liege, verbalisiert sie dies nicht. Anzunehmen ist, dass es ihr nicht vollständig bewusst ist, wenn man der Traumatisierungs-These folgen möchte. Sie gibt die Kinder erst nach dem Tod des Vaters zur Mutter. Warum, wenn doch der Vater ihrer durchgängigen Darstellung folgend, viel eher in der Lage gewesen wäre, den Kindern ein ›leuchtendes, intelligentes Vorbild‹ zu sein? Die Kinder dienen ihr dazu, die Mutter aufzuheitern, damit funktionalisiert sie ihre Kinder ebenso, wie sie es innerhalb ihrer Herkunftsfamilie gelernt hat. Sie spricht das Geflecht von Emotionen innerhalb der Familie an, ohne jedoch explizit deutlich zu machen, welche Familie sie jetzt meint. Wer ist da eigentlich Mutter, wer Kind? Und wer kommt nicht alleine klar? Dieses Chaos, diese Diffusität der verbalen Äußerungen ziehen sich durch große Teile des Interviews, außer in den Passagen, in denen Eikes Erwerbstätigkeit thematisch ist.

Ohne diese Textstelle hier in Gänze auslegen zu können, kann sie als Beleg dafür herangezogen werden, dass Eike sich nicht an die traumatisierenden Ereignisse, die mit ihrem Vater und der familialen Gesamtsituation verknüpft sind, erinnern kann. Dass sie zwar eine diffuse Ahnung davon besitzt, diese aber mit der Mutter verknüpft, da der Vater nicht angegriffen werden darf, und ferner, dass Eike innerhalb ihrer Herkunftsfamilie parentifiziert wurde, was ihr nach wie vor die ›Mutterrolle‹, ihrer Mutter aber die ›Tochterrolle‹ zuschreibt.

Eikes Situation mit etwa 12 Jahren könnte zusammengefasst etwa so ausgesehen haben: Sie lebt in Angst vor ihrem Vater, gerade auch weil durch seine ambivalenten Anforderungen und sein cholerisches Wesen für sie nie voraussehbar ist, wann sie sich zu wappnen hat. Ihre Mutter bietet keinen Schutz, keinen Halt, sondern schließt sie dagegen systematisch aus ihrem Leben aus. Eike wird quasi zur Partnerin des Vaters, damit vervielfältigen sich aber wiederum seine Anforderungen an sie. Auch durch die Schule bietet sich keine Möglichkeit der Erholung von diesen starken Be-

lastungen innerhalb des Elternhauses, da die schulischen Leistungen für die
Beurteilung durch den Vater zentral sind.

Systemstabilisierende Konflikte

Je älter Eike wird, desto häufiger kommt es zu Reibereien mit dem Vater,
da sie den von ihr verlangten Balanceakt zwischen einerseits ›die Welt erobern‹ und andererseits ›das brave Mädchen sein‹ nicht mehr bewältigt.
Der Bruch zwischen Vater und Tochter ist in den ambivalenten Anforderungen des Vaters angelegt. Eine einzelne Situation, in der das Aufkommen solcher Reibereien begründet ist, konnte nicht rekonstruiert werden.
Es scheint so zu sein, dass ›braves Lernen‹, wie es der Vater erwartet und
für das er auch Anerkennung vermittelt, Eike vom Beginn der Pubertät an
nicht mehr ausreicht. Sie will ›die Welt erobern‹, wie es sich einerseits ihr
Vater ebenfalls von ihr wünscht und wie es andererseits Mitte der 1960er
Jahre für Jugendliche nicht ungewöhnlich war. Die Einschränkungen, die
ihr Vater ihr auferlegt, werden dadurch immer bedrückender. Gefragt nach
einer speziellen Situation, die den Konflikt mit dem Vater illustrieren soll,
erzählt sie:

»… /ein Leben das nur aus solchen Situationen bestand ((lachend)), also das ist
dann sehr schwer eine Situation da rauszureißen weil, es für mich der Normalzustand war (2) und ähm (2) ja also die (elende) Pubertät war eine Krisen- kritische
Situation also immer der Samstagabend äh ich hatte ja dann, ich mein so ab 16
oder was ´nen Freund, der auch äh für meine Eltern okay war (2) ja und da bin ich
ja also da also Samstagsabends damals jedenfalls, ausgehen nicht und ähm, also
jedes Mal äh war die kritische Situation, obwohl das alles ja bekannt war also mein
Vater zu fragen kann ich heute Abend mit meinem Freund weggehen / also das ist
eigentlich immer das selbe Ritual ((lachend)), also (von der Erinnerung) sitzt mein
Vater am, Esszimmertisch und äh ich traue mich kaum zu fragen also bin stundenlang damit beschäftigt wie und wann ich ihn nun anspreche weil ich ja weiß er
wird darauf gereizt reagieren und das irgendwann erlauben und irgendwelche,
verhältnismäßig absurden Einschränkungen wann ich wieder da sein soll ähm, da
von sich geben also auf jeden Fall wird er unangenehm reagieren (6)«(27/29–
28/10).

Verdeutlicht wird hier die große Angst, die Eike offensichtlich vor ihrem
Vater hatte. Egal, ob durch physische Gewalttätigkeit, durch cholerische
Ausbrüche oder einfach durch den Entzug von Aufmerksamkeit und Anerkennung, er hat offenbar Mittel und Wege, Eike einzuschüchtern und zu
begrenzen. Offenbar schafft Kurt es aber, seine Einschränkungen für Eike

so an ihr Alter und ihre Situation anzupassen, dass es (noch) zu keiner das Familiensystem bedrohenden Auseinandersetzung mit ihr kommt. Ganz im Gegenteil, sie nimmt die Einschränkungen für sich vorweg, erspart sich und ihrem Vater die Konfrontation.

Für Eikes Vater stellt sich in dieser Zeit vermutlich die Frage, wie es ihm weiterhin gelingen kann, Eike an sich zu binden, da sie ihm als Partnerin (nicht nur) in Bezug auf gemeinsame Bildungsinteressen dient und damit innerhalb des Familienverbandes seine Bezugsperson darstellt. Er hat ein klares Bild davon, was aus Eike beruflich einmal werden soll, jeder unbekannte Einfluss, der auf sie wirkt, stellt eine potenzielle Gefahr für die Verwirklichung seiner Pläne dar. Damit untrennbar verknüpft ist wahrscheinlich die Eifersucht auf andere Männer, da diese eine Bedrohung für seinen Platz in Eikes Leben darstellen.

Für Eike sind die Streitereien mit ihrem Vater jedoch keine Befreiung aus seinem System. Eike lebt das vom Vater erlernte ›man kann alles, was man will‹ und befindet sich damit trotz aller Auseinandersetzungen stets innerhalb der vom Vater vermittelten Ansprüche. Zwar handelt sie häufig anders als der Vater vorschreibt, andererseits ist es ja genau auch diese Durchsetzungskraft und dieses nach ›Außen gerichtet‹ sein, was er sich ebenfalls wünscht. Die andere Variante, das ›brave Mädchen‹, kommt für Eike nicht in Frage, da dies geradewegs in die Bedeutungslosigkeit oder gar die Krankheit führt; für beides steht beispielhaft ihre Mutter. Eike ersetzt somit nur die Erfüllung der einen Anforderung durch die Erfüllung einer anderen. Eine wirkliche Abnabelung kann nicht geschehen.

Wie bereits angedeutet, setzt sich Eike häufig über die Anordnungen des Vaters hinweg, aus diesem Grund kommt es auch zu tätlichen Auseinandersetzungen zwischen den beiden:

»… also also gut natürlich hat mein Vater, mich geschlagen das war ja damals auch nich so unüblich noch bei Kindern, nur ich weiß je älter ich war dann habe ich / zurückgeschlagen ich weiß nicht wie das ging ((kieksend)) …«(45/19–21).

Fast wirkt es erzwungen, dass sie zugibt, ihr Vater hätte sie geschlagen. Und wenig überraschend lässt sie sofort eine Relativierung folgen. Sie muss relativieren, weil nur dies ein Aufrechterhalten ihrer Konstruktion vom guten, wenn auch schwierigen Vater ermöglicht. Einer Konstruktion, die sie schützt und auf der – so scheint es zumindest – ihre biographische Gesamtsicht aufgebaut ist. Ihr Vater war eben nicht besonders schlimm, sondern nur wie alle anderen. Eine Erinnerung, die mit eigener Aktivität und nicht mit Hilflosigkeit verknüpft ist, ist ihr zugänglich.

Eike bewegt sich somit auch in ihrer Pubertät innerhalb der vom Vater gesetzten Grenzen, auch wenn sie oberflächlich rebelliert. Innerhalb der Familie hat sich ein System etabliert, aus dem Eike nicht ausbrechen kann. Einerseits die Mutter, die mit ihrer Krankheit und ihrem Phlegma keine alternative Orientierung für Eike bietet. Andererseits der Vater, der Eike mit seinen ambivalenten Anforderungen und dem offenbar durch ihn ausgebildeten und von Eike internalisierten System von Lob und Strafe die Möglichkeit bietet, zu rebellieren und sich oberflächlich von ihm zu distanzieren, ohne sich grundsätzlich von seinem Wertekanon frei zu machen.

Für Eike bildet sich somit ein sehr stabiles System heraus, in dem sie sich den väterlichen Anforderungen nicht mehr hilflos ausgeliefert fühlen muss, diese aber nach wie vor in den relevanten Teilen erfüllt. Die Herausbildung eines solchen Systems ist als Folge anhaltender traumatisierender Erfahrungen in der Kindheit erklärbar, und es kann nur solange funktionieren, wie die Erinnerungen an diese Erfahrungen für Eike nicht zugänglich sind.

Eike macht Ende der 1960er Jahre Abitur. Zu diesem Zeitpunkt ist sie 18 oder 19 Jahre alt. Leider liegen über die Schulzeit keine weiteren Daten vor. Dies spricht dafür, dass Eike ihre Schullaufbahn ohne ungewöhnliche Störungen oder Unterbrechungen abgeleistet hat, obwohl sie in der Zeit vor dem Abitur in immer häufigere Streitereien mit ihrem Vater verwickelt war. So erzählt sie beispielsweise von einer Situation:

»... ja natürlich bin ich erwischt worden klar also dieses berühmte Beispiel also dann nachts um 1 also meine Mutter hatte ich weiß nicht mehr aus welchem Grunde ins Zimmer geguckt und um 12 festgestellt ich war nicht da (2) ja und da hatt- sie da saß dann ihrerseits äh also völlig verängstigt äh also in der Wohnung, was nun, ich war nicht da sie wusste nicht wo, wenn mein Vater das merkt ja =und irgendwann ich weiß nicht ob der zur Toilette muss=keine Ahnung also irgendwann hat ers gemerkt und sie hats ihm dann gesagt, und ich äh kletterte also wieder zum Fenster rein und mein Vater stand da wie / ja wie mit was soll man das vergleichen ne also war vollständig außer sich das werde ich nie vergessen ((amüsiert)) weil das erzeugt natürlich nen Adrenalinschock und damit ein Bewusstsein das vergisst man nicht / ja also irgendwie wird mir das bewusst jetzt wo ich es Ihnen erzähle ((lachend)) mein Vater war völlig außer sich und das war nachts um 1 und schrie rum / bei welchem Mann warst du ((ahmt Situation nach)) also es war ihm, nicht vorstellbar, also ich äh von seiner Sozialisation her also dass man bei irgendeinem Mann im Bett war, etwas anderes konnte er sich nicht einfach nicht vorstellen ...« (37/22–38/4).

Neben der Illustration der Streitereien lassen sich noch weitere Abläufe innerhalb der Familie an dieser Szene ablesen. Einerseits zeigt sich hier, dass auch die Mutter offensichtlich hilflos den väterlichen Übergriffen gegenüberstand und sich ebenfalls nicht, wie von Eike behauptet, vollständig aus dem Familienleben zurückzog. Scheinbar wollte sie Eike vor ihrem Mann schützen. Diese Hilflosigkeit spricht für die Hypothese, dass auch Eva den cholerischen Ausbrüchen ihres Ehemannes ausgeliefert war und in ihrer Krankheit einen Schutz davor suchte. Die Erzählung wird als »*berühmtes Beispiel*« eingeführt, das deutet darauf hin, dass Eike es schon häufiger benutzt hat. Eine Szene, die einerseits die Ausbrüche des Vaters beschreibt, andererseits Eikes Aktivität hervorhebt und die zumindest in Eikes Ausführungen konsequenzlos bleibt. Sie benötigt ein solches Beispiel offenbar, um vor sich und anderen die Situation innerhalb ihrer Familie in bestimmter Art und Weise darzustellen und sich vor Nachfragen und eigenem Erinnern zu schützen. Eikes Reaktion auf die Nachfrage, wie die Situation weiterging, zeigt, dass sie sich offensichtlich trotz des von ihr erwähnten »*Adrenalinschocks*« nicht erinnern kann, was den Anekdotencharakter der Geschichte bestätigt:

»... (ich weiß es nicht mehr wie sich das aufgelöst hat) es war ja nachts ...« (4) (44/9).

Diese Textstelle ist erst sechs Seiten später im Transkript zu finden. In der Zwischenzeit entschuldigt sie ihren Vater für sein cholerisches Wesen und seine Ausbrüche mit dessen katholischer Sozialisation, was so beginnt:

»... die haben da die Moral ist da noch genauso in Oberschlesien, wie bei meinem Vater und jetzt weiß ich wo das herkommt und außerdem sind noch inne christliche Schule gegangen, also es ist alles jetzt nachvollziehbar damals leider eben nicht ...« (38/10–13).

Nochmals werden die charakterisierenden Faktoren des Systems deutlich: Gewalt, Angst, Hilflosigkeit, Abhängigkeit, Vergessen, Selbstanklage und Entschuldigung des Vaters.

Wie oben schon angedeutet, wirkt sich dies trotzdem nicht auf ihre schulischen Leistungen bzw. auf das Ablegen der Abiturprüfungen aus, die sie ihren Angaben zufolge als Schulbeste ablegt. Damit entspricht sie vollständig den Wünschen und Anforderungen ihres Vaters in Bezug auf Bildung und Leistung, sichert sich die gewünschte Anerkennung von seiner Seite und stärkt in dieser Beziehung nochmals die Bindung an ihn. Ihre ›Freizeit-Rebellion‹ verbleibt damit im für den Vater akzeptablen Rahmen.

Aber auch über den familialen Rahmen hinaus kann sie Anerkennung erlangen. Dass man zeigen kann und soll, was man hat oder was man zu leisten in der Lage ist, hat sie ebenfalls familial gelernt. Ansehen kann man nur dadurch erlangen. Die Funktion, die Position einer Person ist dafür entscheidender als das bloße Mensch-Sein. Damit einher geht die Tatsache, dass auch die Dinge, die sie tut, für sie nur von Wert sind, wenn sie dafür Anerkennung erlangt. Nicht die Inhalte allein erbringen für sie ausreichend Befriedigung.

›weg‹ als Weg

Direkt nach dem Abitur zieht Eike aus dem Elternhaus aus. Hier weicht sie offenbar erstmals nachhaltig von der elterlichen bzw. väterlichen Planung ihres Lebensweges ab. Zwar war es Ende der 1960er Jahre nicht mehr ungewöhnlich, nach dem Abitur bzw. zum Studium aus dem Elternhaus auszuziehen. Trotzdem erscheint eine Erklärung dieses Schrittes als grundlos, nur angepasst an das, was in dieser Zeit alle anderen in ihrem Alter taten, für Eike zu kurz gegriffen, zumal in der Folge sichtbar wird, dass sie bei weiteren richtungsweisenden Entscheidungen keineswegs ›modisch‹ beeinflusst erscheint, sondern sich im Gegenteil eher konservativ verhält. Sie berichtet über den Auszug:

»... und mein Va- meine Eltern wussten garnicht was passiert also haben fassungslos vor diesem Auszug da gestanden un- da mein Vater ja also ähm extra also er konnte ja das irgendwann auswählen sich als [Beruf; N.W.], inner Stadt niedergelassen hatte und ich da studieren sollte hieß es dann natürlich auch ähm konsequent also ich hab hier n Haus gebaut und n Zimmer für dich und du sollst hier studieren und jetzt ziehst du aus ...«(18/29–33).

Auffällig ist hier die scheinbare Gleichsetzung von »*Eltern*« und »*Vater*«, vergleicht man diese Textstelle mit vielen anderen, so ist es Eike hier offenbar wichtig, das Elternpaar als betroffen zu nennen. So als wolle sie nachweisen, dass sich ihr Auszug keineswegs gegen den Vater allein richtet, sondern in gleicher Weise gegen ihre Mutter, was erneut als Relativierung der väterlichen Handlungsweisen und Entschuldigung seiner zu werten ist. Zu diesem Zeitpunkt ist Eike noch nicht volljährig, da sie das 21. Lebensjahr noch nicht vollendet hatte. Weicht sie jetzt wirklich vom durch den Vater vorgezeichneten Weg ab? Wo liegen die individuellen Gründe für diesen frühen Auszug? Vordergründig erscheint der Auszug als Flucht vor den für Eike immer schwerer zu ertragenden Auseinandersetzungen mit dem Vater und der ›leidenden Mutter‹. Ein Gegengewicht zu diesen Auseinandersetzungen ist mit Abschluss der Schule nicht mehr gegeben. Sie hat schulisch die finale Leistung erbracht. Damit hat sie die Verpflichtung dem Vater gegenüber zumindest teilweise eingelöst. Betrachtet man die scheinbare Abwendung vom Elternhaus jedoch tiefergehend, so kann davon ausgegangen werden, dass Eike sich auch mit diesem radikalen Schritt – genau wie in den beschriebenen Auseinandersetzungen zuvor – sehr wohl noch innerhalb des väterlichen Anspruchssystems bewegt, das sie internalisiert hat. Sie ›geht in die Welt hinaus‹ und folgt damit der väterlichen Maxime. In gewisser Weise reproduziert sie sogar den väterlichen Werdegang. Auch er wandte sich ohne Rücksicht auf Bindungen von seiner Familie ab, um im Westen ein ›neues Leben‹ zu beginnen.

Eike unternimmt diesen Schritt zu einem Zeitpunkt, der in Bezug auf ihre berufliche Ausbildung ideal erscheint – in der Pause zwischen Schule und Studium. Sie gefährdet damit ihr berufliches Fortkommen nicht. Störungen in ihrer Ausbildung sind somit nicht gegeben. Fast erscheint dies wie eine Reminiszenz an den ›Ferien-Krankenhausaufenthalt‹ auf Norderney. Für die oben aufgestellte Hypothese, dass sie sich zwar aus der konkreten Situation im Elternhaus, nicht aber vom väterlichen Anforderungssystem gelöst hat, spricht ebenfalls, dass sie zum frühestmöglichen Zeitpunkt nach Abschluss der schulischen Ausbildung ein Medizinstudium in ihrer Heimatstadt aufnimmt. Zwar entfernt sie sich von ihren Eltern, aber nicht zu weit. Zwar wird sie nicht Lehrerin – wie vom Vater gewünscht – aber sie beginnt ein angesehenes Studium, das zu einer angesehenen Profession führt. Damit sichert sie sich Anerkennung, sowohl von Seiten der Eltern als auch außerhalb der Familie.

Sie weicht eben nicht vom Weg ab, sondern verändert nur ihre aktuelle Lebenssituation. Permanentes Handeln dient ihr als Schutz gegen die erlebte und erlittene Hilflosigkeit dem Vater gegenüber. Sie gönnt sich keine Pause, um zu entscheiden, was sie eigentlich will. Die darf sie sich auch nicht gönnen, da das Funktionieren ihres schützenden Systems nur dann gegeben ist, wenn sie nicht hinterfragt, sich nicht erinnert. Nur ›Tun‹ kann in ihrer Vorstellung Leistung bedeuten, Innehalten, ›Stehenbleiben‹ ist zweifelhaft, krank.

Beleg hierfür scheint die aus Eikes Äußerungen heraus kaum fundiert zu nennende Entscheidung für ein Medizinstudium:

»… [ja da war ich; N.W.] irgendwas um 18 vor der Frage was ich denn nun studiere ((tiefes Einatmen)) (3) ähm (1) /weil das war ja gar keine Frage dass ich studieren sollte ((amüsiert)) ich hatte nur die /Qual der Wahl und ((amüsiert)) dann habe ich mich für Medizin statt Jura entschieden ((Zunge schnalzen)) nach einem Minipraktikum in der Kinderklinik ((Zunge schnalzen)) wei:l mir Jura zu äh trocken im Sinne nur halt ähm also das ist jetzt natürlich klischeehaft aber Sitzen und äh und ähm Lesen und so weiter und ähm Medizin das schien mir eine Kombination aus ähm praktischer Tätigkeit im Umgang mit Menschen und halt also vielseitiger (3) also Jura ...« (2/2–10).

Sie trifft also eine schnelle Entscheidung für ein Medizinstudium, ohne sich mit den weiteren Vor- und Nachteilen anderer Fächer auseinanderzusetzen. Jura kommt für sie noch in Frage, aber vermutlich entspringt dies aus dem Wunsch, einen angesehenen Beruf zu wählen, was den gewünschten und vom Vater geforderten sozialen Aufstieg sichtbar macht. Wenn sie schon nicht, wie vom Vater explizit gefordert, Lehrerin werden will, so muss sie ihm eine Alternative bieten, die seinen Ansprüchen in dieser Hinsicht genügt. Ansprüche, die zu diesem Zeitpunkt sicherlich auch bereits die ihren sind.

Ferner interessant erscheint, dass sie explizit auch die Vielseitigkeit der Tätigkeit, also ihrer Handlungsmöglichkeiten, im obigen Zitat anführt. »*Sitzen und Lesen*« und damit vordergründig nicht zu handeln erscheint ihr weniger attraktiv, obwohl das eigentlich ihrem dargestellten Ideal von Bildung und Wissen viel näher kommt als eine stärker praktisch ausgelegte Tätigkeit wie die einer Ärztin.[101]

Die angeführten Gründe für ihr Medizinstudium erklären somit sowohl die Schnelligkeit ihrer Wahl als auch die Tatsache, dass sie eher eine praktische Tätigkeit anstrebt. Sie erklären jedoch nicht die spezifische Auswahl des Faches Medizin. Warum wählt sie Medizin,[102] obwohl sie

---

101 Ein Vergleich zum Fall Dr. Sperber drängt sich hier auf, weil beide auf die ›praktischen‹ Anteile des Berufes Bezug nehmen. Für die Herkunftsfamilie von Andrea Sperber erscheint die Wahl des Medizinstudiums als Bildungsabstieg und Statusverlust, für Eike Fink hingegen ist sie Bildungsaufstieg und Statusgewinn. Ohne dies hier scharf analysieren zu wollen, stellt die eine Sichtweise die des Bildungsbürgertums dar, für die Statusreproduktion so selbstverständlich ist, dass sie erst dann zum Thema wird, wenn sie in Frage steht (vgl. Preißer 1997). Die Perspektive Fink hingegen ist die Sichtweise des sozialen (und damit häufig Bildungs-)Aufsteigers. Der Druck, der hier auf die nachfolgenden Generationen ausgeübt wird, belastet diese häufig stark, gerade auch dann, wenn man die einzige Vertreterin einer Generation in einer Familie ist.

102 Die Frage der Gründe für die Berufswahl Ärztin/Arzt wird auch im anschließenden Ergebniskapitel (Kap. 5) nochmals, jedoch auf einer allgemeineren, vom konkreten Einzelfall abstrahierenden Ebene behandelt.

doch vordergründig ihre Mutter mit ihrer Krankheit ablehnt, ihr gegenüber eine erstaunliche Empathielosigkeit an den Tag legt? Offenbar erfüllt das Fach Medizin in geradezu idealer Weise verschiedene Anforderungen für Eike. Wie oben bereits ausführlich dargestellt, erlebt Eike ihre Eltern als gegensätzliche Pole. Der Vater ist der energiegeladene, gebildete und vor allem machtvolle Mann, dessen Pol sie sich aus ihrer kindlichen Situation heraus anschließen muss. Die Mutter hingegen erlebt Eike hilflos und ungebildet, kraft- und machtlos, was in entscheidendem Maße mit deren Krankheit verknüpft ist, von ihr grenzt sie sich ab. Eike erlebt somit Krankheit schon sehr früh sowohl als Einschränkung der Handlungsmöglichkeiten einer Person und somit als Verfestigung von Hilflosigkeit, aber demgegenüber auch als Schutz und Möglichkeit zur Schaffung eines zumindest eingeschränkten Handlungsrahmens. Ihre Mutter zieht sich einerseits in eine klar begrenzte Position innerhalb der Familie zurück, andererseits erreicht sie aber überhaupt erstmals eine eigenständige Position dem Vater gegenüber. Somit zeichnet sich für Eike ein ambivalentes Bild von Krankheit. In den Bereich Krankheit reicht auch die Macht des Vaters nicht hinein, ihr gegenüber ist auch er hilflos.

»… Da ist man total hilf- also was ein- bleibt und was eben auch heute noch also völlig hilflos vor …« (34/5–7).

Genauso ambivalent sind vermutlich auch ihre Gründe für die Wahl dieses Faches. Sie schafft sich einen vom Vater unabhängigen Einflussbereich. Sie erfüllt seine Anforderungen an Wissen und Bildung, kann sich aber zumindest inhaltlich aus seinem Machtbereich hinaus entwickeln und wird somit in gewisser Weise sogar mächtiger als ihr Vater.

»… als ich älter war und Medizin studiert hat da hat mein Vater gesagt geh du doch mal zu dem äh Chefarzt zum Beispiel von [Name eines Krankenhauses; N.W.] und lass dir die Befunde erklären ne das verstehst du besser …« (33/6–9).

Andererseits kann davon ausgegangen werden, dass Krankheit sie genau aus diesem Grund auch beängstigt. Das väterliche Vorbild von Energie und Tatkraft scheint in Bezug auf Krankheit ›am Ende seines Lateins‹ zu sein. Eike wird bewusst, dass man eben nicht alles kann, was man will, wenn der Körper nicht mitspielt. Krankheit bedeutet dann Hilflosigkeit. Indem sie innerhalb des Medizinstudiums Wissen über Körperlichkeit und Krankheiten erwirbt, versucht sie vermutlich auch, diese Angst zu verringern. Körperlichkeit kommt am ›mächtigen Pol‹ des Vaters nicht vor, durch das Medizinstudium versucht sie, Leiblichkeit zu integrieren, beherrschbar zu machen, sich vor Hilflosigkeit zu schützen.

Darüber hinaus kann es ihr so auch gelingen, eine Verbindung zur Mutter zu etablieren. Sich der Mutter professionell anzunähern, ohne sich damit explizit vom Vater abwenden und sich im Familiensystem neu verorten zu müssen. Vielleicht gelingt es ihr zudem, ein diffus vorhandenes schlechtes Gewissen der Mutter gegenüber zu bekämpfen.

Eikes Berufswahl erfolgt somit keineswegs zufällig, sondern erwächst aus ihrer biographischen Situation, die nur vor ihrem familialen Hintergrund verständlich werden kann. Die Medizin bildet quasi eine Brücke zwischen gegensätzlichen Polen, die sie ihren Eltern zuschreibt und in deren Spannungsfeld Eike aufgewachsen ist: Macht und Ohnmacht, Handlungsfähigkeit und Hilflosigkeit, Wissen und Nicht-Wissen.

Eike spielt mit dem Gedanken, Kinderärztin zu werden. Hier wird ein weiterer möglicher Grund für Eikes Berufswahl deutlich. Sie strebt eine Profession an, die grundlegend durch eine Machtdifferenz zwischen den Experten und den durch sie Betreuten gekennzeichnet ist. Sie als Ärztin ist in Bezug auf ihre Patientinnen und Patienten stets die Mächtigere, da diese der Hilfe bedürfen, in der Regel weniger Fachwissen besitzen und auch institutionell häufig von ihr abhängig sind. Sie begibt sich also in eine berufliche Position, die innerhalb der Interaktionen voraussichtlich stets zu ihren Gunsten ›ungleich‹ ist. Wenn man mit Kindern arbeitet, potenziert sich diese Ungleichheit nochmals.

»… und Ziel war Kinderärztin das hab ich mir ganz schnell abgeschminkt weil ich merkte dass ich sicher mit den Kindern ((amüsiert)) vielleicht wenig Probleme haben würde aber mit den Eltern …«(2/14–16).

Mit den Eltern taucht sozusagen eine Kontrollinstanz auf. Sie sind nicht selber Patientinnen und Patienten, sie werden sich informieren und sicherlich nicht alles, was die Ärztin sagt, widerspruchslos hinnehmen. Die mangelnde Ausgeglichenheit innerhalb der professionellen Beziehungen könnte sich somit annähernd nivellieren. Eike nimmt Abstand vom Berufswunsch Kinderärztin.

Sie interessiert sich während ihres Studiums stark für Psychologie und Psychosomatik, so besucht sie einige psychologische Seminare und stellt dieses Interesse in Verbindung zur Erkrankung ihrer Mutter.

»… (5) j:a hab ich so vor mich hin studiert war immer bei den Psychologen meine Freundin war studierte Psychologie und ich äh habe familiär bedingt mich schon (2) ((druckst rum)) also meine Mutter war chronisch krank mit sehr frühzeitig als das noch in keinem Lehrplan stand (2) und es aber offiziell an der Uni ((amüsiert)) noch gar nicht gab mit Psychosomatik beschäftigt ...« (2/21–26).

Die Empathieverweigerung ihrer Mutter gegenüber steht in starkem Kontrast zu ihrem Verständnis von der mütterlichen Erkrankung als psychosomatisch. Mit dem Wissenserwerb über psychologische Themen kann sie sich einerseits ihren guten Willen zeigen, Verständnis für ihre Mutter zu erlangen, andererseits schützt sie sich vor dem Blick in die eigenen Erinnerungen und Erfahrungen. ›Kognitives Wissen über‹ wird von Eike mit ›Verstehen von‹ gleichgesetzt.

Eike beginnt kurz vor Aufnahme ihres Studiums eine Psychotherapie. Die verschiedenen psychotherapeutischen Interventionen, denen sich Eike im Laufe ihres weiteren Lebens unterziehen wird, führen jedoch nicht dazu, die grundlegende Problematik der Traumatisierung im Elternhaus aufzuarbeiten und damit deren Auswirkungen zu minimieren. Eike erzählt:

»... weil man kann eben nicht einen wie einen Jungen du sollst also in die weite Welt und äh da ganz toll was machen und werden und aber äh eig- aber ansonsten sollst den ganzen Tag zuhause sitzen das passt für die Entwicklung, nicht, mh (1) und hat dazu geführt das ich also eben immer wieder schwere psychosomatische, Symptome entwickelt habe und eigentlich seit dem 18. Lebensjahr mit Unterbrechungen mich immer in psychotherapeutischer Behandlung geführt habe weil diesen Konflikt das äh, ((räuspern)) war ja natürlich gefühlsmäßig und (1) nicht zu überwinden ...« (14/6–13).

Die von Eike vorgebrachte Erklärung der Notwendigkeit einer Psychotherapie für sie bzw. die damit einhergehende Erklärung ihrer psychosomatischen Krankheitssymptome kommt leider über eine oberflächliche Betrachtung nicht hinaus. Warum es ihr beispielsweise nicht gelungen ist, sich im Verlauf der Adoleszenz von den Anforderungen des Vaters zu emanzipieren, bleibt offenbar ebenso unbehandelt wie die auffällige Empathielosigkeit der Mutter gegenüber oder die offensichtlich von ihr verspürte Notwendigkeit, ihren Vater stets auch vor sich selber in Schutz zu nehmen. Diese Aufzählung erhebt mitnichten den Anspruch auf Vollständigkeit, dennoch sind dies Punkte, die bereits nach einem längeren Interview aufscheinen. Wenn diese Punkte in mehreren Dekaden Psychotherapie nicht thematisch werden, dann deutet dies darauf hin, dass Eikes Abwehr gegen diese Fragen sehr stark ist. Man kann sich hier fragen, vor welchen Erinnerungen sie sich so vehement schützen muss.

So führt die Psychotherapie ausschließlich zur Aufrechterhaltung oder sogar zum Stützen der Abwehr, denn Eike kann sich in gewisser Weise damit beruhigen, dass sie versucht, ihre psychische Problematik in den Blick zu nehmen, ohne dass dabei etwas wirklich ›Gefährliches‹ zutage treten kann. ›Wissen von‹ und die Suche nach kausalen Zusammenhängen schützen sie so erneut vor ›Verstehen‹.

Ähnliches kann – wie gezeigt wurde – für ihr Interesse an Psychosomatik und Psychologie im akademischen Rahmen behauptet werden. Auch damit verfestigt sich ihre Abwehr, und die Möglichkeit zur Aufarbeitung wird erneut reduziert. Auf die Frage, ob es nicht Überlegungen ihrerseits gegeben hätte, vielleicht zum Studienfach Psychologie zu wechseln, antwortet sie:

»… ja da hatte ich allerdings kein Verhältnis zu und das wär sicher auch nicht gut gegangen …« (21/25–26).

Kognitives Interesse scheint also wohl vorhanden, aber ein »*Verhältnis*« zur Psychologie im Sinne eines persönlichen Interesses muss sie von sich weisen, obwohl sie dieses Verhältnis in einem vorhergehenden Zitat mit der Krankheit ihrer Mutter bereits beschreibt und begründet. Dieses Verhältnis ist aber offenbar zu bedrohlich, es wäre »*nicht gut gegangen*«. Je mehr sie im Interview erzählt, desto mehr Inkonsistenzen weisen ihre Darstellungen auf, damit wird auch die Brüchigkeit ihrer biographischen Konstruktion deutlich. Neben der Abwehr von Erinnerungen muss sie vermutlich auch immer mehr Energie in deren Stützung investieren.

Ein neuer Mann

Eike ist knapp über zwanzig Jahre alt, als sie Anfang der 1970er Jahre heiratet. Zu diesem Zeitpunkt wohnt sie – wie gezeigt – nicht mehr im Elternhaus und studiert bereits seit etwa zwei Jahren Medizin. Die Partner kennen sich seit einem Jahr. Ihr Ehemann ist einige Jahre älter als sie und zu diesem Zeitpunkt Wehrpflichtiger. Dies gibt sie auch als Grund für die Heirat an.

»… ja und äh achso und dann das Entscheidende war dann äh das ähm er zur Bundeswehr musste, und daraufhin haben wir beschlossen zu heiraten, weil es bedeutete er konnte dann in meiner Nähe bleiben, nämlich in [Ortsname; N.W.], sonst wäre er, äh an der [Name eines Flusses; N.W.] stationiert worden und wir wären getrennt gewesen, und damit erreichte ich gleichzeitig, äh also n- äh (neunhundert) Mark von der Bundeswehr für Verheiratete als Sold und damit äh winkte mir die Befreiung von meinem Vater …«(49/3–10).

Mit der »*Befreiung*« vom Vater meint Eike an dieser Stelle anscheinend in erster Linie ihre finanzielle Unabhängigkeit. Der Mann, den sie sich aussucht, erfüllt zunächst alle hierzu notwendigen Anforderungen. Er hat schon vor seiner Wehrdienstzeit ein Bauingenieurstudium an einer, wie sie sagt, »*angesehenen Fachhochschule*« absolviert, seine Karrierechancen stehen gut. Eine »*Befreiung*« im Sinne eines Heraustretens aus dem System ihrer Herkunftsfamilie wird ihr jedoch ohne Beschäftigung mit den Erfahrungen der Vergangenheit nicht gelingen können. Der finanzielle Maßstab, an dem sie die Sinnhaftigkeit der Eheschließung offenbar misst, entstammt beispielsweise dem väterlichen Wertesystem und wird von Eike unhinterfragt reproduziert. Die frühzeitige Eheschließung kann auch als Versuch interpretiert werden, dem Vater als Spender von Anerkennung und Bestätigung eine Alternative entgegenzusetzen. Dies erscheint jedoch als Aufbau eines parallelen Familiensystems, dessen Bestimmungsgründe sehr ähnliche Eckpunkte aufweisen.

Die Heirat wie auch der Auszug aus dem elterlichen Haus und die Berufswahl erscheinen überstürzt und ausschließlich ihrer Reaktion auf den Vater geschuldet. Sie entfernt sich vermeintlich vom Vater, aber jeder Schritt der Entfernung bezeugt ihre Bezogenheit auf das väterliche System; sie entfernt sich mit den Mitteln des Vaters durch Wissenserwerb, durch räumliche Trennung, durch die Suche eines finanziell potenten Ehemannes. Zwar bestätigt sie sich ihre Handlungsmöglichkeiten und bekämpft die Angst vor Hilflosigkeit, eine ursächliche Bekämpfung dieser Angst erscheint auf diesem Wege jedoch kaum möglich.

Ihr Ehemann spielt in Eikes Erzählungen eine ausschließlich funktionale Rolle, er dient ihr zu etwas. Liebe und Zuneigung spielen in ihren Ausführungen insgesamt keine Rolle, weder den Eltern gegenüber noch in Richtung ihrer Gründungsfamilie. Zuneigung ohne Gegenleistung hat sie nicht kennen gelernt; ist sie doch stets die ›Bezahlung‹ für gute Leistungen in Schule und Beruf.

»… also nein ich hatte dann ne zwei Zimmer inner Schillerstraße und mein Mann war ja in Kiel stationiert und natürlich war er am Wochenende weitestgehend da, aber, also eigentlich wars immer, also ne Wochenendbeziehung auch danach war er in Hanau, also wir haben, drei Jahre eine Wochenendbeziehung geführt (4) (denn) wie gesagt also für mich äh, ähm ja da ich ja nur aus diesen Sachgründen geheiratet habe (2) ähm (2) also beziehungsweise um mich von meinem Elternhaus zu befreien (5) ((Auspusten)) …« (49/26–49/33).

Nochmals betont sie in diesem Zitat die »*Sachgründe*«, aus denen heraus sie geheiratet hätte. Auch die vermeintliche »*Befreiung*« von den Eltern kann darunter subsumiert werden, die Eheschließung und damit ihr Ehemann erfüllen eine Funktion für Eike. In einer relativ langen Erzählung, in der sie ausführt, wie sie ihren Mann kennen gelernt hat, spricht sie nicht einmal davon, dass sie sich verliebt hätte oder warum er ihr so gefallen hat oder wie schön dieses Erlebnis war:

»… also wir (beide) sind jedenfalls da der Bahn hingefahren und das mu- muss irgendwie sehr ei- einschlagend für seine Bewertung gewesen sein, …«(48/29–31).

Stattdessen spricht sie von einer »*Bewertung*«, der sie unterzogen worden sei. Wie oben bereits beschrieben, bekommt sie Zuneigung aufgrund einer positiven Bewertung als eine Art ›Bezahlung‹. Es scheint, als müsse sie sich geradezu davor verwahren, aus Emotionalität heraus gehandelt zu haben. Emotionen machen angreifbar, Emotionen hinterlassen uns manchmal hilflos, überlagern unser Wissen um ›vernünftige‹ Lösungen, davor sucht sie sich zu schützen, indem sie ihren Gefühlen zumindest in ihrer Sprache keinen Platz einräumt.

Eike ist nun verheiratet, am alltäglichen Leben ändert sich für sie zunächst nichts. Sie wohnt weiterhin allein, führt ihr Studium fort und beginnt eine Promotion. Dieser erste Promotionsversuch misslingt 1974. Dies begründet sie mit ihrer geringen mathematischen Begabung, die schon ihrem Vater gefehlt habe. Hier liegt vermutlich auch der Grund dafür, warum sie dieses Misslingen im schulischen oder später akademischen Bereich nicht stärker belastete. Einerseits kann sie es argumentativ erklären, andererseits tangiert es die Erfüllung der väterlichen Anforderungen nur peripher. Was er nicht weiß oder kann, erscheint Eike unwichtig.

Ein Jahr später besteht sie ihr Medizinexamen und beginnt die Medizinalassistentinnenzeit in einem Krankenhaus in einer Kleinstadt in der Nähe ihrer Heimatstadt. Diese Stelle erhält sie über einen Bekannten ihres Vaters. Kurt scheint also auch faktisch weiterhin Eikes Leben zu beeinflussen. Die ersten Jahre im Beruf »übersteht« sie, wie sie berichtet. Sie stellt die Gründe für diese Schwierigkeiten akademisch dar:

»… bin ich dann zur damals noch Medizinalassistentenzeit 1975 nach [Name der Stadt A; N.W.] gegangen (3) [Stadt A; N.W.] ja pff ich weiß auch nicht‹, ach so das war über `nen Bekannten meines Vaters (5) ja dadurch kam das zustande dass ich ähm (unverständlich 1–2 Worte) nachgefragt hatte im Krankenhaus (1) in der Inneren (1) ja ich habe mich da schwer getan in [Stadt A; N.W.] (1) ich mit meinen ((räuspert sich)) psychologisch-psychosomatischen Interessen kam in der organisch orientierten Medizinwelt eigentlich wenn mans ganz genau nimmt gar nicht zurecht (4) äh und habe das mit Ach und Krach und äh wie soll ich sagen rückblickend viel Geduld (3) ((druckst rum)) der Assistenzärzte die mich da ausbilden sollten (4) die ich noch heute kenne und die hier zum Teil niedergelassen sind ((spricht jetzt schneller)) also überstanden, ...« (3/13–24).

Die Probleme erwuchsen ihrer Ansicht nach aus der mangelnden Vereinbarkeit ihrer psychosomatischen Interessen mit der Schulmedizin. Wie oben aber bereits ausführlich beschrieben, beschränkt sich auch ihr Interesse für psychische Zusammenhänge auf das Erwerben von kognitiven Wissensbeständen darüber. Damit deutet sich an, dass sie die Psychosomatik als ein zum Beispiel der Chirurgie vergleichbares Werkzeug betrachtet, welches bei Vorliegen einer bestimmten Diagnose einzusetzen ist. Selbst wenn man dem zustimmt, erscheint es aber zumindest zum Erhalt dieser Diagnose notwendig, dass die Ärztin sich über die Erfassung der rein organisch bedingten Symptomatik auch mit der psychischen Befindlichkeit der Patientinnen und Patienten auseinandersetzt. Dies muss Eike aus genannten Gründen schwerfallen, denn diese Beschäftigung birgt stets die Gefahr zu erkennen, dass sie an bestimmten Punkten macht- und hilflos ist. Dass ihr Wissen nicht ausreicht, um sofort handeln zu können. Gerade Nicht-Wissen beängstigt Eike. Ärztinnen und Ärzte sind aber täglich damit konfrontiert, nicht zu wissen oder zumindest nicht genau zu wissen. Jeder neue Patient birgt das Risiko des Nicht-Wissens, der Macht- und Hilflosigkeit. Vor diesem Hintergrund kann es nicht verwundern, dass der Beginn ihres Berufslebens für Eike nicht einfach war. Sie erzählt:

»... (7) also die extremste Situation war sicher allein im Nachtdienst (2) ((Auspusten)) wo ich ähm ja ich glaube es war noch relativ früh so gegen zehn bis zwölf- äh elf Uhr abends, irgendwas eine Patientin mit diffusen Schmerzen und ich habe vor dieser Patientin gestanden und (1) habe mir gedacht ja ich weiß auch nicht was mit dir los is das interessiert mich auch nich, als zuständige Ärztin, das weiß ich, das ich also zu diesem, also was äh zu diesem, also die- also also die (wie nennt man das) Transformation vom Äußeren ins Innere, damals gabs ja noch keinen Ultraschall und sowas also nicht vornehmen konnte, das war mir-s- das war mir also ich hab nich gesagt das is mir schnurzpiepe weil ich die Person ablehnte, oder ihr nicht helfen wollte oder so sondern ich hatte, also ich, also dieses Äußere zum Inneren war mir, ich wußte nicht wo ich das nachvollziehen sollte ...« (55/7–18).

Eike stellt fest, dass sie nicht weiß, was die Patientin hat. Sie beklagt sich über das Fehlen heute gebräuchlicher schulmedizinischer Diagnoseverfahren, um diese Unsicherheit zu beenden. Sie beschreibt ihre fast aggressive Ablehnung der Patientin – diese zeigt sicherlich nicht zufällig die

Symptomatik der Mutter – und ihre aktive Empathieverweigerung. Darüber hinaus zeigt sie eine für sie damals unüberbrückbare Distanz zwischen ›außen‹ und ›Innen‹ auf, weil kein bildgebendes Verfahren zur Sichtbarmachung des ›Innen‹ existierte, was einerseits impliziert, dass alles, was ›innen‹ ist, potenziell sichtbar zu machen ist und andererseits, dass nur ›harte Fakten‹ diese »*Transformation*« leisten können. Wieder scheint das ›Wissen von‹ und nicht das ›Verstehen‹ für sie erstrebenswert. Sie ringt um Worte bei dieser Erzählung, eine klare Argumentation kann sie nicht formulieren, als ob sie ahnt, dass da etwas ist, was ›Verstehen‹ erfordert, das sie in Bezug auf ihre Patientin nicht zulassen kann oder will. Jedoch auch was die eigene Person betrifft, kann sie nicht über die Betrachtung des ›äußeren‹ Sichtbaren, also der von ihr als bedrohlich und unschön empfundenen Situation im Elternhaus zum ›inneren‹ Unsichtbaren, der erlittenen Traumatisierung vordringen. Zum Schutz dieser Grenze muss sie sich mit Vehemenz gegen ein ›Verstehen‹ der oben beschriebenen Patientin zur Wehr setzen:

»… aber das ich also irgendwann habe ich festgestellt ich habe vor jedem Patienten Angst weil ich nicht weiß was auf mich zukommt, …« (83/14–16).

Diese Bemerkung bezieht sich auf den Gegenwartszustand. Die oben beschriebene potenzielle Grenzverletzung erscheint für Eike also nach wie vor bedrohlich. Vorteilhaft ist jedoch in diesem Zusammenhang die Weiterentwicklung von technischen Diagnoseverfahren, die vermeintlich harte Fakten über das ›Innen‹ liefern, damit ein ›Wissen von‹ erleichtern und eine diffuse Ahnung der Notwendigkeit von ›Verstehen‹ leichter in den Hintergrund rücken lassen.

Selber Mutter werden

Mitte der 1970er Jahre kommt Eikes Tochter zur Welt. Eike arbeitet trotzdem auch über ihre Medizinalassistentinnenzeit weiter im selben Krankenhaus.

»..irgendwann hätt er [der Ehemann; N.W.] das thematisiert und ich hätte, gesagt das ich eigentlich keine Kinder haben wollte aber ich kann mich an solche Gespräche überhaupt nicht erinnern (2) also das war für mich kein relevanter Punkt, die Frage der Ausbildung der Berufstätigkeit äh stand, für mich also zu keinem, Zeitpunkt in Zweifel …« (50/11–15).

Nur ihr Mann kann sich noch daran erinnern, dass sie über die Frage, ob sie gemeinsam Kinder haben wollten, gesprochen haben. Vielleicht war das für sie auch keine Frage, Kinder gehören eben zum Frauenleben und in eine Familie. Die Geburt eines Kindes und dessen Betreuung erscheint in ihrer Darstellung als neue, zusätzliche Aufgabe:

»… das musste sozusagen nur bewältigt, die neue Situation und untermauert werden, man war da nich drauf vorbereitet äh …« (50/33–51/2).

Freude über die Schwangerschaft und die Geburt des Kindes ist in ihren Erzählungen jedoch nicht zu spüren, das Kind ist zu »*bewältigen*«. Was jedoch »*untermauert*« werden musste, verbleibt unklar, obwohl die Annahme nahe liegt, dass hier die Abgrenzung vom Elternhaus durch die Vervollständigung der eigenen Gründungsfamilie gemeint ist. Dies würde auch einer funktionellen Bedeutungszuschreibung zum Kind entsprechen, die Eikes Betrachtung von Familie als System von Funktionserfüllung entspräche. Ein berufliches Aussetzen stand für sie anscheinend nie zur Debatte. Natürlich nicht, wie man fast sagen könnte. Berufliche Leistung ist die Anforderung, die in Eikes Erziehung größtes Gewicht hatte und die sie für sich scheinbar in Gänze angenommen hat.

Wie Eike erzählt, waren ihre Eltern allerdings aufgrund der Angst, Eike würde ihren Beruf nun nicht mehr ausüben, gegen die Schwangerschaft. Warum spricht sie im Zusammenhang mit der Schwangerschaft unmittelbar über die Einstellung der Eltern dazu? Warum spricht sie im Gegensatz dazu im Interview nicht über die Haltung ihres Mannes? Offenbar misst sich Eike – inzwischen immerhin fast 30 Jahre alt – wie stets an den väterlichen Maßstäben, zwar Kinder, aber trotzdem Karriere. Die scheinbar perfekte Synthese seiner geschlechtsspezifisch widersprüchlichen Wünsche an Eike.[103]

»… das interessierte sowieso nicht was meine Eltern sagten das war gar nicht relevant weil die ja eh nie was Gescheites sagten, das war ja nie verwertbar außer da was man also zeitweise mein Vater, also jetzt sag ich mal sachlich schulbezogen gesagt hatte aber was er zu lebenstechnisch war das ja für nichts relevant, die sagten ja sowieso nur Schrott (3) …« (51/3–10).

Verbale Äußerung und reale Handlungen fallen hier weit auseinander. Zwar charakterisiert Eike die Meinungen ihrer Eltern – wobei sie natürlich

---

[103] Sicherlich einfacher wird dies für Eike durch die Emanzipationsbewegung der Frauen Mitte der 1970er Jahre. Als berufstätige Mutter kann sie damit sogar zeigen, wie emanzipiert sie ist. Ein angenehmer Nebeneffekt für sie.

ihren Vater davon zumindest teilweise ausnehmen muss – als »*Schrott*«, trotzdem richtet sie sich in großem Maße nach deren Wünschen. Auch die Relevanz der elterlichen Meinung ist für Eike größer als behauptet, sonst hätte sie sicherlich fast 30 Jahre später nicht mehr dieses ausgesprochene Bedürfnis, davon zu erzählen.

Nur eineinhalb Jahre später kommt ein weiteres Kind zur Welt – ein Sohn. Eike kündigt ihre Stelle jetzt doch, da die vorher praktizierte Lösung – ihr Mann hatte seine Arbeitszeit reduziert – aufgrund des Drängens seines Arbeitgebers nicht mehr weiterzuführen war. Die für die 1970er Jahre ungewöhnliche Teilzeitarbeit ihres Mannes verdient noch eine weitergehende Betrachtung. Was sagt diese gemeinsam gefundene Lösung über die Beziehung zwischen den Ehepartnern? Eike spricht davon, sie hätte ihren Mann »*quasi dazu gezwungen*«. Dies deutet auf eine mächtige Position ihrerseits hin, die sie einerseits braucht, um sich sicher zu fühlen, die andererseits aber ihren Mann auch in ihrer Achtung sinken lässt, da Machtlosigkeit, Emotionalität und Schwäche für Eike keine positiven Merkmale sind – schon gar nicht bei einem Mann. Ihr Mann kann damit im Vergleich zu ihrem Vater nur ›schlecht abschneiden‹. Betrachtet man die weitere Entwicklung der Familie, so bestätigt sich diese Hypothese. Eike scheint zumindest in Bezug auf die Kindererziehung die volle Verantwortung gehabt zu haben. Sie beklagt sich darüber, dass ihr Ehemann sich vollständig »*rausgezogen*« hätte. Eine Parallele zu Eikes Erzählungen über den ›Ausstieg‹ ihrer Mutter. Für ihre Kinder würde dies eine starke und vielleicht ebenso alternativlose Bindung an Eike bedeuten. Der Ehemann und Vater erscheint in allen weiteren Erzählungen nur noch als Geldgeber. Diese Funktion erfüllt er für Eike, vielleicht ist dies der Grund, dass die Ehe nach wie vor besteht, obwohl im Interview durchscheint, dass die Eheleute inzwischen fast nichts mehr gemeinsam unternehmen, nicht gemeinsam in Urlaub fahren und somit faktisch wohl eher als Singles leben.

In der geschilderten Situation mit nun zwei kleinen Kindern und einem wieder voll berufstätigen Ehemann kündigt Eike ihre Stellung und versucht sich als Hausfrau und Mutter. Über die folgenden zwei Jahre ist leider relativ wenig bekannt. Eike hatte im Interview offenbar kein Bedürfnis, darüber zu sprechen. Dies kann nicht überraschen, da es für Eike über diese Zeit, ihren eigenen Maßstäben folgend, nichts zu berichten gibt. Ohne Erwerbstätigkeit, auf die Familienarbeit reduziert, leistet sie hier nichts, was ihr berichtenswert erschiene. Auffällig ist, dass sie stets von »*Betreuung*« der Kinder spricht, dies ist genau die Vokabel, die sie auch bezüglich des Handelns ihrer Mutter ihr gegenüber benutzte, welches sie aus ihrer heutigen Sicht als wenig wertvoll definiert.

Im Februar 1980 findet sie eine Halbtagsstelle in einer Rehaklinik in einem kleinen Kurort in der Nähe ihrer Heimatstadt. Dort wird sie – später auch ganztägig – bis Mitte der 1980er Jahre arbeiten.

Tod, Krankheit, Ansteckung

Anfang der 1980er Jahre stirbt Eikes Vater. Danach gibt Eike ihre Kinder während ihrer Arbeitszeit zu ihrer Mutter. Zum Tod des Vaters äußert sich Eike während des Interviews nicht ausführlich, dies steht in erheblichem Kontrast zum großen Raum, den ihr Vater ansonsten in ihren Ausführungen einnimmt. Über Eikes Gefühlslage zu diesem Zeitpunkt könnte deshalb nur spekuliert werden. Ihre Mutter hingegen reagiert auf den Tod ihres Ehemanns mit depressiven Verstimmungen, was Eike ihrer Aussage nach dazu bewegt, ihre Kinder – wie oben bereits gezeigt – zur Betreuung zu ihrer Mutter zu geben:

»… und meine Mutter, und aber auch äh äh zur Aufmunterung meiner Mutter, weil, sie sich als Großmutter immer, von außen her gesehen (2) also nett, also aufgeführt hat …« (61/27–29).

Über die bereits angeführten Gründe hinaus werden ihre Kinder von Eike als eine Art ›Puffer‹ zu ihrer Mutter eingesetzt, um sich nicht mit dieser auseinandersetzen zu müssen. Ihre Kinder ermöglichen Eike somit einerseits die Beruhigung, sich um ihre Mutter zu kümmern, andererseits erspart ihr diese Konstruktion die direkte Beschäftigung mit der Mutter und damit der eigenen Familienvergangenheit.

Eike begründet die psychische Erkrankung ihres Sohnes, unter der er seit seiner Teenagerzeit leidet, in erster Linie mit dieser Betreuung durch ihre »*depressive*« Mutter, die ihn »*negativ beeinflusst*« habe. Ihr Sohn zeigt starke neurotische Symptome. Die Krankheit kulminiert in einem Suizidversuch vor wenigen Jahren und damit – wie bereits angedeutet – Eikes Gegenwartsperspektive bestimmend.

»… das ich ihm zwar glaube das er sich nich erinnern kann das meine, Mutter jetzt mit den Kindern alleine da rumgejammert und geweint hat, aber wenn ich da war hat se ja nur geheult und gejammert und das ham die Kinder ja stundenlang mitgekriegt, also, von daher hat er die Depressivität direkt oder indirekt ja doch mitgekriegt (1) also er hat das verinnerlicht also …« (65/15–20).

Eike verfolgt offenbar eine Art ›Ansteckungsthese‹, die sicherlich aus der vollständigen Hilflosigkeit entstanden ist, mit der Eike als Mutter, aber auch als Ärztin dieser Erkrankung gegenübersteht. Die Beherrschung von Körperlichkeit und Krankheit als einzigem vermeintlich unbeherrschbaren Element in ihrem Leben ist an diesem Punkt gescheitert. Die Integration dieses unbeherrschbaren Teils des von mir als ›mütterlichem Pol‹ bezeichneten Gegenmodells zu dem von Eike in jeder Hinsicht übernommenen machtvollen, wissenden, handlungsstarken ›väterlichen Pol‹ ist nicht gelungen. Die verzweifelten Bemühungen innerhalb verschiedenster Therapien, zu denen sie ihren Sohn »*mitschleppt*«, sind nur missglückte Versuche, sich diese Hilflosigkeit nicht einzugestehen. Auch hier bemüht sie sich, sichtbar zu machen, was sich nicht einfach sichtbar machen lässt, versucht zu ›wissen‹, mehr als zu ›verstehen‹. ›Verstehen‹ würde hier auch eine Auseinandersetzung mit den Erfahrungen innerhalb der eigenen Herkunftsfamilie voraussetzen, dem kann sich Eike offenbar nicht aussetzen. Auch fliehen kann sie nicht, ebenso wenig wie über Wissenserwerb die Hilflosigkeit besiegen. Der Ausweg, den sie nimmt, ist die Verlagerung der Verantwortung in Richtung anderer Personen oder Faktoren. Sie sieht die Verantwortung für diese Erkrankung wahlweise bei ihrer Mutter, ihrem Mann oder auch der deutschen Kleinfamilie in der Nachkriegszeit, über den eigenen Anteil reflektiert sie aus genannten Gründen nicht. Darüber hinaus gelingt es ihr, mit der Verschiebung der Verantwortung auf ihre Mutter ihr schlechtes Gewissen dieser gegenüber zu bearbeiten, welches daraus gespeist wird, dass sie sich mit der Mutter nach einer Streitigkeit bis zu deren Tod nicht mehr ausgesprochen hat.

Einen eigenen Anteil an der Erkrankung des Sohnes versucht sie, weit von sich zu weisen, obwohl sie in vielerlei Hinsicht – wie oben schon kurz erwähnt – innerhalb ihres Familienlebens Handlungsweisen und Erfahrungen aus ihrer Gründungsfamilie reproduziert zu haben scheint:

»… also äh also äh wenn ich etwas nicht konnte dann hat er versucht zu helfen so habe ich das später bei meinen Kindern das auch gemacht was also zu, ähm ja die haben denn das auch brav gemacht weil ich wohl auch diesen autoritären Stil meines Vaters intus hatte, hinterher äh beklagen sie sich noch heute bitterlich darüber /was ihre Mutter ((lachend)) gemacht hat also meine Kinder hatten manchmal, auch nur 3 oder 4, ich habe sofort also also ich hatte auch gar keinen ich hatte ja auch immer keine Zeit das habe ich aber nicht thematisiert, habe nicht gesagt ich stehe selber unter Stress hab keine Zeit ich habe sofort zum Telefonhörer gegriffen und eine Nachhilfelehrerin organisiert, und meine Kinder erzählen heute also erstmal unmöglich nicht zu fragen nicht zu diskutieren also und so weiter, und dann, was für ne unmögliche Mutter die ihre Kinder unbedingt auf 2 oder 1 haben will, die sitzen bei der Nachhilfelehrerin die (nur) gewohnt ist Leute von 5 und 6 zu retten, und soll jetzt äh äh weiß nicht also amüsiert sich da also mit verzweifelten Kindern die sagen / ja meine Mutter will das ich ne gute Note habe ((ahmt leidige Stimmen der Kinder nach)) das wird heut aber das wurde mir damals nicht berichtet, sondern erst nachdem sich das äh also aufgelöst hat ...« (43/9–25).

Sie übt Druck aus wie ihr Vater, sie hat Leistungsansprüche wie der Vater, sie hat wenig Zeit wie der Vater, man könnte die Liste vermutlich beliebig verlängern. Auch sie gibt den Auftrag zu Bildung und sozialem Aufstieg an ihre Kinder weiter. Verwunderlich erscheint auch hier die Empathieverweigerung diesen gegenüber, die sich einerseits im ironischen Tonfall, in dem sie über deren Verzweiflung berichtet, ausdrückt, andererseits aber auch darin, dass sie davon angeblich nichts gemerkt, nichts gewusst hat. Ihr Selbstschutz funktioniert auch in dieser Situation. Die Naivität und in gewisser Weise Wahllosigkeit ihrer Schuldzuweisung an andere spricht genau für diesen Selbstschutzmechanismus. Ihre Empathie für ihre Kinder wäre eine Empathie auch sich selbst gegenüber, in der spiegelbildlichen Situation mit dem eigenen Vater.

Berufliche Entwicklungen

Während der Zeit, in der sie in der Rehaklinik arbeitet, trifft sie ihren heutigen Praxispartner Dr. Meise wieder, der ihr schon damals anbietet, mit in seine Allgemeinarztpraxis einzusteigen. Zu diesem Zeitpunkt lehnt sie noch ab; auch wird ihre Halbtagsstelle in der Klinik in einen Vollzeitvertrag umgewandelt. Zu der normalen Arbeitszeit kommt noch eine erhebliche Fahrzeit hinzu. Und obwohl sie, wie sie sagt, niemals so viel Geld für so wenig Arbeit bekommen hat, kündigt sie ihre Arbeit Mitte der 1980er Jahre, unter klassischen ›burn-out‹-Symptomen leidend. Sie beklagt sich ferner über die ›autoritären Strukturen‹ innerhalb dieser Klinik:

»... ich wiederhole mich jetzt also im Grunde Fortsetzung der autoritären Familien-äh-struktur im gesellschaftlichen Bereich würd ich das nennen ...« (60/26–28).

Gleichzeitig versucht sie aber, die Anforderungen dieses von ihr kritisierten Systems zu erfüllen:

»... weil mich das ja Ganze ja nich interessierte, ich habe das ja nur, aus übergeordneten Gründn gemacht wobei ich natürlich sagen muss äh wenn ich das jetzt so erzähle, also (wenn man) ja eigentlich so ehrgeizig ist und ehrgeizig aufgewachsen is und n ehrgeizigen Vater hat dann macht man offenbar doch mehr schon als der Durchschnitt also ...« (59/32–60/3).

Verbindet man die Aussagen beider Zitate, so ist es in der Tat der Fall, dass sich an diesem Arbeitsplatz Eikes Erleben der Situation in ihrer Herkunftsfamilie quasi wiederholt. Sie erkennt intellektuell, dass die Arbeitsbedingungen für sie nicht in Ordnung sind, versucht aber trotzdem, alle Anforderungen zu meistern. Sie beteuert, emotional nicht beteiligt zu sein, und führt »*übergeordnete Gründe*« an. Damit meint sie vermutlich das Geld, das sie verdient. Sie bemüht Argumentationen und lässt ihre Schwäche nicht zu; die eigenen Leistungsanforderungen nicht erfüllen zu können, ist nicht akzeptabel; Krankheiten als Folge dieser Überforderung anerkennen zu können, ist ebenso nicht akzeptabel.

Dennoch wird sie krank. Sie leidet unter einer chronischen Bindehautentzündung. Davor kann sie sich mit der kognitiven Erfassung und Erklärung der bedrückenden Umstände nicht schützen, kann eine »*Transformation*« von ›außen‹ nach ›innen‹ nicht erreichen, versteht sich selber nicht und versucht dies auch gar nicht.

Wie bereits oben geschildert, kündigt sie ihren Arbeitsplatz Mitte der 1980er Jahre dann doch, weil die psychosomatischen Beschwerden zu stark werden und sie die geforderte Leistung faktisch nicht mehr erbringen kann. Wie zu erwarten, gönnt sie sich keine Ruhepause, sondern beginnt sofort, Urlaubsvertretungen in Praxen zu machen. Eine Arbeitslosigkeit als Phase der Orientierung, des Innehaltens gibt es für sie nicht, obwohl das Familieneinkommen durch das Gehalt des Ehemannes mehr als gesichert ist. Unter anderem arbeitet sie in dieser Zeit auch bei ihrem Kollegen Dr. Meise, in dessen Praxis sie später einsteigen wird. Jedoch ist das Angebot zu diesem Zeitpunkt noch nicht attraktiv für Eike, sie will keine dauerhafte Arbeit in einer Praxis mit täglich vielen neuen, unbekannten Patientinnen und Patienten, die sie beängstigen und die mehr von ihr erwarten als beispielsweise die Fortsetzung einer begonnenen Behandlung während eines Vertretungsdienstes. Eine andere feste Anstellungsmöglichkeit bietet sich Eike jedoch nicht, und so beginnt sie ein Studium der Sozialwissenschaften zum bevorstehenden Wintersemester. Kommt sie schon der Leistungsanforderung ›Erwerbstätigkeit‹ und damit ›sozialem Aufstieg‹ nicht kontinuierlich nach, so wird hier zumindest der familiale Bildungsauftrag weiterhin erfüllt.

Sie »*stürzt sich voll rein*«, muss das Studium aber abbrechen, weil sie bemerkt, dass sie die Empirie-Prüfungen nicht bestehen wird. Aufgrund ihres von ihr behaupteten geringen Talents für mathematische Zusammenhänge ist dieser Abbruch – ihrer Präsentation folgend – für sie offenbar keine große Belastung. Das Studium bedeutet für Eike vermutlich eine gute Möglichkeit, akademische Leistungserbringung, die für sie Grundlage der Anerkennung durch andere und wohl auch sich selber ist, mit für sie wenig bedrohlichen soziologischen und politischen Inhalten zu verknüpfen. Als sie die Leistungen in den mathematischen Fächern jedoch nicht mehr erbringen kann, beendet sie es, bevor es zu einem bescheinigten Misserfolg kommen kann.

Selbstständig abhängig

Ende der 1980er Jahre steigt sie, jetzt fast 40-jährig, in die Allgemeinarztpraxis ihres Kollegen Dr. Meise ein.[104] Nach der Phase der Einarbeitung wird sie seine Partnerin in der Praxis. Die Erzählungen über Dr. Meise sind geprägt durch großen Respekt – fast schon Ehrfurcht – vor seinem Wissen und seiner Tatkraft und damit nur vergleichbar mit ihren Schilderungen vom Vater:

»… man muss dazu sagen mein Kollege is ähm examinierter Betriebswirt, außerdem, und=äh ja, nat- dadurch nat- also der dadadas gab einerseits Sicherheit andererseits konnte der immer alles machen bestimmen und hatte den Überblick …« (8/28–32).

Er ist für Eikes Maßstäbe sehr gebildet und strahlt offensichtlich große Sicherheit und Selbstbewusstsein aus:

»… also mein größter Horror war immer die Vorstellung wenn der mal / vom Urlaub nich mehr wieder kommt ((laut lachend)) oder sonstwie krank und Unfall also das kann ich alleine nicht …« (9/23–26).

Es scheint ganz deutlich, dass er innerhalb der Praxis die Entscheidungen fällt, die Verantwortung trägt. Eine Rollenverteilung wie zwischen Vater und Tochter scheint sich herauszubilden. Damit einher gehen für Eike aber auch Anforderung, Leistungsdruck und die Angst zu versagen, die Angst vor Hilflosigkeit, wie sie sie dem Vater gegenüber erlebte.[105]

---

104 Der Abschnitt über Eikes berufliche Tätigkeit in ihrer Praxis wird hier kurz gehalten, da diese im Zentrum der Videointeraktionsanalysen steht. Hier sollen Redundanzen vermieden werden.
105 Siehe hier insbesondere die Kontextanalyse im Folgenden.

»... gerät man ganz schnell ins Schwimmen, und in dieses ständige Überforderungssyndrom ...« (80/22–23).

Eike entwickelt immer stärkere psychosomatische Beschwerden. Auf der einen Seite die Vaterfigur im Kollegen, den sie nicht enttäuschen möchte, vor dessen Reaktion bei Enttäuschung sie aber auch große Angst hat; auch die parentifizierte Tochter bleibt eben Tochter. Auf der anderen Seite die Angst vor Hilflosigkeit gegenüber den Patientinnen und Patienten, die oben bereits herausgearbeitet wurde. Hinzu kommen die erwähnten familialen Sorgen, die um ihren Sohn kreisen, sowie die offenbar zunehmende Entfremdung von ihrem Ehemann. Über eine Behandlung der somatischen Erkrankungen hinaus helfen ihr auch ihre Psychotherapien nicht weiter. Ihre Abwehr, ihr Selbstschutz hält stand.

Tod der Mutter

In dieser ohnehin sehr angespannten Situation entzweit sie sich bei einer Familienfeier Anfang der 1990er Jahre mit ihrer Mutter. Bis zu deren Tod einige Jahre später kann das Zerwürfnis nicht beseitigt werden. Dies scheitert an Eike. Die Mutter stirbt ohne eine Aussprache. Es erscheint einsichtig, dass Eike das Gespräch mit der Mutter nicht sucht, die Gefahr ist zu groß, die Abwehr gegen die Erinnerungen nicht aufrechterhalten zu können, wenn sie eine offene Klärung mit ihrer Mutter zuließe. Gerade auch der Grund für das Zerwürfnis bestätigt diese Gefahr. Man zerstreitet sich bei einem Fest, weil die Mutter ein von ihr einst selbst eingeführtes Ritual eigenmächtig durchbricht. Dies ist für Eike nicht akzeptabel. Stabilität im Verhältnis mit ihrer Mutter erwächst für Eike offenbar aus der rigiden Einhaltung ritualisierter Handlungs- und/oder Interaktionsmuster. Wer weiß, welche Rituale (des Schweigens) von der Mutter noch durchbrochen werden könnten, welche Aktivitäten sie noch entfaltet? Davor schützt sich Eike, indem sie den Kontakt zur Mutter abbricht. Gerade zu einem Zeitpunkt, an dem nicht mehr die Kinder/Enkel die Thematik zwischen Mutter und Tochter prägten, weil die Kinder inzwischen nicht mehr von der Oma gehütet werden müssen und andere Erfahrungen/Erinnerungen thematisch werden könnten, ist diese Gefahr besonders präsent. Vielleicht möchte Eike ihre Mutter einfach nicht anders kennen lernen als in der Rolle, die sie ihr innerhalb ihrer Überlegungen zugewiesen hat: ungebildet, phlegmatisch, hilflos, depressiv. Die Veränderung der Rolle der Mutter würde wohl auch eine Veränderung der väterlichen Rolle nach sich ziehen müssen, und dies könnte unter Umständen Eikes gesamtes Bild vom Familiensystem zusammenstürzen lassen.

»... unser Rit- sie hat unser Ritual durchbrochen das eigentlich von (ihr) selber sag ich mal ganz blöd eingeführt worden war, [Auslassung 6 Zeilen; N.W.] also dieses also äh sehr um- umfangreiche Ritual, wurde immer mehr ausgedünnt meine Mutter wurde immer (2) ja also für mich also ich habe das für mich auf Alter oder sonstwas zurückgeführt also jedenfalls wurde immer (2) wie sagt man undisziplinierter oder, ja (4) also jedenfalls da war es so das sie das unterbrochen hat und gesagt hat, das äh, wolle sie nich mehr und das sei äh also sie hat das niedergemacht ich weiß nicht mit welchen Worten (3) und dann ging das das weiß ich auch nicht mehr wie das zustand- also es sollte dann gleich anders weitergehen, ...« (63/11–26).

Eike führt die Veränderung auf das Alter ihrer Mutter zurück – diese ist erst 65 Jahre alt! Eike spricht jedoch von ihr, als sei sie eine senile alte Frau, die alles durcheinanderwirft und eigensinnig den eigenen Willen durchsetzt. Eike muss sie so darstellen, denn ihre Mutter verändert sich offenbar in eine nicht mehr einzuschätzende Richtung.

Vermutlich v.a. aus Gründen der immer stärker werdenden beruflichen Belastung innerhalb der Praxis verschlimmern sich auch Eikes Erkrankungen. So erkrankt sie 1995 an Gürtelrose. Ende der 1990er Jahre muss sie mehrfach operiert werden. Keines dieser Vorkommnisse führt Eike jedoch dazu, innezuhalten oder verstehen zu wollen. Ihre medizinische Fachkenntnis erleichtert ihr demgegenüber sogar deren vermeintlich rationale Erklärung.

Selbst die oben schon kurz beschriebene Erkrankung des Sohnes führt nicht dazu, dass sie sich einmal intensiv mit sich auseinandersetzt, ohne auf einer kognitiven Ebene zu verbleiben. Die Traumatisierung, die sie in der Kindheit erlitten hat, brachte offenbar ein sehr stabiles und sich selber stützendes System von Verleugnen und Verdrängen hervor. Was dieses System verändern könnte, bleibt trotz dieser detaillierten Rekonstruktion unklar.

Zusammenfassung

Eine ausführliche Zusammenfassung des Falles findet sich im Ergebniskapitel (5.2.3.1). Zur Vermeidung von Redundanzen sollen hier nur sehr kurz das zentrale strukturierende Handlungsmuster der Biographie Eike Finks angeführt werden.

Eike Fink wird im Verlauf ihres gesamten Lebens darum bemüht sein, Ohnmachtserfahrungen zu vermeiden, erlebt sie doch in der Kindheit traumatisierende Situationen väterlicher Gewalt und mütterlicher Hilflosigkeit. Ausgelöst wird dadurch ein Prozess der Täteridentifikation (vgl. Ferenczi 1932) mit dem Vater, der mit der vollständigen Abwertung der Mutter einhergeht. Durch die Identifikation mit dem Vater gelingt es ihr sukzessive, die psychische Belastung zu verringern oder zumindest handhabbar zu machen, der sie durch die dauerhafte Erfahrung von Ohnmacht ausgesetzt ist. Mit der Täteridentifikation geht unter anderem aber auch die Annahme der väterlichen Aufträge zu Bildung und sozialem Aufstieg einher sowie die Negierung individueller Begrenztheit (Schwäche), was für Eike die dauerhafte Überschreitung eigener Grenzen – psychisch oder somatisch – verursacht. Gegenüber ihrer Mutter, die Eike als das vollständige Gegenteil ihres Vaters konzeptualisiert, möchte sich Eike demgegenüber folgerichtig abgrenzen. Eike internalisiert die väterlichen Anforderungen und ist darum bemüht, sie annähernd vollständig zu erfüllen. Durch deren Ambivalenz (›erobere die Welt‹ und ›sei am Samstagabend um 22 Uhr zu Hause‹) wird die Erfüllung Eike jedoch unmöglich gemacht, verstößt sie gar immer wieder gegen die väterlichen Wünsche, die durch den Internalisierungsprozess inzwischen Eikes eigene geworden sind. Dies erfordert wieder mehr Bemühen, und der Prozess beginnt erneut – ein Teufelskreis.

Statt einer Emanzipation vom Elternhaus und dessen Anforderungen wird ihre Verstrickung in diesen Teufelskreis für sie mit zunehmendem Alter noch stärker, erweitern sich doch ihre Handlungsmöglichkeiten und damit ebenfalls die möglichen Verstöße gegen die Anforderungen. Eike Fink bleibt auch als Erwachsene nach dem Verlassen des Elternhauses und der Aufnahme des Studiums in ihren sozialen Beziehungen stets darum bemüht, zur Gruppe der Machtvollen und Tatkräftigen zu gehören. Sie teilt die gesamte Sozialwelt in polare Gruppen ein, seien es nun Kolleginnen und Kollegen, Therapeuten oder auch die Mitglieder ihrer Gründungsfamilie. Von der genannten Gruppe der Machtvollen werden die Machtlosen unterschieden, zu denen sie nach dem Beispiel ihrer Mutter auch Patientinnen und Patienten zählt. Ihre Welt bleibt so schwarz und weiß.

Aus diesen Überlegungen heraus können Prognosen darüber abgegeben werden, wie Eike Fink in Interaktionen mit ihren Patientinnen und Patienten vermutlich handeln und entscheiden wird. Diese Prognosen müssen aber zunächst zurückgestellt werden, wenn es nun in der Analyse der videographierten Konsultationen darum geht, die die Interaktion strukturierenden Muster in ihrer Etablierung in der konkreten Situation sowie ihrer andauernden Reproduktion und Transformation herauszuarbeiten.

4.2.3 Sequenzielle Videoanalyse im Fall Eike Fink

Vorbemerkung

Wie sowohl im Methodenkapitel (Kap. 3) als auch im Überblick über den gesamten Abschnitt zu den empirischen Untersuchungen bereits angedeutet, stelle ich nachfolgend eine Videoanalyse ausführlich dar.[106]

In der Reihenfolge der von Gabriele Rosenthal und mir selber eingeführten Methode der sequenziellen Analyse videographierten Datenmaterials wird nach Abschluss der Kontextanalyse (Schritt 1) die Anfangssequenz des Videos ohne und mit Ton analysiert (2). Die Darstellung der audiovisuellen Datengrundlage für diesen Untersuchungsschritt ist naturgemäß schriftlich nicht möglich, aus diesem Grund weiche ich hier zu Illustrationszwecken von der methodischen Reihenfolge ab und stelle das Script (3) voran, um den Leserinnen und Lesern die zu untersuchende Szene nahe zu bringen und gleichzeitig das Script als Teil der Analyse einzuführen. Der daran anschließende Teil der zusammenfassenden Darstellung der Auswertung dieser Konsultation umfasst dann die gewonnenen Erkenntnisse sowohl der Untersuchungsschritte Analyse der Eröffnungssequenz (2), Analyse des Scripts (3) als auch der Feinanalysen weitere Szenen aus der Konsultation (4). Abgeschlossen wird das vorliegende Teilkapitel zur Videoanalyse im Fall Fink durch eine Zusammenfassung der erzielten Ergebnisse über alle (sowohl ausführlich als auch global) untersuchten Konsultationen.

Die Analyse der Kontextdaten

Welche Kontextdaten sind vor dem Hintergrund der methodischen Überlegungen (Kap. 3) im konkreten Fall der Ärztin Eike Fink und ihrer Inter-

---

[106] Für diejenigen Leser/-innen, die an den konkreten methodischen Teilschritten kein gesteigertes Interesse haben, seien die jeweiligen Kurzzusammenfassungen am Ende der einzelnen Teilkapitel sowie der letzte Abschnitt ›Zusammenfassung der Videoanalysen‹ zur Lektüre empfohlen.

aktion mit ihren Patientinnen und Patienten in die Analyse einzubeziehen? Notwendige und hinreichende Bedingung hierfür ist es, dass die zu analysierenden Kontextfaktoren ›geronnene‹ Entscheidungen der Akteure in der Vergangenheit[107] darstellen, die einerseits für diese Akteure einen klar umrissenen Handlungsspielraum eröffnen, den sie andererseits aber auch ebenso deutlich begrenzen.[108] Jede Handlung, jede Entscheidung jedes einzelnen Akteurs eröffnet und verschließt gleichzeitig Handlungs- und Entscheidungsmöglichkeiten zu jedem Zeitpunkt des Lebens. Eine enge Auswahl der Faktoren sollte nicht stattfinden, da dies dem Prinzip der Offenheit widerspräche. Aus Gründen der Forschungsökonomie ist es meines Erachtens jedoch stets notwendig, die Analyse zu beschränken. Im Fall der Ärztin Eike Fink wurden folgende Faktoren untersucht: *Die geographische Lage der Praxis, die Organisationsform der Praxis als Gemeinschaftspraxis, die technische Ausstattung der Praxis, die Einrichtung des Konsultationsraumes sowie die Bekleidung der Ärztin*. Die Reihenfolge der Aufzählung ist hierbei nicht unerheblich. Sie richtet sich nach dem Aufwand, der von Seiten der Interaktionspartner nötig wäre, dieses Datum zu ändern. Die Analyse beginnt somit beim ›härtesten‹ Datum und setzt sich bis zu relativ leicht zu verändernden Daten fort.

Bei der Darstellung der Kontextanalyse, die nun folgt, sollen stets die Fragen beantwortet werden:

— Wie ist der Interaktionskontext beschaffen?

---

107 Warum hier ausschließlich Kontextfaktoren untersucht werden, die von ärztlicher Seite ›gesetzt‹ wurden, erschließt sich aus der hoch institutionalisierten und ›machtungleichen‹ Organisation der untersuchten Interaktionen. Bleiben den Patientinnen und Patienten neben der grundlegenden Auswahl zwischen unterschiedlichen Kontexten und damit zwischen unterschiedlichen Ärztinnen und Ärzten, die stets bei der Kontextanalyse mit bedacht wird (Welche Patientinnen und Patienten wählen vermutlich einen solchen Kontext?), nur sehr begrenzte Handlungsmöglichkeiten, die unmittelbaren Einfluss auf den Kontext nehmen. Zu nennen wäre hier beispielsweise, welche Kleidung der Patient wählt; dieser Faktor wird in der Analyse des Videomaterials mit betrachtet.
In anderen Interaktionssituationen muss jedoch stets die Kontextsetzung durch beide Interaktionspartner (allein oder durch Aushandlung miteinander) beachtet werden, was die Komplexität der Analyse nochmals deutlich erhöht.

108 ›Begrenzen‹ bedeutet hier nicht eine Begrenzung auf *wenige* Möglichkeiten, wie man einer bestimmten Konnotation des Wortes folgend vielleicht annehmen könnte. ›Begrenzt‹ im oben gemeinten Sinn bedeutet demgegenüber die Endlichkeit der Menge der Handlungsmöglichkeiten, dem dem Akteur zur Verfügung stehen. Ohne diese Annahme von Endlichkeit wäre eine sequenzielle Analyse im Oevermannschen Sinn nicht möglich.

- Warum sieht er so und nicht anders aus, also welche Auswahlprozesse gehen diesem Kontext voraus?
- Warum sind diese Wahlen so und nicht anders getroffen worden?
- Welche Interaktionsabläufe ermöglicht der Kontext?

Die geographische Lage der Praxis

Die Praxis der Ärztin Eike Fink liegt in einem ›Arbeiterviertel‹ in einer mittelgroßen Stadt in Westdeutschland. Dieses Wohnquartier ist jedoch kein modischer Szenekiez geworden, wie es für andere Stadtteile dieser Art – nicht nur in dieser Stadt – gilt, sondern hat eher eine gegenteilige Entwicklung genommen. Geprägt durch hohe Arbeitslosigkeit und ein geringes Durchschnittseinkommen einerseits, andererseits durch aktive Cliquen ›rechter‹ Jugendlicher und junger Erwachsener. Viele Menschen mit Migrationshintergrund sind aus diesem Grund aus dem Quartier weggezogen. Die so frei werdenden Wohnungen werden dann meist von Deutschen bezogen, die aufgrund ihrer schlechten wirtschaftlichen Situation und der geringen Mietpreise gezwungen sind, in dieses Viertel umzuziehen. Sicherlich kein Ghetto, so ist das Quartier doch nicht allein durch seine geographische Lage vom Stadtzentrum getrennt, sondern auch im übertragenen Sinn von der toleranten, bildungsbürgerlichen Atmosphäre der Stadt.

Die Patientinnen und Patienten, die die Praxis frequentieren, werden fast ausschließlich im Viertel wohnen, da Laufkundschaft in dieser reinen Wohngegend nicht zu erwarten ist. Damit liegt die Annahme nahe, dass der Großteil der Patientenschaft einer wirtschaftlich und bezüglich des Faktors Bildung eher minderprivilegierten sozialen Schicht angehört. Dies impliziert vermutlich konkrete Auswirkungen auf die medizinische Praxis. Einerseits ist wohl davon auszugehen, dass die Arztpraxis gut besucht wird, weil ›ärmere Menschen kränker sind‹ (vgl. Stolpe 2001; Heinzel-Gutenbrunner 2001)[109] und ein direkter Besuch beim Facharzt ohne die Zwischenstufe Hausärztin in dieser Bevölkerungsschicht seltener vorkommt. Andererseits sitzen Eike Fink höchstwahrscheinlich in der Regel Kassenpatientinnen und -patienten gegenüber, deren angemessene, aber wirtschaftlich für die Ärztin auch vertretbare Behandlung oftmals gar nicht mehr möglich ist. Unter rein ökonomischen Aspekten betrachtet, muss

---

[109] Die genannten Aufsätze sind in dem sehr interessanten von Andreas Mielck und Kim Bloomfield (2001) herausgegebenen Band zur Sozial-Epidemiologie erschienen.

man offenbar konstatieren, dass man in einer so gelegenen Praxis als Ärztin mehr arbeiten muss, um das gleiche Einkommen zu erzielen, wie es ein Arzt erreichen kann, dessen Praxis in einem bürgerlichen Stadtteil liegt. Des Weiteren wird die Ärztin mit milieuspezifischen Symptomkomplexen konfrontiert[110] werden, deren Behandlung oftmals längere Gespräche mit den Patientinnen und Patienten erfordern, weil Erklärungen spezifischer Zusammenhänge notwendig sind und es oftmals nicht mit der Ausstellung eines Rezeptes getan ist. Es ist sogar möglich, dass die Ärztin über ihre originären medizinischen Tätigkeiten hinaus ihren Patientinnen und Patienten Hilfestellungen leistet, die in einen sozialarbeiterischen oder seelsorgerlichen Aufgabenbereich einzuordnen sind. Zusammenfassend kann man wohl bemerken, dass die Ärztin in der Praxis vermutlich sehr viel arbeiten muss, dass sie über das rein Medizinische hinaus mit diversen sozialen Schwierigkeiten und Belastungen ihrer Patientinnen und Patienten konfrontiert wird und damit umgehen muss, aber dass sie dafür schwerlich eine angemessene geldliche Entlohnung erwarten kann.

Vor dem Hintergrund dieser belastenden Faktoren, die mit der Lage der Praxis und der daraus folgenden sozialen Schichtung der Patientenschaft verknüpft sind, scheint die Antwort auf die Frage, warum eine Ärztin sich in einem solchen Stadtviertel niederlässt, also warum sie aus verschiedenen Möglichkeiten diese Wahl trifft, nicht bloß aus forschungslogischen Gesichtspunkten interessant. Es lassen sich hierzu verschiedenste Hypothesen bilden, die vom ›Zwang‹ der Zuteilung des Standortes[111] der Arztpraxis als einem Extremum, über praktische Erwägungen beispielsweise der Nähe zum eigenen Wohnort, bis hin zu einem karitativen, in gewissem Sinn vielleicht sogar missionarischen Eifer der Medizinerin als

---

110 Neben den stets genannten Alkohol- und Drogenproblemen und deren weiteren gesundheitlichen Schädigungen sei hier vor allem auf die ernährungsbedingten Erkrankungen hingewiesen. ›Arme‹ und ›ungebildete‹ Menschen ernähren sich schlechter, sie essen beispielsweise fetter und weniger vitaminreich, und dies tradiert sich auch in den Familien. In der Folge gibt es in dieser sozialen Schicht mehr übergewichtige Menschen, die wiederum ein höheres Risiko haben, beispielsweise an Diabetes zu erkranken (vgl. Breckenkamp und Laaser 2001). Des Weiteren sind u.a. Haut- und Geschlechtskrankheiten weiter verbreitet, was auch mit dem geringen Wissen um Ansteckungsgefahren bzw. Schutzmaßnahmen zu tun hat (vgl. Krones 2001; Micheelis 2001).
111 Einen Überblick über die ›Bedarfsplanung‹ der kassenärztlichen Versorgung der Bevölkerung bieten die jeweiligen kassenärztlichen Landesvereinigungen. Siehe die Bedarfsplanung für Niedersachsen auf der Internetseite der KVN unter http://www.kvn.de/kvn/content/internet/kvs/haupteschaeftsstelle/024/home_html?idd =024&stelle= hauptgeschaeftsstelle; letzter Zugriff 17.01.2009.

Niederlassungsgrund als entgegengesetztem Extremum der Möglichkeiten reichen. Vor diesem Hintergrund scheint es mir angebracht, zunächst die Zwangs- bzw. Praktikabilitätshypothesen auszuschließen. Dies lässt sich auch ohne den Einbezug von Kontextwissen durchführen. Selbst wenn bei ihrer Niederlassung ein Zwang bestanden hätte, in dieser Gegend zu praktizieren, so hätte sie immer die Möglichkeit gehabt, die Niederlassung ganz abzulehnen. Mit großer Sicherheit wäre es aber innerhalb der letzten Jahre möglich gewesen, den Standort zu wechseln, sich also um einen anderen Standort zu bewerben und diesen nach Ablauf einer gewissen Zeit zu erhalten. Ganz abgesehen von der Möglichkeit, als angestellte Ärztin in einer etablierten Praxis zu arbeiten oder gar einen Arbeitsplatz in einer Klinik anzunehmen. Bei der seit einigen Jahren bestehenden Lage auf dem ärztlichen Arbeitsmarkt scheint kein Arzt wirtschaftlich gezwungen, selbstständig zu praktizieren, Anstellungen sind möglich.

Aus den genannten Gründen der sozialen Schichtung im Wohnquartier und deren zunehmender Homogenisierung ist es sehr unwahrscheinlich, dass die Ärztin beispielsweise in dem Quartier wohnt und es deshalb aus Gründen der Praktikabilität vorteilhaft für sie ist, in dieser Praxis zu arbeiten. Ganz verwerfen kann man diese Möglichkeit jedoch nicht. Allerdings könnte man dann die Frage, warum sie sich dort niedergelassen hat, durch die Frage ergänzen oder ersetzen, warum sie dort wohnt. Strukturell wären vermutlich die Antworten auf beide Fragen ähnlich.

Wenn man den realen Zwang der Zuteilung und auch den ›sanften‹ Zwang praktischer Überlegungen ausschließt, so verbleibt nur die Möglichkeit der selbst gewählten Arbeit in dieser Praxis, sei es nun als bewusste Wahl oder aus Mangel an erkannten Alternativen.[112] Dieser Frage gilt es genauer nachzugehen. Es ist beispielsweise vorstellbar, dass medizinische Arbeit in einem solchen Quartier bewusst angestrebt wird, um – wie oben angedeutet – christlich-karitativen oder politischen Motiven zu folgen. Vor dem Hintergrund einer solchen Motivlage kann aber eine andere Handlungsweise innerhalb der alltäglichen Arbeit erwartet werden, als wenn vermeintliche Alternativlosigkeit die Wahlentscheidung getroffen hat.

Wie wirkt es sich nun aber aus, postuliert man in diesem Fall beispielhaft eine politische Motivierung, im Sinne eines Wunsches, die soziale Welt ›gerechter‹ zu machen, wenn sich sowohl die persönliche Motivlage als

---

[112] Stets jedoch handelt es sich um eine Wahlentscheidung, sogar der Entschluss, Zwang nachzugeben oder zu gehorchen ist eine Wahl, auch wenn dies den wählenden Individuen nicht immer und voll bewusst ist und hohe Anforderungen an sie stellt.

auch die angenommenen sozialen Voraussetzungen als wenig kompatibel mit den täglichen Erfahrungen erweisen? Die so notwendig werdende Dissonanzreduzierung bringt unabhängig davon, welcher Weg hierzu beschritten wird, eine nicht unerhebliche Belastung der täglichen Arbeit mit sich. Schwierigkeiten ähnlicher Dimension werden auch durch eine ›naive‹ Entscheidungsfindung produziert. In diesem Fall müssen die eigenen – vielfach nur latent vorhandenen – Vorstellungen von der Arbeitswirklichkeit mit dem realen Erleben abgeglichen werden. Auch wenn hier keine konkreten Positionen zur Diskussion stehen, so wird doch zumindest die Ansicht in Frage gestellt, sich alles vorstellen, jede Erfahrung bereits im Vorfeld durchdenken zu können. Man könnte nun einwenden, dass dies auf jeden – beruflichen – Neubeginn zutrifft. Stets gibt es die Diskrepanz zwischen der Vorstellung von einer Erfahrung und der Erfahrung selber. Je größer jedoch der Abstand zwischen den Erlebenswelten derer, die im Arbeitsalltag aufeinandertreffen, ist, desto schwerer fällt deren Überbrückung. Dass dies im Fall von Eike Fink und deren potenziellen Patientinnen und Patienten im geschilderten Viertel der Fall ist, scheint meines Erachtens kaum zweifelhaft. Die Lebenskreise überschneiden sich, wie oben bereits erwähnt, höchstwahrscheinlich ausschließlich in der Praxis. Man könnte nun einwenden, dass diese Lücke zwischen den Erlebenswelten oder den Wissensbeständen zwischen Arzt und Patient stets besteht und kein Spezifikum der Lage dieser speziellen Praxis ist. Dem ist sicherlich in gewissem Maße zuzustimmen, jedoch ist das Ausmaß der Lücke in der betreffenden Stadt kaum größer vorstellbar. In fast allen anderen Quartieren – und damit nicht ausschließlich in den so genannten ›besseren Vierteln‹ – kann man in dieser Stadt beispielsweise Studierenden oder Akademikerinnen und Akademikern nicht ›entgehen‹.

Eike Fink begegnet in ihrem, aus den verschieden geschilderten Gründen, belastenden Arbeitsalltag also vornehmlich Menschen, die nicht dem eigenen Milieu angehören und mit denen sie deshalb vermutlich ohne die Arbeit in dieser Praxis nicht in Berührung kommen würde. Darüber hinaus scheint sie ihren Patientinnen und Patienten in fast allen Belangen überlegen zu sein. Nicht bloß das medizinische Expertinnenwissen hat sie ihren Patientinnen und Patienten voraus, hinzu kommen beispielsweise der Bildungsgrad und die wirtschaftliche Situation. Zu der Asymmetrie, die die Arzt-Patient-Interaktion als Experten-Laien-Interaktion immer schon aufweist, treten hier weitere Faktoren hinzu, die diese Asymmetrie verstärken.

Asymmetrie, die wiederum Distanz produziert und reproduziert, ›Nähe‹ vermeidet. Diese Situation weist der Ärztin eindeutig die Definitionsaufgabe und dementsprechend auch die Definitionsmacht zum Ablauf der Interaktion zu. Es sind viele Verläufe innerhalb dieses Kontextes denkbar, die Ärztin kann sich bemühen, die Asymmetrie auszugleichen, oder aber – und das wäre ein fast schon böswillig formuliertes Extrem – sie nutzt ihre Macht über die Patientinnen und Patienten zur Stützung des eigenen Selbstwertes aus. Was jedoch bei aller Differenz der verschiedenen Hypothesen stets bleibt, ist die Tatsache, dass Eike Fink innerhalb dieses beschriebenen Kontextes den Möglichkeitenraum, in dem sich die Interaktion entwickelt, maßgeblich bestimmen kann und muss.

Die Organisation der Praxis als Gemeinschaftspraxis

Die Praxis, in der die Ärztin tätig ist, ist eine Gemeinschaftspraxis,[113] das heißt sie betreibt sie gemeinsam mit einem Kollegen. Eine derartige Organisationsform bringt verschiedene spezifische Vor- und Nachteile für die beteiligten Ärztinnen und Ärzte mit sich. Vorteilhaft erscheint beispielsweise die geteilte wirtschaftliche Verantwortung; das Risiko lastet hier nicht auf einer einzigen Person. Ebenso wie die Arbeitsbelastung flexibler zu organisieren ist. Urlaube und freie Tage können genommen werden, ohne die Praxis schließen zu müssen, genauso ist auch Kranksein für die Ärztinnen und Ärzte leichter ›organisierbar‹, Vertretung ist im eigenen Haus vorhanden. Das bedeutet auch, dass die Treue der Patientinnen und Patienten erleichtert wird, anders als beim Besuch eines Vertretungsarztes in einer anderen Praxis, bei dem – bei Gefallen – die eine Patientin oder der andere Patient ›hängen bleibt‹.

Aber auch im Arbeitsalltag bietet es Vorteile, wenn man einen direkten Kollegen hat, mit dem man fachliche Probleme besprechen kann, den man

---

113 Die Gemeinschaftspraxis zeichnet sich im Gegensatz zur Praxisgemeinschaft dadurch aus, dass alle Partner gemeinschaftlich das wirtschaftliche Risiko der Selbstständigkeit tragen. Anders als bei der Praxisgemeinschaft, in der zwei oder mehrere rechtlich und wirtschaftlich weitgehend unabhängige Ärztinnen und Ärzte lediglich die Praxisräume und -ausstattung gemeinschaftlich nutzen. Zu den rechtlichen Grundlagen der Gemeinschaftspraxis (Berufsausübungsgemeinschaft) und auch der Praxisgemeinschaft (Organisationsgemeinschaft) siehe die Internetseiten von Medizinrecht.de unter http://www.facharztzentrum-aktuell.de; letzter Zugriff: 01.08.2008 oder auch von Igelarzt.de unter http://www.igelarzt.de/01/0101/meld355.html; letzter Zugriff: 01.08.2008.

bei unsicheren Diagnosen um seine Meinung bitten kann[114] oder bei dem man sich aussprechen kann, wenn man sich über Patientinnen und Patienten oder vielleicht gar die Sprechstundenhelferinnen geärgert hat. Als nachteilig für die Organisationsform der Praxisgemeinschaft könnte die notwendige Teilung der Entscheidungsbefugnis innerhalb der Praxis betrachtet werden. Man muss von seiner Macht abgeben, die Rolle des Chefs teilen, Beschlüsse diskutieren, etc. Was aus einer Perspektive als entlastend betrachtet werden kann, zeigt sich von dieser Warte aus einschränkend und nachteilig. Darüber hinaus haben Ärztinnen und Ärzte in dieser Organisationsform einer Praxis die Kompetenzkonkurrenz im eigenen Hause. Im eigenen Arbeitsbereich ist eine weitere Person vorhanden, die alle Handlungen und Entscheidungen nachvollziehen und damit potenziell kritisieren kann. Auch kann es eine Konkurrenz um neue Patientinnen und Patienten geben, die die Praxis aufsuchen. Abhängig ist dies sicherlich von der konkreten Organisationsform der Aufteilung von Patientinnen und Patienten, die sich nicht selber entscheiden können oder wollen, und davon, inwieweit die individuelle Entlohnung von der Menge der behandelten Patientinnen und Patienten abhängt.

Des Weiteren kann es zu einer praxisinternen Konkurrenz in Bezug auf die Weisungsbefugnisse gegenüber den Helferinnen kommen. Wer ist die bessere Chefin? Welcher Chef wird gemocht, welcher wird stärker respektiert? Auch wenn die Bezeichnung als Konkurrenz hier vielleicht übertrieben erscheint, so muss es innerhalb des Praxisteams doch zu Abstimmungsprozessen kommen, die mit nur einer Chefin oder einem Chef nicht notwendig wären.

Als Kontext stellt sich somit Folgendes dar: Nicht nur zu Beginn einer Zusammenarbeit ist eine Vielzahl von Aushandlungsprozessen zwischen den Partnern notwendig, was auch die Bereitschaft zu Kompromissen und ein gewisses Maß an gegenseitigem Vertrauen voraussetzt. Die potenzielle Entlastung im Arbeitsalltag wird somit durch eine Investition in Organisation und Gestaltung desselben möglich. Die Partnerinnen und Partner

---

114 Man könnte nun einwenden, dass Ärztinnen und Ärzte dies nicht tun, um in ihrer Kompetenz nicht angreifbar zu erscheinen. Aus der Erfahrung der Interviews bietet sich jedoch gerade bei jüngeren Ärztinnen und Ärzten ein anderes Bild. Es gibt einige Schilderungen von Nachfragen bei Kollegen oder der Diskussion von Diagnosen oder auch Therapien. Ob diese Schilderungen beschönigende Darstellungen eines immer noch sehr konkurrenten Berufsbildes sind, kann hier natürlich nicht abschließend entschieden werden. Trotzdem bieten diese Erzählungen Hinweise darauf, dass Ärztinnen und Ärzte sich offensichtlich immer weniger scheuen, zumindest Unsicherheiten zuzugeben.

müssen dazu bereit sein, ihre Vorstellungen transparent zu machen, und setzen diese damit der Überprüfung und eventuellen Kritik aus. Für die genannten Investitionen erhalten sie aber eine Selbstständigkeit mit geteiltem Risiko, jedoch ebenso geteilten Gewinnchancen.

Die angeführten Punkte beeinflussen auf der manifesten Ebene mit Sicherheit die Entscheidung, sich bei einer Niederlassung auf die Rechtsform der Gemeinschaftspraxis einzulassen. Sicherlich spielen im individuellen Fall noch weitere Faktoren eine gewichtige Rolle, beispielsweise: Kannten sich die Partner vorher? Verbindet sie auch eine persönliche Beziehung? Besteht die Praxis bereits oder wird sie neu gegründet? Es ist nicht möglich, alle gedankenexperimentell entwickelten manifesten oder latenten Einflussfaktoren aufzuzählen. Eine Antwort auf die Frage, warum man eine Gemeinschaftspraxis wählt, kann aber doch zumindest in Ansätzen versucht werden. Ausgeschlossen werden kann beispielsweise, dass eine Medizinerin, die diese Praxisform wählt, einer engen Zusammenarbeit grundsätzlich negativ gegenübersteht. Der Team-Gedanke kann ihr nicht fremd sein. Entweder verzichtet sie aus diesem Grund auf größere Verdienstmöglichkeiten oder aber sie ist grundsätzlich eher risiko-avers, wogegen aber eine Selbstständigkeit überhaupt spricht, die andererseits vermutlich Ausdruck dessen ist, dass sie das Arbeiten ohne Vorgesetzten vorzieht.

Positiv gewendet könnte man feststellen, bei Ärztinnen und Ärzten, die in Gemeinschaftspraxen arbeiten, handelt es sich um Team-Player, denen selbstbestimmtes Arbeiten wichtiger ist als Geld, denen gegenseitige Unterstützung wichtiger ist als Chef-Sein. Als anderes Ende dieser virtuellen Linie könnte man eine Position formulieren, die für die Risikominimierung viele Nachteile in Kauf nimmt, hier würde somit eher eine Negativauswahl getroffen werden.

Kann man nun aber bereits mögliche Einflüsse dieses organisatorischen Kontextes auf die Interaktionen mit den Patientinnen und Patienten vermuten, auch wenn man nicht in der Lage ist, die genauen Gründe der Auswahl durch die Ärztin zu bestimmen? Diese Frage kann positiv beantwortet werden, weil der Kontext immer auch unabhängig von seiner konkreten Wahl in der Interaktion zumindest latent kopräsent ist. Auch wenn dies im Gegensatz beispielsweise zu Möbeln oder Kleidung nur über die interagierenden Personen und damit mittelbar der Fall ist. Die Ärztin ist es vermutlich gewohnt, Entscheidungen nicht allein zu treffen, sondern diese diskutieren/erklären zu müssen. Auch wird ihr Widerspruch nicht fremd sein. Es kann sein, dass sich dies auf ihre Interaktion mit den Patientinnen und Patienten dahingehend auswirkt, dass sie auch mit diesen die genannte Handlungspraxis fortsetzt. Steht die Ärztin wegen des geteilten Risikos in der Praxis, oder weil sie mehr Freizeit hat, unter geringerem Druck, so wirkt sich dies auf ihr gesamtes Handeln und damit auch auf ihren Umgang mit den Patientinnen und Patienten aus. Dies spricht für eine eher offene und entspannte Interaktion. Die Transparenz ihrer fachlichen Entscheidungen gegenüber einem Kollegen, die latente Konkurrenz um die Patientinnen und Patienten und die Helferinnen, die daraus folgende Notwendigkeit des Impression-Managements können jedoch genau die gegenteilige Auswirkung auf die Interaktionen haben.

Die Einrichtung des Konsultationsraumes

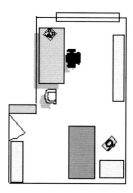

Abbildung 2: Einrichtung des Konsultationsraumes Fink (Ist-Zustand)

Zur Verdeutlichung der Einrichtung des Konsultationsraumes, der nun den ersten auch physisch präsenten Kontext für die Interaktionen darstellt, dient die Skizze oben (Abb. 2). In der linken oberen Ecke des Raumes befindet sich der Schreibtisch mit zwei Stühlen. Der zweite zentrale Einrichtungsgegenstand im Konsultationszimmer ist an der unteren Wand die Behandlungsliege mit dem daneben stehenden Ultraschallgerät (rechts von der Liege). Rechts von der Liege ist ebenfalls die Videokamera eingezeichnet, mit der ich die Konsultationen filmte. Die weiteren an den Wänden stehenden Gegenstände sind Regale, in denen Bücher stehen. Das Fenster nimmt fast in gesamter Breite die obere eingezeichnete Wand ein. Die

Stellung des Schreibtisches in Relation zum Fenster, gibt schon einen ersten Hinweis darauf, warum diese Einrichtung gewählt worden ist.[115] Der Schreibtisch steht so, dass das Licht von rechts auf die Arbeitsplatte fällt, was für eine Linkshänderin die arbeitsplatzergonomisch vorteilhafteste Möglichkeit ist. Demgegenüber steht die Liege in der dunkleren Hälfte des Raumes. Untersuchungen, die auf/an der Liege stattfinden, bedürfen demzufolge stets künstlichen Lichts. Diese Aufteilung deutet meines Erachtens – neben später noch aufzuführenden Hinweisen – darauf hin, dass die Ärztin den Schreibtisch als ihren Hauptarbeitsplatz betrachtet. Wenn dem so ist, dann impliziert das einerseits, dass sie ihre medizinische Tätigkeit in erster Linie als aus Schreiben und auch Sprechen bestehend ansieht, den Dingen, die man üblicherweise am Schreibtisch tut. Die Untersuchung im Sinne einer physischen Examination der Patientinnen und Patienten erscheint eher nachrangig.

Zur Verdeutlichung kann man an der Darstellung einer möglichen alternativen Aufstellung der vorhandenen Möbel (Abb. 3) erkennen, dass eine Einrichtung auch mit einer anderen Schwerpunktsetzung denkbar ist, ohne zunächst die Anordnung der einzelnen Möbelgruppen, zum Beispiel Schreibtisch und Stühle, zu verändern.

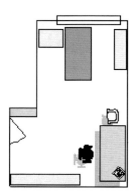

Abbildung 3: Einrichtung des Konsultationsraumes Fink (Alternative 1)

Sieht die Ärztin ihren Schreibtisch jedoch als wichtigsten Arbeitsplatz in diesem Zimmer, misst sie somit offenbar dem Sprechen mit den Patientin-

---

115 Es wird darauf verzichtet, Einrichtungen mit anderen/weiteren Möbeln durchzuspielen, da die Ärztin – außer einem zweiten Besucherstuhl – alle notwendigen und plausibel zu erwartenden Einrichtungsgegenstände im Raum untergebracht hat.

nen und Patienten eine große Bedeutung bei und findet der Großteil der Gespräche mit diesen am Schreibtisch statt, dann ist eine solche Möbelanordnung unzweckmäßig. Darum verwundert es, weshalb sie nicht eine kommunikativere Anordnung am Schreibtisch bevorzugt. In der weiteren, unten abgebildeten Einrichtungsmöglichkeit (Abb. 4) zeigt sich, dass die Ärztin alle Vorteile der guten Lichtverhältnisse nutzen und trotzdem dem Patienten gegenübersitzen könnte, um damit eine gleichberechtigte Interaktionsrahmung zu erzielen. Es stellt sich die Frage, warum sie diese Möglichkeit nicht ergreift.

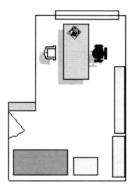

Abbildung 4: Einrichtung des Konsultationsraumes Fink (Alternative 2)

Eine Erklärung hierfür könnten praktische Gründe sein, so kann sie die Patientinnen und Patienten zu Untersuchungszwecken leichter berühren, wenn der Schreibtisch nicht dazwischen steht. Dazu braucht sie nur mit ihrem Stuhl vor die Patientinnen und Patienten rollen.[116] Wenn dem so ist, dann sind der Ärztin praktische Lösungen für sich selber wichtiger als Erwägungen, welche Lösung für die Patientinnen und Patienten sinnvoller oder angenehmer sein könnten. Damit läuft der Patient, wie auch ganz plastisch am Schaubild der tatsächlichen Einrichtung abzulesen, ›nebenher‹. Eine weitere Erklärung, die in eine ähnliche Richtung geht, wäre die Feststellung, dass das Sprechen mit den Patientinnen und Patienten doch nicht zu ihren Hauptaufgaben gehört. Um die Patientinnen und Patienten anzusehen, muss sie sich stets mit dem Oberkörper verdrehen, wenn sie vollständig am Schreibtisch sitzt. Wenn sie dies tut, verschließt der Schreib-

---

116 Diese Anordnung ›über Eck‹ wird heute genau aus diesen Praktikabilitätsgründen in der ärztlichen Ausbildung empfohlen.

tisch darüber hinaus die Hälfte ihres Körpers in einer nicht einsehbaren Nische.[117] Dies bietet ihr einen festen Rahmen und schützt sie vor der vollständigen Sichtbarkeit.

Nun könnte man einwenden, dass sie vielleicht sowieso innerhalb von Konsultationen nie vollständig am Schreibtisch sitzt, sondern eher etwas abgerückt und dem Patienten zugewandt. Dies wäre jedoch wiederum unpraktisch, wenn sie etwas aufzuschreiben hätte, und würde damit jegliche Praktikabilitätsüberlegung ad absurdum führen. In dieser Position kann sie zwar alles schnell erreichen, aber für keinen Arbeitsablauf (Schreiben, Sprechen, Untersuchen) ist die Positionierung ideal.

Aus allen bisherigen Überlegungen folgt, dass Schreiben vermutlich in der Definition der Ärztin deren hauptsächliche Arbeit darstellt. Alles jedoch, was sie dort professionell schreibt, hat mit Patientinnen und Patienten zu tun, die mit ihrer Leiblichkeit in Relation zum Schreibtisch wortwörtlich Nebensache sind. Folgt man dieser Argumentation, so zeigt sich eine Distanz der Ärztin zur Leiblichkeit ihrer Patientinnen und Patienten, die sich auch in der Positionierung der Untersuchungsliege im dunklen Teil des Raumes andeutet.

Betrachtet man die Patientenperspektive, so ergeben sich weitere interessante Lesarten. Der Patient hat beim Betreten des Raumes keine Wahlmöglichkeit, wo er sich hinsetzen möchte, es gibt nur einen Besucherstuhl.[118] Die Begleitung eines einzelnen Patienten durch eine weitere Person wird so nicht nahegelegt. Möchte die Begleitperson nicht stehen oder auf der Liege sitzen, wird sie vermutlich vor der Tür warten. Eine Überzahl von Patientinnen und Patienten wird so von der Ärztin unauffällig und effektiv vermieden.

Der Patient sitzt mit dem Rücken zur Tür, er kann nicht sofort sehen, wenn jemand den Raum betritt, beispielsweise ob es die Ärztin ist. So verbleibt er in einer angespannten Wartestellung. Eine Tür im Rücken zu haben, ist für viele Menschen ein unangenehmes Gefühl, angreifbar und ausgeliefert. Dieses Unwohlsein einiger Patientinnen und Patienten wird von der Ärztin offenbar billigend in Kauf genommen. Den Patientinnen und Patienten ist zwar eine klare Positionierung im Raum zugewiesen, jedoch haben sie keinen wirklichen Platz im Sinne einer Möglichkeit, sich

---

117 Der Schreibtisch besteht aus zwei Schubladenelementen, die links und rechts neben der Sitzposition angeordnet die Schreibtischplatte tragen.
118 Ich schließe ungewöhnliche Handlungsweisen wie die Besetzung des Arztstuhles oder der Liege als ›aus dem Rahmen fallend‹, den ich analysieren möchte, aus.

entspannt sammeln zu können. Wohin mit den Beinen, die man nicht unter einen Tisch stecken kann? Darf man seinen Stuhl verrutschen? Darf man den Schreibtisch anfassen, beispielsweise seinen Arm darauf ablegen? Kommt von hinten jemand oder kann mich jemand beobachten?

Ist die Ärztin dann im Raum und sitzt auf ihrem Platz, so schaut der Patient gegen das Licht, wenn er sie anblicken möchte. So wie er sitzt, ist sein gesamter Körper ungeschützt einsehbar, ganz im Gegensatz zur Position der Ärztin. In der Blickrichtung des Patienten – wenn er sich seiner Ärztin zuwendet – befinden sich keine klar medizinisch konnotierten Gegenstände, der Patient könnte sich, richtet er sich nur nach dem visuell Wahrzunehmenden, auch beispielsweise in einem Behördenzimmer befinden. Verknüpft man dies mit der Hypothese, dass die Ärztin mehr schreibt als handwerklich tätig zu sein, so befinden sich beide Interaktionspartner in einem Kontext, der in Distanz zum medizinischen Umfeld liegt.[119] Durch die Einrichtung des Raumes wird meines Erachtens trotzdem eine klare Rollenverteilung zwischen Ärztin und ihren Patientinnen und Patienten nahegelegt. Eingeschlossen ist hierin ebenfalls eine deutliche Statuszuschreibung, inklusive der Definitionsmacht in den konkreten Interaktionen. Die ohnehin schon asymmetrische Kommunikationsstruktur – und damit auch die Distanz zwischen Ärztin und Patient – wird durch die Aufstellung des Inventars nicht nur physisch manifestiert, sondern verstärkt. Zwar wird auf den ersten Blick ein Gespräch nahegelegt, bei genauerem Hinschauen jedoch rahmen die Möbel wohl eher eine Situation, in der die Eine schreibt und der Andere hierzu die notwendigen Fakten liefert.

Technische Ausstattung[120]

Die Ärztin und ihr Kollege in der betrachteten Praxis verwenden keine Computer, alles wird noch auf den Patientenkarten vermerkt. Folglich steht auch kein Bildschirm auf den Schreibtischen. An der Rezeption steht zwar ein Rechner mit Drucker, dieser wird jedoch nur zum Eindrucken des Namens des Versicherten in beispielsweise Rezepte oder Arbeitsunfähig-

---

119 Vielleicht möchte Eike eine physische Examination möglichst vermeiden. Auch dann wäre es zweckmäßig, die Untersuchungsliege nicht im Blickfeld des Patienten zu positionieren.
120 Leider kann hier nur die Computerausstattung näher betrachtet werden, da außer einem eher antiquiert anmutenden Ultraschallgerät, das in dem Konsultationsraum stand, keine weiteren technischen Geräte zu sehen waren. Dies stützt die Hypothese von der Skepsis der Ärzte dieser Praxis gegenüber technischen Modernisierungen.

keitsbescheinigungen gebraucht. Eine Helferin sprach darüber mit mir, dass der Rechner nicht einmal über ein modernes Textverarbeitungsprogramm verfügt, so dass jeder kurze Arztbrief für sie eine Schwierigkeit bedeutet. Warum aber wird in der Praxis so wenig Wert auf eine moderne Bürokommunikationsausstattung gelegt? In vielen anderen Arztpraxen hat sich diese Veränderung durchgesetzt. Einfach zu behaupten, die Ärztin und ihr Kollege hätten bisher darüber noch nicht nachgedacht, es sei als Entscheidung somit für sie noch nicht notwendig geworden, greift wahrscheinlich zu kurz. Gerade auch, wenn man mein Gespräch mit der Helferin ins Kalkül einbezieht. Es ist also davon auszugehen, dass sich die Praxispartner bisher bewusst gegen eine Computerisierung entschieden haben. Jetzt könnte man diese Wahl damit begründen, dass dafür kein Geld vorhanden ist, dass die Praxis eine solche Modernisierung nicht tragen kann. Dem sollte entgegengehalten werden, dass ein kleiner Rechner zumindest für die Sprechstundenhelferinnen bezahlbar sein müsste, weil andernfalls die Praxis vermutlich kurz vor der Zahlungsunfähigkeit stünde. Wenn man davon nicht ausgeht, stärkt dies einerseits das Argument, dass die Praxispartner keine Computer wollen und darüber hinaus den gerechtfertigten Wünschen der Helferinnen nicht nachkommen. Selbst wenn man als Ärztin meint, keinen Computer zu benötigen, im Sekretariat ist dieser heutzutage ein unumgängliches Werkzeug. Meiner Meinung nach spricht dies für eine klare Rollenverteilung Chef – Angestellte innerhalb der Praxis, wobei die Arbeit und die Mühen der Angestellten offenbar wenig Beachtung finden und vielleicht sogar verhindert werden soll, dass die Angestellten in bestimmten Arbeitsbereichen einen Kompetenzvorsprung erwerben. Hier liegt die plausibelste Erklärung für das Fehlen von Computern: die Notwendigkeit, deren Bedienung zu erlernen. Neben dem Zeitaufwand beinhaltet es auch das Zugeständnis, etwas nicht zu können oder zumindest etwas weniger gut zu können als Mitarbeiterinnen oder Patientinnen und Patienten. Damit einher geht vermutlich die Befürchtung, die eigene, mächtige Rolle in der Praxis zu verlieren. Dies gilt auch für die konkrete Interaktion mit den Patientinnen und Patienten, in der es zu vermeintlichen Peinlichkeiten kommen könnte, wenn etwas nicht funktioniert oder man als Ärztin einfach nur sehr langsam tippt. Darüber hinaus kann durch die Einführung von Computern in der Praxis vieles transparenter werden. Befunde verschwinden nicht einfach in unleserlicher Schrift in abgeschlossenen Patientenakten, sondern werden zumindest praxisintern zugänglich und können damit auch Anlass zur Kritik werden. So würde die ärztliche

Kompetenz unter Umständen sowohl durch technische Unzulänglichkeiten als auch durch transparente Inhalte zweifelhaft. Verweigert man sich der neuen Technik, so entgeht man diesem Risiko.

Was bedeutet das Fehlen von Computern als Kontext für die konkrete Interaktion mit den Patientinnen und Patienten? Direkt hat dies wohl eher geringe Auswirkungen. Will sich die Ärztin zuwenden, so tut sie dies auch, wenn ein Bildschirm auf ihrem Schreibtisch steht. Möchte sie dies nicht, so finden sich andere Dinge, auf die sie sich ersatzweise konzentrieren kann. Vielleicht fragt sich der Patient, ob man in der Praxis modern arbeitet und alle technischen Möglichkeiten ausschöpft. Ich denke jedoch, dass diese Frage erst aufscheint, wenn ein Patient ohnehin bereits an der Kompetenz oder dem Bemühen seiner Ärztin zweifelt. Der fehlende Computer erscheint dann mehr als Symbol. Mittelbar macht sich aber die – oben genannte – Haltung, die zum Fehlen des Computers führt, in der Interaktion mit den Patientinnen und Patienten bemerkbar. Angst vor Kompetenzverlust, davor angezweifelt zu werden, davor Transparenz zuzulassen, wirkt sich sicherlich aus. Die Rahmung der Interaktion als einer zwischen einem ›perfekten‹, allwissenden Arzt und den fehlbaren Patientinnen und Patienten ist eine deutlich differente zu der zwischen zwei gleichberechtigten Personen, die beide Experten für unterschiedliche Dinge sind.

Die Uniform der Ärztin[121]

Eike Fink trägt während der auf Video aufgezeichneten Konsultationen einen Kittel.[122] Dies ist inzwischen bei niedergelassenen Ärztinnen und Ärzten nicht mehr üblich.

Warum trägt Eike Fink einen Kittel, obwohl es, wie bereits angemerkt, keinesfalls mehr Usus unter niedergelassenen Ärztinnen und Ärzten ist? Der Kittel als Barriere zwischen dem Körper und der Umwelt kann grundsätzlich zwei Aufgaben erfüllen, entweder er schützt das Innen gegen das Außen, beispielsweise die Kleidung oder die Haut vor Schmutz, oder dem entgegengesetzt, er verbirgt etwas von innen vor der Außenwelt. Ganz

---

[121] Der Begriff Uniform bringt martialisch anmutende Konnotationen mit sich, jedoch ist seine im Duden gegebene Definition als ›einheitliche Dienstkleidung‹ in diesem Zusammenhang richtig und passend.

[122] Es mag umstritten sein, ob das Tragen eines Kittels als Kontextfaktor angesehen werden kann, hierzu sei auf die an anderer Stelle ausgeführte Definition des Begriffs ›Kontextfaktor‹ verwiesen (vgl. Kapitel 3.3.3).

zentral erscheint hier das Verbergen der privaten Person hinter der durch die Uniform symbolisierten professionellen Rolle. Untersucht man im konkreten Fall alle Begründungen, die sich unter die oben genannten grundsätzlichen Richtungen subsumieren lassen, so stellt der Kittel für Eike Fink vermutlich weniger einen Schutz vor physischer Beschmutzung dar.[123] Vielmehr scheint die Begründung eher im – in diesem Fall wortwörtlich zu nehmenden – Metaphysischen zu liegen.

Ihr Kittel indiziert weithin sichtbar ihre Zugehörigkeit zur medizinischen Profession. Einerseits macht sie sich damit für die Patientinnen und Patienten von den Sprechstundenhelferinnen unterscheidbar, andererseits signalisiert sie den Patientinnen und Patienten damit vom ersten Blick an die Differenz zwischen ihnen und sich selbst. Darüber hinaus kann sie alle Attribute des ›Ärztin-Seins‹ für sich in Anspruch nehmen, Kompetenzvermutung und Respektforderung inbegriffen. All das reproduziert den Statusunterschied im Praxisalltag. Durch den Kittel, den sie am Ende ihrer Arbeitszeit einfach auszieht, kann es ihr ebenfalls gelingen, die ärztliche Rolle von ihrem privaten Sein fernzuhalten. Das impliziert meines Erachtens aber auch, dass sie eine klare Trennung zwischen ihrem Umgang mit den Menschen macht, die ihr als Privatperson gegenübertreten, und denen, die ihre Patientinnen und Patienten sind. Diesen möchte sie offensichtlich den Statusunterschied verdeutlichen. Warum aber muss man sich im professionellen Zusammenhang ›erhöhen‹? Hier spielen vermutlich zwei Faktoren eine Rolle: Neben der Unterstützung des eigenen Selbstwertes vergrößert man den Statusabstand zwischen sich und anderen, das Risiko von Kritik an der eigenen Person wird deutlich geringer. Zieht man dies neben dem Wunsch nach Unterscheidbarkeit von den Helferinnen in Betracht, so deutet das auf eine Unsicherheit bezüglich der eigenen Kompetenzen hin. So schützt der Kittel das Innen – die Verunsicherung – gegen die Sichtbarkeit nach außen. Des Weiteren bleibt die eigene Leiblichkeit unter dem Kittel verborgen und geschützt. Mögliche Gründe hierfür lassen sich jedoch empirisch geerdeter durch die Interaktionsanalyse auffinden und könnten an dieser Stelle nur spekulativ erfolgen, was jedoch verbleiben soll.

---

123 Im Praxisalltag einer Allgemeinmedizinerin kommen beispielsweise Blut, Wundsekret und Eiter eher selten vor. Wenn ein Patient aber doch einmal mit einer offenen Wunde erscheint, so wäre es möglich, genau wie die einzelfallorientierte Benutzung von Handschuhen ganz üblich ist, sich in diesem Fall mit einer Schürze oder einem Kittel zu schützen.

Welche Einflüsse nimmt das Tragen eines Kittels auf die Interaktion mit den Patientinnen und Patienten? Aus den oben angestellten Überlegungen lassen sich folgende Faktoren extrahieren: Der Kittel stellt eine sichtbare Barriere zwischen Ärztin und Patient dar, was eine Distanz zwischen beiden kreiert oder zumindest aufrechterhält. Was hinter/unter dem Kittel liegt, bleibt für den Patienten unsichtbar, die Ärztin bleibt unnahbar, während die Patientinnen und Patienten ihre Symptome – und damit für sie unter Umständen sehr Intimes – nicht bloß nicht schützen können, sondern im Gegenteil offenlegen müssen. Neben der Distanz zeigt sich so eine wenig gleichberechtigte Ausgangsposition für die Interaktion. Der Kittel kann beim Patienten jedoch auch den Glauben an die Kompetenz der Ärztin bestärken und sich so positiv auf den Behandlungsprozess auswirken. Alles Genannte – egal ob vorteilhaft oder nachteilig für den medizinischen Erfolg – lässt sich darin zusammenfassen, dass der Kittel eine klare Rollenverteilung mit sich bringt, die ein distanziertes Über-/Unterordnungsverhältnis impliziert. Gerade auch, weil das Kittel-Tragen heute in Praxen nicht mehr üblich ist, erhält diese Art Kontext eine noch stärkere Bedeutung für die Interaktion.

Zusammenfassung

Bisher habe ich jedes Datum als singuläres Kriterium kontextfrei untersucht und keine Verknüpfungen zwischen den Analyseergebnissen der einzelnen Daten erstellt. Ohne hier den Anspruch auf eine elaborierte Darstellung der Zusammenhänge zu erheben, so fällt doch Folgendes auf: Alle betrachteten Daten rahmen die Konsultationen, aber auch den Umgang mit den Angestellten als asymmetrisch und damit distanziert.[124] Diese Asymmetrie, gekennzeichnet durch pointiert herausgestellte Status- und Kompetenzunterschiede in vielerlei Hinsicht, wird zum großen Teil durch die Wahlentscheidungen der Ärztin erzeugt. Keinesfalls soll jedoch behauptet werden, dass es sich hierbei um bewusste Entscheidungen handelt. Trotzdem muss nochmals klar herausgestellt werden, dass die Ärztin – ob be-

---

[124] Nur für die Interaktionen mit dem Praxiskollegen kann hier noch keine Aussage gemacht werden. Plausibel wäre es hier anzunehmen, dass Eike Fink beim Umgang mit ihrem Kollegen ebenfalls Distanz einhalten möchte. Möglich wäre dies entweder durch eine Unterordnung ihrerseits, also eine Anerkennung seiner Rolle als ›Chef‹, oder durch eine Vermeidung nicht unbedingt notwendiger Interaktionen mit dem Kollegen.

wusst oder nicht – faktisch den größten Teil dieser Art Kontextsetzung vornimmt.

Für die Interaktionen bedeutet dies, dass bestimmte Abläufe weniger wahrscheinlich sind als andere. Als plausible Verlaufshypothese für die professionellen Interaktionen der Ärztin Eike Fink kann anhand des hier dargestellten Kontextes jedoch angenommen werden, dass sie – häufig durch die Erzeugung und/oder Reproduktion von Asymmetrien – Distanz zu ihren jeweiligen Interaktionspartnern wahrt, Nähe – sowohl physisch als auch mental – somit nicht entsteht.

Diese Überlegungen gilt es bei der Analyse der Videodaten einzubeziehen,[125] sie können bei der Formulierung der Ergebnisse diesen weitere Plausibilität und Nachvollziehbarkeit verleihen oder im Falle von Widersprüchlichkeiten zu einer erneuten Überprüfung Anlass geben. Auch die Antwort auf die Frage, warum die Ärztin diese oder jene Wahl getroffen hat, die mit der Biographischen Fallrekonstruktion gegeben wird, kann durch die Betrachtung und Untersuchung der Wahlen von Kontexten kontrastiert werden.

In der Zusammenfassung der Videointeraktionsanalysen in Kapitel 4.2.3 wird der Kontext einer Interaktion als deren wirksamer Teil betrachtet. Eine solche Erwägung ist hier – zu einem so frühen Zeitpunkt innerhalb der Analyse – noch nicht möglich.

Konsultationsscript: Patientin mit Infekt der oberen Atemwege

Es folgt hier der Anfang eines Scripts einer Konsultation der Ärztin Eike Fink durch eine Patientin. Wie bereits angedeutet, dient dies der Vorstellung des Scripts als Instrument der Datenaufbereitung und -untersuchung.[126]

Band 4 Fink; ((9m38s))

Beteiligte[127] (in der Reihenfolge ihres Auftretens):
NW: *Nicole Witte*
F: *Ärztin Eike Fink*

---

125 Natürlich nicht schon bei der Hypothesengenerierung.
126 Audiovisuelles Datenmaterial bringt demgegenüber Schwierigkeiten bei der Publikation mit sich, die sowohl als technische Schwierigkeiten (sogar bei digitalen Medien), Anonymisierungsschwierigkeiten als auch als rechtliche Schwierigkeiten (beispielsweise bei Einreichung als Teil einer Dissertation) auftreten.
127 Die Namen aller Beteiligten (ausgenommen mein Name) sind verändert worden.

P: *Patientin Sabine Lorenz*
H: *Eine Sprechstundenhelferin*

Behandlungsraum, wie auf der Skizze (Abb. 2) gezeigt. Frau Lorenz sitzt bereits auf dem Patientenstuhl.

Die Patientin muss etliche Minuten im Behandlungszimmer auf Frau Fink warten. Sie trägt Bluejeans, eine weiße Bluse und schwarze halbhohe Schuhe. Zwischen Jeansbeinende und Schuhanfang schauen weiße Tennissocken mit zwei blauen Streifen hervor. Die Patientin sitzt mit überschlagenen Beinen und gekreuzten Armen auf dem Besucherstuhl, sie hat eine schwarze Handtasche auf dem Schoß. Ihre dunkelblonden Locken sind zu einem Pferdeschwanz zusammengebunden, Ponyfransen fallen ihr in die Stirn; sie ist vielleicht etwa 1,75 m groß und schlank und macht einen sportlichen Eindruck. Insgesamt wirkt ihre Aufmachung wie aus den frühen 1980er Jahren, was damals schick war, macht heute einen eher überkommenen Eindruck. Es mutet wie der Versuch an, die eigene Jugend zu konservieren – sie ist zwischen 35 und 40 Jahren alt –, oder aber sie besitzt kein Geld für neue oder modische Klamotten.

Die Patientin bewegt sich während ihrer langen Wartezeit nur minimal. Sie blickt beständig aus dem Fenster, nur in den Schultern ist ein leichtes Zucken zu bemerken. Sie wirkt dabei aber nicht ungeduldig oder nervös. Vielleicht versucht sie einfach, nicht in Richtung Kamera zu blicken?! Ihr fliehendes Kinn vermittelt mir neben ihrer geschlossenen Körperhaltung jedoch einen leicht ›zickigen‹, abwehrenden Eindruck, der im Gegensatz zu ihrer sehr freundlichen Haltung zu meiner Frage bezüglich der Videoaufnahmen steht.

Im Flur sind die Stimmen von Frau Fink und vermutlich einer Helferin zu hören. Auch ich spreche.

NW: Kamera läuft

Bei diesen Worten dreht sich Frau Lorenz mit dem Kopf kurz in Richtung Kamera und schaut direkt ins Objektiv. Sie wendet ihren Blick aber sofort wieder ab, ob ertappt oder peinlich berührt, etwas schüchtern oder einfach verunsichert, wie mit der Kamera umzugehen, ist nicht zu entscheiden. Sie schaut wieder in Richtung Fenster. Dann kommt Frau Fink in den Raum, die Patientin dreht sich sitzend halb zu ihr um, löst ihre überschlagenen Beine und lächelt die Ärztin an.

Während Frau Fink an Sabine vorbeigeht, geben sich beide die Hand. Frau Fink betritt schnell den Raum, dynamisch wirkend.

F: läuft (2) Guten Morgen
P: Guten Morgen Frau Fink

Während sie Frau Fink begrüßt, nivelliert sich der ›zickige‹ Eindruck vollständig. Sie begrüßt die Ärztin sehr nett. Setzt sich jetzt auch gerade auf den Stuhl und folgt Frau Fink mit ihren Blicken.

F: Frau Lorenz wie geht‹s ihnen?

Frau Fink geht bei diesen Worten zu ihrem Stuhl, den Blick auf die Patientenakte gerichtet, sie legt diese auf dem Schreibtisch ab, setzt sich auf ihren Stuhl, fährt unter den Schreibtisch (aber nicht so extrem wie bereits in anderen Konsultationen gesehen). Nachdem sie an ihrem Schreibtisch angelangt ist, dreht sie den Oberkörper etwas zur Patientin hin und schaut diese an. Fast lächelt Frau Fink.

Während sich Frau Fink hinsetzt, sucht sich Sabine bereits wieder eine neue Sitzposition, die ›hab-Acht-Stellung‹ auflösend, schlägt sie wieder die Beine übereinander, greift ihre Handtasche, die jetzt als kleiner Rucksack erkennbar wird, ordnet dessen Riemen und legt ihn wieder auf ihren Schoß. Sie sitzt jetzt, den Oberkörper etwas vorgebeugt, in Richtung Frau Fink, die Haltung wirkt konzentriert, aber auch fordernd, da sie die linke Hand auf ihrem Oberschenkel abstützt und ihr Ellenbogen dadurch fast einen rechten Winkel – vom Rumpf abgespreizt – bildet. Sie wird dadurch für Frau Fink breiter in ihrer Körperlichkeit. Ihre Wirbelsäule ist ganz gerade.

P: mh es geht so (1) ich hab mir n Infekt eingehandelt den dritten jetz hintereinander, und ich werde ihn einfach nich los

Ihre hohe Stimme und das Tempo ihres Sprechens stehen im Gegensatz zu ihrer Körperhaltung und nehmen dem ernsthaften Eindruck ein wenig die Schärfe. Beim Sprechen knickt sie zunächst den Kopf ein wenig nach unten ab, was ihrem Rücken jetzt wieder eine leichte Rundung verleiht. Sie lacht leicht (verschämt), nachdem sie zugibt, sie könnte ihren Infekt nicht »loswerden«.

F: den dritten hinternander, wann fings denn an

Bei dieser Frage beugt sich Frau Fink über ihren Schreibtisch und beginnt in ihre Akte zu schreiben, sie schaut darauf. Sie wirkt etwas weniger ›eingekästelt‹ in ihrem Schreibtisch, muss sich deshalb aber etwas weiter nach vorne beugen um ihre Schreibposition einzunehmen. Sie ist minimal in Richtung Patientin verdreht.

P: also den ersten hab ich im (2) August gehabt, //ja// zwei Wochen lang, den nächsten im September, und jetz schon wieder (1) und ich nehme an, der Kleine der geht jetz inn Kindergarten der schleppt alles mit an und ich kriegs ab (2) //ja// und er hat zwar Hustensaft und den hab ich irgendwie auch genomm aber irgendwie hilft das alles irgendwie nich und jetz hab ich gesacht jetz isses der Dritte jetz geh ich mal hin und lass einfach mal abhorchen oder so,

Beim Sprechen schaut Sabine ab und zu in Richtung des gegenüberstehenden Regals oder in Richtung Frau Fink. Sie unterstützt ihre Worte mit Bewegungen des Kopfes.

Frau Fink schreibt, schaut manchmal die Patientin kurz über ihre Brille hinweg an und schaut dann wieder auf die Akte.

> ja ich hab auch, mir tuna auch n bisschen hier hinten (das) wehh, die Niern und gestern beim Husten hats mir auch hier unter weh getan, das wollt ich mal abhorchen lassen, irgendwie hab ich das Gefühl es sitzt fest und kommt nich raus

Diese Worte unterstützt Sabine, indem sie die Nierengegend mit den Händen berührt und anzeigt, wo es ihr genau wehtut. Dazu muss sie sich etwas weiter nach vorn beugen und ihre ›breite‹ Haltung aufgeben. Während sie das anzeigt, schaut ihr Frau Fink ins Gesicht. Diese wirkt ernsthaft und hört offenbar konzentriert zu.

Nachdem Sabine ihre Darstellung beendet hat, nimmt sie ihre ›breite‹ Haltung wieder ein, durch den runderen Rücken und den zu Frau Fink gedrehten Kopf wirkt sie aber viel weicher, weniger ›zackig‹.

F: wann ging dieser neue Infekt los

Während der Frage blättert Frau Fink in einem auf dem Schreibtisch liegenden Kalender. Dabei kann sie aber nichts ablesen, da sie sehr schnell blättert. Es wirkt mehr wie eine Unterstützung ihrer Worte. Erst als sie geendet hat, schaut sie wieder die Patientin an.

P: äh Montach
F: Montach
P: mhmh

Frau Fink schreibt – offenbar notiert sie die Antworten der Patientin. Die Ärztin spricht langsam und laut.

F: und mit Schnupfen, Fieber?

Wieder schaut sie erst am Ende der Frage zur Patientin. Sie spricht sehr langsam, als müsse sie genau überlegen, was sie sagt.

P: ja es sitzt, irgendwie hab ich das Gefühl es sitzt fest

Sabine Lorenz deutet mit der Hand über der Nase an, wo »es« wohl »festsitzt«.

F: Schüttelfrost?
P: ne Fieber hab ich nich, Schüttelfrost auch nich
F: Fieber nicht   mhm
    (1) Kopfschmerzen?
P: ja
F: zieht es in die Ohrn

P: nnnein
F: nein?
P: nich
F: (3) und wie sind diese beiden andern Infekte behandelt worden ham sie da n Antibiotikum gebraucht?

Frau Fink spricht nach wie vor langsam. Sabine beantwortet ihre Fragen hingegen wie aus der Pistole geschossen. Bei allen Fragen schaut Frau Fink ihre Patientin nicht an, diese hingegen blickt die ganze Zeit in Richtung Ärztin. Erst beim Wort »Antibiotikum« blickt Frau Fink Sabine wieder an, eindringlich aber freundlich über ihre Brille hinweg.

P: ne ich habs so probiert gehabt mit (1)

Eingefrorenes Bild, beide schauen sich an. Frau Fink wirkt gespannt auf das, was da wohl kommt.

was hattn wa denn irgend n Efeu Hustensaft für die Kinder

Frau Fink stimmt für ihre Verhältnisse enthusiastisch zu. Ihr Blick öffnet sich, große Augen, offener Mund, aber kein Lächeln. Sie setzt sich auch etwas gerader hin, legt den Kopf leicht schräg in Richtung Patientin, spielt mit ihrem Stift, was dafür spricht, dass sie nicht sofort weiter schreiben will, sondern mit Interesse zuhört.

F: genau ja sehr gut
P: der geht ja auch für die Erwachsenen
F: ja die sind sehr gut ja
[...]

Analyse der Konsultation ›Infekt‹

Vorbemerkung

Im Folgenden werden die Ergebnisse der Analyse der Konsultation ›Infekt‹ ausführlich dargestellt. Wie oben bereits angedeutet, fließen hier die Auswertungsschritte der Analyse der Eröffnungssequenz, die Scriptanalyse und die feinanalytische Untersuchung weiterer Einzelszenen aus dem Videoband ein (Untersuchungsschritte 2–4).[128]

---

[128] Den Leserinnen und Lesern des Skriptes werden einige Dopplungen im folgenden Unterkapitel auffallen. Diese liegen darin begründet, dass die Lektüre der Analyse auch

Fallauswahl

Der hier vorliegende Fall ›Infekt‹ wurde im Rahmen des theoretischen Samplings als maximaler Kontrastfall zu einer zuvor ausgewerteten Konsultation ausgewählt. Die kontrastierten Merkmale sind hier neben Alter und Geschlecht der Patienten die Komplexität der Diagnose und der notwendigen Behandlung, somit in gewisser Weise die durch die Ärztin Fink benötigte Fachkompetenz. Ferner wird innerhalb dieser Konsultation durch Frau Fink eine physische Examination der Patientin (Abhorchen) durchgeführt, wie sie im Fall Fink nur selten zu beobachten war.

Ablauf der Konsultation

Die Patientin Sabine Lorenz muss etwa zehn Minuten im Behandlungszimmer warten, bis Frau Fink zu ihr kommt und die Konsultation beginnt. Das Script der Videoaufzeichnung umfasst eine Dauer von 7min50sek von Frau Finks Betreten bis zum gemeinsamen Verlassen des Raumes durch Ärztin und Patientin.

Frau Sabine Lorenz schildert nach der Begrüßung und im Anschluss an die ärztliche Frage nach ihrem Befinden sehr schnell und zielgerichtet ihre Beschwerden – sie habe bereits den dritten Infekt in wenigen Wochen und leide vor allem unter starkem Hustenreiz –, berichtet über ihre Annahme, ihr kleiner Sohn würde diese Infekte aus dem Kindergarten »anschleppen« und formuliert im Anschluss daran eine klare Erwartung an die ärztliche Dienstleistung – sie möchte sich »mal abhorchen lassen«. Nachdem Frau Fink einige Fragen zum zeitlichen Ablauf der Infekte, der Maßnahmen, die Sabine Lorenz dagegen ergriffen hat, und der körperlichen Beschwerden im konkreten Fall gestellt hat, die Sabine Lorenz auch schnell und genau beantwortet, kommt man zur körperlichen Untersuchung. Frau Fink schaut in den Hals der Patientin, wobei sich ein Dialog über deren operierte Mandeln entwickelt, und horcht im Anschluss Frau Lorenz' Lunge ab. Die Lunge ist ohne Befund, der Hals zeigt sich hingegen gerötet.

Frau Fink notiert alles in der Patientenakte und stellt weitere Fragen, die vermutlich der Bestätigung der Patientinnenthese von den Infekten aus dem Kindergarten dienen sollen. Frau Fink bestätigt Sabine Lorenz in

---

ohne die Lektüre des Skriptes selber verständlich sein soll. Darüber hinaus erscheinen diese doppelten Inhalte auch für den Nachvollzug der Analyse notwendig, ohne dass die Leser/-innen gezwungen werden, zurückzublättern.

dieser Annahme und stellt ihr in Aussicht, dass diese Krankheitsphase vermutlich wieder zu Ende geht, wenn ihr Sohn erstmal nicht mehr in den Kindergarten ginge. Innerhalb dieses Gespräches fragt Frau Fink Sabine nach einer benötigten Krankmeldung und stellt diese aus.

In der Folge entwickelt sich ein Dialog über die Ursachen des Reizhustens und dessen vorteilhafte Bekämpfung durch ein Medikament. Frau Fink schreibt daraufhin dieses Medikament auf.

Neben der Erklärung weiterer möglicher Hausmittel zur Bekämpfung des Virusinfektes und der Erklärung, ein Antibiotikum sei nicht notwendig, fragt Frau Fink ihre Patientin gegen Ende der Konsultation nach deren Zigarettenkonsum. Sabine Lorenz muss zugeben, dass sie bis zu 25 Zigaretten am Tag raucht. Frau Fink empfiehlt ihr die Entwöhnung in einer Gruppe, da es ihrer Meinung nach allein unnötig schwer sei, sich das Rauchen abzugewöhnen. Sabine Lorenz meint, sie hätte es schon mal versucht, aber ihr fehle die richtige Motivation zum Aufhören. Mit der erneuten Empfehlung einer Gruppe und weiteren Tipps, zumindest während der Krankheit das Rauchen einzuschränken, endet die Konsultation. Man verabschiedet sich, und beide verlassen das Blickfeld der Kamera.

Sequenzielle Analyse[129]

Die Patientin Frau Sabine Lorenz muss etwa zehn Minuten im Konsultationszimmer auf die Ärztin warten. Innerhalb dieser Zeit kann ich sie fragen, ob sie ihr Konsultationsgespräch filmen lassen würde. Sie ist sehr freundlich und sagt sofort zu. Dies deutet darauf hin, dass sie nichts Intimes oder Belastendes mit der Ärztin zu besprechen hat. Die gute Laune und Freundlichkeit, mit der sie mir begegnet, spricht ebenfalls dafür, dass sie ob des Gesprächs mit Frau Fink nicht besorgt ist und auch nicht stark unter Krankheitssymptomen leidet.

Während ihrer Wartezeit wird sie bereits von der Kamera aufgezeichnet, sie bewegt sich fast nicht auf ihrem Stuhl, schaut auch nicht ein einziges Mal in Richtung Kamera, sondern blickt beständig aus dem Fenster, nur ihre rechte Schulter zuckt fast unmerklich manchmal. Dies legt die Hypothese nahe, dass sie den lockeren und freundlichen Eindruck, den sie bei mir hinterlassen hat, nicht konterkarieren möchte. Sie scheint um ihre

---

[129] Der Kontext der Konsultation, der oben bereits nachvollzogen werden konnte, soll an dieser Stelle nicht nochmals wiederholt, sondern ausschließlich im Zusammenhang der hier analysierten Interaktion thematisiert werden.

›Coolness‹ kämpfen zu müssen, das ›nagelt‹ sie quasi auf dem Stuhl fest. Vielleicht verunsichert sie die Anwesenheit der Kamera doch ein wenig mehr, als sie zugeben will. Zu ihrer körperlichen Erscheinung gibt das Skript Auskunft:

Sie trägt Bluejeans, eine weiße Bluse und schwarze halbhohe Schuhe. Zwischen Jeansbeinende und Schuhanfang schauen weiße Tennissocken mit zwei blauen Streifen hervor. Die Patientin sitzt mit überschlagenen Beinen und gekreuzten Armen auf dem Besucherstuhl, sie hat eine schwarze Handtasche auf dem Schoß. Ihre dunkelblonden Locken sind zu einem Pferdeschwanz zusammengebunden, Ponyfransen fallen ihr in die Stirn; sie ist vielleicht etwa 1,75 m groß und schlank und macht einen sportlichen Eindruck. Insgesamt wirkt ihre Aufmachung wie aus den frühen 1980er Jahren, was damals schick war, macht heute einen eher überkommenen Eindruck. Es mutet wie der Versuch an, die eigene Jugend zu konservieren – sie ist zwischen 35 und 40 Jahren alt –, oder aber sie besitzt kein Geld für neue oder modische Klamotten?! (Band 4 Fink/Lorenz/Seite 1).

Ihre verbale Ausdrucksweise im Gespräch mit mir und auch im Folgenden im Gespräch mit der Ärztin lässt darauf schließen, dass sie einem bildungsfernen Milieu entstammt. Im Zusammenspiel mit der oben beschriebenen unmodischen Art, sich zu kleiden, deutet dies darauf hin, dass Sabine Lorenz einer unteren soziodemographischen Schicht angehört. Damit kann sie als typische Repräsentantin des Stadtviertels angesehen werden, in dem Eike Fink praktiziert, und ist als solche vermeintlich sehr schnell einzuordnen.

Beim Warten wirkt Frau Lorenz bis auf die Tatsache, dass sie nicht in die Kamera schauen möchte, weder ungeduldig noch nervös. Sie nimmt die Wartezeit scheinbar unbeeindruckt hin. Wenn man das Warten als Teil der Patientenrolle ansieht,[130] so nimmt Sabine Lorenz zumindest diesen Teil ihrer Rolle an.

Frau Fink betritt nach etwa zehn Minuten den Konsultationsraum. Bei der Begrüßung wird diese Annahme bestätigt. Sabine Lorenz begrüßt Frau Fink herzlich lächelnd und keineswegs verärgert oder ungeduldig. Auch bestätigt sich die Hypothese, dass Frau Lorenz es vermeiden möchte, in die Kamera zu schauen. Kurz bevor die Ärztin das Zimmer betritt, informiere

---

130 Das Wort Patient geht auf eine im 16. Jahrhundert erfolgte Substantivierung des lateinischen Begriffs ›patiens‹ für ›(er)dulden, leidend‹ zurück. Wortstamm ist hier das Lateinische ›pati‹ mit gleicher Bedeutung, zu beachten ist die Nähe zum französischen Begriff ›patience‹ mit gleichem Wortstamm, abgeleitet von Lateinischen ›patientia‹ für ›Geduld‹ (vgl. Duden Bd.7 1989).

ich diese vor der Tür deutlich hörbar für die Patientin, dass die Kamera läuft. Im Umdrehen zur Tür, durch die Frau Fink hereinkommen muss, bleibt Sabine Lorenz mit ihrem Blick im Fokus der Kamera ›hängen‹, anstatt jedoch die Bewegung zur Begrüßung ihrer Ärztin flüssig zu vervollständigen, dreht sich Sabine zunächst nochmals in die andere Richtung. Genau in diesem Moment betritt Frau Fink das Zimmer. Sabine ›verpasst‹ sie also gewissermaßen. Ohne nachzudenken, scheint es Sabine wichtiger zu sein, die Kamera zu ignorieren, als die Begrüßung, wie wohl von ihr gedacht, fortzusetzen.

Eike Fink betritt schnellen Schrittes den Raum, noch im Gehen reicht sie Sabine die Hand und begrüßt sie auch verbal, jedoch ohne ihren Namen zu nennen. Sabine grüßt unter Nennung des Finkschen Namens zurück. Frau Fink trägt die Patientenakte in der Hand, und nachdem sie beim Handschlag kurz auch ihre Patientin anblickte, schaut sie jetzt nur in Richtung Akte bzw. zum Schreibtisch, auf dem sie diese ablegt. Eike Fink wirkt energiegeladen und dynamisch, sie zeigt damit jedoch nicht nur ihre große Tatkraft an, sondern signalisiert auch Zeitmangel oder zumindest ihren Wunsch nicht länger als nötig mit dieser Patientin beschäftigt zu sein. Es ist davon auszugehen, dass Sabine beide Botschaften wahrnimmt, was für sie bedeutet, sie muss schnell und deutlich ihre Beschwerden oder Wünsche vorbringen, kann aber davon ausgehen, dass ihr geholfen wird.

Noch während die Ärztin damit beschäftigt ist, sich zu setzen und in ihrer spezifischen Art unter den Schreibtisch zu rollen,[131] fragt sie – nun unter Nennung des Namens – Frau Lorenz, wie es ihr ginge. Es wirkt fast so, als hätte Eike sich den Namen erst aus der Patientenakte erschließen müssen, deren Titelblatt sie so eifrig studiert hat. Nachdem sie an ihrem Schreibtisch angelangt ist, dreht Eike den Oberkörper etwas zur Patientin hin und schaut diese an. Es scheint fast, als würde sie lächeln. Ein die Betrachterin irritierender Gesichtsausdruck, der trotz intensiver Begutachtung nicht genau zu erkennen ist. Das deutet darauf hin, dass diese Uneindeutigkeit eine für Eike Fink angenehme Position darstellt. Die Patientin kann es so interpretieren, dass ihre Ärztin ein freundliches, vielleicht aufmunterndes Gesicht macht, wird aber trotzdem auf Abstand gehalten. Frau Fink macht sich nicht gemein mit der Patientin, wie etwa ein klares ›Zu-

---

131 Sie rollt mit ihrem Stuhl so dicht an den Schreibtisch heran, dass ihre gesamte untere Körperhälfte (etwa ab dem Bauchnabel) unter der Schreibtischplatte bzw. zwischen den beiden Schubladenelementen, die diese tragen, ›verschwindet‹ und damit weder vom jeweiligen Patienten noch von der Kamera zu sehen ist.

rück-Lächeln‹ gedeutet werden könnte, sie verbleibt in einer vorsichtigen, zurückhaltenden Position, die aufgrund der verschiedenen Wandlungsmöglichkeiten, die sie eröffnet, innerhalb der Interaktion Sicherheit und Überlegenheit gewährleistet.

Während sich Frau Fink hinsetzt, sucht Sabine ebenfalls eine neue Sitzposition, ihre vollständig geschlossene Körperhaltung auflösend, schlägt sie zwar erneut die Beine übereinander, beugt den Oberkörper jedoch etwas in Richtung Frau Fink vor. Ihre Wirbelsäule ist jetzt ganz gerade. Ihre rechte Hand ruht, nachdem Sabine ihren kleinen Rucksack mit beiden Händen hochgehoben hat, um dessen Riemen zu ordnen, danach wieder auf ihrem auf dem Schoß abgelegten Rucksack. Die linke Hand stützt sie auf ihrem Oberschenkel ab, wobei ihr Ellenbogen dadurch fast einen rechten Winkel – vom Rumpf abgespreizt – bildet. Die Haltung wirkt konzentriert, aufmerksam, aber auch fordernd, Sabine ›verbreitert‹ durch den abgespreizten Arm ihre Körperlichkeit.

Betrachtet man nur ein Standbild davon, so findet man ein vielleicht sogar ›klassisch‹ zu nennendes Konsultationsszenario vor. Die freundlich abwartende Ärztin, die der Hilfe suchenden, zugewandten und konzentriert ihre Beschwerden schildernden Patientin gegenübersitzt. Die einzunehmenden Rollen sind vom ersten Augenblick der Begegnung an verteilt und werden von den Protagonistinnen ausgefüllt. Keine von beiden muss offenbar fürchten, dass die jeweils andere versucht, dieses Muster aufzubrechen.

Folgerichtig entwickelt sich auch der Dialog in den erwartbaren Bahnen:

F: Frau Lorenz wie geht's ihnen?
P: mh es geht so (1) ich hab mir n Infekt eingehandelt den dritten jetz hintereinander, und ich werde ihn einfach nich los
F: den dritten hinternander, wann fings denn an (4F/Lorenz/2)

Die hohe Stimme und die hohe Geschwindigkeit, mit der Sabine Lorenz spricht, nivellieren den möglichen fordernden Eindruck, den ihre breite Sitzposition vielleicht auf Eike Fink gemacht hat. Sabine lächelt viel, und ihre Stimme klingt freundlich, jedoch bemüht, die an sie gestellten Fragen korrekt und zur Zufriedenheit ihrer Ärztin zu beantworten.

Das obige Zitat macht die bereits angedeutete klare Rollenverteilung innerhalb der Interaktion nochmals deutlich. Darüber hinaus ist offenbar auch der Inhalt der Rollen beiden Beteiligten bekannt. So gibt es viele verschiedene Möglichkeiten, auf die Frage »*Wie gehts Ihnen?*« zu antworten. Frau Lorenz wählt selbstverständlich die in dieser Situation angebrachte, die den Beginn einer Darstellung ihrer Krankheitssymptomatik beinhaltet.

Geht man von einer derart klassischen Rollenverteilung aus, so bedeutet dies im Umkehrschluss, dass Frau Fink und Frau Lorenz im Verlauf ihres bisherigen Ärztin-Patientin-Verhältnisses keine andere Interaktionsebene erschlossen haben. Sie nehmen beide keinerlei Bezug auf frühere Treffen und dabei bereits ausgetauschte Inhalte, seien diese nun ärztlich-professioneller oder eher privater Natur. Dies deutet wiederum darauf hin, dass sich beide Interaktionspartnerinnen in ihren jeweiligen reduzierten Rollen – als Funktionsträgerinnen innerhalb einer institutionell gerahmten Begegnung – zur Zufriedenheit eingerichtet haben.

Damit können auch Rückschlüsse darauf gezogen werden, was beide Partnerinnen als Bestandteile der jeweils eingenommenen Rollen betrachten. Für Frau Lorenz als Patientin lassen sich dabei Freundlichkeit, Konzentration auf das Wesentliche – hier die korrekte und sehr sachliche Schilderung der Krankheitssymptome – sowie zugewandte Aufmerksamkeit den ärztlichen Aussagen gegenüber feststellen. Für Eike Fink lässt sich zu diesem Zeitpunkt professionelle Distanz zur Patientin als für sie wichtiger Teil ihrer Arztrolle konstatieren. Beide Interaktionspartnerinnen stellen die ungleiche Machtverteilung innerhalb ihrer Begegnung nicht in Frage, sondern reproduzieren sie durch ihr Verhalten. Die ungleich verteilte Handlungs- und Entscheidungsmacht gehört somit ebenfalls für beide Beteiligte zur eigenen Rollendefinition.

Eike Fink sitzt – den oben zitierten Worten ihrer Patientin lauschend – an ihrem Schreibtisch. Sie ist mit ihrem Stuhl halb darunter gerollt, sitzt gerade, leicht zu Sabine Lorenz gedreht und schaut diese mit dem oben beschriebenen distanziert freundlichen, aufmunternden Blick an. Ihre Haltung wirkt sicher und konzentriert. Mit der Frage »*Wann fings denn an?*« beugt sich Eike Fink vor, schlägt die auf dem Tisch liegende Akte auf, nimmt einen Stift zur Hand und beginnt zu schreiben. Gleichzeitig beugt Sabine Lorenz beim Sprechen den Kopf etwas nach vorn, und ihr Rücken rundet sich dadurch leicht.

Beide wirken sicher und entspannt, wenn auch konzentriert. Wo sollte auch Unsicherheit entstehen? Einen Rollenaushandlungsprozess musste es nicht geben, beide haben offenbar sehr schnell erkannt, dass sie bei ihren Situations- und Rollendefinitionen keinen Dissenz haben.

Sabine Lorenz schildert im Überblick den Verlauf der letzten Infekte, erzählt von neu aufgetretenen Schmerzen in der Nierengegend und endet mit den Worten:

P: gestern beim Husten hats mir auch hier unter weh getan, das wollt ich mal abhorchen lassen, irgendwie hab ich das Gefühl es sitzt fest und kommt nich raus (4F/Lorenz/3).

Sabine unterstützt diese Schilderung damit, dass sie mit den Händen in die Nierengegend greift und so auch physisch anzeigt, wo es wehtut. Diese Verstärkung der Darstellung ihres Schmerzes, für die sie auch ihre breite Körperhaltung mit abgewinkeltem Ellenbogen kurzfristig aufgeben muss, mildert die Forderung nach ›Abhorchen‹ ab, mit der sie ihre Patientinnenrolle deutlich überschreitet. Frau Fink reagiert nicht auf die Forderung, aber genauso wenig auf die Darstellung des Nierenschmerzes. Es wirkt fast so, als spule sie eine Art ›Anamnesefilm‹ ab, für den sie nur bestimmte Teile der Lorenzschen Äußerungen braucht und auch nur diese hört. Eike fragt weiter:

F: wann ging dieser neue Infekt los
P: äh Montach
F: Montach
P: mhmh
F: und mit Schnupfen, Fieber
P: ja es sitzt, irgendwie hab ich das Gefühl es sitzt fest
F: zieht es in die Ohrn
P: nnnein
F: nein?
P: nich
F: Schüttelfrost?
P: ne Fieber hab ich nich, Schüttelfrost auch nich
F: Fieber nicht
mhm (1) Kopfschmerzen?
P: ja (4/Lorenz/3–4).

Die Annahme, hier werden anhand eines ›inneren‹ Leitfadens Fragen gestellt, bestätigt sich offenbar. Interessant erscheint, dass Eike die klar gegebenen Antworten der Patientin jeweils nochmals wiederholt, während sie über die unzureichend beantworteten Fragen oder die Patientinnenaussage »*es sitzt fest*« ohne Rückfrage hinweggeht, was den Eindruck vom ›Abhaken‹ einzelner Punkte des Leitfadens bestärkt, darüber hinaus aber einerseits mangelnde Flexibilität der Ärztin nahelegt und andererseits potenzielles Misstrauen gegenüber den Antworten der Patientin anzeigt.

Eike schreibt annähernd die ganze Zeit, sie spricht langsam und sehr laut, was vielleicht daran liegt, dass sie Schwierigkeiten hat, sich gleichzeitig aufs Sprechen und Schreiben zu konzentrieren, bei ihrer Patientin aber den Eindruck des Misstrauens verstärken kann. Misstrauen, das sich offenbar weniger auf die Ehrlichkeit oder Offenheit der Patientin als vielmehr auf deren von Eike unterstellte mangelnde Möglichkeit, die Fragen kognitiv zu verstehen, bezieht. Dieser Eindruck wird noch verstärkt durch die Art der Blicke, die sie ab und zu auf die Patientin richtet. Über die Brille hinweg muten diese ›bohrend‹ an.

Spricht Eike langsam, so antwortet Sabine Lorenz auf die Fragen wie ›aus der Pistole geschossen‹. Sie hinterlässt damit einen aufmerksamen Eindruck, vielleicht wehrt sie sich damit gewissermaßen gegen das auch für sie spürbare implizite Misstrauen, versucht zu zeigen, dass sie ihre Rolle in der Interaktion kennt und ausfüllen möchte.

Auf die Frage nach der Behandlung der vorhergehenden Infekte entspinnt sich ein Dialog:

P: ne ich habs so probiert gehabt mit (1) was hattn wa denn irgend n Efeu Hustensaft für die Kinder
F: genau ja   sehr gut

Frau Fink stimmt für ihre Verhältnisse enthusiastisch zu. Ihr Blick öffnet sich, große Augen, offener Mund, aber kein Lächeln. Sie setzt sich auch etwas gerader hin, legt den Kopf leicht schräg in Richtung Patientin, spielt mit ihrem Stift, was dafür spricht, dass sie nicht sofort weiter schreiben will, sondern mit Interesse zuhört.

P: der geht ja auch für die Erwachsenen
F: ja
    die sind sehr gut ja
P: und bei dem Zweiten hatt ich dann diesen Muco- (1) Mucosolvan
F   solvan
P: der is auch für beides für Kinder und
F: also das hat die beiden Male gereicht

Frau Finks Blick ist jetzt nicht mehr offen, sie kehrt zu ihrer üblichen Haltung zurück.

P: das hat gereicht und jetz schon wieder der Dritte   (unverständlich ein Wort)

F: hmh   ham Sie Halsschmerzen?

Bei dieser Frage beginnt sie wieder zu schreiben, sie hat den Blick erneut von Sabine zum Papier gewandt. (4F/Lorenz/4–5).

Sabine Lorenz überrascht Frau Fink offenbar mit der Aussage, sie habe es zunächst mit einem pflanzlichen Wirkstoff probiert. Ihre Routine wird durchbrochen, sie unterbricht sogar kurz ihr sonst so eifriges Schreiben. Diese Überraschung deutet im Umkehrschluss darauf hin, dass Eike ihre Patientin eine so vorsichtige und offenbar durchdachte Selbstmedikation nicht zugetraut hat. Mit der Erwähnung von »*Mucosolvan*«[132] klingt diese Überraschung wieder ab, und Eike kehrt zum routinierten Schreiben zurück. Vielleicht glaubt sie sich jetzt wieder in ihrer Einschätzung der Patientin als ›schlicht‹ bestätigt und subsumiert die Einnahme des Efeusaftes als von außen (beispielsweise im Kindergarten oder durch einen Apotheker) induziert.

Wenn nun ein zweites pflanzliches Medikament in Sabines Aufzählung gefolgt wäre, so hätte Eike vielleicht ihr Vorgehen verändern müssen. Könnte sie doch davon ausgehen, dass auf der Patientenseite ein Wissen um oder zumindest eine Beschäftigung mit der Krankheit und deren Bekämpfung besteht, was ein modifiziertes Umgehen mit der Patientin erfordern würde, um die eigene Rolle als überlegen Wissende zu unterstreichen. Nachdem sich nun aber ihr Bild von der Patientin zu bestätigen scheint, kann sie weitermachen wie bisher.

Weitermachen wie bisher, heißt in erster Linie fragen und schreiben, ohne die Patientin anzuschauen, konzentriert in erster Linie auf die Akte. Der Patientin scheint dies nichts auszumachen, denn sie setzt die klare und aufmerksame Beantwortung der an sie gerichteten Fragen unbeirrt fort. Auch wenn ihre Hinweise auf den Wunsch nach »*Abhören*« und ihr Gefühl »*dass es festsitzt*« bisher nicht beachtet worden sind, scheint sie dies nicht zu beirren. Vielleicht hat sie nie etwas anderes kennen gelernt oder sie glaubt an eine bestimmte Strategie der Ärztin, die sie nicht durchbrechen möchte.

---

132 Mucosolvan® ist ein schleimlösendes Medikament mit dem Wirkstoff Ambroxol.

Das Schreiben nimmt innerhalb der Konsultation bis zu diesem Zeitpunkt den größten Raum ein. Die Akte scheint Eike wichtiger zu sein als die Patientin. Sie behandelt Sabine Lorenz als Informationsquelle, sucht sich aber offenbar nur die gegebenen Informationen aus, die sie zu benötigen meint, alles andere wird anscheinend ausgeblendet.

Dann wird die Konsultation jedoch mit einer körperlichen Untersuchung fortgesetzt. Ohne die Patientin anzusehen, steht Frau Fink von ihrem Stuhl auf, wendet sich zur anderen Seite des Schreibtisches und greift eine Leuchte von dort. Währenddessen sagt sie, dass sie »*mit dem Hals anfangen*« will. Sabine Lorenz weiß offenbar sofort, was jetzt passieren soll, auch wenn Frau Fink dies nicht weiter erklärt. Sie verändert ihre Sitzposition, legt ihren kleinen Rucksack rechts neben sich auf den Boden und schaut Frau Fink an. Frau Fink leuchtet in Sabines Hals, nachdem sie sie gebeten hat, den Mund weit aufzumachen. Sabine streckt die Zunge heraus, obwohl sie dazu ebenfalls nicht aufgefordert worden ist. Dieser vorauseilende Gehorsam deutet darauf hin, dass Sabine eine gewisse Routine mit dieser Art der Untersuchung entwickeln konnte. Aus dieser Routine erwächst vermutlich auch der von ihr klar formulierte Wunsch nach ›Abhorchen‹, ›So macht man das eben beim Arzt!‹.

Wiederum scheint für beide Partnerinnen der weitere Verlauf der Interaktion fraglos und folgerichtig. Ob Frau Fink aus der Annahme heraus, ihre Patientin wisse schon, was sie von ihr erwartet, keine genaueren Anweisungen gibt oder ob auch für Frau Fink der Verlauf in der Untersuchung der Patientin in solcher Weise routiniert ist, dass sie kein Wort darüber verlauten lassen muss, ist nicht zu entscheiden. Beider Rollendefinitionen und Handlungsmuster ergänzen sich hier offenbar in idealer Weise, so dass es nicht zu einer Interaktionskrisis kommt. Festzuhalten bleibt aber, dass Sabine Lorenz in dieser Situation diejenige Interaktionspartnerin ist, die ›Fehler‹ machen kann, die ›aus ihrer Rolle fallen kann‹, weil sie nicht weiß – und es ihr auch nicht gesagt wird –, wann und in welcher Weise sie den Mund zu öffnen hat. Frau Fink setzt aus ihrer Arztrolle heraus die Standards, sie besitzt das Wissen, was wann zu tun ist, und sie gibt vor, wie sich die Patientin wann zu verhalten hat. Auch wenn Eike Fink völlig anders handelte als alle anderen Ärztinnen und Ärzte in einer solchen Situation, geriete doch nicht sie, sondern Frau Lorenz in die Krise der Routineunterbrechung. Damit verbunden ist stets eine Manifestation der Unterordnung und Unterlegenheit. Mangelnde Routine, mangelndes Wissen wird dann hier vermutlich sowohl von beiden Interaktionspartnerinnen als auch vom Beobachter dem Patienten unterstellt. Die Ärztin ist durch vermeintliche Expertise davor geschützt.

Frau Fink ruft diese Möglichkeit durch die mangelnde Erklärung ihres Vorgehens hervor. Sie zementiert damit ihre Überlegenheit innerhalb der Situation, auch wenn dies hier offenbar der Tatsache geschuldet ist, dass sie Erklärungen jeglicher Art bei dieser Patientin für unnötig hält, da Eike anscheinend der Meinung ist, diese würde es sowieso nicht verstehen. Sie untermauert damit die institutionelle Festschreibung der Über-/Unterordnung innerhalb einer Experten-Laien-Interaktion durch die persönliche Abwertung der Patientin.

Für Frau Lorenz wird das hier manifest nicht bedeutsam, da sie sich vollständig innerhalb der ihr unausgesprochen gesetzten Grenzen bewegt, ihre Rolle ausfüllt.

In der Folge informiert Frau Fink ihre Patientin mit knappen Worten über den erzielten Befund – zwar sei der Hals gerötet, aber ohne eitrigen Belag –, erläutert aber weder, warum dies wohl so ist noch was jetzt daraus zu folgen hat. Auch teilt sie nicht mit, was sie als nächstes zu tun gedenkt.

Dem Betrachter erscheint die folgende Szene fast wie eine Art Ratespiel für Sabine Lorenz. Was macht die Ärztin jetzt, was muss ich tun? Mit den Händen klopft Frau Lorenz auf ihre Oberschenkel, was diese Ratlosigkeit unterstreicht und andeutet, dass sie weiß, dass sie sich jetzt bewegen muss, aber nicht genau weiß, wie. Sie überbrückt die Sprechpause, die durch Eike Finks Schweigen entsteht, mit einer Bemerkung dazu, sie hätte keine Mandeln mehr. Dies knüpft an die Examination ihres Halses an, schafft damit eine Verbindung zu der für sie mit Handlungssicherheit verbundenen vorhergehenden Untersuchung und überspielt damit die jetzt herrschende Verunsicherung.

Frau Fink reagiert auf diese Bemerkung mit einer beginnenden, aber abgebrochenen und damit für Sabine vermutlich unverständlich bleibenden Erklärung zur Bedeutung der Mandeln zur Infektionsabwehr. Sie löst so aber weder Sabines Ratlosigkeit auf noch geht sie auf die vermeintlich ›private‹ Komponente des Gesprächsangebots ein. Durch die medizinisch-fachliche Äußerung unterstreicht sie demgegenüber erneut die Rollenzuweisungen und die damit einhergehende ungleiche Verteilung von Einfluss auf den Fortgang der Interaktion bzw. die innerhalb dieser Interaktion vorgenommenen Bedeutungsdefinitionen.

Eike Fink greift aus einem Regal ein Stethoskop und schaltet das Licht im Konsultationszimmer aus. Diese Signale deutet Sabine so, dass jetzt das

Abhorchen von Herz und Lunge folgen soll, und beginnt, ihren Oberkörper frei zu machen. Da kein Widerspruch von Frau Fink kommt, ist dies offenbar der von ihr gewünschte Fortgang. Während des Ausziehens spricht Sabine weiter über die Entfernung ihrer Gaumenmandeln, die schon früh (mit fünf Jahren) vorgenommen worden sei. Mit sechs Jahren sei sie dann in die Schule gekommen. Frau Fink antwortet hier wiederum medizinisch-technisch damit, dass sie kurz andeutet, früher hätte man diese Operationen relativ schnell vorgenommen; sie geht damit nicht auf Sabines freundliches ›privates‹ Gesprächsangebot ein, vielleicht über ihre frühe Schulzeit zu sprechen. Frau Fink sucht sich den medizinischen Teil der Bemerkung aus, um in belehrendem Ton darauf zu reagieren, das Risiko von sich verändernden oder verwischenden Rollen innerhalb der Interaktion scheuend.

Während des Abhorchens steht Frau Fink zunächst schräg hinter, dann schräg vor Sabine Lorenz. Die Ärztin hat dabei die linke Hand in die Hüfte gestützt, was den Kittel entfaltet, ihre Erscheinung damit ›verbreitert‹ und sie sehr sicher und souverän wirken lässt. Dies steht in auffälligem Gegensatz zu der halb-nackten Patientin, die aufmerksam den gegebenen Anweisungen Folge leistet. Die Szene wirkt wie die Karikatur ihrer selbst, der weise Arzt erforscht den Körper des Kranken. Dieser Effekt wird noch dadurch verstärkt, dass Frau Fink eine männlich konnotierte Körperhaltung einnimmt und ihren Kopf nachdenklich schräg nach unten neigt.

In der Folge macht Frau Fink rudimentäre Angaben zur Diagnose, legt ihr Stethoskop zurück ins Regal und schaltet das Licht wieder an. Während dieses gesamten Zeitablaufs schaut sie Frau Lorenz nicht an, sondern folgt mit den Augen ihren Verrichtungen. Wiederum gibt es keinen Hinweis darauf, ob sich Frau Lorenz nun wieder anziehen darf oder sollte, auch hat sie außer der Information, dass nur die Bronchien betroffen sind, nicht aber die Lunge, keinerlei Informationen zur Diagnose oder den daraus folgenden Maßnahmen erhalten. Vermutlich erwartet sie dies jetzt im weiteren Gespräch.

Frau Fink ist in ihre übliche Sitzhaltung am Schreibtisch zurückgekehrt, beginnt zu schreiben und fragt Sabine, die noch damit beschäftigt ist sich anzuziehen, ob sie von Reizhusten betroffen sei. Eike setzt die Untersuchung mit dieser Frage fort, hält es aber offenbar nicht für notwendig, Sabine zwischendurch bereits über die Ergebnisse der vorgenommenen Untersuchungen zu informieren. Die Ratlosigkeit bezüglich dessen, was sie wohl zu tun hat, wird hier abgelöst durch die Ratlosigkeit, was sie wohl für eine Krankheit habe. Dies hat für Sabine aber offenbar wenig Bedeutung, da sie weder in ihren verbalen Äußerungen noch in ihrer Leiblichkeit Hinweise darauf bietet. Das ›Nicht-Wissen‹ beunruhigt sie nicht, sie erwartet offenbar Hilfe von der Ärztin, die nicht in Aufklärung besteht, sondern in Handlungsanweisungen. ›Wissen‹ gehört für Sabine damit anscheinend nicht zu ihrer Patientinnenrolle.

Eike schreibt in die Patientenakte und stellt Frau Lorenz dabei die Frage, ob diese noch mehr Kinder habe. Dieses nicht-medizinische Gesprächsangebot überrascht, da Eike bisher wenig Interesse an einer solchen Art von Gespräch mit Sabine gezeigt hat. Die Überraschung wird jedoch schnell gemindert, da in der Folge deutlich wird, dass sie sich durch diese Frage einerseits einen Zeitraum verschaffen möchte, in dem sie die gewonnenen Informationen aufschreiben kann, vielleicht aufgrund der Annahme, dass, wenn man Frauen nach ihren Kindern fragt, diese viel und lange erzählen. Frau Lorenz tut ihr diesen Gefallen aber nicht, da sie nur ganz kurz und präzise mit dem Satz antwortet, sie hätte nur ein Kind. Die Sprechpause von sechs Sekunden, die Eike dann macht und in der sie weiterschreibt, unterstützt die oben aufgestellte Hypothese.

Andererseits wird das Private an Eikes Frage dadurch gemindert, dass sie nach der genannten Pause das Thema Kind/Kinder wieder mit dem medizinischen Feld verknüpft, indem sie den von Sabine anfänglich geäußerten Verdacht, ihr Sohn würde die Infekte aus dem Kindergarten mitbringen, durch weitere Fragen nochmals bestätigen möchte. Da diese Fakten aber bereits zu Beginn der Konsultation vollständig geklärt werden konnten, drängt sich erneut die Annahme auf, Eike möchte Zeit gewinnen, um ihre Erkenntnisse aufzuschreiben. Dafür spricht auch, dass sie während dieses gesamten geschilderten Verlaufs ihren Blick nicht von der Schreibtischoberfläche erhebt.

Sabine Lorenz ist mit dem Anziehen fertig geworden und hat sich wieder auf den Stuhl gesetzt, Eike anschauend:

F: brauchen sie für jemand ne Krankmeldung
P: ich mache gerade son, äh ne Fortbildung vom Arbeitsamt mit (1) da bräucht ich wenn ne Krankmeldung für
F: (1) mhmh (2) und dem Kind geht's schon wieder besser? (4F/Lorenz/8).

Offenbar ist die Diagnosephase jetzt für Eike abgeschlossen, sie geht zur Therapie über, indem sie bereits nach einer Krankmeldung fragt. Eine Diagnose möchte sie offenbar nicht mitteilen. Interessant erscheint hier die Frage, warum sie dies nicht tut. Versteht sie es nicht als Teil ihrer Aufgabe? Glaubt sie, die Patientin versteht es sowieso nicht? Würde geteiltes Wissen ihre Macht schmälern? Höchstwahrscheinlich spielen alle diese Faktoren eine Rolle. Bedeutsame Folge ist hier jedoch, dass sich an der ungleichen Machtverteilung innerhalb der Experten-Laien-Kommunikation durch dieses Handeln nichts ändern wird. Wissen bleibt ungleich verteilt, die Rollen verbleiben starr und damit berechenbar.

Sabine zeigt erneut keinerlei Erstaunen oder Irritation über diesen Fortgang der Interaktion. Sie muss offenbar nicht wissen, was sie hat, sondern nur, was sie dagegen tun muss. Es wird erneut deutlich, dass beider Rollendefinitionen annähernd vollständig zueinander passen.

F: also auch wenn das n leider schon das dritte Mal war (2) //mhm// so kann man Sie noch nich als chronisch krank bezeichnen Gott sei Dank, also wenn diese Phase da mit ihrem Kind vorbei is, wird sich das vielleicht wieder (1) regeln (2) also das Wichtigste is dass sie viel Flüssigkeit trinken, //hmh// möglichst zwei bis drei Liter am Tach (4F/Lorenz/9).

Frau Fink bestätigt in dieser Äußerung die bereits zu Anfang der Konsultation von Frau Lorenz geäußerte Annahme, sie habe sich bei ihrem Kind angesteckt und die schnell aufeinander folgenden Infekte wären aus dem Kindergarten mitgebracht. Sie lässt dies jedoch sehr im Ungenauen. Diagnostisch äußert sie sich nur global und beginnt, wie bereits angedeutet, mit Therapieempfehlungen. Die diagnostische Äußerung »*noch nicht [...] chronisch krank [...] Gott sei Dank*« wirkt im Kontext der gesamten Konsultation übertrieben und kann so gedeutet werden, dass Frau Fink die notwendige Ernsthaftigkeit zur Einhaltung der von ihr gegebenen Therapieempfehlungen bei Sabine erzeugen möchte. Darüber hinaus rechtfertigt Eike so Sabines Besuch in ihrer Praxis als notwendig, bei der sich sonst der Eindruck verfestigen könnte, beim nächsten Mal einfach zuhause zu bleiben, da sie hier ja nichts Neues erfahren hat und die Ärztin offenbar außer der Krankschreibung nichts für sie tut, was sie nicht auch selbstständig durchführen könnte.

In der Tat fährt Frau Fink jetzt mit den Therapieempfehlungen fort, beginnt dann aber doch noch, etwas zu erklären:

F: jetzt kann es sein das sich über das Hustenzentrum im Kopf so ein Reflexbogen, ein, schleift //ja// also man muss ja den also n bisschen Schleim wird immer gebildet auch wenn nich viel kommt das Abhusten können aber manchmal, schleift sich son Reflexbogen

Frau Fink hat den Stift beiseite gelegt und unterstützt ihre Ausführungen jetzt gestisch mit beiden Armen und Händen. Sie wedelt also je nach auszuführenden Worten mit den Händen vor ihrem Oberkörper herum.

ein dann is das Hustenzentrum also gereizt wird und man hustet immer mehr //mhm// obwohl der eigentliche Infekts schon am Abklingen ist //mhm// das is ja n Virusinfekt sie brauchen also kein Antibiotikum, jetzt gibt es Medikamente um dieses Hustenzentrum um diesen überschießen- schießenden Hustenreiz zu unterdrücken

Jetzt weniger Gesten, aber sie hält die Hände immer noch vor dem Oberkörper. Beim Wort »unterdrücken« wieder ein Lehrerinnenblick, unterstützt von einem Vorbeugen des Kopfes, als wolle sie in die Patientin eindringen, sich reinbohren mit dem Blick und ihren Worten Geltung und Ernsthaftigkeit schaffen. Sabine bleibt unbewegt, sie schaut Frau Fink während der ganzen Zeit an.

//mhm// der normale Hustereflex der bleibt natürlich erhalten nur diese überschießende starke und verlängerte Reaktion die wird abgemildert

Frau Fink schreit jetzt fast.

//mhm// die könnt ich ihnen also aufschreiben (1) ja und alles andere also Wärme Flüssigkeit äh und so weiter also das äh Hausmittel,

Sie beginnt wieder zu schreiben, aber stockend, jetzt scheint sie mehr auf ihre gesprochen Worte konzentriert. (4F/Lorenz/10).

Hierbei handelt es sich um den längsten zusammenhängenden Wortbeitrag der Ärztin. Es stellt sich die Frage, warum sie relativ plötzlich und für ihre Verhältnisse fast enthusiastisch beginnt, die Entstehung des Sabine belastenden Hustenreizes zu erklären. Dies steht in auffälligem Gegensatz zu ihrer bisher an den Tag gelegten geringen Auskunftsfreudigkeit. Widerspricht dies der bisher verfolgten Hypothese, dass sie ihr Wissen nicht teilen möchte, es gar nicht als Notwendigkeit ansieht, die Patientin umfassend zu informieren, oder diese vielleicht sogar für zu beschränkt hält, das zu verstehen?

Offenbar sollte hier zwischen Diagnose und Therapie unterschieden werden. Frau Fink erklärt ihre Verschreibung, sie gibt an, kein Antibiotikum aufzuschreiben, aber ein Antitussivum für notwendig zu erachten, und begründet dies auch jeweils. Hierbei handelt es sich nicht um die Teilung von Wissen, sondern um eine Begründung und Unterstützung der patientenseitig notwendigen Einhaltung der Therapieempfehlungen. Dies scheint Frau Fink als Teil ihrer Aufgabe anzusehen, und damit ist diese Information nicht dazu angetan, die Rollenzuschreibung innerhalb der Interaktion zu verändern.

Auch kann Frau Fink davon ausgehen, dass Frau Lorenz mit dem Wunsch in die Praxis gekommen ist, etwas ›aufgeschrieben‹ zu bekommen. Sie kommt dem derart unterstellten Wunsch der Patientin nach, hat aber offenbar Befürchtungen, dass das, was sie verschreiben möchte, nicht den Vorstellungen der Patientin entspricht, die sich in Frau Finks Überlegungen vielleicht die Verordnung eines Antibiotikums gewünscht hatte. Mit einer Erklärung diesbezüglich vermeidet sie somit Widerspruch oder Zweifel der Patientin an ihrer Kompetenz.

Auch die Emphase, mit der Frau Fink auf Frau Lorenz einredet, deutet darauf hin, dass Frau Fink keinerlei Zweifel an der Ernsthaftigkeit und Vernunft ihrer Worte und Handlungen aufkommen lassen will. Darüber hinaus unterstreicht sie ihre Autorität innerhalb der Begegnung und die Annahme von Kompetenz, mit der ihr Frau Lorenz entgegentritt.

Wenn Eike Fink, wie angenommen, therapeutische Erklärungen als Teil ihrer Rolle ansieht und wenn darüber hinaus die These vom Bedarf nach Zementierung der Überordnung gegenüber den Patientinnen und Patienten auf Frau Fink zutrifft, dann birgt der Konsultationsteil, in dem sie Therapien erklären und empfehlen muss, für Frau Fink das größte Risiko, aus ihrer Rolle zu fallen oder diese angezweifelt zu sehen. Und dann sind auch der Nachdruck und die Lautstärke, mit denen sie diesen Gesprächsteil gestaltet, folgerichtig.

Im Anschluss an diese Sequenz fragt Frau Fink ihre Patientin nach deren Zigarettenkonsum. Frau Fink schreibt nun erneut und schaut Sabine nicht mehr an. Sie erklärt Sabine, dass das Rauchen zwar nicht der Grund für die Infekte sei, diese aber durchaus verlängern könnte. Sabine antwortet leise unter Nennung der Anzahl der von ihr täglich gerauchten Zigaretten. Sollte es während der gesamten Konsultation jemals einen Zweifel an der Machtverteilung innerhalb der Interaktion gegeben haben, so ist dieser spätestens jetzt ausgeräumt, und die Positionen sind wiederum klar zugewiesen. Sabine spricht leise, sich ein wenig des eigenen Rauchens schämend, Frau Fink hingegen ist ›obenauf‹ und verteilt im Anschluss wohlfeile Ratschläge, wie man am besten aufhören könne. Dies tut sie, ohne Sabine anzusehen, sondern immer noch weiter schreibend, was den Eindruck verstärkt, dass es Frau Fink nicht um die Sache oder gar um Sabine geht, sondern darum, andere Ziele zu erreichen.

Kurz vor Ende der Konsultation betritt eine Helferin das Zimmer und teilt Frau Fink etwas mit. Sabine wird nicht beachtet, es erscheint kurzzeitig so, als sei sie nicht anwesend.

Frau Fink steht auf, nachdem die Helferin das Zimmer wieder verlassen hat. Erneut muss Sabine raten, dass die Konsultation jetzt wohl beendet ist. Auch sie steht auf. Frau Fink gibt Sabine die Hand und verabschiedet sich, nicht ohne ihr noch einen guten Ratschlag zum Rauchen mit auf den Weg zu geben.

Sehr auffällig erscheint während der Konsultation, was alles nicht ausgesprochen wird. Weder erhält Frau Lorenz eine klare Diagnose, noch wird verbal deutlich gemacht, ob und wie lange sie krankgeschrieben wird oder welche Medikamentenverordnung Frau Fink vornimmt. Frau Fink ›verpackt‹ vieles in Fragen, manchmal rhetorischer Art, so muss sie sich verbal nicht festlegen und läuft kein Risiko, Widerspruch zu erhalten.

Fazit

Da die bisherigen Ausführungen insbesondere als beispielhaft für das Vorgehen bei der Auswertung zu betrachten sind, soll hier keine elaborierte inhaltliche Zusammenfassung der Konsultationsanalyse gegeben werden. Wird doch bereits im nächsten Abschnitt eine Zusammenfassung aller untersuchten Interaktionen dargelegt.

Mehr kursorisch sollen jedoch zentrale Ergebnisse festgehalten werden. Hier ist zu nennen: a) Eine deutliche Rollenverteilung (Ärztin/Patientin oder Expertin/Laiin) wird durch die beiden Interaktionspartnerinnen hergestellt bzw. ihr quasi automatisches Vorhandensein wird von beiden angenommen und anerkannt; b) Damit verbunden ist eine ungleiche Verteilung von Macht innerhalb der Interaktionsbeziehung (zu Gunsten der Ärztin); c) Die von beiden vorab angenommenen Rollen- und Machtverteilungen werden innerhalb der Interaktion durch die Beteiligten ratifiziert; d) In diesem Ratifizierungsprozess ist Wissen – sowohl medizinisches Expertinnenwissen als auch alltagsweltliches Wissen – und insbesondere dessen Verteilung von erheblicher Relevanz; e) Innerhalb dieser einzelnen Interaktion zeigt sich die Rollenverteilung als unproblematisch, passen die Vorannahmen beider Interaktionspartner offenbar sehr genau zueinander; f) Frau Fink zeigt sich trotz dieser Problemlosigkeit und der ihr sehr freundlich gegenübertretenden Patientin um die Aufrechterhaltung von Distanz bemüht; g) Das Schreiben zeigt sich in der analysierten Konsultation als zentrale Aktivität der Ärztin. Diese dient ihr höchstwahrscheinlich zur Aufrechterhaltung der Distanz ebenso wie zur Verdeutlichung der Rollen-, Wissens- und Machtdifferenz innerhalb der Interaktion.

Zusammenfassung der Videoanalysen im Fall Eike Fink

In diesem Abschnitt wird nun eine Zusammenfassung der Ergebnisse der videogestützten Interaktionsanalysen für die Ärztin Eike Fink präsentiert. Hierzu werden zunächst die Resultate der Analyse des Kontextes nochmals kurz skizziert, um darauf aufbauend als typisch zu bezeichnende Interaktionsverläufe zwischen der Ärztin Fink und ihren Patientinnen und Patienten innerhalb von Konsultationen pointiert zu umreißen.[133]

Grundlage dieser Darstellung sind die schon erwähnte Kontextanalyse, drei feinanalytisch ausgewertete sowie weitere global untersuchte Interaktionen Eike Finks mit Patientinnen und Patienten. Darüber hinaus fließen meine in Memos festgehaltenen Beobachtungen während meines Aufenthalts in der Arztpraxis und während der eigenen Interaktion mit der Ärztin im biographischen Interview in die Überlegungen ein.

Die Resultate der Biographischen Fallrekonstruktion hingegen sind hier ausdrücklich weder Teil der analytischen Betrachtung noch Grundlage der Ergebnisse.

---

133 Ziel der Darstellung ist hier eine sowohl prozess- als auch ergebnisorientierte Präsentation. Zur weiteren Detaillierung sei auf die ausführlichen Interaktionsanalysen – wie beispielsweise die oben gezeigte – verwiesen.

Zur Rahmung der Konsultationen

Im Fall der Ärztin Fink konnten fünf Kontextfaktoren oder -bedingungen als bedeutsam markiert werden: die Lage der Praxis innerhalb der Stadt; die Organisation als Gemeinschaftspraxis mit einem männlichen Kollegen; die Einrichtung ihres Konsultationsraumes; die technische Ausstattung der Praxis sowie die Arbeitskleidung der Ärztin. Die genannten Faktoren fassen jede einzelne Konsultation ein und sind innerhalb der konkreten routinierten Interaktion unveränderlich. Als Ergebnis dieses Teils der Analyse können – wie oben bereits mit einem anderen Fokus aufgezeigt – drei zentrale Fragen beantwortet werden:[134]

1. Als Ausdruck welcher ärztlichen Wahlentscheidungen/Handlungsmuster in der Vergangenheit kann der gesetzte Kontext gedeutet werden?
2. Welche Handlungsmöglichkeiten stehen den Interaktionspartnern innerhalb des Rahmens offen?
3. Welche Handlungsmöglichkeiten werden den Parteien innerhalb des Kontextes nahe gelegt?

Nach der Beantwortung dieser Fragen können Hypothesen über den möglichen ›typischen‹ Verlauf einer Konsultation aufgestellt werden. Ebenso und folgerichtig können vermeintlich ungewöhnliche Verläufe entworfen werden.[135] Diese Hypothesen stellen darüber hinaus die Grundlage für das theoretische Sampling zur Analyse des Videomaterials dar. In der Folge sollen nun die genannten drei Fragen für den Fall der Ärztin Fink beantwortet werden.

Der Analyse folgend deutet sich an, dass die professionellen Wahlentscheidungen, die Eike Fink getroffen hat, stets *Distanz* sowohl zu Patientinnen und Patienten als auch zu Mitarbeiterinnen, Kolleginnen und Kollegen ermöglichen. Aufrechterhaltung von Abstand ist hier in einer Weise gemeint, die physische und psychische Faktoren umfasst und nicht aus-

---

134 Im Gegensatz zu den in Kapitel 4.2.3.2 aufgezeigten Fragen konzentrieren sich die hier präsentierten insbesondere auf die Handlungsmöglichkeiten, die der Kontext den Interaktionspartnern eröffnet.
135 Die Analyse dieser vermeintlich untypischen oder ungewöhnlichen Verläufe verspricht zum Verständnis des Interaktionsprozesses den höchsten Ertrag, da hier Bedingungen für Emergenzen gekennzeichnet werden können und damit Veränderungspotenziale innerhalb routinisierter Handlungsverläufe aufscheinen.

schließlich als gegenstandsangemessene professionelle Distanzierung betrachtet werden kann. Wählt Eike als Standort ihrer Praxis einen Stadtteil mit Bewohnern, die in ihrer Mehrheit eher niederen sozialen Schichten angehören, so schafft sie einen Abstand zwischen ihrem professionellen und privaten Milieu oder kann diesen zumindest aufrechterhalten. Die Menschen, mit denen sie innerhalb ihrer Berufstätigkeit umgeht, sind höchstwahrscheinlich getrennt von denen, die ihr im Privatleben begegnen, und dies sowohl im konkret physischen, aber eben auch im Sinn einer sozialen Schichtung. Dies ist in vielerlei Hinsicht dazu angetan, *Nähe* zu vermeiden.

Darüber hinaus wird das innerhalb einer Experten-Laien-Interaktion bereits quasi institutionell angelegte Über-Unterordnungsverhältnis weiter verstärkt, welches ebenfalls eine Distanz zwischen den Interaktionspartnern impliziert.

Auch die Einrichtung des Konsultationsraumes, die darauf hindeutet, dass die physische Examination der Patientinnen und Patienten nicht das vordringliche Anliegen der Ärztin ist, sowie ihr Tragen eines Kittels, der sowohl eine Grenze zwischen professionellem und privatem Sein markiert als auch eine physische Barriere zu Patientinnen, Patienten und Mitarbeiterinnen darstellt, unterstützt die Distanz-Hypothese.

Warum betreibt Eike Fink jedoch nicht allein, sondern in Gemeinschaft mit einem Kollegen die Praxis? Spricht die professionelle Partnerschaft nicht gegen die Annahme der systematischen Aufrechterhaltung von Abstand durch Eike? Einerseits sicherlich ja, denn Absprachen und Planungen mit dem Kollegen sind notwendig. Andererseits wird durch die Teilung der Verantwortung eine Distanzierung von der wirtschaftlich selbstständigen Tätigkeit sehr erleichtert. Urlaub, aber auch Krankheit, sind in diesem Zusammenhang kein Problem mehr. Die Selbstständigkeit bietet so viele Vorteile einer angestellten Tätigkeit, jedoch ohne das Eingebundensein in eine große Organisationseinheit, wie beispielsweise ein Krankenhaus mit diversen Berührungspunkten zum Kollegium.

Bezieht man das Wissen darum ein, dass Eike in die existierende Praxis des Kollegen eingestiegen ist, so bietet sich eine weitere Möglichkeit: Sie ordnet sich dem Praxispartner und dessen Entscheidungen unter und produziert damit in umgekehrter Weise als gegenüber den Patientinnen und Patienten Distanz zu ihm; auch die Unterordnung unter einen Chef erzeugt Abstand.

Die Tatsache, dass die technische Einrichtung der Praxis sich seit ihrem Einstieg nicht verändert hat, plausibilisiert diese Annahme. Die Praxis wurde nicht im Sinne eines Neuanfangs verändert, sondern Eike trat – wie eine Angestellte – in ein ausgestaltetes System ein.

Hält man die Aufrechterhaltung oder Schaffung von Distanz an dieser Stelle als plausiblen, in der Vergangenheit handlungsstrukturierenden Faktor im Fall Eike Fink fest, so stellen sich nun die zweite und auch die dritte oben genannte Frage nach den erdenklichen, respektive naheliegenden Handlungsmöglichkeiten der Interaktionspartner der Konsultation innerhalb dieser Rahmung.

Es ist anzunehmen, dass Eike auch innerhalb der konkreten Konsultationen so handeln wird, dass die von ihr gewünschte Distanz zwischen den einzelnen Patientinnen und Patienten und ihrer Person besteht. Wie bereits angedeutet, hat die Ärztin aufgrund ihrer übergeordneten Expertinnenrolle innerhalb der Interaktion, aber ebenso aufgrund des hoch institutionalisierten Ablaufs zwischen Arzt und Patient, dessen Spielregeln innerhalb unseres Kulturkreises allgemein bekannt sind,[136] einen größeren Einfluss auf den Verlauf der Konsultation als die Patientin oder der Patient. Eike wird daraus folgend höchstwahrscheinlich ihr Distanzstreben durchsetzen können. Gelingen kann ihr dies durch die Vermeidung von Handeln, das Nähe zwischen ihr und dem einzelnen Patienten erzeugen könnte, wiederum sowohl in physischer als auch in psychisch-emotionaler Hinsicht. Konkret kann dies bedeuten, dass sie es vermeidet, den Patienten mit Namen anzusprechen, ihm in die Augen zu schauen oder ihn anzufassen, was auch dazu führen sollte, dass körperliche Untersuchungen – falls nicht unabdingbar – vermieden werden. Die Ärztin müsste darüber hinaus jegliches Gespräch vermeiden, das nicht unmittelbar mit dem medizinischen Zweck der Konsultation zu tun hat. Man kann somit annehmen, dass sie keine privaten oder semi-privaten Inhalte mit den Patientinnen und Patienten besprechen wird, was auch bedeutet, dass sie die Patientinnen und Patienten nicht nach solchen Themen fragt.

---

[136] Es soll an dieser Stelle noch keine Hypothese darüber aufgestellt werden, ob diese Spielregeln für ein Gelingen der ärztlichen Dienstleistung unabdingbar sind oder dies postuliert wird, weil a) das eine sehr komfortable Situation für die Ärztinnen und Ärzte schafft und b) Mediziner/-innen und Patientenschaft aufgrund der so rigiden Muster einfach die Kreativität abhandengekommen ist, diese zu transformieren?! Mögliche Antworten darauf werden im Kapitel zu den empirischen Ergebnissen (Kap. 5) gegeben.

Man kann ferner mutmaßen, dass Eike die Konsulargespräche eher kurz halten wird und es verhindern möchte, dass sich die Patientinnen und Patienten *zu* wohl fühlen und deshalb von sich aus Nähe zur Ärztin anstreben. Anzunehmen ist deshalb unter anderem, dass Eike es zu vermeiden sucht, große Empathie gegenüber den Patientinnen und Patienten sichtbar werden zu lassen und sich demgegenüber auf die medizinisch-fachlichen Inhalte der Interaktion konzentriert. Ohne hier Vollständigkeit bei der Beschreibung der Handlungsoptionen erzielen zu können, erscheint die grobe Zielrichtung des Handelns der Ärztin Eike Fink hiermit ausreichend umrissen.

Betrachten wir nun die Handlungsmöglichkeiten des Patienten innerhalb des beschriebenen Rahmens, die sich aus genannten Gründen nicht annähernd so vielfältig darstellen wie die ärztlichen. Hierbei lassen sich zunächst zwei grobe Richtungen differenzieren: Entweder ein Patient fügt sich in das durch institutionelle Spielregeln und konkrete ärztliche Handlungspraxis vorgegebene Interaktionsgefüge oder aber er löst durch eine Handlung außerhalb des Vorgezeichneten eine Interaktionskrise aus. Vor dem Hintergrund, dass der Patient in der Regel mit einem bestimmten Wunsch oder gar unter Leidensdruck die Ärztin aufsucht, der seine unterlegene Rolle innerhalb der Experten-Laien-Interaktion noch verstärkt, wird er sich in der Mehrzahl der Fälle einfügen; und dies vermutlich sogar dann, wenn ihm der Verlauf der Interaktion nicht zusagt. Konkret kann dies bedeuten, dass er das ärztliche Verhalten spiegelt und sich ebenfalls auf die professionelle Ebene der Interaktion beschränkt, beispielsweise also ärztliche Fragen sorgfältig, aber kurz und auf die für den erfolgreichen Verlauf der Konsultation wesentlichen Inhalte beschränkt, beantwortet. Darüber hinaus sollte es dem Patienten opportun erscheinen, ebenfalls keine Privatgespräche anzuregen und der Ärztin auch physisch nicht nahezutreten.

Wenig problematisch sollten demzufolge patientenseitige Fragen zur Erkrankung und Therapie oder auch Wünsche nach bestimmten Therapeutika oder Arbeitsunfähigkeitsbescheinigungen sein. Dies unterstützt die Ärztin in ihrer Expertinnenrolle, expliziert damit konkret die Rollendistanz zwischen beiden Parteien und schreibt deshalb ein distanziertes Umgehen beider Parteien miteinander fest, da hier die einzelnen Individuen im Rahmen institutionalisierter Rollen und als Vertreter klar definierter Statusgruppen aufeinandertreffen. Damit bleibt jede Handlung, die individuell nicht Teil der Rolle ist, aus der Interaktion ausgeschlossen.

Als Hypothese über den Verlauf einer typischen Interaktion zwischen der Ärztin Fink und einem beliebigen Patienten kann als Ergebnis der Kontextanalyse somit eine auf medizinische Inhalte konzentrierte, kurze und wenig emotionsgeladene Konsultation beschrieben werden, die zwei Partner zeigt, die distanziert und innerhalb klar definierter Rollenmuster handeln.[137]

In der Folge soll ausgeführt werden, ob sich diese Hypothese als plausibel erweist, aber auch, welche Handlungsmuster aus möglichen Interaktionskrisen emergieren könnten.

Zu den Interaktionen

Wie bereits beschrieben, wurden drei videographierte Konsultationen der Ärztin feinanalysiert. Die dabei erzielten Ergebnisse bilden das Gerüst der folgenden Ausführungen. Es fließen jedoch sowohl weitere globale Interaktionsanalysen als auch die Feldnotizen aus der Arztpraxis und zur Interviewsituation zwischen der Ärztin und mir in die Betrachtung ein.[138]

Die folgende Darstellung soll aufzeigen, welche Interaktionsprozesse zu beobachten sind, wie das jeweilige Handeln aufeinander aufbaut und welche Sinnzuschreibungen oder Bedeutungskonstruktionen innerhalb des Prozesses als plausibel angenommen werden können.

Für die Darstellung sehr hilfreich erscheint dabei, dass ein routinisierter Ablauf für eine ärztliche Konsultation im Allgemeinen existiert und dass darüber hinaus im speziellen Fall tatsächlich stets sehr ähnliche Abläufe zu beobachten sind. Neben der Schilderung dieses ›üblichen‹ Verlaufs soll hier jedoch gerade ein Abweichen vom Üblichen an den jeweiligen Stellen genauer beleuchtet werden.

---

137 Eine Wertung bezüglich der Güte der medizinischen Dienstleistung bzw. der ›Qualität‹ des Interaktionsverhaltens v.a. der Ärztin soll und muss hier unterbleiben. Oder deutlicher: Auch wenn der beschriebene Interaktionsverlauf den Leserinnen und Lesern wenig erstrebenswert erscheinen mag, so sollte bei einer Bewertung dennoch Vorsicht walten. Eine so komplexe und durch vielfältige Faktoren beeinflusste Interaktion bietet eine Fülle von zum Teil disparaten Qualitätsindikatoren, aus denen eine Auswahl zu treffen ist. Darüber hinaus differieren auch die Bewertungs-Perspektiven beispielsweise zwischen Patientenschaft, Ärzteschaft und Beobachtern in nicht unerheblichem Maße.

138 Eine detaillierte Darstellung der Einzelergebnisse soll hier zum Zwecke der typisierenden Zusammenfassung nicht erfolgen, da die einzelnen Analyseschritte und -ergebnisse in den vorhergehenden Kapiteln nachzuvollziehen sind.

Vor der Interaktion

In der Praxis der betrachteten Ärztin Fink werden die Patientinnen und Patienten von den Sprechstundenhelferinnen aufgerufen und in das jeweilige Konsultationszimmer geführt. Dort müssen sie in der Regel noch einige Minuten auf die Ärztin warten. Die Patientinnen und Patienten wurden während dieser Wartezeit bereits auf Video aufgezeichnet. Zu beobachten ist dabei eine auffällige leibliche Reglosigkeit der großen Mehrheit der Patientinnen und Patienten; bis auf seltenes ›Kramen‹ in Handtaschen, beispielsweise auf der Suche nach einem Taschentuch, zeigten sie sehr geringe physische Aktivität. Sie warteten – zumindest äußerlich geduldig – auf das Eintreffen der Ärztin. Auch wenn es natürlich nicht möglich ist, individuelle Gedanken und Emotionen der Wartenden in diesen Minuten zu ergründen, so bedeutet das Warten im Konsultationsraum doch patientenübergreifend den Aufenthalt in einem Raum, in dem der physische Handlungsspielraum stark eingeschränkt ist. Es ist üblich, sich auf den Patientenstuhl zu setzen und davon nicht aufzustehen. Daneben ist den Patientinnen und Patienten auch der Einfluss auf ihre Zeitgestaltung vollständig entzogen, sie sind davon abhängig, wann die Ärztin zu ihnen kommt. Die relative Machtlosigkeit der Patientinnen und Patienten auf das Geschehen allgemein wird dadurch verdeutlicht, aber auch reproduziert.[139]

Die Begrüßung

Die Ärztin betritt den Raum. Eike begrüßt ihre Patientinnen und Patienten in den allermeisten Fällen mit Namen, den sie in der Regel von der Patientenkarte abliest, die sie mitbringt. Auf dem Weg zu ihrem Platz am Schreibtisch geht sie an den Patientinnen und Patienten vorbei und reicht ihnen in allen aufgezeichneten Interaktionen die Hand. Steht der Patient bei der Begrüßung auf, so verneigt sich Eike leicht mit dem Kopf, eine schnelle, eckige, fast militärisch anmutende Bewegung. In Kombination mit dem Handschlag vermittelt dieses Begrüßungsritual einen höflich-seriösen, aber auch dynamischen Eindruck. Danach setzt sich die Ärztin auf

---

139 Die Wartezeit im Konsultationsraum könnte entgegen der obigen Sichtweise auch als für den Patienten vorteilhaft markiert werden, so hat er beispielsweise Zeit, sich an den ungewohnten Raum zu gewöhnen, sich nochmals zu sammeln und auf das Gespräch mit dem Arzt zu konzentrieren. Auch dies ändert jedoch nichts an der relativen Machtlosigkeit des Patienten, denn die räumlichen und zeitlichen Grenzen des Wartens werden so oder so vollständig von ärztlicher Seite bestimmt.

ihren Stuhl am Schreibtisch, rollt mit diesem vor, womit ihre Beine vollständig unter dem Schreibtisch verschwinden. Der Patient kann aus seiner Position jetzt nur noch ihren Oberkörper sehen. Beim Hinsetzen bereits fragt sie den jeweiligen Patienten, warum er gekommen sei. Die gesamte Begrüßungsszene dauert selten länger als 15 Sekunden. Betrachtet man von allen aufgezeichneten Interaktionen nur diese Anfangsszenen, so erscheint es erstaunlich, wie ähnlich sie sich sind, nur die Rolle des Patienten wird stets von einem anderen Individuum ausgefüllt.

Feststellen lässt sich somit eine deutliche Routinisierung der Begrüßungshandlungen durch Eike. Dieser Routineablauf wird in keiner aufgezeichneten Konsultation durch das unerwartete Verhalten eines Patienten ›gestört‹.

Eike Fink bewegt sich schnell und sicher und gibt durch das Hinsetzen ein klares Signal zum Beginn der medizinisch-inhaltlichen Interaktion. Sie nimmt ihren Raum im Zimmer in Besitz, der zwar nicht besonders groß, aber deutlich begrenzt und vom Patienten abgeschirmt ist. Sie beginnt das Gespräch zunächst mit der Begrüßung und in der Folge durch die Frage nach dem Grund des Patientenbesuches.

Welche Bedeutung, welche Handlungsgrundlage schafft das für den Patienten? Zunächst ist der Wechsel zwischen der relativen Ruhe des Wartens und dem durch die Schnelligkeit der Ärztin sehr bewegten Interaktionsanfang groß. Ohne ›Vorwarnung‹ muss er sich auf die neue Situation einstellen, hohe Konzentration und Aufmerksamkeit dem Geschehen gegenüber sind deshalb vom Patienten zu erwarten. Die Rasanz der Eröffnung erzeugt zudem beim Patienten vermutlich die Anmutung, Eike sei in Eile. Die namentliche Begrüßung kann beim Patienten zwar einerseits den Eindruck von persönlicher Betreuung erzeugen, jedoch wird dies sowohl durch das häufig deutliche Ablesen des Namens vom Patientenblatt gemindert als auch davon, dass der Handschlag der Ärztin sehr routiniert wirkt und ebenfalls mit großer Geschwindigkeit durchgeführt wird. Eike Finks leibliche Erscheinung in der Interaktion, die durch das Tragen des Kittels in allen Konsultationen sehr stabil ist, und die Sicherheit ihrer Bewegungen erzeugen den Eindruck von fachlicher Kompetenz und sachlicher Klarheit. Zusammenfassend kann man offenbar davon ausgehen, dass der Patient sich anfänglich zwar medizinisch-fachlich gut aufgehoben fühlt, aber demgegenüber nicht lange ›stören‹ möchte, nicht mehr der wertvollen

Zeit der Ärztin als unbedingt nötig beanspruchen will[140] und sich auch deshalb als Glied in der langen Kette von Patientinnen und Patienten und nicht als singuläres Individuum wahrgenommen sieht. Darüber hinaus fühlt er sich wahrscheinlich zu Aufmerksamkeit und Konzentration verpflichtet, um damit eine ähnliche Akkuratesse zu zeigen, wie sie die Ärztin präsentiert. Insgesamt ist der Patient somit auf eine reaktive Rolle innerhalb der Interaktion zurückgeworfen.

Anamnese und Diagnosegespräch

Innerhalb der Konsultation beginnt nun der medizinisch-fachliche Teil, den die Ärztin – wie bereits angemerkt – sinngemäß mit der Frage beginnt, was den Patienten zu ihr führe. Ausnahmslos alle Patientinnen und Patienten reagieren auf die Frage mit der Schilderung der Symptomatik oder sogar bereits mit dem Vorbringen einer Selbstdiagnose. Bleibt das auf dem Video Sichtbare in allen Konsultationen sehr ähnlich, so verändern sich der Inhalt und die Formen der Gespräche jetzt deutlich. Dies ist zwar einerseits den unterschiedlichen Beschwerden der Patientinnen und Patienten geschuldet, andererseits zeigen sich aber unterschiedliche Verläufe auch bei ähnlichen Diagnosen – wie dem häufiger vorkommenden grippalen Infekt.

Ähnlich verbleibt neben den Sitzpositionen und den Blicken von Ärztin und Patient die Gesprächsleitung durch Eike. Sie stellt Fragen, die Patientinnen und Patienten antworten. Die Fragen, ihr Detaillierungsgrad und die Art, wie sie gestellt werden, differieren jedoch von Patient zu Patient stark. Das Spektrum reicht hier von klaren, aufeinander aufbauenden Fragen zum Verlauf der bisherigen Erkrankung und den jeweils aufgetretenen Symptomen, wobei Eike ihre Patientinnen und Patienten selten direkt anschaut, sondern offenbar hoch konzentriert die Antworten in der Patientenakte vermerkt, über die zum Teil mehrfache Wiederholung derselben Fragen, obwohl der Patient diese bereits beantwortet hat, bis hin zu fast schon penetrant anmutenden, immer stärker detaillierenden Fragen zur immer gleichen Thematik, die mit medizinischer Sorgfalt nicht mehr zu

---

140 Was auch dazu führen kann, dass der Patient Teile dessen vergisst, was er der Ärztin gegenüber vorbringen wollte, oder dass er von sich aus entscheidet, bestimmte Sachverhalte nicht anzusprechen, die er als nicht wichtig erachtet. Im schlimmsten Fall kann dies jedoch auch dazu führen, dass der Patient ihm unangenehme oder angstbesetzte Themen nicht anschneidet und damit Erkrankungen unentdeckt bleiben.

erklären sind. Begleitet werden diese Detailfragen bisweilen durch Blicke, die Eike, den Kopf gesenkt, über ihre Brille hinweg dem Patienten zuwirft.[141] Eine diagnostische Notwendigkeit kann hier häufig nicht festgestellt werden.[142] Vielmehr dient diese Art eines Frage-Antwort-Spiels offenbar als deutlicher Versuch, die Rollen des Experten einerseits und des Laien andererseits innerhalb der Interaktion zu etablieren oder zu verfestigen und damit auch die aktive/machtvolle respektive eine reaktive/ohnmächtige Position klar zuzuschreiben.

Diese Prozesse resultieren aus spezifischen Verunsicherungen oder Erschütterungen der Expertinnenrolle von Eike Fink. Im Videomaterial lassen sich verschiedene Grade von Sicherheit auffinden. Um hier nicht die gesamte Detailfülle des Materials auszubreiten, sollen nachfolgend drei Typen benannt werden: 1. Eike fühlt sich offenbar sicher und souverän, sowohl was die medizinisch-fachliche Komponente der Konsultation betrifft als auch bezogen auf ihre einflussreiche und aktive Rolle innerhalb der Interaktion. In einem solchen Fall verläuft das Gespräch sachlich ruhig, sie fragt nach, was sie wissen muss, und lächelt innerhalb des Verlaufs hin und wieder den Patienten an. 2. Diagnostisch ist sich Eike sicher, aber innerhalb der Interaktion fühlt sie sich in gewisser Weise gestört oder unsicher und ist darum bemüht, ihre ärztlich-überlegene Rolle (wieder) einzunehmen. 3. Sie ist sich fachlich offenbar unsicher, und daraus resultiert für Eike zwangsläufig auch eine Unsicherheit in der Interaktion mit dem Patienten.

In den ›unsicheren Interaktionen‹ fragt sie extensiv nach, um einerseits vermutlich Zeit zu gewinnen, die sie zum Nachdenken benötigt (Typ 3), und andererseits dem Patienten zu zeigen, wie ungenügend seine Antworten sind. Indem sie den Patienten weiter schwächt, kann sie auch aus einer nicht vollständig sicheren Position machtvoll agieren (Typ 2 und 3).

Welcher Interaktionsverlauf/welches Patientenhandeln begründet aber eine mögliche Verunsicherung für Eike? Die Analyse legt einerseits nahe, dass die Ärztin um Distanz zu ihrem Patienten bemüht ist. Und in der Tat sprechen sowohl die von ihr eingenommene Sitzposition als auch der ge-

---

141 Diese Blicke mit den dazu passenden Detailfragen vermitteln zumindest dem Betrachter der Videoaufzeichnung einen fast schon ›inquisitorischen‹ Eindruck.
142 Auch wenn die diagnostischen Notwendigkeiten durch mich als ›Nicht-Medizinerin‹ sicher in vielen Fällen nicht vollständig und fehlerfrei feststellbar sind, so erscheint es doch legitim beispielsweise die vierte Frage nach demselben Gegenstand als diagnostisch nicht notwendig zu markieren.

ringe Blickkontakt für eine solche These. In den Fällen, in denen Patientinnen und Patienten diese Distanz nicht einhalten, die Grenze überschreiten, die Eike definiert hat, müssen diese Patientinnen und Patienten in ihre ›Grenzen‹ zurückgewiesen werden.[143] Auch wenn ein Patient offensichtlich medizinisch bewandert ist oder aber zumindest eloquent und sicher sein Anliegen vorbringt, folgt die oben beschriebene verbale Zurechtweisung (Typ 2).

Fraglich ist, wie Eike mit einem Patienten umginge, der ihr offen unfreundlich gegenüberträte. Im Material liegt ein solcher Fall nicht vor. Anzunehmen ist aber, dass sie in einem solchen Fall ebenfalls den Versuch unternähme, über eine klare Experten-Laien-Rollenzuweisung eine sichere Position zu finden.

Wie oben bereits beschrieben, scheint in verschiedenen Interaktionen eine Verunsicherung bezüglich der Diagnose oder einer anzuratenden Therapie eine verstärkte Fragetätigkeit von Eike auszulösen. Vor allem Pausen nach der Antwort des Patienten und ein Zu-Rate-Ziehen schriftlicher Dokumente – wie häufig der Patientenakte oder dem auf dem Tisch liegenden Kalender – deuten auf den Versuch hin, neben der souveränen Sicherheit auch eine Lösung für das diagnostische Problem aufzufinden. In keinem Fall gibt Eike jedoch offen zu, dass sie keine prompte Lösung hat oder gerade nichts Genaues weiß. Dies würde ihr Bemühen um eine Anerkennung ihrer klaren Expertinnenrolle vollständig konterkarieren.

Eine physische Examination der Patientinnen und Patienten wird von Eike nicht quasi automatisch durchgeführt,[144] sondern nur beim Vorliegen einer Indikation. Die körperliche Untersuchung ist bei der Ärztin häufig eingebettet in die Befragung des Patienten, das heißt, dass sie weiterfragt, während sich der Patient beispielsweise gerade frei macht.

Die körperliche Untersuchung

Diese Art der Untersuchung findet in keiner der aufgezeichneten Konsultationen auf der im Sprechzimmer stehenden Liege statt, sondern wird

---

143 Die Überschreitung der ›Grenzen‹ der Ärztin geschieht in allen beobachteten Fällen unwillkürlich durch die Patienten. Physisch geschieht dies beispielsweise, indem sie auf ihrem Stuhl sitzend sehr viel Raum einnehmen oder sich auf dem Schreibtisch abstützen. Nicht so einfach auszumachen sind Grenzüberschreitungen, wenn ein Patient beispielsweise sehr laut spricht oder sehr sicher auftritt.
144 So ist zumindest das Messen des Blutdrucks bei vielen Allgemeinärzten obligatorisch und wird häufig auch von ihnen selber durchgeführt.

stets entweder stehend im freien Raum neben dem Schreibtisch oder sogar weiterhin auf den Stühlen sitzend durch die Ärztin durchgeführt. Oberflächlich betrachtet, gibt es jedoch zunächst keine weiteren ungewöhnlichen oder auffälligen Abläufe, sie horcht ab, betrachtet Hautveränderungen oder tastet nach Verspannungen, je nach Notwendigkeit, die durch die Schilderungen der Patientinnen und Patienten aufscheint. Eine genauere Analyse bringt hingegen interessante Details hervor.

Das Material bzw. die Gerätschaften, die die Ärztin zur Durchführung von Untersuchungen benötigt, liegen nicht auf oder in der Nähe des Schreibtisches, sondern in einem Regal einige Meter entfernt. Sie muss aufstehen, um es zu erreichen. Das trifft auch auf das von einem Allgemeinarzt in der Regel häufig gebrauchte Stethoskop zu, das Eike auch in ihrer Kitteltasche tragen könnte. Diese Organisation erscheint umständlich, es sei denn, sie würde es nicht regelmäßig benötigen. Diese Annahme bestätigt sich jedoch im Material nicht. Die Analyse legt hingegen die Lesart nahe, dass sie sich von ihren ›Werkzeugen‹ auch physisch distanziert, da deren Anwendungsbereich – die körperliche Untersuchung – von Eike nicht als zentraler Bestandteil ihrer professionellen Tätigkeit betrachtet wird. Wie in der Folge noch beschrieben werden wird, steht hingegen die verbale Informationssammlung vom Patienten und eine darauf aufbauende Diagnosestellung für sie im Zentrum ihrer Aufgaben. Die Distanzierung vom ›Werkzeug‹ steht hier sinnbildlich für ihre Berufsauffassung als Kopfarbeiterin und nicht Handwerkerin.

Weiterhin fällt deutlich auf, dass die Ärztin ihren Patientinnen und Patienten keine genauen Anweisungen zum Verlauf einer Untersuchung gibt, weder verbal noch gestisch. So steht sie beispielsweise von ihrem Stuhl auf und sagt, dass sie ›mit der Lunge anfangen wolle‹, weist den Patienten aber nicht an, den Oberkörper frei zu machen. Dieser muss ›raten‹, was er zu tun hat. Ebenso muss er selbstständig erkennen, wann er sich wieder anziehen kann. Auch während der Untersuchungen hält sie sich sowohl mit Anweisungen als auch mit Mitteilungen darüber zurück, was sie diagnostiziert hat.

Für den Patienten bedeutet dies, dass er sehr konzentriert und aufmerksam sein muss, um zum richtigen Zeitpunkt das Richtige zu tun, richtig zu reagieren. Das Risiko, Fehler zu machen und damit das Missfallen der Ärztin zu erregen, sowie die mangelnde Möglichkeit, Anweisungen zu widersprechen bzw. Diagnosen zu hinterfragen, binden den Patienten in seiner reaktiven Laienrolle innerhalb der Interaktion.

Durch die Konzentration, die der Patient auf sich selber richten muss, um Fehler zu vermeiden, wird die Ärztin von seiner absoluten Aufmerksamkeit auf sich entlastet, ihre Unsicherheit oder eventuelle Fehler bleiben damit eher unbemerkt.

Die geringe diagnostische Mitteilsamkeit der Ärztin, die sowohl während der körperlichen Untersuchung als auch im in der Regel darauf folgenden Therapiegespräch festzustellen ist und die trotzdem erstaunlich wenige Nachfragen der Patientinnen und Patienten provoziert, entspringt offenbar einer Mischung aus mehreren Ursachen. Möglich und wahrscheinlich ist es beispielsweise, dass Eike Fink einer paternalistischen Rollenauffassung vom Arztsein anhängt, die bis in die späten 1980er Jahre gang und gäbe war und auch in der ärztlichen Ausbildung verbreitet wurde. Der Patient muss nicht wissen, welche Krankheit er hat, er muss nur wissen, was er dagegen zu tun hat, und dies teilt ihm sein Arzt mit. Diese bewusste Haltung wird im Fall Fink vermutlich dadurch unterstützt, dass die Majorität ihrer Patientinnen und Patienten eher aus einer unteren und bildungsfernen sozialen Schicht entstammt und Eike Fink möglicherweise der Meinung ist, diese verstünden medizinische Zusammenhänge sowieso nicht. Zu dieser Haltung hinzu treten jedoch andere Faktoren: Wer nicht spricht, kann auch nichts Falsches sagen, und die Gefahr, dass mögliche Fehler in der Interaktion offenbar werden, geht damit gegen Null. Vielleicht fehlt Eike Fink aber auch nur das ›moderierende Know-how‹, vielleicht hat sie keine für sie passenden Formulierungen für bestimmte Zusammenhänge gefunden, wie beispielsweise das ›Freimachen‹, und schweigt deshalb lieber.

Nicht-Sprechen aber, aus welchen Gründen auch immer, verringert die Nachvollziehbarkeit der (ärztlichen) Expertise für den Laien, und darüber hinaus bedeutet ›Sprechen‹ das Teilen von Wissen, was innerhalb einer Experten-Laien-Interaktion stets eine Nivellierung oder zumindest Aufweichung der rigiden Positionen mit sich bringt. Der Machtvolle teilt mit der Teilung seines Wissens auch seine Macht.

Ferner gewinnt Eike Fink Zeit, wenn sie nicht während der Untersuchung bereits mitteilt, was sie zu hören, zu sehen oder zu tasten glaubt, Zeit, die sie vielleicht für eine sichere Diagnose noch benötigt.

Die Ärztin berührt ihre Patientinnen und Patienten bei den körperlichen Untersuchungen nur so viel wie unabdingbar, beim Abhorchen beispielsweise gelingt es ihr, die Patientinnen und Patienten überhaupt nicht zu berühren, das Stethoskop bildet hier eine Barriere. Auch schaut sie den

Patientinnen und Patienten selten in die Augen. Der Untersuchungsablauf erscheint so sehr mechanisch. Die Ärztin ist sichtlich darum bemüht, die physische Integrität der Patientinnen und Patienten zu wahren. In Verbindung mit ihren bereits geschilderten Handlungen im Gesamtzusammenhang der Konsultationen liegt es jedoch nahe, dass die genannte Distanzwahrung zumindest auch dem Schutz der eigenen Integrität dient. Die Art und Weise, in der sich die Ärztin den körperlichen Erscheinungen ihrer Patientinnen und Patienten zuwendet, lässt dies als eine notwendige, aber ihr eher unangenehme Aufgabenerfüllung erscheinen.

Der in zwei Konsultationen aufscheinende Versuch von Patienten, während der Untersuchung ein Gespräch über nicht-medizinische Inhalte zu initiieren, kann als Bemühen gewertet werden, den Grad der Zuwendung der Ärztin zu den Patientinnen und Patienten zu erhöhen.[145] Eike Fink antwortet hier jeweils nur kurz, sie nimmt das Gesprächsangebot nicht an, sondern konzentriert sich weiterhin auf das, was sie tut, oder auf die Geräte, mit denen sie etwas tut, und nicht auf den Patienten als Ganzes. Die Konzentration auf einen Teilaspekt ermöglicht der Ärztin die Aufrechterhaltung der von ihr gewünschten Distanz zum Interaktionspartner Patient. Nochmals zusammenfassend, kann festgestellt werden, dass die Ärztin Fink körperliche Untersuchungen nicht als zentralen Bestandteil ihrer professionellen Tätigkeit betrachtet, auch während dieser Untersuchung das Bemühen zeigt, Distanz zu ihren Patientinnen und Patienten zu halten und die Experten-Laien-Situation mit der klaren Verteilung von Aktion und Reaktion respektive Macht und Ohnmacht zu bewahren. Dem Patienten wird eine Veränderung dieser Konstellation durch die von ihm hier verlangte erhöhte Aufmerksamkeit noch weiter erschwert. Veränderungsversuche werden von Eike Fink routiniert zurückgewiesen.

---

145 Der Interaktionszusammenhang, in dem diese Versuche stattfanden, legt diese Lesart nahe. Eine weitere Hypothese hingegen, beispielsweise dass die Patienten mit den Privatgesprächen von ›unangenehmen‹ medizinischen Inhalten ablenken wollten, erscheint hier nicht plausibel.

Das therapeutische Gespräch[146]

Nach Abschluss der Untersuchung setzt sich Eike Fink stets zurück an ihren Schreibtisch und beginnt, in die Patientenakte zu schreiben. Plausibel ist, dass sie die Ergebnisse der Untersuchungen niederlegt. Jedoch steht die Menge des Geschriebenen in auffallend ungleicher Relation zu den geringen – und wenn, dann häufig nur sehr globalen – Informationen, die sie den Patientinnen und Patienten mitteilt. Sie ist jetzt voll auf das Schreiben konzentriert, fast so, als sei der Patient nicht mehr anwesend.

Dieser muss erneut warten und trotzdem sehr aufmerksam sein, da er jederzeit wieder befragt werden kann oder vielleicht noch eine weitere Untersuchung ansteht. Zwar können die globalen diagnostischen Ausführungen, die die Ärztin von Zeit zu Zeit gegenüber den Patientinnen und Patienten äußert, wie etwa ein »*das hört sich nicht so schlimm an*«, zu einer gewissen Entspannung der Patientinnen und Patienten beitragen. Sicherheit können diese jedoch nicht erlangen, da eine klare Diagnose nicht geäußert wird. Während der Patient also abwartet und die Ärztin schreibt, stellt sich sicherlich auch ihm die Frage, was sie wohl alles aufschreibt. Dies zeigt dem Patienten an, dass er offenbar nicht alles wissen soll/darf, und kann zu großer Besorgnis beitragen, welche ›schrecklichen Krankheiten‹ er vielleicht habe. Vielleicht wartet er auch auf eine Erklärung durch die Ärztin nach Abschluss ihrer – in allen Fällen (!) – umfangreichen Schreibarbeiten. Erneut wird die Ohnmacht, Unterlegenheit und Abhängigkeit des Patienten von der Ärztin deutlich.

Jetzt beginnt mit fließendem Übergang die Phase der Interaktion, in der ärztliche Therapieempfehlungen zentral werden. Obwohl keine klar abzusteckenden Grenzen zwischen den einzelnen Phasen – Anamnese, Diagnose und Therapie – auszumachen sind, lässt sich bei Eike Fink hier in der Regel eine deutliche Verhaltensänderung feststellen. Sie begegnet den Patientinnen und Patienten jetzt freundlicher, sie lacht mehr, sie schaut sie häufiger an, sie schreibt weniger und erklärt Teile ihrer Therapieempfehlungen. Was bewirkt diese wahrnehmbare Veränderung? Das Verhalten des einzelnen Patienten innerhalb der Interaktion kann hier als Auslöser mit großer Wahrscheinlichkeit ausgeschlossen werden, da diese Auflockerung

---

146 Gemeint ist hier das Gespräch über die ärztlich empfohlenen Therapiemaßnahmen, keine psychotherapeutische Beratung. In diese Interaktionsphase fällt beispielsweise die Verschreibung von Medikamenten, Hinweise dazu, welche nicht-medikamentösen Maßnahmen angeraten sind, aber auch die Besprechung über eine Arbeitsunfähigkeitsbescheinigung oder eine Überweisung zu einem Facharzt.

von Eike Fink in allen beobachteten Konsultationen nachzuweisen war. Die Konsultation nähert sich in dieser Phase ihrem Ende, ist es vielleicht einfach die Erleichterung darüber, wieder einen Patienten versorgt zu haben, die die Ärztin nun auch einmal lächeln lässt? Dabei bedarf es von ihrer Seite noch weiterer Bemühungen, die richtigen Maßnahmen zu empfehlen, die richtigen Medikamente zu verschreiben. Diese noch anstehenden Aufgaben stellen jedoch offenbar keine große Last für die Ärztin dar. Folgt man dieser Argumentation, dann scheint insbesondere die Diagnose Eike Fink anzuspannen. Das Risiko, etwas nicht zu wissen, nicht richtig einzuschätzen oder fehlerhaft vorzugehen, ist bei der Diagnosestellung sicher auch deutlich größer als in der therapeutischen Phase. Verknüpft man nun beide Argumente – das Risiko, Fehler zu machen, und den Zeitablauf – so kommt man zu dem Schluss, dass Eike Fink gegen Ende der Konsultation weniger angespannt handeln muss, weil a) die größte Schwierigkeit für die Expertin gemeistert ist und b) durch den bisherigen Interaktionsprozess die Rollen beider Beteiligter klar verteilt zu sein scheinen. Anfänglich muss Eike Fink Distanz wahren, ihre aktive Rolle festigen, den Patienten in seine Schranken weisen, nun sind die Rollen verteilt, und sie könnte sich vielleicht sogar den einen oder anderen klaren Fehler erlauben, ohne dass dieser in Frage gestellt werden würde.

In einem der analysierten Fälle kann in dieser entspannten Phase sogar die Initiative von Eike Fink zu einem Gespräch nachgewiesen werden, das vermeintlich nicht vollständig mit dem vorher verhandelten medizinischen Inhalt verknüpft ist. Es wird sich hier jedoch zeigen, wie leicht die – oben angedeutete – gewonnene Sicherheit wieder in Frage gestellt werden kann, wie instabil für Eike ein etabliertes Interaktionsgefüge offenbar ist.

Frau Fink erkundigt sich beim anwesenden Patienten nach dessen Mutter, die ebenfalls bei ihr in Behandlung war, nun aber in einem Pflegeheim außerhalb des Landkreises untergebracht ist. Zunächst fragt Eike Fink sehr freundlich und zugewandt, wie es der Mutter gehe, und gibt Ratschläge dazu, dass der Patient dafür sorgen solle, dass der behandelnde Arzt im Pflegeheim Berichte von ihr anfordert. Sie unterstreicht dies noch mit einem Hinweis darauf, was sie selber an der Stelle dieses Arztes wissen wollte. In der Folge ›kippt‹ der Tenor der ärztlichen Aussagen und Gesten hingegen. Geht der Patient doch nicht auf ihre Ratschläge ein, sondern erzählt demgegenüber von seinem neuen Auto, mit dem er seine Mutter besucht habe, und dass er mit dem Heimleiter befreundet sei, der sehr schnell einen Platz für seine Mutter gefunden habe. Er zeigt sich sehr zufrieden mit der Situation um seine Mutter. Nun ist – wie bereits angedeutet – eine klare Abwertung des Patienten in Eike Finks Worten und Gesten zu bemerken, zeigt sie sich einerseits offenbar gelangweilt von diesen ›Geschichten‹ und fordert andererseits telefonisch eine Helferin dazu auf, die Patientenkarte der Mutter zu bringen, da die Auskünfte des Sohnes offenbar nicht ihren Wünschen entsprechen. Ihre Aussagen in der Folge lassen keinen Zweifel daran, dass sie sowohl den behandelnden Arzt im Pflegeheim für inkompetent als auch den vor ihr sitzenden Patienten für zu wenig am Wohl der Mutter interessiert oder sogar für verantwortungslos hält.

Ohne die Analyse hier in Vollständigkeit wiedergeben zu wollen, lässt sich in dieser Szene vieles von dem wiedererkennen, was auf den vorhergehenden Seiten beschrieben wurde. Der Patient reagiert auf das semiprivate Gesprächsangebot und die ärztlichen Hinweise nicht mit ›demütiger‹ Dankbarkeit, sondern auf Augenhöhe. Er betont das Positive der Entwicklung und streicht seine Leistung heraus, über persönliche Beziehungen schnell einen Platz in einem guten Heim gefunden zu haben. Die Schwierigkeiten, die Eike Fink demgegenüber akzentuiert, werden durch den Patienten ebenso wahrgenommen, er verfolgt aber offenbar eine andere Reihenfolge der Bearbeitung, als sie durch die Ärztin bevorzugt würde. Es ist deutlich zu erkennen, dass er sich bereits ausführlich und keineswegs eindimensional mit der Thematik befasst hat und sich trotzdem von der ärztlichen Sichtweise distanziert.

Für Eike Fink bedeutet diese Reaktion in mehrfacher Hinsicht eine Grenzüberschreitung. Die gleiche Augenhöhe, auf der der Patient agiert, stellt die Hierarchie innerhalb der Interaktion in Frage, was noch dadurch verstärkt wird, dass sich der Patient als Experte präsentiert, geht es doch um seine Mutter und wird er durch das Handeln des Arztes aus dem Pflegeheim (er hat die Berichte noch nicht angefordert) in seiner Sichtweise gestärkt. Eike Fink reagiert mit den oben angegebenen Abwertungen des Patienten und des ärztlichen Kollegen.

Das In-Frage-Stellen der Interaktionshierarchie einerseits, die Eikes Entspannung ob der klar verteilten Rollen zu diesem späten Zeitpunkt des Gespräches konterkariert, und andererseits eine persönliche Nähe im Gespräch mit dem Patienten, die durch dessen Reaktion auf Augenhöhe droht und die eine Perspektivübernahme ihrerseits erfordern würde, kann oder will Eike Fink jedoch nicht zulassen. Akzeptiert dieser Eikes ärztliche Ratschläge nicht bedingungslos, kann dies doch auch bedeuten, dass er vielleicht die gesamte vorhergehende Konsultation nochmals kritisch hinterfragen wird. Damit ist auch die von Eike Fink angenommene klare Rollenzuweisung innerhalb der gesamten Interaktion, aus deren Sicherheit heraus sie vermutlich die persönliche Bemerkung erst gewagt hat, in Frage gestellt. Was auch bedeutet, dass ihre ›Sensoren‹ für diese Rollenzuweisung hier nicht vollständig fehlerfrei funktioniert haben, was ihre Unsicherheit erneut verstärkt und damit die Notwendigkeit für sie hervorhebt, in jeder einzelnen Situation ihre Rolle (und auch die des jeweiligen Patienten) aufs Neue zu verdeutlichen.

Alle diese Unsicherheiten werden in dem beschriebenen kurzen Gespräch aufgedeckt. Aus diesen Gründen muss Eike Fink stets – manchmal sogar bis an die Grenze der Beleidigung ihrer Patientinnen und Patienten gehend – die eigene aktive, mächtige Expertinnenrolle festigen, stets achtsam sein und Distanz zu den Patientinnen und Patienten wahren. Fühlt sie sich ›zu sicher‹, so kann aus ihrer Sicht das ganze Interaktionsgefüge gefährdet werden.

Die Verabschiedung

Aus der therapeutischen Gesprächsphase heraus wird die Verabschiedung der Patientinnen und Patienten durch Eike Fink in der Regel vollständig unvermittelt durchgeführt. Sie bestimmt nach wie vor den Routineablauf der Konsultation, was nochmals dadurch verdeutlich wird, dass sie zur Verabschiedung einfach plötzlich – häufig sogar inhaltlich noch weitersprechend – aufsteht und damit ein Signal dafür gibt, dass die Konsultation nun beendet sei. Sogar für den Betrachter der Videoaufzeichnungen wird dies jedoch nicht unmittelbar deutlich. Wie bereits angedeutet, spricht Eike Fink gerade noch über mögliche therapeutische Maßnahmen, steht währenddessen auf, stellt sich vor den Patienten und streckt ihm die Hand entgegen. Erst diese Geste erscheint als klares Signal.

Für den Patienten bedeutet diese Handlungsweise eine erneute Verunsicherung, die erneute Gefahr, innerhalb der Interaktion Fehler zu machen. Darüber hinaus wird ihm die Gelegenheit genommen, Fragen zu stellen oder Einwände oder weitere Wünsche zu äußern, wie er es tun könnte, wenn Eike Fink verbal – und noch sitzend (!) – das Interaktionsende ankündigte bzw. in Ruhe fragen würde: »Gibt es im Moment noch etwas von Ihrer Seite?«

Die Reaktion der Patientinnen und Patienten macht ihre Überraschung über das plötzliche Ende deutlich. Bleiben einige noch kurz sitzen, offenbar im Unklaren über den weiteren Verlauf, so kann man bei den Patientinnen und Patienten, die bereits aufgestanden sind, sowohl leiblich wie verbal Verunsicherung oder Überraschung nachweisen. Erst die ›Handschlaggeste‹, von Eike Fink initiiert, schafft Klarheit.

Nach dem Handschlag verlässt Eike Fink als erste den Konsultationsraum in ähnlicher Geschwindigkeit, in der sie ihn betreten hat. Manche Patientinnen und Patienten verabschieden sich nochmals verbal von ihr, die Reaktion von Eike Fink darauf wirkt beiläufig, so als sei sie schon mit etwas anderem befasst, jedoch kann dies nicht genauer belegt werden, da es sich außerhalb des Kamerablickfelds abspielt.

Zusammenfassung

Innerhalb der analysierten Konsultationen der Ärztin Fink lassen sich verschiedene durchgängige Handlungsweisen ihrerseits nachweisen. Zunächst kann die ›Distanzthese‹, die sich aus der vorgelagerten Kontextanalyse ergeben hat, weiterhin als plausibel angenommen werden. Eike Fink ist stets bestrebt, sich die Patientinnen und Patienten ›vom Leib zu halten‹, sowohl in physischer als auch psychisch-emotionaler Hinsicht. Darüber hinaus definiert sie ihre professionelle Rolle offenbar deutlich eher als Kopf- denn als Handarbeit. So legt sie mehr Wert auf eine ausführliche Befragung der Patientinnen und Patienten als auf deren körperliche Examination. Stets scheint sie darauf bedacht, ihre Rolle innerhalb der Interaktion – die aktive, machtvolle Expertin – zu festigen und sich vom Patienten abzugrenzen. Dieser wird hingegen auch und v.a. durch das ärztliche Verhalten in die gegenteilige reaktive, ohnmächtige Laien-Rolle gedrängt. Kann man große Teile des Verhaltens von Eike Fink innerhalb der Interaktion als Versuch werten, das Risiko einer Rollenaufweichung zu vermeiden, so gelingt es ihr auch in Situationen, in denen diesbezüglich eine konkrete Gefahr besteht, aktiv gegenzusteuern.

Die Patientinnen und Patienten fügen sich weitgehend in diese Rollenverteilung ein. Dies geschieht vermutlich insbesondere vor dem Hintergrund der hoch-institutionalisierten Begegnung, die der Patient in der Regel mit einem Wunsch nach Heilung oder zumindest Linderung beginnt, der die manifeste Abhängigkeit des Patienten von ärztlicher Dienstleistung noch verschärft. Gerade auch, weil Eike Fink auf jegliche Frage oder Anmerkung eines Patienten, die die oben genannte Rollenverteilung aufbrechen könnte, so reagiert, dass sich diese Verteilung eher noch verfestigt.

Keinerlei Aussagen lassen sich aus den Interaktionsanalysen darüber gewinnen, warum die Ärztin Fink sich so und nicht anders verhält, warum sie die beschriebene Rolle einnehmen will und ihr hierbei offenbar wenig Variationsspielraum zur Verfügung steht. Die Beantwortung dieser Fragen kann durch die Ergebnisse der Biographischen Fallrekonstruktion geschehen.

Eine Zusammenschau der in der Videoanalyse und der Biographischen Fallrekonstruktion erzielten Erkenntnisse erfolgt im Kapitel zu den empirischen Ergebnissen. Ich möchte jedoch die Leser/-innen dazu auffordern, sich an dieser Stelle das ›gute‹ Passungsverhältnis dieser auf unterschiedlichen Untersuchungsebenen erzielten Resultate nochmals vor Augen zu führen, deutet dies doch bereits auf eine biographische Etablierung professioneller Handlungsmuster hin. Dies pointiert den Einfluss biographischer Erfahrungen auf professionelles Handeln, und es deutet sich an, dass biographische Problemstellungen aus dem ›Privaten‹ im professionellen Handlungsfeld (ebenfalls) bearbeitet werden.

4.3 Dr. Andrea Sperber: Voran, nie zurück!

4.3.1 Vorbemerkung

Der zweite hier ausführlich darzustellende Fall ist Dr. Andrea Sperber. Der Fall Dr. Sperber wurde als maximaler Kontrast zum Fall Fink in Bezug auf ihr Interaktionshandeln (mit den Patientinnen und Patienten, aber auch im Interview mit mir) ausgesucht. Zeigte sich Frau Dr. Sperber doch im Umgang stets sehr zugewandt, freundlich und nicht insbesondere darauf bedacht, die Verteilung von Macht innerhalb der Interaktion zu ihren Gunsten zu organisieren, sondern ganz im Gegenteil sehr um Egalität bemüht.[147]

Ich führte mit Dr. Andrea Sperber ein Interview, das sich auf drei Termine verteilte. Zeigte sie sich einerseits sehr aufgeschlossen meinem methodischen Vorgehen gegenüber und schilderte sie ihr Leben umfänglich und thematisch sehr offen, so verblieb sie andererseits stets in einer argu-

---

[147] Wie bereits oben angemerkt, kann ein solches theoretisches Sampling zunächst nur anhand oberflächlicher Eindrücke geschehen, wird das Interaktionshandeln doch erst in der Folge analysiert.

mentativen oder beschreibenden verbalen Darstellungsweise. Auch auf detaillierte Nachfragen nach bestimmten Situationen lieferte sie fast immer nur kurze Beschreibungen der Geschehnisse, stets aber auch Erklärungen dazu, *warum* dies damals so und nicht anders war oder auch *warum* das Geschehene innerhalb ihrer Biographie von Relevanz war oder noch ist. Durch die Gestaltung ihre Äußerungen bot sie mir somit nicht nur eine chronologische Darstellung ihres Lebensverlaufs an, sondern darüber hinaus bereits diesbezügliche Deutungen, die offenbar ihres Erachtens für mich wichtig werden könnten oder gar sein sollten.

Mit dieser Art ihrer Darstellung entstand bei mir im Verlauf des Interviews zum einen der Eindruck, Frau Dr. Sperber habe Mittel und Zweck meiner Untersuchung verstanden, was sich auf meine Interviewführung jedoch dahingehend auswirkte, dass ich nicht immer in ausreichender Weise vertiefende Fragen zu angesprochenen Themen stellte. Zum anderen war ich aber sehr beeindruckt von der Selbstreflexivität meiner Interviewpartnerin, die sich – so meine Empfindung damals – intensiv mit ihrer Familien- und Lebensgeschichte auseinandergesetzt hat und dabei auch vor schwierigen und belastenden Themen nicht zurückgeschreckt ist.

Während der Interviewphase habe ich diese Eindrücke auf ihre psychotherapeutische Ausbildung zurückgeführt, die in großem Maß dazu beitragen kann, einerseits das eigene Dasein zu reflektieren, andererseits aber auch die Fähigkeit schult, im therapeutischen Gespräch stets die Kontrolle darüber zu behalten, was man als Individuum von sich offenbaren möchte.

Erst während der Analyse wurde mir deutlich, dass die – gemeinsame – Gestaltung der gesamten Interviewsituation sowie ihre Äußerungen zu einer Gesamtpräsentation des ›ich habe verstanden, was mich in meinem Leben beeinflusst, behindert, gefordert und unterstützt hat, weil ich mich damit auseinandergesetzt habe‹ zusammenfallen. Damit zeigte sie sich mir gegenüber als intelligente, bemühte, selbstreflexive und emotionale Frau. Welche biographischen Prozesse zu dieser Selbstpräsentation geführt haben, wie sich ihr Handeln im Verlauf ihres Lebens aufgeschichtet hat und an welchen Stellen sich vielleicht Präsentation und Erleben entgegenstehen, soll im Folgenden gezeigt werden.

4.3.2 Die Fallgeschichte Dr. Andrea Sperber

Familiengeschichte: »das sind so die Eckdaten die wichtig sind«

Dr. Andrea Sperber[148] wird 1953 in Südwestdeutschland in eine Familie hineingeboren, die insbesondere in den Jahren der Nazi-Diktatur und des Zweiten Weltkriegs viel Leid erfahren musste.

Andreas Vater ist Pastor in einer evangelisch-reformierten Gemeinde; ihre Mutter ist Hausfrau. Das Paar hat bereits vier Kinder, zwei Söhne und zwei Töchter. Andreas Brüder sind zum Zeitpunkt ihrer Geburt bereits 15 und acht (Jahrgänge 1938 und 1946), ihre Schwestern sieben bzw. sechs Jahre alt (Jahrgänge 1947 und 1948). Die Chronologie der Kinderfolge wird im Rahmen der weiteren Ausführungen erneut thematisch werden.

Andreas Vater ist nicht der erste Pastor in der Verwandtschaft, zumindest über den Vater seiner Ehefrau ist bekannt, dass er auch Pastor war, ebenso haben ihre Schwestern jeweils Pastoren geheiratet.

»das is aber üblich das is äm- also das is in [Name der Region; N.W.] in den Pastorenfamilien immer so ((lacht)), die Söhne werden Pastor und die, Mädchen heiraten Pastoren, das is durchgängig also da gibs nur wenige Ausnahmen von also« (23/24–26).

Damit zeichnet die Biographin ein Bild, das an die Aristokratie erinnert. Beruf und gesellschaftliche Stellung werden vom Vater auf die Söhne quasi vererbt, die Töchter heiraten in eine Familie des gleichen Standes. Trotz ihres leicht ironischen Tonfalls bei dieser Äußerung distanziert sich Andrea nicht explizit von dieser Tradition. Es erscheint notwendig, die theologisch nicht bewanderten Leser/-innen in einige wichtige Charakteristika des evangelisch-reformierten Glaubens kurz einzuführen.

Die reformierte Kirche zeichnet sich durch eine deutliche calvinistische[149] Prägung (Prädestinationsgedanke und Berufsethik) aus, wie sie grundlegend für Max Webers Begriffsentwicklung der protestantischen Ethik war (vgl. Weber 1934, 2006). Der Mensch zeigt mit seinem beruflichen (und vielfach wirtschaftlichen) Erfolg auf Erden seine Zugehörigkeit

---

148 Der Name ist, genau wie viele andere Merkmale der Biographin, die zu ihrer Identifizierung dienen könnten, durch mich verändert worden.

149 Johannes Calvin (1509–1564). Geboren in Frankreich, musste Calvin sein Heimatland als Verfechter der Reformation verlassen. Er emigrierte in die Schweiz, wo er zunächst in Basel sein Hauptwerk *Institutio Christianae Religionis* (1535) verfasste und später in Genf ein kirchliches Lehramt bekleidend mit Erfolg das Ziel verfolgte, das gesamte städtische Leben reformatorisch zu gestalten (vgl. zum Beispiel Mc Grath 1991; Cottret 1998).

zur Gruppe der Menschen an, die nach dem irdischen Leben göttliche Gnade empfangen werden. Diese Gnade kann weltlich nicht erreicht werden, sondern ist durch Gott vorbestimmt. Beruflicher Erfolg wird jedoch als entscheidender Indikator für diesen Gnadenerweis angesehen. Dieser Erfolg ist aber nur dann zu erreichen, wenn man sein ganzes weltliches Handeln darauf ausrichtet, fleißig und diszipliniert seine berufliche Entwicklung vorantreibt. Alles jenseits dieser Handlungen ist mindestens zu vermeiden, eigentlich aber abzulehnen. Calvin sprach in diesem Zusammenhang vom gesamten öffentlichen und privaten Leben als Gottesdienst.

So theoretisch und wenig am Fall orientiert dies auch klingen mag, spiegelt sich diese zwar in theologischen Debatten vielfach abgeschwächte, grundlegend jedoch tradierte Haltung zum weltlichen Leben mittelbar im Fall wider. Demgemäß formuliert Frau Dr. Sperber aus heutiger Perspektive eine Ansicht, die in ihrer Herkunftsfamilie vertreten wurde:

»..also wer nich gearbeitet hat der war auch Scheiße ((lacht)) der war eigentlich das Letzte //hmh// es sei denn er war behindert oder so das war was anderes, aber wer faul war das war nich okay, das war nich gut bei uns //hmh// das is Calvinistisch hoch zehn das is ((ein Wort unverständlich)) inner Reformierten Kirche das is fast- das kommt daher ne« (30/26–31).

Über die Herkunftsfamilie des Vaters, der Anfang des 20. Jahrhunderts geboren wurde, ist im Gegensatz zu der der Mutter nur sehr wenig bekannt. Die Tatsache, dass ein Bruder ihres Vaters Architekt war, zeugt hier jedoch einerseits ebenfalls von einem bildungsbürgerlichen Hintergrund, andererseits aber auch von einem Abweichen von der durch die Biographin oben formulierten Regel (*»die Söhne werden Pastor«*). Vielleicht ist es auch darin begründet, wenn Dr. Andrea Sperber über die väterliche Familie Folgendes sagt:

»is ganz, spielt überhaupt keine Rolle, die is auch nie aufgetaucht irgendwie, also, doch es gab ne Tante, die hin und wieder da war, aber die- die warn nie wichtig« (23/13–15).

Ohne die Art und Weise der Wichtigkeit der mütterlichen Verwandtschaft hier genauer definieren zu können, spielt diese – im Gegensatz zur väterlichen Familie – offenbar in ihrer Kindheit und Jugend für Andrea eine große Rolle. Es erscheint fast so, als habe ihr Vater in die mütterliche Familie eingeheiratet, was vor dem oben beschriebenen Hintergrund eher ungewöhnlich anmutet und erneut die Hypothese zulässt, dass Andreas Vater nicht aus einer Pastorenfamilie stammt, um im obigen Bild zu verbleiben, somit als ›Bürgerlicher‹ per Heirat in die ›standeshöhere‹ Theologen-Familie eintritt. Folgt man diesen Annahmen, so lässt sich einerseits festhalten, dass die Kirche, die Theologie oder die Religion eine herausragende Stellung im familialen Leben und damit auch in Andreas Kindheit einnahmen.[150] Andererseits muss die Frage formuliert werden, welche Rolle die vermeintliche Außenseiterstellung des Vaters innerhalb der Verwandtschaft für Andreas Herkunftsfamilie spielte.

Andreas Mutter wird etwa 1913 als älteste Tochter innerhalb ihrer Herkunftsfamilie geboren. Es ist sehr wahrscheinlich, dass ihr Vater (Andreas Großvater) zu diesem Zeitpunkt als Soldat in den Ersten Weltkrieg eingezogen war. Die Betreuung der Tochter und die Organisation des Familienlebens oblagen damit zunächst vermutlich vollständig ihrer Mutter (Andreas Großmutter). Andreas Mutter erlebt damit ihre frühe Kindheit zunächst ohne Vater, mit einer Mutter, die die alleinige Verantwortung für die kleine Familie trägt. Nach Ende des Ersten Weltkriegs bekommt Andreas Mutter noch mehrere Geschwister. Es ist davon auszugehen, dass sie aufgrund der spezifischen Konstellation innerhalb der Familie, aber auch aufgrund des religiösen Kontextes, in dem sie aufwächst, bereits früh mit häuslichen Aufgaben betraut worden ist und Verantwortung bei der Betreuung der jüngeren Geschwister übernehmen musste. So zeigt sich der weltliche oder Berufserfolg der Frauen (als Zeichen für einen göttlichen Gnadenerweis) zumindest im Glauben der Generationen, denen Andreas Großmutter und Mutter angehörten, in der erfolgreichen Organisation des heimischen Haushalts und in der Heranführung der eigenen Kinder an die Erfordernisse des beruflichen Lebens, sprich der schulischen und beruflichen Ausbildung für die Söhne und der Vorbereitung der Töchter auf die genannten häuslichen Aufgaben.

Die Verantwortung, die Andreas Mutter vermutlich für ihre kleineren Geschwister übernehmen musste, festigte einerseits ihre Rolle als älteste Tochter mit einer besonderen Beziehung zur Mutter, dürfte sie aber andererseits nicht selten überfordert haben.

---

150 Dies ist keinesfalls in dem Sinn gemeint, dass stets beispielsweise bei Tisch über theologische Fragen diskutiert wurde, eher die zu vermutende Ausrichtung der Lebenspraxis innerhalb der Familie nach religiösen Gesichtspunkten erscheint hier relevant. Und: Wie bereits angedeutet, ist eine religiöse Lebenspraxis im reformierten Kontext nicht auf den regelmäßigen Kirchenbesuch beschränkt, sondern bezieht sich auf das gesamte Leben des Menschen.

»..also das- dieses so die Frauen werden erdrückt von Pflicht (1) das is glaub ich n ganz wichtiges Thema, is auch glaub ich mein Thema, also auf- da muss ich gut aufpassen irgendwie also die l- setzen unheimlich viel um aber, ähm (2) irgendwo geht‹s auch schnell in (Richtung viel zu viel Pflicht) ((Flugzeuglärm)) (3)« (30/3–8).

In diesem Zitat, das seinem Kontext im Interview nach deutlich auf ihre Mutter und »*die Frauen*«, die wie ihre Mutter handeln, gemünzt ist, spricht Andrea von Pflicht als bedrückend und gleichzeitig als Grundlage für Aktivitäten. Sie betont, diese Ambivalenz sei auch für sie relevant, und erkennt hier eine Ähnlichkeit zu ihrer Mutter. In der Folge wird deutlich werden, dass Andrea ihre Mutter auf der ›bedrückenden Seite der Pflicht‹ verortet, sich selber hingegen auf der Seite der Aktivität, ›des Umsetzens‹. Stets jedoch muss auch sie aufpassen, um nicht auf die andere Seite zu geraten.

Andreas Großmutter mütterlicherseits litt Andreas Angaben folgend in den 1920er und 1930er Jahren unter schweren Depressionen, die schließlich auch zu deren Tod führten. Die Hypothese der früh Verantwortung übernehmenden Tochter gewinnt vor diesem Hintergrund weitere Plausibilität. Die überfordernde Rolle einer ›kleinen Erwachsenen‹ sollte aber nicht ausschließlich aus der konkreten Situation innerhalb der Familie erklärt, sondern stets auch in den Kontext der bereits angeführten calvinistischen Interpretation des weltlichen Seins eingebettet werden, deren Vorliegen hier als plausibel angenommen werden kann.

Andreas Eltern heiraten Mitte der 1930er Jahre. Zu diesem Zeitpunkt ist ihr Vater bereits Pastor in einer evangelisch-reformierten Gemeinde in der genannten Region in Süddeutschland. Andreas Vater ist etwas über 30 Jahre alt, ihre Mutter fast zehn Jahre jünger. Der Altersunterschied der Brautleute erklärt sich vermutlich daraus, dass der Bräutigam zunächst eine gesicherte Berufsstellung mit ausreichenden Einkünften erreichen musste, bevor er eine Heirat in Betracht ziehen konnte. Wie die Hochzeit der Mutter in ihrer Herkunftsfamilie aufgenommen wird, ist hier nicht mehr zu rekonstruieren. Als plausibel kann jedoch angenommen werden, dass die Familie der Braut die politische Einstellung des Bräutigams (siehe unten) zumindest toleriert haben muss, da der Kontakt zwischen dem jungen Ehepaar und dieser Familie in der Folge nicht geringer wird. Die Herkunftsfamilie des Vaters spielt hingegen, wie angedeutet, kaum eine Rolle, ob dies aber an politischen Differenzen liegt, kann hier nur gemutmaßt werden.

Andreas Vater war während des 3. Reichs Mitglied der ›Bekennenden Kirche‹,[151] es ist leider nicht bekannt, wann er sich dieser genau angeschlossen hat. Ist die ›Bekennende Kirche‹ heute v.a. mit den Namen Dietrich Bonhoeffer oder Martin Niemöller verknüpft und gilt allgemein als kirchliche Oppositionsbewegung gegen den Nationalsozialismus, so verdeckt diese Sichtweise jedoch die Tatsache, dass große Teile der ›Bekennenden Kirche‹ sich keineswegs als solcherart Opposition verstanden, sondern in erster Linie die Erhaltung der kirchlichen Freiheiten gegenüber dem Totalitätsanspruch des Staatsregimes zum Ziel hatten.

Über die Ausrufung des kirchlichen Notrechts etablierte die ›Bekennende Kirche‹ eine zweite reichsweite evangelische Kirchenleitung im Gegensatz zur ›Staatskirche‹, dominiert durch die ›Deutschen Christen‹ (1934). Eine partielle Zusammenarbeit beider Teilkirchen – der ›Deutschen Christen‹ und der ›Bekennenden Kirche‹ – scheitert 1936 nach einer Denkschrift der ›bekennenden‹ Kirchenleitung an Adolf Hitler, in der sie sich gegen die Konzentrationslager und den Terror der Gestapo sowie den staatlichen Antisemitismus aussprach. Danach kam es zu einer Verhaftungswelle unter den Geistlichen. Allein 1937 wurden etwa 800 Pfarrer inhaftiert und vor Gericht gestellt. Trotzdem blieb bei der Mehrheit der ›bekennenden‹ evangelischen Christen und deren Geistlichen ein massiver Protest gegen den Völkermord an den Juden und die deutsche Kriegsführung aus (vgl. Gerlach 1993). Jedoch waren insbesondere ›bekennende‹ Theologen an der Abfassung des ›Stuttgarter Schuldbekenntnisses‹ beteiligt, in der sich die evangelische Kirche in Deutschland zu ihrer Mitverantwortung an den Verbrechen des Nationalsozialismus bekannte (1945).[152]

---

151 Vgl. hier zum Beispiel zum Pfarrernotbund: Wilhelm Niemöller (1973); zu den Kirchen in der Zeit des Nationalsozialismus: Klaus Scholder (1977, 1985) und Gerhard Besier (2001); zu Kirchengeschichte und Kirchenkampf: Hans Prolingheuer (1984); zum Kirchenkampf in der reformierten Kirche: Friedrich Middendorff (1961); zu den ›Deutschen Christen‹: Kurt Meier (1964, 2001). Zum Überblick über die Bekennende Kirche sei auch auf Internetseiten des Deutschen Historischen Museums Berlin verwiesen (einsehbar unter http://www.dhm.de/lemo/html/nazi/innenpolitik/bekennende; letzter Zugriff: 28.04.2008).

152 Das ›Stuttgarter Schuldbekenntnis‹ ist ebenfalls einzusehen auf der Internetseite des Deutschen Historischen Museums Berlin (online: http://www.dhm.de/lemo/html/dokumente/Nachkriegsjahre_erklaerungStuttgarterSchuldbekenntnis/index.html; letzter Zugriff: 28.04.2008).

Andreas Vater wurde als Mitglied der ›Bekennenden Kirche‹ kurz nach Beginn des Zweiten Weltkriegs verhaftet.[153] Bereits 1938 kam es zu einer Denunziation, weil er sich weigerte, während einer kirchlichen Feier auf ein Zitat aus dem ›Alten Testament‹ der Bibel zu verzichten, das von den Nazis als ›Judenbuch‹ geächtet wurde. Durch Intervention der Kirchenleitung konnte Andreas Vater aber hier noch der Verhaftung entgehen. Im Sommer 1939 fiel er der Gestapo erneut auf, weil er eine verbotene Veranstaltung durchführte. Direkt nach dem deutschen Überfall auf Polen, der den Zweiten Weltkrieg auslöste, predigte er über zwei Bibelstellen, die als Abgrenzung gegen Krieg und Untertanengeist gegenüber weltlichen Mächten gelesen werden können und zum damaligen Zeitpunkt als Verurteilung des Überfalls auf Polen und als generelle Kritik am Handeln der deutschen politischen Führung zu interpretieren waren.[154] Andreas Vater zeigt sich hier äußerst zivilcouragiert, lässt sich von der Staatsmacht offenbar nicht einschüchtern, obwohl ihm die Konsequenzen seines Handelns bewusst gewesen sein dürften, da er selber bereits einmal kurz vor der Verhaftung stand. Er wird erneut denunziert und zwei Wochen nach Kriegsausbruch verhaftet. Obwohl die Kirchenleitung sich wiederum für ihn einsetzte, blieb er in Haft. Nach anfänglicher Einzelhaft kam er Anfang 1940 in ein Konzentrationslager. Ende 1941 wurde er »zu Versehung des Kriegsdienstes« aus dem KZ entlassen und bis zum Kriegsende in Strafbataillonen[155] zunächst an der Ost-, später an der Westfront eingesetzt. Nach einer kurzen Kriegsgefangenschaft kehrte er 1945 schwer traumatisiert zu seiner Familie zurück.

---

153 Die detaillierte Kenntnis über die Gründe, die Dauer und die Bedingungen der politischen Verfolgung und Haft von Andreas Vater entnehme ich der Dissertationsschrift einer mir persönlich bekannten Pastorin. Leider ist eine Zitation hier nicht möglich, da dadurch eine eindeutige Identifikation von Andreas Vater und in der Folge auch von Andrea selber möglich wäre.

154 Siehe: 1. Petrus 5, 8–9: »Seid nüchtern und wachet; denn euer Widersacher, der Teufel, geht umher wie ein brüllender Löwe und sucht, welchen er verschlinge. Dem widerstehet, fest im Glauben, und wisset, daß ebendieselben Leiden über eure Brüder in der Welt gehen.« Und Matthäus 24, 11: »Und es werden sich viele falsche Propheten erheben und werden viele verführen.« (Lutherbibel).

155 Diese Strafbataillone oder im damaligen offiziellen Sprachgebrauch ›Bewährungseinheiten‹ wiesen immense Raten von Gefallenen auf. Die aufgrund ihrer belletristischen Verwertung durch Heinz G. Konsalik wohl bekannteste Einheit war das Strafbataillon 999. Der Band von Hans-Peter Klausch (1987) über dieses Bataillon bietet einen guten Überblick über die politische und militärische Bedeutung der Strafeinheiten.

Zum Zeitpunkt der Verhaftung des Vaters haben Andreas Eltern bereits einen Sohn. Für Andreas Mutter bedeutet die Verhaftung neben der Sorge um den Ehemann die alleinige Verantwortung für den gemeinsamen Sohn. Sie bleibt mit ihrem Kind im selben Dorf wohnen, vermutlich sogar in der Dienstwohnung. Das spricht dafür, dass Andreas Vater nicht rechtskräftig verurteilt wurde, sondern ohne Urteil in Haft saß. Nach einer solchen rechtskräftigen Verurteilung zu mehr als zwei Jahren Haft hätte die Kirche sowohl die Zahlung des Pastorengehalts unterbrochen als auch den Verbleib der Familie in der Dienstwohnung unterbunden (siehe hierzu erneut Fußnote 153). Ökonomisch erscheint die Situation für Andreas Mutter somit handhabbar, ohne dass sie selber eine Erwerbstätigkeit hätte aufnehmen müssen. Der Verbleib in einem Dorf, in einer Gemeinde jedoch, aus deren Reihen heraus der Ehemann denunziert wurde, mutet sehr schwierig an und erforderte auch von Seiten der Mutter Courage und Durchhaltevermögen, sie hielt in gewisser Weise ›die Stellung‹. Ihre Situation mutet fast wie ein Duplikat der Umstände an, unter denen sie in ihrer frühen Kindheit aufwuchs. Vor dem Hintergrund ihres biographisch etablierten Pflichtbewusstseins, der Gewohnheit, Verantwortung zu tragen, und ihrer theologisch geprägten Vorstellung vom weltlichen Sein mutet es nicht verwunderlich an, dass sie auch in dieser extrem schwierigen Situation ›durchhält‹ und in ihrer Rolle ›funktioniert‹.

Es kommt für Andreas Mutter jedoch noch schlimmer. Anfang der 1940er Jahre stirbt ihre Mutter (Andreas Großmutter) unter nicht vollständig geklärten Umständen. In der Familie wird eine Version weitergegeben, die nahelegt, sie hätte sich durch Verweigerung von Nahrungsaufnahme das Leben genommen. Andrea berichtet davon im Interview:

»… das ist meine Großmutter, meine Großmutter hat sich eigentlich umgebracht Anfang des Krieges //hmh// (1) und zwar also die is anner ganz schw- also die hatte immer depressive Phasen so n paar Tage und da wo sie aber auch ganz gut auch wieder raus gekommen ist, und ähm (2) also es sind zwei Sachen passiert Anfang des Krieges das eine war das mein Vater ins KZ gekommen ist, und das andere war das irgend ein, Cousin weiter entf- der is gleich am Anfang gefallen- des Krieges gefallen //hmh// und meine Großmutter war wohl ne sehr empfindliche Frau die hat irgendwie unheimlich genau gewusst was auf sie zukommt, nämlich sie hatte die Söhne im besten Alter //ja hmh// die ne sozusagen die wuchsen genau da rein, und ihr Schwiegersohn war auch schon an der Front (2) mein Vater im KZ ((I pustet Luft aus)) und sie- die hat einfach irgendwie das nich ausgehalten und dann hat sie einfach aufgehört zu essen und hat äh (2) is verstorben dann, die hat dann irgendwann ne schwere Lungen- also die hat- die is aus soner schweren Depression da is sie nicht mehr raus gekommen ne (2)« (3/24–4/8).

Ohnehin unter Depressionen leidend, wie Andrea an verschiedenen Stellen im Interview erwähnt, wurde die Situation für ihre Großmutter unerträglich: Waren nun einige männliche Angehörige bereits an der Front, würden die Söhne in nächster Zeit eingezogen, ist einer der Schwiegersöhne darüber hinaus auch noch inhaftiert. Auch ist die Großmutter vielleicht um ihr eigenes Wohlergehen besorgt, stellte doch eine psychische Erkrankung einen Grund für Verfolgung durch das Regime dar (vgl. Schmuhl 1987; Weingart u.a. 1992) und ist eine solche Verfolgung durch das Schicksal des Schwiegersohnes von einer zuvor vielleicht bloß theoretischen Möglichkeit zur realen Bedrohung geworden (»*die hat irgendwie unheimlich genau gewusst was auf sie zukommt*«). Offenbar stellte Andreas Großmutter in dieser außerordentlich belastenden Situation die Nahrungsaufnahme ein und verstarb dann an einer durch die körperliche Schwächung ermöglichten oder verstärkten Lungenerkrankung; sie wurde keine 50 Jahre alt.

An der Art und Weise, in der Andrea über diesen Todesfall spricht, erscheint nicht die durchgehend ›nüchterne‹ Diktion irritierend, erklärbar dadurch, dass ihre Großmutter bereits einige Jahre, bevor Andrea geboren wurde, starb, vielmehr fällt das Wort »*empfindlich*« auf, eine Eigenschaft, die Andrea ihrer Großmutter zuschreibt. Andrea benutzt es als Beschreibung für die sensitive Hellsichtigkeit der Großmutter im Sinne von ›empfindsam‹. Mit dem Begriff konnotiert ist aber auch eine eher abwertende Beschreibung als ›überempfindlich‹ und damit den Dingen nicht gewachsen. Dingen, denen diejenigen, die nicht »*empfindlich*« sind – implizit hier die große ›normale‹ Mehrheit –, vielleicht nicht problemlos, aber doch jederzeit gewachsen sind. Diese Zuschreibungen sind höchstwahrscheinlich nicht erst durch Andrea geschehen, sondern das Ergebnis des familialen Dialoges über Krankheit und Tod der Großmutter, der sicher bereits vor dem Ende der Nazi-Herrschaft begonnen hat. Die Bezeichnung der Großmutter als »*empfindlich*« kann so vielleicht sogar als Schutz für sie und die Familie vor der Verfolgung gelesen werden. Dann hätte sich die erzwungene Tabuisierung der Erkrankung bis heute tradiert; das Einnehmen neuer Perspektiven, das Finden neuer Worte war in der bundesdeutschen Nachkriegsgesellschaft offenbar nicht möglich, was die biographische Bearbeitung der erlittenen Traumata für die Betroffenen nochmals deutlich erschwerte.

Einen Ausweg aus der für die Großmutter offenbar äußerst beängstigenden und kurzfristig nicht mehr erträglichen Situation stellte für sie anscheinend nur der Tod dar. Die Großmutter wählte, in der ihr tragisch anmutenden Lage, eine von zwei – und offenbar nur zwei – Möglichkeiten. Ein Mittelweg scheint nicht in Sicht, Pflichterfüllung vollständig oder gar nicht. Auch wenn diese Formulierung überzeichnet erscheinen mag, so kann die ›Empfindlichkeit‹ der Großmutter in einer Familie, in der Pflichtbewusstsein, Verantwortungsgefühl und arbeitsame Strebsamkeit wichtige Werte darstellen, nicht wohl gelitten sein, andererseits bestand sicher Verständnis für die damalige Lage der Großmutter, und man war traurig über ihren Tod. Aus diesem Dilemma heraus kann Andreas insgesamt nüchterne Schilderung erklärt werden. Eine Schilderung, die sich – wie bereits angedeutet – sicherlich in großen Teilen aus dem familialen Diskurs über den Tod der Großmutter ergibt. Auf meine Nachfrage nach diesem familialen Diskurs erklärt Andrea:

»..also da wurde eigentlich sehr drüber geschwiegen, die war dann irgendwann tot so, also und, mein Onkel hat mir dann später erzählt das wie das genauer gelaufen is das sie eigentlich aufgehört hat zu essen, und im Rahmen dieser mh, mh, ja wie soll ich denke das is so mehr wie ne Depression ne schwere Depression, so, ähm, und da hat sie die Kurve nich rausgekriegt und dann is – is sie an ner Infektion verstorben, aber das Pro- die le- das Problem lag an der Depression« (24/7–12).

»*Sehr*« über etwas zu schweigen, impliziert im Widerspruch die große Präsenz und Relevanz des Verschwiegenen innerhalb der Familie und stärkt die Lesart vom familalen Tabu. Die im Familiendiskurs der Großmutter zugeschriebene ›Empfindlichkeit‹ stellt bereits eine Pathologisierung dar, die Andrea durch den Begriff ›Depression‹ für einen ›vernünftigen‹ Diskurs handhabbar und damit weniger bedrohlich gemacht hat. Es ist anzunehmen, dass Andrea als Ärztin diese Begrifflichkeit der familialen Version hinzufügt. Wie sich im Folgenden noch zeigen wird, knüpft sie damit ein Band über die weibliche Linie Großmutter, Mutter bis hin zu sich selber. Die Emotionalität innerhalb dieses Zitates erklärt sich offensichtlich genau aus dieser persönlichen Verbundenheit mit der Großmutter, mit der Andrea ihrer Aussage nach die Depression teilt.

Eine Schwester von Andreas Mutter übernahm den Haushalt der Oma, deren jüngstes Kind zu diesem Zeitpunkt erst 5 Jahre alt war. Andreas Mutter, die aufgrund ihrer Stellung in der Geschwisterreihe als älteste Tochter zunächst für die Aufgabe prädestiniert erscheint, wird damit nicht beauftragt. Wie kann sie die Situation ertragen? Sie hat einen Säugling zu versorgen, ihr Ehemann ist inhaftiert und sie wohnt in dem Dorf, aus dem heraus er denunziert wurde. Ihre Mutter ist verstorben, und es stellt sich vermutlich für sie und die gesamte Familie die Frage nach der Verantwortung für deren Tod und den ungenutzten Möglichkeiten, diesen zu verhindern. Ihre Brüder sind als Soldaten im Kriegsdienst, Verwandte sind bereits gefallen. Ihre Mutter ist an der Situation zerbrochen. Andreas Mutter hingegen musste offenbar weiter ›funktionieren‹.

Andrea weiß wahrscheinlich wenig über das Leben ihrer Mutter zwischen 1940 und 1945. Danach gefragt, erklärt sie immer wieder, dass ihre Mutter nicht darüber gesprochen und auch auf Andreas Nachfragen nichts erzählt hat. Andrea betont, das, was sie wisse, habe sie von einem Bruder ihrer Mutter erfahren. So berichtet sie etwa über die Haftzeit des Vaters:

»..also das es ihm ganz das es ganz ganz schlimm is und meine Mutter hat zu meinem Onkel gesagt (2) ich beneide die Frauen die ihre Männer an der Front haben //oh Gott// ja ja und das war- das war- da war sie völlig klar komischerweise also, sie hat genau gewusst was da los is (3) also irgendwo aus seinem Verhalten oder, also er hat auch Briefe geschrieben (ihr) (1) wobei (eben) die Briefe zensiert waren also, ich glaube sie hatten auch gewisse Codes ausgemacht irgendwie w- wo sie dann ähm (2) was ähm sie hat auch versucht bestimmte Dinge für ihn zu erreichen und so und hat im zum Beispiel ne Bibel ins also ins Lager gekricht und so also das war völlig skurril das- also das sowas noch durchging ne (1) also meine Mutter sieht aus arisch bis ins /Mark ((lachend)) ja //hmh// wenn man son bekloppten Ausdruck verwenden will, und damit hat sie irgendwie was erreicht für ihn, denk ich mal, ...«(22/8–18).

Neben der Feststellung der furchtbaren Haftbedingungen des Vaters steht die Aktivität ihrer Mutter im Zentrum des Zitates. Diese hat versucht, etwas für ihren Mann zu erreichen, und offenbar auch verschiedentlich damit Erfolg gehabt. Andrea zeichnet damit das Bild einer couragierten Frau, die weiß, was sie zu tun hat, und den Mut aufbringt, dies auch durchzuführen. Warum es Andrea jedoch »komisch« anmutet, dass ihre Mutter hier so »*klar*« war, wird nicht deutlich. Diese Klarheit, die man vielleicht als Realismus bezeichnen kann, versetzt sie offenbar in Erstaunen. Damit unterstellt sie der Mutter wohl eher eine naive und unsichere Haltung der Welt gegenüber, die sich außerhalb der Familie befindet. Familiale Belange tangierend, werden die Klarheit der Mutter und auch ihre Tatkraft von Andrea immer wieder betont, hierbei wird im Folgenden jedoch deren mangelnde Emotionalität und Kommunikationsfähigkeit von Andrea als negativ dargestellt. Insgesamt zeichnet sie ein Bild ihrer Mutter, das diese als sehr verschieden von sich selber darstellt.

Mit ihrem »*arischen*« Aussehen hingegen habe ihre Mutter etwas »*erreicht*«. Andrea reduziert die Leistung der Mutter erheblich, indem sie diese aus deren Handeln zu ihrem Aussehen verschiebt. Das Aussehen macht ihr die Zielerreichung möglich, eine offensive, mutig handelnde Mutter ist für Andrea offenbar nicht vorstellbar oder Andrea möchte dies zumindest im Interview so präsentieren.

Die bei der Analyse des Zitates naheliegende Hypothese, die Mutter habe ihren Körper in mehr als nur präsentierender Hinsicht eingesetzt, um ihrem Mann zu helfen, lässt Andrea offenbar nicht zu. Die Mutter ist ihr – wie oben bereits ausgeführt – aktiv, sogar die eigene Attraktivität taktisch nutzend und sich für den Vater aufopfernd, nicht vorstellbar.

Nachdem er mehr als sechs Jahre lang in Gefangenschaft und Kriegseinsatz war und dort vielfach traumatische Erfahrungen machen musste, kehrt Andreas Vater 1945 zurück. Ganz kurz in Kriegsgefangenschaft, aus der er vor dem Hintergrund seiner Inhaftierung schnell entlassen wird, erhält er noch im selben Jahr seine alte Pfarrstelle zurück. Dem Ehepaar werden nun in rascher Folge drei weitere Kinder geboren. Es erscheint so, als nähme das Ehepaar das Leben genau dort wieder auf, wo es 1939 unterbrochen wurde. Die drei kurz hintereinander geborenen Kinder geben beiden Ehepartnern vermutlich Aufgabe und Halt. Man muss sich auf den Alltag konzentrieren und nach vorne blicken, nicht mehr zurück. Für eine offensive und langfristig entlastende Auseinandersetzung mit dem Vergangenen, mit den unterschiedlichen und beide Partner traumatisierenden Erfahrungen während Nationalsozialismus und Krieg verbleibt bei den täglichen Aufgaben kein Raum, soll, darf, kann kein Raum verbleiben. Das ›Funktionieren‹ in der täglichen Arbeit ist für beide Partner eine Möglichkeit, die erlittenen Traumata biographisch zu bearbeiten. Die protestantische Arbeitsethik erscheint hier als Mittel und Zweck gleichermaßen. Andrea berichtet, was sie von den Erlebnissen des Vaters weiß:

»… ja also mein Vater hat eigentlich garnicht darüber geredet ((räuspert sich)) ähm (3) garnich darüber geredet, vielleicht aus soner Vorstellung ich will euch nich belasten (4) er hat was aufgeschrieben (1) wo er so die (1) son paar, Erlebnisse die er da hatte irgendwie und (4) das is eigentlich schon sehr interessant also es war ganz ganz furchtbar, das is überhaupt garkeine Frage und es wird, also was hat er irgendwie ((ein Wort sehr leise und unverständlich)) (2) und meine Mutter wusste das auch, also das es ihm ganz das es ganz ganz schlimm is …« (22/1–7).

Das Zitat macht deutlich, dass Andreas Vater mit seinen Kindern nicht über seine Haftzeit gesprochen hat – zumindest mit dem ältesten Sohn wäre dies bereits möglich gewesen. Andrea unterstellt, ihre Mutter habe mehr gewusst. Der Vater hielt sie – Andreas Darstellung folgend – offensichtlich für belastbarer. Darüber hinaus wird deutlich, dass Andrea offenbar auch als Jugendliche oder Erwachsene wenig darum bemüht war, etwas über die Erlebnisse des Vaters in Erfahrung zu bringen. Sie betont mehrfach, wie furchtbar dessen Erfahrungen wohl waren. Die Bezeichnung »*interessant*«, die sie dafür nach einer Sprechpause wählt, deutet dabei auf ein eher akademisches bzw. emotional distanziertes Interesse an diesen schlimmen Erlebnissen hin. Insgesamt erscheint das Thema für Andrea offenbar zu bedrohlich, um sich diesem empathisch zu nähern. Das ›Interesse‹ zeigt hier Andreas Bemühen um Annäherung, das Grauen der Erfahrungen des Vaters hingegen kann nur distanziert angemerkt werden. Sich dessen in der Interviewsituation vielleicht bewusst werdend, betont Andrea gegen Ende nochmals dieses Grauen, spricht aber den begonnenen Satz nicht zu Ende, in dem sie vermutlich sagen wollte, »*dass es ihm ganz*« schlecht ging. Stattdessen wählt sie erneut das unpersönliche »*dass es schlimm ist*«.

Über die Rückkehr des Vaters aus der Kriegsgefangenschaft berichtet Andrea:

»... also er war jedenfalls schlussendlich dann in Belgien und als er dann nachweisen konnte er war im KZ war der sofort wieder draußen und so, und dann gab es glaub ich auch ne Reihe Vorteile für Leute die solche Systemprobleme gehabt haben diese Vorteile hat mein Vater nie in Anspruch genommen weil er hat zum Beispiel keine Entschädigung dafür beantragt oder so weil er gesagt hat das kann man nicht entschädigen was sie mir angetan haben //hmh// was ja sicher auch stimmt ...« (3/1–7).

Das Leiden des Vaters wird von Andrea mit dieser Aussage deutlich relativiert. Die Bezeichnung als »*Systemprobleme*« erscheint als extreme Verniedlichung seiner traumatischen Erfahrungen. Darüber hinaus betont sie explizit die »*Vorteile*«, die er hätte haben können. Mit der Betonung, dass er diese nie in Anspruch genommen habe, wird sein ›besonderes‹ Leiden individualisiert. Es ist damit seine persönliche Entscheidung; er trägt die alleinige Verantwortung dafür, dass die von ihm erlittenen Schrecken nicht entschädigt wurden, weil er der Meinung war, man könne diese nicht wiedergutmachen. Das impliziert den Vergleich mit anderen, die vielleicht nicht so viel Aufhebens um ihre Erfahrungen machten und die Vorteile zur Abgeltung in Anspruch nahmen. Gerade Andreas letzte Anmerkung, dass eine vollständige Entschädigung nicht geschehen kann, wirken dies-

bezüglich eher als verstärkend für diese Annahme; eine solche Selbstverständlichkeit muss nur betont werden, wenn man zweifelt.
Erneut wird deutlich, dass für sie die traumatischen Erfahrungen des Vaters offenbar so bedrohlich sind, dass sie sie in dieser Weise relativieren muss. Sie weiß wenig darüber, weil in der Familie nicht davon gesprochen wurde, und vermutlich ist es zu belastend für sie, diese Wissenslücken zu schließen. Darüber hinaus setzt sie die individuellen Leiden ihres Vaters in den Zusammenhang ihres bruchstückhaften Allgemeinwissens über die historischen Ereignisse und betont nicht, wie man erwarten könnte, die Grausamkeit des Geschehens, sondern im Gegenteil präsentiert sie insbesondere die möglichen ›positiven‹ Auswirkungen des Vergangenen, die ihr Vater ablehnte. Überspitzt formuliert könnte man dies sogar als eine zumindest teilweise Schuldzuweisung an den Vater deuten. Damit gelingt es ihr vielleicht, die sie so belastende Vorstellung vom in der konkreten Situation vollständig ohnmächtigen Vater zu korrigieren, indem sie ihm im Nachhinein eine Mitverantwortung zuweist und ihn damit wieder ermächtigt.
Über das Leben der Familie zwischen der Heimkehr des Vaters 1945 und Andreas Geburt 1953 ist sehr wenig bekannt. Der Vater trat seine alte Pfarrstelle wieder an. Andreas Mutter hatte – wie oben bereits angedeutet – durch die Betreuung der neugeborenen Kinder, genau wie ihr Mann, eine ausfüllende Aufgabe in der Führung des gemeinsamen Haushaltes. Aus der Analyse abgeleitet ist anzunehmen, dass beide sich sehr wenig mit den vergangenen Geschehnissen auseinandersetzten, sondern eher nach vorne blicken wollten. Nur so erscheint es für den Vater überhaupt möglich, an den Ort der Denunziation zurückzukehren und wieder der Pastor auch der Gemeindemitglieder zu werden, die der Gestapo den Grund für seine Verhaftung lieferten. Sicher spielt diesbezüglich auch die religiöse Überzeugung beider Elternteile eine Rolle, die weltlichen Aufgaben, die Gott für jeden Einzelnen bereithält, pflichtbewusst und verantwortlich an dem Platz zu erfüllen, den Gott den Menschen zuweist. Wie Andrea im Interview immer wieder betont, wird auch innerhalb der Familie nicht über die Vergangenheit gesprochen. Neben der offenbar notwendigen Vermeidung der Beschäftigung mit den erlittenen Traumata spielt vermutlich auch diesbezüglich die Religion eine nicht unerhebliche Rolle. Lamentieren über das eigene Schicksal beinhaltet vor dem Hintergrund des Glaubens an Prädestination immer einen Zweifel, eine Kritik an der göttlichen Weisheit.

Aus der bekannten Familiengeschichte heraus kann zusammenfassend die Lesart formuliert werden, dass Andrea in eine Familie hineingeboren wird, in der beide Eltern während der Zeit des Nationalsozialismus und des Zweiten Weltkriegs traumatische Erfahrungen machen mussten. Beide sprechen offenbar sehr wenig über diese Erfahrungen und sind darum bemüht, eine in die Zukunft gerichtete Perspektive einzunehmen. Darüber hinaus stellen Disziplin, Arbeitsmoral und Verantwortungsübernahme wichtige Werte dar, die die Eltern sehr wahrscheinlich ihren Kindern sowohl vorleben als auch vermitteln möchten. Kein Zaudern über das Leben, das einem von Gott gegeben wurde, erscheint möglich, sondern der vor Gott demütige, vor den Menschen couragierte Umgang mit den Umständen wird erwartet. Auch innerhalb der von Andrea als »wichtig« markierten mütterlichen Verwandtschaft werden diese Werte vertreten.

Anzunehmen ist ferner, dass daraus ein eher nüchterner, wenig durch expressive Emotionalität gekennzeichneter Umgang der Familienmitglieder miteinander erwächst. Die religiösen Überzeugungen stellen vermutlich für beide Eltern das Gerüst ihres Lebens dar. Diese helfen ihnen sowohl im Umgang mit der Vergangenheit als auch im Hinblick auf die Zukunft. Emotionalität wäre deshalb nicht nur im Blick auf das erwartete Leben nach dem Tod ›riskant‹, sondern auch für die Bewältigung des alltäglichen Lebens im Angesicht der traumatischen Vergangenheit. Jeder innerhalb der Familie hatte seine Aufgaben zu erfüllen. Als Aufgaben der Kinder können dabei Lernen und Schulerfolg und im Fall der Töchter höchstwahrscheinlich auch häusliche Mithilfe erwartet werden. Mögliche Unzufriedenheit und daraus resultierendes Aufbegehren gegen diese strengen Regeln des täglichen Lebens werden sich vermutlich ausschließlich gegen die Mutter richten, da der Vater neben seiner Rolle als Familienvorstand als Pastor mutmaßlich auch ein religiöses Vorbild darstellt.

Zu ihren Phantasien über die elterliche Beziehung gefragt, die sie bewusst nicht erleben konnte, äußert sich Andrea folgendermaßen:

»… also meine Mutter is irgendwie so sozusagen wien Mond gewesen ne also er war die Sonne die gestrahlt hat und von der Kanzel gesprochen hat und so und, der Mond steht da- dahinter und ne scheint nich selbst sondern wird nur beschienen und das hat ihr eigentlich gestunken also (2) also eigentlich war- is sie damit nie klar gekommen aber sie hat es auch nie ändern können« (27/4–9).

Interessant mutet hier zunächst an, dass Andrea metaphorisch ein Beispiel aus der Berufstätigkeit des Vaters wählt, obwohl sie nach der Beziehung der Eltern gefragt wurde. Berufliches und Privates erscheinen hier untrennbar verwoben und werden auch unhinterfragt so dargestellt (vgl. Greiffenhagen 1982). Mit diesem Zitat wird aber auch die Lesart plausibilisiert, die die Mutter als nahbar, zumindest aber weniger unnahbar als den Vater definiert. Er wird für die Kinder höchstwahrscheinlich eher als distanzierte Autorität erscheinen. Er ist die »*Sonne*«, auch seine Kinder können nicht mehr sein als »*Monde*«, die um ihn kreisen.[156] Seine Erfahrungen in Haft und Kriegseinsatz verstärken vermutlich diese Position, hat er doch die ›göttliche Prüfung‹ im Nationalsozialismus bestanden, unter Inkaufnahme von Lebensgefahr an christlichen Grundsätzen festgehalten. Darüber hinaus kann es ihm aber auch gelingen, eine Distanz zu seinen Kindern herzustellen und aufrechtzuerhalten, um deren Fragen nach seiner Vergangenheit und einer damit notwendig werdenden Konfrontation mit den eigenen Erlebnissen zu entgehen.

Geburt: »*ich [...] war (2) höchst unerwünscht*«

1953 wird nun Andrea geboren. Als Nachzüglerin kommt sie fast sieben Jahre nach ihrer jüngsten Schwester zur Welt. Andrea beginnt ihre biographische Selbstpräsentation mit den Worten:

»… hmh na ja gut da /gibs natürlich viel zu erzählen ((lachend)) (1) tja was is wichtig also (1) ich bin 1953 geborn (1) war (2) höchst unerwünscht, sicherlich wichtig (2) äähm (7) ja« (2/22–24).

Sie präsentiert sich als »*höchst unerwünscht*«, das ist eine der »*wichtigen*« Informationen, die sie mir in ihrer Präsentation vermitteln möchte. Sie deutet so eine schwierige Ausgangslage an, die sich auch in ihrem weiteren Leben relevant zeigt oder zumindest zeigte. Damit bietet sich die Lesart an, dass sie alle ihre Leistungen im weiteren Leben – sei es, dass sie in ihrer Familie irgendwann vielleicht doch erwünscht war, oder andere private und berufliche Erfolge – vor diesem Hintergrund betrachtet wissen möchte. Das impliziert, dass sie diese Leistungen alleine und trotz ihrer Ausgangslage erreichen konnte. Offen bleibt zunächst noch die Frage, ob sie von allen Familienmitgliedern oder nur von einzelnen nicht gewünscht war.
Die Umstände, in die Andrea hineingeboren wird, stellten sich demgegenüber keineswegs negativ dar. Wirtschaftlich lebt die Familie höchstwahrscheinlich in guten Verhältnissen. Der Vater verdient als Pastor gut, die

---

156 Dabei ist zu beachten, dass Mutter und Kinder nicht einmal Planeten, sondern nur Monde sind, was sie noch stärker abwertet.

Familie gehört im dörflichen Wohnort zum Establishment. Man bewohnt eine preiswerte Dienstwohnung und kann sich sicher zu Recht zum Bildungsbürgertum zählen. Auch gesamtwirtschaftlich befindet sich die junge Bundesrepublik im Aufschwung. Obwohl die Familie in einer strukturschwachen Region lebt, wird auch dort der wirtschaftliche Optimismus dieser Jahre zu spüren gewesen sein. Unerwünscht war Andrea also höchstwahrscheinlich nicht aus wirtschaftlichen, sondern aus anderen Gründen.

War ihre Mutter doch zum Zeitpunkt von Andreas Geburt fast 40 Jahre alt, ihr Vater fast 50; vielleicht fühlte man sich zu alt für weitere Kinder. Andreas Ausführungen gehen auch in diese Richtung:

»… meine also ich hatte Geschwister und dann war glaub ich die Familienplanung sehr abgeschlossen und meine Mutter hatte auch die Schnauze eigentlich von ((I lächelt hörbar)) Kindern (erstmal) voll (1) …« (3/11–13).

Für ihre Mutter bedeutete Andreas Geburt wieder mehr Arbeit, hatte sie ihre anderen Kinder doch bereits ›aus dem Gröbsten raus‹. Andrea sagt damit implizit, dass ihre Mutter Kinder in erster Linie als Arbeit begriffen hat. Dies ist vor dem Hintergrund der mütterlichen religiösen Anschauungen wenig verwunderlich. Offenbar ist es vor allem die Mutter, für die Andrea »*höchst unerwünscht*« ist. Zu vermuten ist, dass Andrea aus diesem Grund in ihren ersten Lebensmonaten keine umfassende Zuwendung von ihrer Mutter erhalten hat. Demgegenüber betont Andrea jedoch, dass es nicht sie im Speziellen war, von der die Mutter nicht angetan war, sondern weitere Kinder im Allgemeinen, von denen ihre Mutter »*die Schnauze […] voll*« hatte. Dies macht die schmerzliche Erfahrung, von der Mutter nicht so geliebt worden zu sein, wie Andrea es sich gewünscht hätte, für diese aus heutiger Sicht leichter handhabbar. Aber offenbar ist sowohl die Erkenntnis des ›Ungewollt-Seins‹ als auch dessen Entindividualisierung nicht erst aus einer Erwachsenenperspektive entstanden, so berichtet Andrea:

»… oder zum Beispiel wurde mir ((räuspert sich)) (2) spät- also schon als Kind erzählt das meine Mutter sehr depressiv war mit der- bei der Schwangerschaft und auch ganz eindeutig gesagt hat das sie dieses Kind also auf gar keinen Fall wollte, und ähm (1) also mit der Geburt kam wohl n Umschwung also das sie sich dann doch damit irgendwie arrangieren konnte aber das erste Gefühl war also das sie sich sehr überlastet fühlte und, sehr viel Arbeit hatte und das auf gar keinen Fall wollte und schon das vierte Kind auch nicht wollte also ich war das Fünfte..«. (19/7–13).

So sind es in diesem Zitat nicht Kinder im Allgemeinen, die nicht mehr gewünscht waren, sondern Andrea benennt hier ganz konkret ihre jüngste Schwester und sich selber. Der Verweis auf das *»vierte Kind«*, das bereits einige Jahre vor Andrea auf die Welt kam, macht auch deutlich, dass der plötzliche Tod des Vaters einige Monate nach Andreas Geburt nicht der zentrale Grund dafür war, dass Andrea sich selber als *»unerwünscht«* bezeichnet und dies auch schon damals empfunden hat. Auch wenn der Tod des Vaters insbesondere die Mutter sehr belastete und ihren Widerwillen, sich noch um ein weiteres Kind kümmern zu müssen, vermutlich nochmals verstärkte.

Erneut erscheint in diesem Zitat aber auch das Thema der Depression in der weiblichen Linie. Arbeit als ›zu viel Arbeit‹ zu empfinden, sich überfordert zu fühlen, bestimmte Verantwortung nicht tragen zu wollen, wird von Andrea, genau wie in Bezug auf ihre Großmutter, pathologisiert. Auch thematisiert sie die traumatischen Erlebnisse ihrer Mutter während Weltkrieg und Nationalsozialismus im Interview nicht, was insbesondere deshalb irritierend anmutet, weil diese Erlebnisse zumindest als partielle Erklärung für die Depression dienen könnten; es ist aber dadurch zu erklären, dass die erlittenen Traumata aller Familienmitglieder im familialen Diskurs stets individualisiert, pathologisiert oder gänzlich dethematisiert werden.

Nun ist Andrea trotz des ›Unwillens‹ ihrer Mutter auf der Welt, und es ist anzunehmen, dass sich ihre Eltern für Andrea ein ebenso pflichtbewusstes und diszipliniertes Leben vorstellen, wie sie es selber führen, und Andrea auch dazu erziehen wollen. Schulerfolg, die Wahl eines akademischen Berufes oder die Gründung einer Familie mit mehreren Kindern erscheinen fest eingeplant.

Frühe Kindheit: »ob ich zur Familie meines Onkels ziehen sollte«

Andreas Vater kommt 1954 bei einem Unfall ums Leben. Andrea ist jetzt gerade ein Jahr alt. Ihre Mutter bleibt mit den Kindern allein zurück. Erneut muss gefragt werden, wie sie diesen weiteren Schicksalsschlag ertragen kann. Fast scheint dies alles zu viel ›Schrecken‹ für ein Leben.

»... ah meine Mutter hat, also diese Beerdigung wär schrecklich gewesen und sie hätte nur geweint und es war /grauenhaft irgendwie((sehr leise)) ...« (34/28-29).

Andrea kann sich natürlich nicht mehr an diese Zeit erinnern, so kann sie nur berichten, was einer ihrer Brüder ihr erzählt hat. Neben der extrem großen emotionalen Belastung bedeutet der Tod des Ehemanns für die

Mutter deutlich stärkere Anforderungen, da sie nun für die wirtschaftliche Situation der Familie allein verantwortlich ist. Darüber hinaus muss sie die Kinder allein erziehen, sicherlich in dem Bemühen, dies auch im vermeintlichen Sinn des verstorbenen Ehemanns zu tun, und sich allein mit ihnen auseinandersetzen; drei der Kinder stehen kurz vor der Pubertät.

Vor dem Hintergrund der eigenen Trauer und vielleicht auch der Wut auf das Schicksal wird sie sich mit alle Emotionen bezwingender Disziplin diesen Aufgaben widmen, wie sie es bereits bei den zuvor erlebten Schicksalsschlägen getan hatte. Zusätzlich erschwert wird ihr dies vermutlich dadurch, dass innerhalb ihres Glaubens eine ›Wut auf das Schicksal‹ mangelnde Demut vor der göttlichen Weisheit impliziert, die nicht tolerabel ist. Eine in der ersten Zeit für die Mutter vielleicht hilfreiche Wut auf den Ehemann, der sie allein zurückgelassen hat, ist für sie ebenso wenig möglich. Schließlich ist er aufgrund seines couragierten Auftretens im Nationalsozialismus, seines Leidens für den Glauben, unangreifbar. Um im oben ausgeführten Bild zu verbleiben, muss die Mutter als ›Mond‹ nun ohne die väterliche ›Sonne‹ auskommen. Der Mond hat nun das ganze Planetensystem Familie in geordneten Bahnen zu halten.

Nicht zurückschauen, sondern nach vorn, Emotionen abwehren, funktionieren, da wo Gott einen hinstellt, vielleicht ist dies in ihrer Situation mit fünf Kindern der einzig gangbare Weg. Gerade vor dem Hintergrund des Selbstmordes ihrer Mutter, der innerhalb der protestantischen Weltsicht als Versagen vor den gestellten Aufgaben erscheinen muss, ist dies anzunehmen.

Die Familie muss noch im selben Jahr aus der bisher bewohnten Dienstwohnung ausziehen. Sie kann zunächst bei einem Bruder der Mutter unterkommen. Tatsächlich scheint die Welt in dieser Zeit für die Mutter aus den Fugen geraten zu sein, auch wenn sie zumindest wirtschaftlich aufgrund ihrer Pensionsansprüche als Witwe und der Halbwaisenrenten der Kinder abgesichert war.

Die große Belastung, der die Mutter nach dem Tod des Ehemanns ausgesetzt ist, plausibilisiert die Annahme, dass Andrea zwar ausreichend versorgt und betreut worden ist, eine besondere emotionale Zuwendung von ihrer Mutter jedoch nicht erhalten konnte. Sie berichtet:

»... ja, es wurde einmal da war ich noch sehr klein, also darüber gesprochen ob ich zur Familie meines Onkels ziehen sollte also um meine Mutter zu entlasten und das hab ich auch mitgekricht das wurde dann aber verworfen wieder ...« (19/4–7).

Andrea kann sich an eine Situation erinnern, in der sie befürchten musste, aus der Familie genommen zu werden. Sie hat dies sicher als bedrohlich erlebt. Auch wenn diese Situation erst einige Jahre nach dem Tod des Vaters stattfand, verdeutlicht es ihre ausgesprochen verunsicherte Lage. Zu vermuten ist hier, dass sie in der Folge dieser Situation sehr darum bemüht war, nicht aufzufallen, der Mutter nicht mehr Arbeit als unbedingt notwendig zu machen.

Andrea nimmt als ungewolltes Nachzüglerkind mit ganz anderen Bedürfnissen und Anforderungen, als sie ihre älteren Geschwister in dieser Zeit an die Mutter stellten, eine besondere Stellung innerhalb der Familie ein. Die Überlegung, sie zu einem Onkel zu geben, unterstreicht dies nochmals. Diese Besonderheit wird von Andrea im Interview in Verbindung mit ihrer Namensgebung gebracht. Sie erhält als erstes Familienmitglied einen Vornamen, der bisher noch nicht innerhalb der Verwandtschaft vertreten ist.[157]

»... also es gibt überhaupt keine Andrea weit und breit (1) die so gehießen hat //hmh// und (1) irgendwie find ich das ganz, das hat mir immer ganz viel Mut gemacht das ich dachte ich bin auch was Neues //ja//, ich bin irgendwie was, ich bin n Kind was viel später gekommen is was, ganz ungewollt gekommen is und ich bin, ganz wer, anders, eigentlich, als äh (1) als die andern alle //hmhmh//, das hat mir gut get- also so ich- das is nich so das ich das Gefühl habe ich hab da keine Wurzeln oder so aber ich bringe auch was Neues //hmh// in diese Familie (3) ...« (6/5–11).

Das Zitat macht eindrücklich deutlich, dass Andreas frühe Kindheit von ihr offenbar als sehr problematisch erlebt wurde. Neben dem sicher zunächst nur diffusen Bewusstsein, unerwünscht gewesen zu sein, der mangelnden Zuwendung der Mutter, dem Verlust des Vaters und der Bedrohung, aus der Familie genommen zu werden, verunsicherte sie vermutlich auch die (wahrscheinlich) eher distanzierte Haltung – zunächst beider Elternteile und später der Mutter – ihr gegenüber. Aus dieser Verunsicherung heraus bedarf sie eines ›Mutmachers‹. Der in der Familie neue Name stellte für sie offenbar einen solchen dar. Sie ist »*wer anders*« als die anderen Familienmitglieder, mit dieser dargestellten Ansicht wendet Andrea die Gefahr, aus der Familie ausgeschlossen zu werden, für sich selber in etwas Positives um, denn das »*anders*« sein beinhaltet für sie, auch etwas »*Neues*« einbringen zu können. Sie ist so nicht nur das jüngste Kind, das man nicht

---

157 Die Benennung von Kindern nach Mitgliedern vorangegangener Generationen war in Andreas Familie Tradition.

haben wollte und das noch mehr Arbeit macht, sondern als ›Andrea‹ eine Bereicherung der Familie.

Das Zitat deutet ebenfalls an, dass es für Andrea offenbar unabdingbar war, etwas Eigenes zu sein oder zu haben, das ihr Halt und Mut gibt. Halt und Mut, den sie offenbar innerhalb der familialen Gemeinschaft nicht ausreichend erhalten hat. Mit Sicherheit stellt sich die Frage, inwieweit die Darstellung der Gegenwartsperspektive der Biographin geschuldet ist und unter anderem dazu dient, die Ergebnisse ihrer Reflexionen über ihre Kindheit zu präsentieren und deren Einfluss auf ihr heutiges Sein darzustellen. Betrachten wir andererseits jedoch nur die belegten Daten, so erscheinen Andreas dargestellte Verunsicherung und die Notwendigkeit, sich selber Halt zu geben, auch aus ihrer damaligen Perspektive einleuchtend. Vater und Mutter haben traumatische Erfahrungen erlitten. Ihre Mutter hat nun noch ihren Ehemann verloren. Damit bedarf diese eines festen Gerüstes, welches für sie sicherlich in nicht unerheblichem Maße ihre Religiosität darstellt. Vermutlich fällt es der Mutter sehr schwer, neben ihren Anstrengungen, das alltägliche Leben zu meistern, und ihrer Trauer um den Ehemann allen ihren Kindern den notwendigen Halt zu geben. Die Möglichkeit, die sich der Mutter hier bietet, ist, ihre Kinder in dieses religiöse Gerüst zu integrieren.

Nach dem Tod des Vaters: »also sie hat das dann eigentlich so ganz tapfer gemanaged«

Im Jahr nach dem Tod des Vaters beginnt die Mutter, ein Haus für die Familie zu bauen. Andrea berichtet:

»... so und das war irgendwie dann stand meine Mutter da und hatte nun fünf Kinder //ja Kinder// und das war natürlich total schrecklich irgendwie und (2) also sie hat das dann eigentlich so ganz tapfer gemanaged und hat dann ähm (1) also hat sich (erstmal) son paar Träume verwirklicht also sie hat zum Beispiel n Haus gebaut in der Stadt wo sie eigentlich auf- also wo sie in- in der Nähe von dem Dorf wo sie aufgewachsen ist und, das hat sie eigentlich auch finanziell und so mit öh Kirchen,krediten und so irgendwie ganz gut hingekricht muss man sagen (2)« (4/20–28).

Nicht nur die Tatsache des Hausbaues als solche – woher nimmt die Mutter die Kraft dafür? –, sondern auch die Präsentation dessen durch Andrea – »*son paar Träume verwirklicht*« – lässt den Zuhörer erstaunen. Zunächst jedoch fällt wieder die Formulierung »*das war natürlich total schrecklich irgendwie*« ins Auge, mit der Andrea die Situation der Mutter nach dem Tod des

Vaters beschreibt, die sie »*dann eigentlich so ganz tapfer gemanaged*« habe. Erneut erscheint diese Darstellung eher distanziert, wobei Andrea die Leistungen ihrer Mutter in ihrer Präsentation wiederum reduziert, versucht diese doch, der Familie ein neues Heim zu geben. Dies erklärt sich aus der Situation damals, in der Andrea sich nur unzureichend geliebt und umsorgt gefühlt hat. In Anbetracht der Tatsache, dass in dieser Zeit vermutlich auch die Idee aufkam, Andrea wegzugeben, stand das Kind mit dem Hausbau in direkter Konkurrenz um die Aufmerksamkeit der Mutter. Konnten die größeren Geschwister bereits die Sinnfälligkeit des Projektes verstehen, so war dies Andrea noch nicht möglich.

Neben der praktischen Relevanz des Hausbaus bot dieser Andreas Mutter wahrscheinlich auch die Möglichkeit, erneut eine schwere Vergangenheit durch ein Zukunftprojekt zu überdecken. Ähnlich wie die rasche Kinderfolge nach der Rückkehr des Ehemannes als Versuch interpretiert werden kann, die Zukunft zu gestalten, um die Vergangenheit ruhen lassen zu können, nimmt sich auch der Hausbau als eine solche Zukunftsorientierung aus. Andrea berichtet jedoch davon, als habe ihre Mutter einen Glücksfall erlebt – wie beispielsweise im Lotto gewonnen – und daraufhin begonnen, sich »*Träume*« zu erfüllen. Fast wirkt es so, als machte sie die Mutter mitverantwortlich für den Tod des Vaters, zumindest aber stellt Andrea den Nutzen für die Mutter heraus. Die Mutter wird damit sehr selbstbezogen gezeichnet. Andreas Perspektive erscheint nicht erst in der näheren Vergangenheit entstanden, sondern kann demgegenüber aus der verunsicherten Kinderperspektive erklärt werden: Die Mutter betreut zwar, aber kümmert sich zu wenig um die Bedürfnisse und Träume ihrer Kinder.

Auch wenn die vielfältige Eingebundenheit ihrer Mutter vermutlich dazu führt, dass sich alle Geschwister enger aneinander binden und die älteren höchstwahrscheinlich in die Betreuung von Andrea eingebunden werden, so lernt diese offenbar früh, dass man sich um sich selber kümmern muss. Dazu gehört das Bemühen darum, zur Familiengemeinschaft zu gehören. Zwar kriegt man Essen und Kleidung, und es wird Bildung ermöglicht, emotional hingegen bleibt man zunächst auf sich selbst gestellt. Gut, wenn man wie Andrea früh etwas hat, das einem Halt gibt. Sie ist ja, wie sie selber betont, »*jemand ganz anderes*«, etwas »*Neues*« in der Familie.

Andreas Mutter nimmt keine Berufstätigkeit auf, was die Frage aufwirft, wie die Finanzierung des Hausbaues geleistet werden konnte. Zwar durch die Hinterbliebenenversorgung abgesichert und durch kirchliche Kredite unterstützt, kann angenommen werden, dass die Familie finanzielle

Unterstützung aus dem Verwandtenkreis erhält. Die Bindung der Mutter an ihre Herkunftsfamilie wird unter anderem dadurch deutlich, dass die Mutter das Haus in ihrer Heimatstadt bauen lässt, in der ihre Geschwister nach wie vor leben. Eine stärkere Verbundenheit der Geschwister untereinander denn an die Eltern ist die Mutter offenbar bereits aus ihrer Herkunftsfamilie gewöhnt. Die Tradition des gegenseitigen ›Kümmerns‹ der Kinder umeinander, wie es sich spätestens nach dem Tod des Vaters/Ehemanns vermutlich innerhalb ihrer Gründungsfamilie entwickelt, dient auch ihrer Entlastung. Andreas Betreuung erscheint so offenbar trotz der schwierigen Lebensverhältnisse gesichert.

Zu ihrer Position als Nachzüglerin innerhalb der Geschwisterriege und zum Verhältnis der Geschwister untereinander äußert sich Andrea im Interview:

»… also das hat wirklich zwei Seiten denk ich, die eine Seite is das einem viel abgenommen wird von Entscheidungen also ich hab eine ältere Schwester mit der ich mich sehr gut verstehe, und, ich glaube aber wir Kinder haben auch ne Notgemeinschaft einfach aufgebaut //hmh hmh// ne, das mussten wir auch um irgendwie mit unsere mangelnden Vater- und dem- der depressiven Mutter zurecht zu kommen und (1) das is (2) würd ich sagen unter uns Mädchen is das auch recht warm und eng mit meinen Brüdern is das eher distanzierter die das is schon sehr distanziert //hmh// würd ich sagen (3) …« (7/9–17).

Andreas Äußerungen implizieren die Anpassungsleistung und ihr Bemühen dazuzugehören, welche sie als jüngstes der Geschwisterkinder erbringen musste. Alle Entscheidungen sind innerhalb der Familie bereits getroffen, Andrea hatte sich in ein bestehendes Familiensystem einzufügen, gerade vor dem Hintergrund der Angst, weggegeben zu werden. Der benutzte Begriff »*Notgemeinschaft*« in seiner Schärfe legt das Vorhandensein von existenzieller Not – mangelndes Essen, mangelnde Kleidung und Unterkunft – nahe, die aber hier ausgeschlossen werden kann. Als Not bezeichnet Andrea demgegenüber offenbar das Gefühl, emotional auf sich allein gestellt zu sein, das die Geschwister teilen. Darauf deutet auch die Beschreibung »*warm und eng*« hin, mit der Andrea die Beziehung zumindest zu ihren Schwestern bezeichnet. Die Kinder geben sich gegenseitig die Wärme, die sie von ihrer Mutter nicht bekommen. Wobei Andrea zu dieser Gemeinschaft offenbar nur wenig beitragen konnte, sondern stets in der abhängigen Position verblieb. So versäumt sie es im obigen Zitat, die zweite von ihr angekündigte Seite des Nachzüglerdaseins auszuführen.

Erneut sagt Andrea über ihre Mutter, dass diese depressiv gewesen sei. Das entschuldigt die Mutter: Sie war krank und konnte sich nicht entsprechend kümmern. Gleichzeitig beschuldigt es sie aber auch als individuell verantwortlich, weil depressiv veranlagt, ohne die biographischen Erfahrungen der Mutter auch nur in Ansätzen erklärend und diese entlastend einzubeziehen. Die wiederkehrenden Enttäuschungen und Verletzungen, die Andrea offenbar mit der Mutter erlebte, versperren ihr offensichtlich bis heute einen empathischen und damit nachsichtigeren Blick auf ihre Mutter.

1958 zieht der älteste Bruder aus und nimmt ein Studium in einer entfernten Stadt auf, damit beginnt auch die Gemeinschaft der Geschwister kleiner zu werden. Der Lebensweg des Bruders entwickelt sich offenbar unbeeindruckt von der familialen Situation weiter. Die naheliegende Vorstellung, dass er als ältester Sohn zumindest in der Nähe der Familie bleibt, um die Mutter zu unterstützen, scheint keine Alternative zu sein. Vor dem Hintergrund der vertretenen Arbeitsethik ist die Entscheidung, für den Bildungserwerb als Grundlage einer Berufstätigkeit fortzugehen, jedoch – zumindest für die männlichen Nachkommen – folgerichtig. Darüber hinaus entlastet er die Mutter von seiner ›Betreuung‹. Auch der älteste Bruder wird in der Vorstellung herangewachsen sein, dass letztlich jeder für sich allein verantwortlich ist, für seine Zufriedenheit selber sorgen muss. Die Basis dieser Zufriedenheit ist aber zunächst die Erfüllung des Bildungsauftrages, der wichtiger erscheint als emotionale Bindungen.

Der Kindergarten: »ich wollte da auch nicht sein«

Andrea kommt vermutlich 1957 in den Kindergarten, den sie jeden Nachmittag besucht, und beginnt zu dieser Zeit auch mit Geigenunterricht. Die Geschwister, die zu diesem Zeitpunkt noch zuhause wohnen, besuchen das örtliche Gymnasium. Andrea erzählt über diese Zeit:

»… ja das s-schr- also das Ding war meine Mutter, war ja Vormittags, hat sie halt ihren Haushalt gemacht, das kann ich mir auch gut vorstellen wie das abging, ne, bambambambam eins nachm andern und ich hab gespielt, also alleine, war ich da, ich war alleine mit ihr, im engsten Sinne des Wortes ich war auch einsam glaub ich da (1) und dann kamen mittags meine Geschwister v- aus der Schule (1) und dann war Leben im Haus und meine Geschwister m- mocht ich ja auch sehr und die haben auch mit mir gespielt und so und dann wars, glaub ich halb zwei oder zwei und dann musst ich in n Kindergarten (1) angeblich damit die an- also damit meine Geschwister ihre Hausaufgaben machen mussten- konnten ich glaub in Wirklichkeit weil meine Mutter ihrn Mittagsschlaf machen wollte, wogegen ja auch nichts einzuwenden is aber (3) und das war ganz furchtbar also da hab ich ga- also dies abgeschoben also sie hat mich abgeschoben und sie hat mich auch ausser Familie weg geschoben (2) und also sozusagen dieses vormittags ich denke das hab ich noch so ertragen irgendwie, dieses vormittags war auch Scheiße irgendwie ne, und nachmittags /wars, ((hörbares Ausatmen)) grauenhaft also o- s- dieses- das ich da hinmusste das war- ich wollte da auch nicht sein, also das s war- ich wollte zuhause sein, ich wollte mit meinen Geschwistern sein ich wollte, nich in diesen Kindergarten und das war, ein Riesengeschrei ...« (31/8–25).

Dieses Zitat kann als Beleg für die Hypothese angesehen werden, dass Andrea in dieser Zeit vermutlich wenig glücklich und unbeschwert war. Die Emotionalität, mit der sie spricht, legt nahe, dass Andrea an dieser Stelle im Interview ihre überlegte Souveränität verliert und fast wieder aus der Perspektive des kleinen Kindes spricht (»*ich wollte da nicht sein [...] ich wollte zuhause sein, ich wollte [...] ich wollte, nich*«). Schon morgens mit der Mutter allein war sie nicht, wie man in anderen Fällen vielleicht erwarten könnte, glücklich, die Mutter einmal für sich zu haben. Stattdessen sehnt sie ihre Geschwister herbei. Hier fehlt jeglicher Hinweis auf eine Verbundenheit zwischen Mutter und Tochter, die sich nicht in Betreuung des Kindes durch die Erwachsene erschöpft. Diesen Mangel gleichen die Geschwister für Andrea aus. Durch die fast ganztägige Trennung, den unterschiedlichen Tagesrhythmus wird Andrea nun aber aus der verbliebenen »*Notgemeinschaft*« herausgelöst und verliert damit Zuwendung, Nähe und Wärme. Gerade vor dem Hintergrund der Gefahr, ganz aus der Familie herausgenommen zu werden, bei Verwandten leben zu müssen und damit die Mutter und die Geschwister, wie bereits den Vater, plötzlich zu verlieren, bedeutet für die gerade vierjährige Andrea jede Trennung eine Bedrohung. Vielleicht befürchtet sie, nicht zurückkehren zu dürfen, aus der Familie ausgeschlossen zu werden.

Andrea wehrt sich jedoch so gut sie es kann, sie veranstaltet ein »*Riesengeschrei*«. Offenbar wählt sie nicht den Weg der Anpassung und des Wohlverhaltens, um ihre Mutter stärker für sich einzunehmen. Zwar fühlt sie sich offenbar sehr bedroht, trotzdem rebelliert sie – vielleicht durch das Beispiel der Geschwister oder allein durch die geschwisterliche Gemeinschaft gestärkt.

Betrachtet man noch einmal den Anfang des Zitates, so wird die sehr disziplinierte Haushaltsführung der Mutter deutlich, die Andrea darstellen möchte. Sie beschreibt dies aus ihrer Gegenwartsperspektive: »*das kann ich mir auch gut vorstellen, wie das abging*«. Eine konkrete Erinnerung hat sie hier offenbar nicht mehr, zurückgeblieben ist nur die Erinnerung an das Gefühl, »*allein*« gewesen zu sein. Die Einsamkeit, die sie anführt, erscheint hingegen erneut eher als Zuschreibung aus der Gegenwart. Hier füllt sie ihre Erinnerungen auf, um das Bild der Mutter als wenig zugewandt und vielleicht sogar ›kaltherzig‹ für sich selber und auch die Zuhörerin abzurunden.

Alle Familienmitglieder haben ihre spezifischen Aufgaben zu erfüllen. Führt die Mutter die Familie und erledigt den Haushalt, so gehen Andreas Geschwister zur Schule, müssen lernen, Hausaufgaben erledigen und sicher auch der Mutter hier oder da zur Hand gehen. Andrea hingegen hat noch keine Aufgabe, sie stört die anderen eher und wird nachmittags ›aus dem Weg geschafft‹, vor allem, wie sie annimmt, um der Mutter ihren Mittagsschlaf zu ermöglichen. Diese Schwierigkeit verstärkt sich für Andrea noch dadurch, dass sie als Nachzüglerin allein diese störende Rolle einnimmt.

Andrea erhält somit offenbar wenig Zuwendung von ihrer Mutter. Es erscheint naheliegend, dass sie diese mangelnde Zuwendung mit den noch fehlenden Aufgaben, ihrer ›Wertlosigkeit‹ verknüpft. Dem folgend kann die Hypothese formuliert werden, dass sie alles daran setzt, schnell ›vernünftig‹ zu werden, wenig kindlich zu erscheinen, eine kleine Erwachsene zu sein. Noch bevor Andrea in die Schule kommt, beginnt sie mit Geigenunterricht. Dieser Unterricht ermöglicht ihr erstmals, zumindest in Teilen mit den älteren Geschwistern gleichzuziehen, auch sie lernt jetzt, hat eine Aufgabe. Vermutlich wird dies ihre Verunsicherung und die Bedrohung, aus der Familie ausgeschlossen zu werden, etwas mildern. Wichtig ist es dafür aber, dass sie schnell lernt, ihre Aufgabe pflichtbewusst erfüllt. Es ist anzunehmen, dass sie sich eifrig auf den Unterricht konzentriert. Ziel ist es für Andrea offenbar, ein vollwertiger Teil der Familie zu werden. Der Instrumentalunterricht ist darüber hinaus ein idealer Weg – nicht nur – Andrea den Zusammenhang von diszipliniertem Lernen und Üben und erfolgreicher Zielerreichung zu vermitteln.

Grundschule: »also Schule war für mich son stetiger Quell von Bestätigung«

Mit 7 Jahren kommt Andrea in die Schule:

»… ja und dann fing ich an mit der Schule und das war irgendwie n ganz unheimlicher wichtiger Schritt weil, das war gut für mich irgendwie Schule also da war ich gut //hmh// und ich war auch ziemlich clever und äh, hatte dann so Mitschüler und also da- das war n unheimlich guter, Schritt für mich irgendwie //hmh//, das war so die eine Seite die glaub ich (1) also da hab ich sehr viel also Schule war für mich son stetiger Quell von, Bestätigung //hmh// eigentlich ne (2) das war so die eine Seite und die andere Seite war (1) wir hatten (unsere) Nachbarfamilie da wohnte meine Freundin (1) und das warn so eigentlich, wie man so sagt recht einfache Leute aber einfach unheimlich nette Leute uns da hab ich auch früher sehr viel Zeit verbracht ...« (5/17–24).

Schon die ersten Worte innerhalb des Zitates fallen auf: »*dann fing ich an mit der Schule*«. Andrea formuliert hier ganz aktiv, als ob sie sich individuell entschlossen hätte, zur Schule zu gehen. Sie stellt sich hier als die Handelnde dar, nicht als das Kind, das eben zur Schule gehen muss, wenn es alt genug ist. Zwar möchte sie sicherlich aus der Gegenwartsperspektive heraus ihre Cleverness und guten schulischen Leistungen zeigen, jedoch ist anzunehmen, dass sie ihre Aktivität nicht erst in der Rückschau auf die Ereignisse herausstellt, sondern den beginnenden Schulbesuch auch damals bereits als Schritt begriffen hat, den sie gehen muss, um die passive, abhängige und bedrohte Kinderrolle verlassen zu können. Damit verlässt sie auch die von ihr gefühlte Außenseiterrolle innerhalb der Familie. Sie ist jetzt wieder im gleichen Rhythmus mit den Geschwistern und kann so neben der in dieser Zeit zu erfüllenden Lebensaufgabe Schule auch wieder Halt und Wärme in der »*Notgemeinschaft*« erleben.

Darüber hinaus berichtet Andrea hier erstmals von Bezugspersonen außerhalb der Familie. Die Betonung der wenig überraschenden Tatsache, sie habe Mitschüler gehabt, impliziert die Relevanz für Andrea, Teil einer Gemeinschaft zu sein, nicht allein zu sein. Eben nicht immer ›anders‹ zu sein. Hier ist sie offensichtlich erstmals nicht bloß störendes Anhängsel, sondern kann durch gute Leistungen sogar eine positiv herausgehobene Stellung in der Klassengemeinschaft einnehmen.

Aber auch außerhalb der Schule werden mit der Freundin und deren Familie andere Menschen wichtig. Wiederum macht die Formulierung staunend: »*wir hatten (unsere) Nachbarsfamilie, da wohnte meine Freundin*«. Diese Freundin war die Tochter der erwähnten Nachbarsfamilie, Andrea formuliert aber so, als hätte die Freundin nur im Haus der Familie zur Miete gewohnt. Im Rückschluss kann die Lesart formuliert werden, dass Andrea das Zusammenleben von Eltern und Kindern weniger als Familienverbund denn als Wohngemeinschaft oder Zweckgemeinschaft erlebt hat. Die Kinder wohnen bei ihren Eltern, weil sie betreut und versorgt werden müssen, bis sie erwachsen sind. Eine Verbindung darüber hinaus bleibt für Andrea zweifelhaft. Jedes Individuum ist ein Solitär, der Zufall, das Schicksal oder göttlicher Wille lassen uns zeitweise zusammenkommen, aber Gemeinschaften sind flüchtig und man muss sich anhaltend darum bemühen an ihnen teilzuhaben. Letztlich sind wir deshalb stets für uns allein und können uns auch nur auf uns allein verlassen. Eine Präsentation, die meines Erachtens aus der bedrohten Perspektive der kindlichen Andrea erwachsen ist.

Mit der Bezeichnung der Nachbarn als »*einfache Leute*«, »*wie man so sagt*«, grenzt sich Andrea von diesen ab und schreibt der eigenen Familie einen höheren Sozialstatus zu. Diese einfachen Leute seien »*aber*« sehr nett gewesen. Die Verknüpfung beider Zuschreibungen mit einem ›aber‹ verdeutlicht einerseits, dass die Einfachheit von Andrea als Makel betrachtet wird, der eines Ausgleichs durch das Attribut ›nett‹ bedarf. Andererseits wird aber implizit die Botschaft vermittelt, dass ›einfach‹/›aber nett‹ eine ungewöhnliche Kombination darstellt, weil ›einfach‹ sonst ›normalerweise‹ mit ›zweifelhaft‹ einhergeht. Eine Haltung, die unmittelbar aus der religiösen Grundhaltung der Prädestination hervorgeht: Weltliche Leistung zeigt sich in Arbeitserfolg, der sich in kapitalistisch organisierten Gesellschaften mit meritokratischem Leitbild idealtypisch in hohem Sozialstatus niederschlägt. Damit spricht ein hoher Sozialstatus für die Zugehörigkeit zur Gruppe derer, denen ein göttlicher Gnadenerweis zuteilwird. Mit großer Sicherheit ist dies keine von Andrea bewusst vertretene Haltung, weder in der Vergangenheit noch in der Gegenwart, unbewusst jedoch erscheint es ebenfalls nicht möglich, sich dauerhaft von einer Haltung abzugrenzen, die mit solcher Deutlichkeit und Selbstverständlichkeit in der Herkunftsfamilie vertreten wurde. Solcherart ›Standesdünkel‹ wird denn auch in verschiedenen weiteren Äußerungen Andreas sichtbar.

Das obige Zitat wird folgendermaßen fortgesetzt:

»… und da hab ich auch früher sehr viel Zeit verbracht //hmh// und die haben mich so, bißchen auch mit als viertes Kind die haben auch ziemlich genau gewußt was mit mir los ist //hmh// da (2) und äh also ich denke da hab ich ganz viel so mitgekricht an Wärme und Liebe und wie soll eigentlich ne Familie aussehen //ja//, also ich denke das ich n Bild davon hatte ((Papiergeraschel)) was ich, für, unheimlich wichtig finde das man, weiß irgendwie was kann man- wie sieht eigentlich ne Familie von innen aus ne, //hmh hmh// und da ich ja ((pustet Luft aus)), war jeden Nachmittag ((lacht)) (eigentlich da) ich war da viel vertreten ne …« (5/24–32).

Andrea wird älter, und das nachmittägliche Zusammensein mit den Geschwistern verliert offenbar an Wichtigkeit. Es wird jetzt häufig ersetzt durch Andreas Aufenthalt bei den Nachbarn. Dort erlebt sie, wie sie selber sagt, »*Wärme und Liebe*«, sie fühlte sich wohl. Auch die Differenz zum Erleben in der eigenen Familie wird Andrea zum damaligen Zeitpunkt bereits gespürt haben, hier durfte sie offenbar Kind sein, auch wenn sie den Satz »*die haben mich so, bisschen auch mit als drittes Kind*« unvollendet lässt. Dieses Kind-Sein-Dürfen und die Geborgenheit, die sie erfahren hat, lassen schon damals vielleicht in ihr die Frage aufkommen, warum es in ihrer Familie so anders zugeht. Die in gewisser Weise sozialromantische Stilisierung dieser ›einfachen‹ Familie zum Idealfall: »*wie sieht eigentlich ne Familie von innen aus*« wird erst später in Reflexion der Ereignisse durch Andrea geschehen sein. Auch stuft sie damit im Nachhinein die eigene Herkunftsfamilie zu einem verwandtschaftlichen Gebilde herab, das offenbar nicht mit dem Begriff Familie zu bezeichnen war: Zwar nicht »*einfach*«, aber eben auch nicht »*nett*«.

Die Ersatzeltern wussten, wie Andrea sagt, was mit ihr »*los war*«. Diese Wortwahl deutet einen besonderen Zustand an, in dem Andrea sich befunden hat, und legt gleichzeitig nahe, dass dieser Zustand wenig glücklich gewesen ist. Sicherlich war sie nicht wirklich glücklich, die Integration aller Umstände in einen homogenen Zustand von Unglück jedoch kann erst aus erwachsener Perspektive geschehen sein. Dadurch wird die Auseinandersetzung mit der Vergangenheit und insbesondere der Rolle ihrer Mutter deutlich erleichtert, ganz abgesehen davon, dass diese Art Unglückszustand ihr in jeglicher Präsentation Aufmerksamkeit und Zuwendung sichert, stellt das Leiden der Eltern doch sonst ohne besondere Betonung Andreas Unglück deutlich in den Hintergrund.

Sie unterlässt dabei im ganzen Interview die positive Erwähnung ihrer wirtschaftlich und in Bezug auf Bildungsorientierung und -möglichkeit privilegierten Herkunft. Auch wenn sie demgegenüber häufig betont, sie wüsste, was in ihrem Leben für sie von Relevanz war. Diese Privilegien konnte ihre Mutter für sie und ihre Geschwister auch ohne den Vater aufrechterhalten. Andrea berichtet:

»..und ich hatte Angst vor diesen- ich dachte früher viel, das alle Familien die viel Bildung haben, sozusagen, wenig Geborgenheit vermitteln ne, //hmh hmh// da hab ich erst ganz spät ausnander dividieren können das es auch beim- auch-, also das das nich ...« (7/27–29).

Andrea baut hier die Nachbarn erneut als Antipoden zu ihrer eigenen Familie auf. Einerseits die glücklichen Ungebildeten (›einfach, *aber* nett‹), die sich umeinander sorgen und füreinander da sind, andererseits die Gebildeten, bei denen Emotionen keine Rolle spielen. Sie beschreibt ihre Angst,

Bildung und die mangelnde Vermittlung von Geborgenheit, wie sie sie insbesondere ihrer Mutter vorwirft, gingen stets einher. Trotzdem zweifelt Andrea nie ihren Bildungserwerb an, auch ihre Entscheidung fällt damit offenbar für Bildung und gegen Emotionen aus. Sie deutet an, sie hätte das inzwischen »*auseinander dividieren*« können. Fraglich bleibt jedoch, ob und wie sich diese bewusste Erkenntnis in ihrem Handeln – beruflich oder privat – niederschlägt.

Andrea darf jedoch, wie oben schon angedeutet, bei den Nachbarn das erste Mal Kind sein, ohne sich deshalb unzureichend oder gar störend fühlen zu müssen:

»… (3) ah das war einfach ne tolle Frau, das war ne tolle Familie, äh ä- in deren, Mittelpunkt eine tolle Frau stand, und nachmittags bin ich da um drei gabs da Tee, und wie und wer da als erstes am Tische saß /war glaub ich ich irgendwie ((lachend)), vielleicht nich jeden Tach aber häufich und mit der hab ich erzählt irgendwie, und da hab ich mir meine Portion Mütter- also dies mütterliche abgeholt ne (2) also das war sone Frau au- die hatte alles gemacht für ihre Kinder ne, das war ne richtige Mutter irgendwie so, die und die- ganz nah an den Kin- also die war warm und, fürsorglich irgendwie also, beschützend auch ne, wenn die Kinder nich in Kindergarten wollten dann sind sie eben nich gegangen, so, also wo die Kinder innerlich viel mehr Spiel hatten …« (31/8–17).

Erneut wird in diesem Zitat deutlich, dass Andrea auf ihre Mutter abzielt, wenn sie der eigenen Familie unzureichende Vermittlung von Zusammenhalt und Geborgenheit vorwirft. Im Mittelpunkt der Familie – einer Familie, wie sie aussehen ›soll‹ – steht eine Frau, eine »*richtige Mutter*«, die nah und beschützend bei den Kindern ist. Die ihnen mehr »*Spiel*« einräumt, keine rigiden Pläne hat, die diszipliniert ausgeführt werden müssen. Es ist anzunehmen, dass Andrea dieses positive Beispiel einer Mutter in erster Linie entwirft, um aufzuzeigen, wie ihre Mutter eben nicht war, und so, ohne explizit Schlechtes über sie sagen zu müssen, deutliche Kritik an ihr üben zu können.

Irritierend erscheint an dieser, sicher erst aus einer erwachsenen Perspektive entworfenen Sicht, dass es Andrea offenbar nicht gelingt, Gründe für das Handeln der Mutter anzuführen, die nicht in irgendeiner Weise veranlagt wären. Erklärung und Entschuldigung ist stets die erblich bedingte Depression, die mütterlichen Erfahrungen werden – auch aus der Gegenwart – nicht als mögliche ›mildernde Umstände‹ herangezogen.

Andrea entwirft für die ideale Mutter ein klar umrissenes Bild, wie diese zu sein habe. Damit lässt sie den realen Frauen (auch sich selber) ähnlich wenig Spielraum, wie sie es ihrer Mutter in Bezug auf deren Kinder unterstellt.

Auszug der Geschwister: »*ich hing immer so hinterher irgendwie*«

Mitte der 1960er Jahre ziehen die drei älteren Geschwister aus, die bisher noch im mütterlichen Haus gewohnt haben. Alle haben das Abitur abgelegt und verlassen die heimatliche süddeutsche Kleinstadt, um ein Studium aufzunehmen. Erneut wird deutlich, dass die Familie offenbar keine besonderen wirtschaftlichen Schwierigkeiten hatte. Ist die Mutter doch in der Lage, gleichzeitig drei Kindern das Studium zu ermöglichen, was trotz anzunehmender staatlicher Studienförderung[158] als finanzielle Belastung nicht unterschätzt werden sollte. Auch aus Andreas Darstellung wird klar, dass es sich dabei um eine Selbstverständlichkeit handelte, die offenbar weder dem einzelnen Kind noch der Mutter als besondere Leistung anzurechnen ist:

»... (2) ähm (4) ja was (war jetz), ja das meine Geschwister irgendwann ausm Haus gingen und das ich das schwierig fand das ähm (3) daran kann ich mich gut erinnern das, das ich irgendwie so wusste jetz geht einer nachm andern //ja// und ich bleibe hier (irgendwie) alleine über und so und, sie kamen auch, wohl öfter irgendwie und besuchten uns und so aber, naja das, also da war ich auch immer neidisch irgendwie das die waren immer son Schritt weiter und ich hing immer so hinterher irgendwie ((schmunzelt)) //hmhhmh// ja (6) das war irgendwie meine Position (3)« (6/29–7/1).

Andrea ist gerade knapp zehn Jahre alt, doch auch für sie steht offensichtlich die weitere Bildungskarriere bereits fest. Auch die Notgemeinschaft mit den Geschwistern löst sich nun vollständig auf. Sie bleibt allein mit der Mutter zurück. Im obigen Zitat wird deutlich, dass sowohl das »*alleine Überbleiben*« Andrea stört als auch das »*Hinterherhängen*«. Immer noch nicht erwachsen, immer noch auf Geborgenheit angewiesen, das war Andreas »*Position*«, deshalb war sie »*neidisch*« auf die Geschwister. Es ist deshalb davon auszugehen, dass Andrea sich bemüht, ihre Kontakte außerhalb des mütterlichen Hauses zu intensivieren und darüber hinaus ihre schulischen

---

158 Studienförderung wurde seit 1957 nach dem sogenannten Honnefer-Modell auch erstmals Mittelschichtkindern gewährt. Das Bundesausbildungsförderungsgesetz (BaFöG) trat als Nachfolgeregelung im Jahr 1971 in Kraft. Die Geschichte der Gesetzgebung ist nachzulesen auf der Internetseite der Hochschulrektorenkonferenz (HRK) unter: http://www.hrk.de/de/hrk_auf_einen_blick/103_224.php; letzter Zugriff: 13.01.2008.

Leistungen auf dem guten Niveau zu halten, welches sie bisher hatten, um keinerlei Verzögerungen, beispielsweise durch das Wiederholen einer Klasse, in Kauf nehmen zu müssen.

Mitte der 1960er Jahre wechselt Andrea auf das Gymnasium. Bis auf die bereits zitierte Interviewsequenz, in der sie Schule als »*steten Quell der Bestätigung*« beschreibt, und einige Nebensätze, die immer betonen, sie sei eine gute Schülerin gewesen und Schule habe ihr Spaß gemacht, spielt ihre Schulzeit bis kurz vor dem Abitur im Interview keine Rolle. Dies kann als weiterer Beleg für die Selbstverständlichkeit des Bildungsweges und der eigenen Möglichkeiten und Fähigkeiten, diesen auch zu gehen, betrachtet werden. Ein ›über Bildung spricht man nicht, Bildung hat man‹ schwingt hier stets mit. Vielleicht erzählt Andrea deshalb auch über die Jahre zwischen 1966 und 1969 nur so wenig. Sie verliefen offenbar aus Andreas Perspektive ereignisarm und ›normal‹.

Ein Unfall: »*und hinfort war das Krankenhaus für mich ein Hort*«

Ende der 1960er Jahre bricht Andrea sich bei einem Unfall das Bein. Die Erzählung über den Unfall und die zwei Tage danach ist die längste und detaillierteste im gesamten Interview. Sie berichtet fast erfreut über Einzelheiten des Unfalls und wie es überhaupt dazu kam. Dann fährt sie fort:

»… und da hab ich mich hingelecht und hab mir n ganz- also wie (das so is) ne, son Pflunken, und dann, bin ich irgendwie nach Hause mit, das war so 500 Meter, zu Fuß und dann war meine Mutter da und meine Tante und, ich denke da dies- die- diese Begebenheit da kann ich viel dran ablesen heute was so gewesen- wies so war, naja das Bein war- hatte nun mittlerweile also das- die doppelte äh Dicke erreicht irgendwie und meine (1) ach so kluge Mutter, wusste natürlich nun auch garnich was zu tun war also sowas wien Arzt oder so hatten wir nich, also ich hatte jan Kinderarzt man hätte da hingehn können //ja hmh// ja, auf diese Idee is die garnich gekommen meine Tante (2) ihres Zeichens auch Pastorenfrau hatte die goldene Idee mich zu einem Knochenbrecher zu bringen also das is [Name des Landstrichs; N.W.] ja da (gabs) so so Wunderheiler Geisterheiler //hmh hmh// ich denk daran kann man unheimlich viel ablesen //hmh//« (8/8–18).

Die Konsultation des Wunderheilers brachte jedoch nicht den gewünschten Erfolg, so dass Andrea am nächsten Tag doch von der Mutter ins Krankenhaus gebracht wurde.

Andrea betont hier zweimal, man könne an dieser Situation etwas ablesen. Eine Formulierung, die eindeutig darauf hinweist, dass sie hierbei von heute auf die Vergangenheit zurückblickt. Es erscheint plausibel, dass man

Andreas Ansicht nach die praktische ›Dummheit‹ von Mutter und Tante wie auch beider Überforderung in dieser Ausnahmesituation ablesen kann. Dummheit und mangelnde Improvisationsfähigkeit werden von Andrea mit dem Status ›Pastorenfrau‹ verknüpft. Der ›Typus Pastorenfrau‹ tut offenbar immer »*ach so schlau*«, steht aber schwierigen Situationen hilflos gegenüber. Ihre Tante wird von Andrea noch insoweit entschuldigt, dass sie zwar eine schlechte, aber eben immerhin eine Idee hatte, was zu tun sei. Ihrer Mutter hingegen schreibt sie keinerlei mildernde Umstände zu. Ein Erschrecken und Schockiert-Sein, wenn die Tochter verunfallt nach Hause kommt, billigt sie ihr nicht einmal aus der Gegenwartsperspektive zu. In der Situation selber wird Andrea sicher nur den Wunsch gehabt haben, die Schmerzen loszuwerden und ein wenig bedauert zu werden. Sie musste auf Ersteres noch weitere 24 Stunden warten, und es ist anzunehmen, dass sie Letzteres von ihrer Mutter nicht erhalten hat. Aus der damaligen Perspektive heraus ist es also nicht verwunderlich, wenn sie der Mutter Vorwürfe machte, nicht richtig oder nicht schnell genug reagiert zu haben. Aus der Gegenwartsperspektive, aus der heraus sie aber hier berichtet, fällt erneut auf, wie wenig empathisch sie ihrer Mutter gegenübertritt, wie hartherzig sie sie darstellen möchte. Jetzt tritt jedoch auch noch die Zuschreibung ›praktisch dumm‹ hinzu, eine Zuschreibung, mit der sie die Mutter sicher treffen kann, da dies deren Aufgabenerfüllung als Hausfrau und Mutter in Frage stellt. Bei der Lektüre des Zitates fragt man sich unwillkürlich, wie es allen Kindern gelingen konnte zu überleben mit einer Mutter, die Andreas Schilderung nach in kritischen Situationen so ›unfähig‹ war. Der kritische Blick auf das eigene Handeln fehlt Andrea hier ebenfalls, sie selber machte ja offenbar auch nicht den Vorschlag, gleich in ein Krankenhaus oder zu einem Arzt zu gehen, obwohl sie zu diesem Zeitpunkt bereits ein Teenager war.

Andrea fährt in der Schilderung ihrer Krankengeschichte mit der Darstellung ihres Erlebens im Krankenhaus fort:

»… und da warn immer unheimlich nette junge Ärzte und die warn- sahen so gut aus und die warn so klasse ((beide lachen)) und die warn so nett mit mir irgendwie und, dann hatten wir immer irgendwas auf diesen Gips gemalt und dann haben wir- standen da irgendwelche chemischen Formeln von meiner Schwester die studierte Chemie drauf und so und dann sachte der ach um Gottes Willen irgendwie sowas hab ich ja nie verstanden und (naja) er hat dann son bißchen mit mir rumgeflirtet wie man das liebt in dem Alter und hinfort war das Krankenhaus für mich ein Hort (1) also wos nur interessant zugeht und wos irgendwie total, nett is und wos gut is und wo man gut aufgehoben is, und wo man gut behandelt wird und fair behandelt wird irgendwie (1) //hmh// und ich glaube das war unheimlich entscheidend weil ich dann wirklich wusste was ich werden wollte //ja// das war nämlich damit ganz klar ((lacht)) ...« (10/2–14).

Der Unterschied zur vorherigen Darstellung des Umgangs der Mutter mit ihrer verletzten Tochter wird augenfällig. Wusste ihre Mutter nicht, was zu tun sei, war überfordert, »*dumm*« und wenig zugewandt, so schildert Andrea das Krankenhaus und die dort tätigen Ärztinnen und Ärzte genau gegenteilig. Diese waren offenbar all das, was ihre Mutter nicht repräsentierte. Sie waren jung, nett, konnten mangelndes Wissen zugeben und kokettierten sogar damit. Andrea fühlte sich aufgehoben, gut und fair behandelt und vermutlich auch ernst genommen. Die Ärzte waren gebildet – schließlich wussten sie, was zu tun sei –, und trotzdem nett und zugewandt. Diese Art Zuwendung hatte Andrea bisher vermutlich nur in der wenig gebildeten Nachbarsfamilie kennen gelernt, hier zeigt sich für Andrea nun offenbar erstmals, dass beides keinen Widerspruch darstellt. Es erscheint folgerichtig, dass in ihr der Gedanke entsteht, Ärztin werden zu wollen. Dadurch kann sie nicht nur Bildung erwerben, ohne vermeintlich ihre Emotionalität drangeben zu müssen, sie bleibt ›nicht einfach und doch nett‹. Darüber hinaus erschließt sie sich praktisch anwendbare Fähigkeiten, die sie deutlich von der unterstellten ›Vergeistigung‹ ihrer Mutter unterscheiden. Insgesamt kann es ihr so auch gelingen, sich von ihrem familialen Hintergrund abzusetzen. Zu einem späteren Zeitpunkt im Interview spricht sie darüber, dass Medizin als Studienfach in ihrer Verwandtschaft sehr kritisch gesehen worden wäre, da diese Disziplin mit den vielen praktischen Fähigkeiten, die man erwerben muss, als akademische Disziplin nicht ernst genommen wurde. Trotzdem kann sie mit diesem Berufswunsch die Bildungstradition in der Familie fortführen, ein Ausweichen in einen nicht-akademischen Beruf stellte für sie nie eine Alternative dar.

Die Art und Weise der Präsentation ihrer Entscheidung, Medizin studieren zu wollen, deutet darauf hin, dass diese tatsächlich bereits direkt in der Folge ihres Unfalls fiel. Gerade, weil sie sich im weiteren Verlauf des Interviews sehr kritisch über Krankenhäuser und den dortigen Umgang vor allem mit älteren und todkranken Patientinnen und Patienten äußert, erscheint die Bezeichnung des Krankenhauses als »*Hort*«, also ›Garten‹ der Fairness und Zuwendung auch ihr selber aus der Gegenwart heraus betrachtet als naiv.

Amerika: »warn ganz einfache Farmerkinder«

Andreas Bildungsweg setzt sich nahtlos fort. Anfang der 1970er Jahre geht sie im Rahmen eines Schüleraustausches ein Jahr in die USA. Auch eine ihrer Schwestern war bereits dort gewesen. Zu diesem Zeitpunkt ist diese Art Schüleraustausch noch nicht sehr verbreitet. Erneut wird damit deutlich, dass Andreas Familie der Bildungselite angehört. Wie bereits oben angedeutet, konnte Bildung als Selbstverständlichkeit höchstwahrscheinlich von Andrea damals gar nicht als Vorteil oder besondere Möglichkeit wahrgenommen werden. Irritierend erscheint mir jedoch, dass ihr diese elitäre Position bis heute offenbar nicht bewusst ist, sonst wäre zu erwarten, dass sie das Lamento über ihre »*unheimlich gebildete Familie*« hier oder da relativiert. Erklärbar ist dieses auffällige Fehlen von kleinen Bemerkungen wie »na ja, es hatte ja auch Vorteile« dadurch, dass sie damit einerseits ihr Elternhaus und insbesondere ihre Mutter für die Möglichkeiten loben müsste, die sie Andrea und Ihren Geschwistern eröffnet hat, andererseits würde damit ihre grundlegende Haltung erschüttert, dass sie aus einer schwierigen Ausgangslage heraus alles allein erreicht hat, sich um alles selber kümmern musste und sich daraus der Erfolg entwickelte, den sie verdient zu haben meint.

Der Amerikaaustausch entwickelt sich offenbar nicht zu Andreas Zufriedenheit, sie stellt die Zeit dort als für sie sehr unglücklich dar. Sie sei einsam gewesen und in der Schule unterfordert, habe aber nicht den Mut gehabt, den Aufenthalt abzubrechen und nach Hause zurückzukehren. Sie sagt dazu, sie habe das »*irgendwie ziemlich, mit, verklemmten Backen zu- äh durchgestanden*«. Genauer befragt, äußert sie:

»… sehr unt- also das war s- schulisch sehr unterfordernd (2) das war ähm (1) also was will ne Sechzehnjährige die will also Freundinnen haben und ne, also Peer Groups sind in dem Alter wichtig und das war halt irgendwie nich da /also das da da war wenich da, gabs irgendwie nich ((leiser werdend)), das war einfach n winzich kleines Dorf ne, und die Mädchen ham halt (1) das /warn ganz einfache Farmerkinder ((sehr!! leise)) und die ganz andere Sachen im Kopf hatten als ich …« (37/18–24).

Offenbar fand sie keinen Anschluss an die dörflichen Jugendgruppen und verblieb in einer Außenseiterposition. Die Darstellung ihrer Bedürfnisse als ›normal‹ (»*was will ne Sechzehnjährige*«) und die Gründe für deren mangelnde Erfüllung (»*die*« hatten »*ganz andere Sachen im Kopf*« als sie), reduziert ihre Verantwortung für die erlebte Einsamkeit auf ein Mindestmaß. Den Unterschied zwischen sich selber und den dörflichen Jugendlichen verdeutlicht sie durch den Verweis auf deren Status als »*ganz einfache Farmerkinder*« und erhebt sich damit über diese. Der Hinweis auf den Statusunterschied, der sich eindeutig insbesondere auf Bildung bezieht, da Andrea ebenfalls nicht aus einem städtischen Milieu stammt, macht es ihr möglich, die erlebte Ablehnung zu entindividualisieren und die Verantwortung für ihre nicht gelungene Aufnahme in die erwähnten Peers nicht sich selber zuschreiben zu müssen.

Diese Erfahrung, nicht gemocht, nicht akzeptiert zu werden, weil man ›anders‹ ist, knüpft an ihre familiale Erfahrung an. Wie es innerhalb der Familie ihre Mutter war und nach wie vor ist, die Andrea aufgrund deren Emotionslosigkeit und ›Hartherzigkeit‹ für ihre frühere Außenseiterposition verantwortlich macht, so sind es hier die ›dummen‹ Farmerkinder. Wie sie aber die Mutter auch durch die Zuschreibung einer depressiven Erkrankung entschuldigt, so gelingt ihr dies für die Jugendlichen mit dem Verweis auf deren Herkunft und den Lehrplan in der Schule. Andrea stellt sich in beiden Fällen als auf die äußeren Umstände reagierend dar, mit denen sie umgehen muss, an denen sie aber nichts ändern kann und für die sie damit auch keine Verantwortung trägt. Auch ihre Mitmenschen gehören zu dieser Art Umständen, sie seien eben so, wie sie sind.[159]

Die Disziplin und der Durchhaltewillen, mit dem Andrea ihren Amerikaaufenthalt trotz der geschilderten Einsamkeit in geplanter Länge absolviert, ersparen ihr notwendige Erklärungen sich selber und der Familie gegenüber, die vielleicht auch mit der Frage einhergegangen wären, welches ihr Anteil an dem dann ›gescheiterten‹ Auslandsaufenthalt sei. Darüber hinaus erscheint das Durchhalten von Unangenehmem, Schmerzlichem oder Unbequemem in der Familie eher als Tugend denn die Vermeidung dieses Unangenehmen oder gar die Suche nach dem schnellen Ausweg. Andrea kann sich damit innerhalb ihrer Familie als erwachsener darstellen und reduziert so erneut den Abstand zu den um dieses Erwachsensein beneideten Geschwistern.

---

[159] Ohne dies überinterpretieren zu wollen, bietet sich eine gedankliche Verknüpfung mit dem religiösen Prädestinationsgedanken an, der in ihrer Familie vertreten wurde. Unsere Leben sind determiniert, unser Spielraum erscheint sehr gering und unser Einfluss auf soziale Beziehungen im Grunde nicht vorhanden.

Abitur: »*Ablöse auch ganz klar von zuhause*«

Andrea kommt nach Ablauf des Jahres aus Amerika zurück und kehrt in ihre alte Klasse zurück, die inzwischen die dreizehnte Jahrgangsstufe erreicht hat und kurz vor dem Abitur steht. Andrea beschreibt dies:

»... (2) naja, (aufjedenfall) kam ich dann irgendwie zurück, und hatte irgendwie ein Jahr nichts gelernt und das führte irgendwie dazu das ich wirklich, n unheimlichen, Wissensdurst hatte, und sehr sehr viel (2) ähm (4) ja also ich, h- hab das Wissen nur so aufge-, also als ich nach Hause kam da hab ich gesagt ich will unbedingt in meine alte Klasse (1) ...« (11/8–11).

Sie begründet den Wunsch, in ihre alte Klasse zurückzukehren, mit dem großen Wissensdurst, der in der diesbezüglichen ›Dürre‹ ihres Amerikaaufenthaltes entstanden sei. Die Unbestimmtheit, mit der sie dies vorbringt (»*irgendwie zurück*«, »*irgendwie [...] nichts gelernt*«, »*führte irgendwie dazu*«), steht im Gegensatz zur klaren Formulierung, sie wolle »*unbedingt*« in die alte Klasse. Es ist anzunehmen, dass dieser Wunsch einerseits darin begründet lag, die Schule so früh wie möglich abzuschließen, um endlich unabhängig und selbstbestimmt handeln zu können und mit den Geschwistern gleichzuziehen. Andererseits spielt sicher auch Andreas Anliegen eine Rolle, in die bekannte Klassengemeinschaft zurückzukommen, sich nicht neuerlich um Aufnahme in eine neue Gemeinschaft bemühen zu müssen. Der »*Wissensdurst*« erscheint demgegenüber eher als eine nachträgliche Konstruktion, um die Mühen und Anstrengungen, die Andrea in Kauf genommen hat, klein erscheinen zu lassen, sie bemüht sich um richtige Formulierungen, macht mehrfach Pausen und bricht Teilsätze ab. Schule und Lernen sollen offenbar mühelos erscheinen, ohne Anstrengung, ohne Streben.

Mit Hilfe ihrer Schwester, die mit ihr einige Fächer nacharbeitet, gelingt es ihr, wieder Anschluss in der alten Klasse zu erlangen. Sie berichtet weiter:

»... und irgendwie hat ich in der Schule damals war das wirklich was ziemlich Besonderes, es gab glaub ich noch n paar andere die das auch gemacht hatten, manche sind dann aber auch zurückgegan- also ich hatte irgendwie n ganz Bombenstand da irgendwie in der Schule und (2) war also irgendwie da bißchen so derzum Überflieger avanciert irgendwie und hab dann weiß ich nich- was ich nich wusste das- da hab ich- ich hab mich da irgendwie ganz du- ganz gut durchgeschlagen ((lacht)) irgendwie, und hab schlussendlich glaub ich n ziemlich- n wirklich gutes Abitur hinge- dann gemacht und (3) ja und damit war dann irgendwie sozusagen diese Ablöse auch ganz klar von zuhause //hmh// (1)« (11/18–26).

Besonders gute schulische Leistung hebt sie heraus aus der Masse der Mitschüler/-innen. Andrea berichtet von einem »*Bombenstand*«, den sie in der Schule gehabt habe. Dieser erscheint jedoch mehr mit ihren Leistungen verknüpft als mit ihrer Beliebtheit innerhalb der Peers. Hier hängt sie nicht mehr den älteren Geschwistern hinterher, sondern »*avanciert*« zum »*Überflieger*«. Erneut kommen die Anstrengung und der Fleiß, der dazu ohne Zweifel notwendig war, in Andreas Ausführungen nicht explizit zur Sprache, auch wenn sie dies mit dem Wort »*durchgeschlagen*« andeutet. Sie selber verknüpft das Abitur mit der »*Ablöse*« vom mütterlichen Haus. Das Wort »*hingelegt*«, das sie abbricht, nicht vollständig ausformuliert, impliziert eine Person oder Institution, der sie das Abitur vorlegt. Verfolgen wir die Hypothese, dass Andrea sich bis zu diesem Zeitpunkt von anderen nicht als vollwertiger Mensch behandelt fühlte, so kann daraus die Lesart formuliert werden, dass das Abitur ihr nun die Vollwertigkeit bescheinigt, die sie mit dem Zeugnis sich selber und insbesondere ihrer Mutter ›belegen‹ kann. Damit erscheint ihr die »*Ablöse*« von ihrem Zuhause nun möglich und legitim.

Zu dem Zeitpunkt, an dem sie in ihrer Wahrnehmung erstmals keine Belastung mehr für die Mutter darstellt, sondern gleichwertiger Teil der Familie werden könnte, erklärt sie ihre Trennung von dieser. Damit stellt sie die Familie nochmals eindeutig als Betreuungs- und Versorgungsinstitution dar, die es zu verlassen gilt, wenn die Betreuung und Versorgung nicht mehr notwendig ist. Der von Andrea empfundene Mangel an Zuwendung und Emotion bleibt damit unbearbeitet, was die von Andrea ihrer Mutter zugeschriebene Verantwortlichkeit dafür nochmals verfestigt. Letztlich übernimmt sie so das stetige in die Zukunft blicken, das immer weiter Voranstreben, das ihre Eltern im Umgang mit den traumatischen Erfahrungen ihrer Vergangenheit entwickelten.

Medizinstudium: »was (1) für mich tun was was anderes is«

Andrea beginnt direkt nach dem Abitur ein Studium der Humanmedizin in Marburg. Sie setzt damit ihre – der eigenen Aussage nach – frühzeitig getroffene Entscheidung für dieses Studienfach um.

»… und äh, dann bin ich eben nach Marburg zum Studium gegangen (2) und ähm (3) hatte dann eigentlich auch so glaub ich, hab mich da, naja diese e-ersten Einlebeschwierigkeiten aber, es war auch irgendwie so das ich mit zuhause dann sehr gebrochen hab //hmh// irgendwie da ich so irgendwie merkte zuhause das is-

ging nicht mehr //hmh// und hab mich sehr abgeseilt da, und hatte, ich w- wollte da irgendwie nichts von wissen und merkte irgendwie ich muss was (1) für mich tun //ja ja// was was anderes is (3)« (11/26–33).

Es wird deutlich, dass Andrea in der ersten Zeit an ihrem Studienort nicht sehr glücklich war. Sie spricht von »*Einlebeschwierigkeiten*«, die sie gehabt hätte. Diese werden jedoch nicht weiter ausgeführt, sondern mit der Formulierung »*na ja*« eher als wenig relevant markiert. Die Verbindung zu ihren Schwierigkeiten in Amerika drängt sich auf, auch dort hatte sie Probleme sich einzuleben, weil nach ihrer Aussage ihre Peers sehr anders waren als sie selber. Vielleicht nimmt sie nun auch ihre Kommilitonen ebenso als anders wahr.

Wiederum spielt also der eigene Anteil an den Schwierigkeiten der ersten Studienzeit in Andreas Ausführungen keine Rolle, sondern sie bringt diese erneut mit dem mütterlichen Haus in Verbindung, mit dem sie zu diesem Zeitpunkt gebrochen habe. Als jüngste Tochter, die als letzte zum Studium geht, war sie hier sicher in einer schwierigeren Position als ihre Geschwister; sie lässt die Mutter allein zurück. Etwas für die Mutter zu tun, steht für Andrea offenbar im Gegensatz dazu, etwas für sich selber zu tun. Diese Ansicht erscheint wenig überraschend, wenn man der Lesart vom Betreuungs- und Versorgungsverhältnis zwischen Mutter und Tochter folgt. Das Umgehen mit der Mutter war zu diesem Zeitpunkt für Andrea vermutlich als Arbeit definiert, ähnlich wie sie das Umgehen der Mutter mit ihr als von der Mutter als Arbeit definiert darstellt. Sie entscheidet sich, ›etwas für sich zu tun‹, jedoch verspürt sie bei der Schilderung offenbar einen Rechtfertigungsbedarf: »*zuhause [...] das ging nicht mehr*«, der auf ihren Zwiespalt in dieser Situation schließen lässt.

Der Bruch mit der Mutter wird jedoch durch das Medizinstudium unterstützt, sie schildert:

»... ja, ja das hatte, was, Anrüchiges also das is nichts was ((räuspert sich – ihre Stimme ist in den letzten Minuten heiser geworden, jetzt ist es deutlich hörbar)) die haben viel Geld //hmh// a- aber wissen auch nich so richtig is richtig is oder so, wissen auch nich so gut Bescheid also das is glaub ich ((räuspert sich)) eher was Mutiges das zu machen, so //hmh// (2) also mehr Familienstil is zu sagen (1) Naturwissenschaften ...« (19/3–8).

Das Medizinstudium erscheint in der Familie wenig angesehen. Andrea verknüpft diese Meinung mit dem hohen Einkommen der Ärztinnen und Ärzte, aber auch mit deren mangelndem Wissen. Was diese jedoch nicht »*so richtig wissen*«, bleibt unklar. Entweder ihnen fehlen ethisch-moralische

Standpunkte oder aber sie sind insgesamt einfach weniger gebildet. Beides hält Andrea jedoch von sich fern, indem sie sagt, »*die wissen nicht*«, und sich damit nicht in die Gruppe einschließt. Vielleicht teilt Andrea diese Ansichten? Ebenso erscheinen die Standpunkte auch über die Jahre stabil, denn es »*is*« immer noch etwas Mutiges, Medizin zu studieren. Auch wenn diese Einschätzungen Andreas über die in der Familie zum Thema Medizin als Beruf vertretenen Standpunkte eindeutig aus der Gegenwartsperspektive heraus formuliert sind, so erscheint es doch sehr wahrscheinlich, dass auch zum Zeitpunkt von Andreas Studienbeginn bereits diese Meinungen vertreten wurden. Vertrat auch sie diese Ansicht, so werden einerseits ihre »*Einlebeschwierigkeiten*« erklärlich, andererseits aber die klare Abgrenzung von der Familie, die Andrea offenbar verdeutlichen wollte, wenn sie sich trotz dieser Bedenken für ein solches Studium entschied.

Folgt man darüber hinaus ihrer Schilderung, das Krankenhaus sei für sie ein »*Hort*« von Fairness und Zuwendung gewesen, so war ihr dies offenbar deutlich wichtiger als die mit der Familie geteilten Standpunkte. Gerade auch wenn man in Rechnung stellt, dass sie ebenfalls einen akademischen Abschluss erwirbt und damit die Bildungstradition in der Familie ebenso fortsetzt, wie ihre Geschwister dies taten.

Erste Liebesbeziehung: »ich hatte bald n Freund gefunden«

In ihrem Studienort beginnt sie dann ihre erste längere Liebesbeziehung zu einem Mann:

»... (2) ich hatte dann irgendwie bald n an- Freund gefunden mit dem ich mich sehr eng zus- da- zusammengetan habe und das war, einer von diesen Chef, Ideologen bei den, ((lacht)) links am Anschlach Menschen, der also wahnsinnig äh- viel, politisch unterwegs war und das fand ich sehr schwierich, das das- also- weil- weil wir einfach viel weniger Zeit füreinander hatten als ich mir das so gewünscht hätte (2) und das warn Problem irgendwie was aber wir ham auch tolle also wir ham zum Beispiel dann inner Wohngemeinschaft dann zusammen gewohnt, das war schön für mich und (2) das war eigentlich, überwiegend ne ganz gute Zeit muss ich sagen ...« (39/15–22).

Irritierend erscheint hier zunächst das Fehlen von emotionalen Inhalten, sie hatte »*einen Freund gefunden*«, mit dem sie sich »*eng zusammengetan*« hat. Sie spricht nicht davon sich verliebt und viel mit ihrem Freund erlebt zu haben. Auch die erste Charakterisierung des Mannes als »*Chef-Ideologen*« entspricht nicht der, die man über den ersten Partner erwarten könnte. Schön war demgegenüber das gemeinsame Wohnen in einer Gemeinschaft mit anderen. Andrea suchte offenbar Anschluss, der ihr vermutlich bei den Mitstudierenden nicht gelang. Als die einfachste Möglichkeit, diesen Anschluss und damit Zugehörigkeit und Zuwendung zu gewinnen, erscheint ihr offensichtlich die Partnersuche. Sie beklagt die wenige Zeit, die ihr Freund für sie gehabt habe, und es ist anzunehmen, dass sie das, was sie heute als »*schwierich*« bezeichnet, damals unglücklich gemacht hat. Sie erlebt so im Kleinen und Harmlosen, was ihre Mutter mit ihrem Vater erlebt hat: Standpunkte und Gedankengebäude sind wichtiger als Menschen. Emotionen müssen hinter ›die Sache‹ zurücktreten. Andererseits sucht sie sich genau diesen Mann aus. Ihm kann sie die Verantwortung für die Beziehungsschwierigkeiten zuschreiben, ohne sich mit den eigenen Gefühlen, den Wünschen nach Zuwendung und gleichzeitig immer wieder auftretenden Schwierigkeiten, diese zu finden, intensiv auseinandersetzen. Es erscheint fast so, als übernehme der Mann die Position von Andreas Mutter als für ihre Unzufriedenheit verantwortliche Person. Schön ist demgegenüber das Wohnen mit anderen. Hier erlebt sie die gewünschte Gemeinschaft, findet Zugehörigkeit und Wärme auf einer wenig verpflichtenden Ebene, so wie in der von ihr eingeführten Nachbarsfamilie ihrer Kindheit.

Schwieriges: »*erste Mal gemerkt dass ich ziemliche Depressionen habe*«

Andrea erzählt weiter, dass etwa ein Jahr später – sie ist jetzt Anfang 20 – bei ihr erstmals Depressionen auftreten. Sie lebt noch immer in derselben Partnerschaft:

»… naja also jedenfalls mit dem [damaligen Freund; N.W.] hab ich viel gemacht und äh (2) und irgendwann ging das nicht mehr gut und dann merkte– also und äh, in der Zeit hab ich erste Mal das gemerkt dass ich selber ziemliche Depressionen habe //hmh// von denen- die mich sehr überfielen ((Papiergeraschel)) nicht (or-) einordnen konnte (2) und dann hab ich so- angefangen in sone Gesprächsgruppe zu gehen (1) und in dieser Gruppe war ich aber auch wiederum so eine von den Stabilsten ((lacht)) und Besten, …« (13/4–9).

Zwar treten die Depressionen nach ihren Angaben noch in der Beziehung mit ihrem Freund auf, jedoch macht sie ihn oder die schwierige Beziehung hier nicht dafür verantwortlich. Eher beschreibt sie diese als einen Auslöser für die Depressionen, die sie an anderer Stelle im Interview als weibliche Disposition innerhalb ihrer Familie bezeichnet. Auch im obigen Zitat findet sich ein Verweis auf diese ›Tradition‹, indem sie sagt, »*dass ich selber ziemliche Depressionen habe«*. Nicht nur ihre Großmutter und Mutter, auch sie selber ist betroffen. Offenbar ist die Erklärung ihres Befindens als Depression eine Konstruktion aus der Gegenwartsperspektive heraus, wenn sie sagt, sie konnte diese zum damaligen Zeitpunkt nicht einordnen. Ihr Leidensdruck war jedoch offenbar so groß, dass sie professionelle Hilfe in Form einer therapeutischen Gesprächsgruppe in Anspruch nahm. Wieder sucht sie die Zugehörigkeit zu einer Gemeinschaft, sieht sich in Konkurrenz zu den anderen Teilnehmerinnen und Teilnehmern und wertet diese ab – respektive sich selber auf –, wenn sie davon spricht, sie sei eine der »*Besten*« gewesen. Diese Formulierung erscheint dem Befinden in der damaligen Situation zu entsprechen, da sie als Evaluation so gar nicht in ihren heutigen professionellen Rahmen passt. Heißt ›die Beste‹ gewesen zu sein, dass es ihr weniger schlecht ging als den anderen, oder aber, dass sie besser darüber sprechen konnte, schneller verstand, was sie tun könne? In beiden Fällen hätte ihr die Gruppe nicht in angemessener Weise helfen können, sie wäre vielleicht sogar ›langweilig‹ gewesen. Damit einher wäre für Andrea der Eindruck gegangen, ihre psychischen ›Probleme‹ seien im Gegensatz zu denen der Anderen Bagatellen und zusätzlich hätte sie noch bessere Möglichkeiten der Bearbeitung.

Sprechen erscheint ihr aber offenbar schon damals ein geeignetes und angemessenes Mittel, psychische Krisen zu überwinden, psychische Probleme zu bearbeiten. Gerade die Sprachlosigkeit wirft sie ihrer Mutter bis heute vor, wie immer wieder im Interview deutlich wird. Dies macht es ihr möglich, ihrer Mutter deren Handeln, das von Andrea als depressiv und kontaktgestört diagnostiziert wird, vorzuwerfen. Die Depression, die sie bei sich selber feststellt, kann nicht zum Vorwurf dienen, da sie von Andrea als ererbt angesehen wird. Die Andreas Meinung nach mangelnde Beschäftigung der Mutter mit ihrer Erkrankung jedoch stellt für Andrea die Vorwurfsmöglichkeit wieder her.

Es lässt sich fragen, warum die Depression zu diesem Zeitpunkt verstärkt auftritt. Als mögliche Antwort deutet sich an, dass Andrea sowohl im Studium als auch mit ihrem Freund an einem Punkt angelangt war, an dem es für sie nicht in ausreichendem Maß voranging, ein gewisser Stillstand eingetreten war. Die Depression und der Umgang mit ihr stellt demgegenüber die Herausforderung dar, an der es Andrea sonst mangelt. Zugespitzt formuliert könnte man hier davon sprechen, dass der Umgang mit der Depression ein neues Bildungs- oder Entwicklungsziel ist, das sich Andrea nun setzt. Sowohl ihr Aufsuchen einer therapeutischen Gruppe als auch die Art und Weise, in der sie darüber spricht, legen eine solche Deutung nahe.

Andrea beendet diese therapeutische Maßnahme nach wenigen Monaten wieder, und es folgt eine Phase des kontinuierlichen Studiums einerseits und der mehrfach wechselnden, Liebesbeziehungen andererseits. Gefragt nach diesen wechselnden Beziehungen, erzählt Andrea nur sehr wenig. Das Fazit, das sie zieht, ist stets: »*Das hat nicht geklappt.*« Bezüglich einer bestimmten Partnerschaft berichtet sie, sich darum bemüht zu haben, eine »*sehr klammerige Beziehung aufzubauen*« mit einem Mann, »*der sehr viel konnte und machte*«, was jedoch ebenfalls nicht »*geklappt*« habe. Dies erscheint analog zu ihrer obigen Angabe, ihr erster Freund hätte sehr wenig Zeit für sie gehabt. Es kann nur gemutmaßt werden, dass das Zusammenspiel von Andreas hohen Ansprüchen an Bildung, Intelligenz und Tatkraft des Partners, die keinesfalls hinter ihren eigenen – von Andrea sehr hoch eingeschätzten – zurückbleiben durften, gepaart mit ihrem Bedürfnis nach Zuwendung und Zugehörigkeit und ihrem dem gegenüberstehenden Streben nach Unabhängigkeit zu diesen häufigen Partnerwechseln beitrugen. Es ist kaum ein Mann vorstellbar, der alle ihre impliziten Bedingungen erfüllen konnte.

Berufsstart: »dass ich dann in der Mitte anfange«

Das Studium bereitet ihr offenbar keine Schwierigkeiten. Sie beendet es Ende der 1970er Jahre mit dem letzten notwendigen Staatsexamen. Andrea beginnt, in einem Krankenhaus in der Chirurgie zu arbeiten mit dem Ziel, diese Facharztausbildung zu absolvieren. Zur selben Zeit trennt sie sich erneut von einem ihrer Freunde und ist dann ohne Partner, bis sie einige Jahre darauf ihren späteren Ehemann kennen lernt. Ihre Konzentration richtet sich in dieser Zeit offenbar vollständig auf den Beruf. Es ist sehr wahrscheinlich, dass sie sich hier ähnlich fleißig engagiert wie bei ihrem Abitur. Sie möchte sicherlich alles gut und richtig machen, besser als andere. Sie berichtet zu ihrem Start in der Chirurgie:

»… also da dann bin ich also, mit meiner Geschichte entsprechend auch in die, Chirurgie gegangen in die Thoraxchirurgie, das is auch glaub ich auch was Typisches //hmh// für mich dass ich dann in der Mitte anfange ((beide lachen)) (auch) als Ärztin, da meinte ich irgendwie starten zu wollen, und das is auch glaub ich okay also das is auch was Typisches, so es wird sich auch nicht geschont und es wird auch irgendwie nich so, mmm- gut okay da kannt ich aber auch n bißchen, war vielleicht auch ganz okay //hmh// ich war ja auch sehr jung, also ich war mit

Mitte 20 fertig //hmh//, und äh ich hatte auch Zeit ne also zu sagen ich mach nochmal was anderes oder ich probier mal was aus oder so (2) ...« (13/18–25).

Andrea verknüpft die Entscheidung für die Chirurgie mit »*ihrer Geschichte*«,[160] mit der Geschichte, die sie mir bis zu diesem Zeitpunkt im Interview bereits erzählt hatte. Der erste Eindruck, der sich bei mir bildete, war, dass sie damit meinte, sie wolle – auch im übertragenen Sinn – nicht an der Oberfläche verbleiben, sondern gleich in medias res gehen. Diese Einschätzung meinerseits war vollständig in ihrem Präsentationsinteresse: Sie weiß, was wichtig ist – auch für sich selber –, und sie scheut sich auch nicht, darüber nachzudenken und an Stellen vorzudringen, an denen es vielleicht weh tut. Der ›übertragene Sinn‹ in den Bereich des Psychischen kann für sie in der Entscheidungssituation selber jedoch noch keine Rolle gespielt haben. Hätte sie sich sonst für das handwerkliche chirurgische Fach entschieden? Wohl eher nicht. Diesen Gedanken, der ihr Präsentationsinteresse vollständig konterkariert, scheint sie auch zu verfolgen, denn am Ende des Zitates versucht sie, sich für die damalige Entscheidung zu rechtfertigen, sie hätte dort schon so viel »*gekannt*«, sie war noch »*sehr jung*« und die Entscheidung sei noch gar nicht so fest gewesen, sie hatte noch viel Zeit »*mal was anderes zu machen*«. Nochmals von mir auf das »*in der Mitte anfangen*« angesprochen, sagt sie:

»… ja irgendwie so beim Kernfach also beim Herzen und bei der Lunge, beim Menschen betrachtet ((lacht laut)) nich Haut ...« (41/28–29).

Die Lesart, dass der damaligen Entscheidung nicht der genannte Impetus zugrunde lag, den Dingen schonungslos und ganzheitlich auf den Grund gehen zu wollen, wird hier nochmals plausibler. Eher erscheinen Image und Status der chirurgischen Facharztausbildung, des medizinischen »*Kernfachs*« relevant gewesen zu sein. Die Bezeichnung als Kernfach unterstreicht die zentrale Wichtigkeit der Chirurgie innerhalb und außerhalb des medizinischen Feldes.

Die Formulierung, sie wollte »*in der Mitte anfangen (auch) als Ärztin*«, irritiert aber auch aus anderem Grund, da sie sich in ihrem bisherigen Leben weder in ihrer Herkunftsfamilie noch in der Schule noch in ihren Liebes-

---

160 An dieser Stelle könnte auch die Lesart formuliert werden, dass die Entscheidung für Chirurgie vom Unfalltod des Vaters bzw. ihrem eigenen Unfall als junge Frau beeinflusst ist, da die chirurgische Disziplin sich vermeintlich als erstes mit Unfallopfern befasst und die (vielleicht lebensbedrohlichen) Folgen von Unfällen mildert. Für diese Hypothese finden sich jedoch keine Belege.

beziehungen automatisch in der Mitte des jeweiligen sozialen Feldes befand, geschweige denn dort bereits ›anfing‹. Wenn ihr ein Vordringen in die »Mitte« gelang, so war dies für Andrea stets mit Bildungsleistung oder allgemeiner mit Weiter- und Fortentwicklung ihrerseits verknüpft. Stets war sie – zumindest anfänglich – eher die Außenstehende, die wegen verschiedener – ihrer Meinung nach äußerer – Umstände eher Schwierigkeiten damit hatte, in die gewünschte Mitte zu gelangen. Bei der Entscheidung für die Facharztausbildung der Chirurgie kann sie nun also direkt in der Mitte des Faches starten. Auch der hohe Status des chirurgischen Faches – im Gegensatz zu beispielsweise Dermatologie, wie sie selber anführt – wird der Selbsteinschätzung ihrer Intelligenz und Tatkraft gerecht. Die Betonung der Anstrengung bei dieser Art Arbeit: »*da wird sich nicht geschont*«, streicht ebenfalls deutlich heraus, dass eben nur solche Menschen mit Disziplin und Arbeitseinsatz den Anforderungen der Tätigkeit gewachsen sind. Zusammen mit der zentralen Bedeutung der Chirurgie und dem hohen Ansehen des Berufes gelingt es Andrea vermutlich auch ihrer Familie gegenüber, ihre Wahl des Medizinstudiums im Nachhinein noch zu rechtfertigen.

Krisis: »*ich komm am Boden auf*«

Anfang der 1980er Jahre beginnt Andrea eine Psychotherapie. Sie berichtet, es ging ihr zu diesem Zeitpunkt nicht gut:

»… (2) ja und dann war irgendwie ne Zeit da war ich dann so Ende 20 da kam (2) da kam ne wirkliche Depression da hab ich gemerkt mit der Thoraxchirurgie komm ich eigentlich nich klar, ich kann mich da nich durchsetzen ich war nie schlecht ich war auch nich richtig gut, //hmh hmh// ich will das sowieso mein Leben lang nicht machen, was will ich denn eigentlich machen //hmh//, (und) die Beziehung war kaputt es war alles kaputt ich- und da war irgendwas in mir ganz ich weiß nich da hat ich, da merkt ich irgendwie, ich komm am Boden auf und ich muss, ich komme, nich weiter es geht mir so nich gut ich komm nich klar (2) …« (13/25–31).

Als zentrale Formulierung innerhalb des Zitates erscheint das »*ich komm nich weiter*«. Die Orientierung in die Zukunft auf ein bestimmtes (Bildungs-) Ziel hin, die Andrea bisher in ihrem Leben verfolgt hat und die ihr stets auch über schwierige Perioden hinweghalf, erscheint nun nicht mehr möglich. Eine Orientierung, die von ihrem vermeintlichen Wissen um ihre Besonderheit gespeist wurde. Das ›Besonders-Sein‹, das auch ihren häufigen Außenseiterstatus positiv umdeutete. Nun war sie an einem Punkt in ihrem Leben angekommen, an dem sie ihre bisherigen Zielstellungen erreicht hatte, ohne dass sie das offenbar zufrieden stellte. Neue (Bildungs-) Ziele, die sie sich nun hätte setzen müssen, erscheinen ihr offenbar nicht realistisch erreichbar. Die Formulierung, sie hätte sich in der Thoraxchirurgie »*nicht durchsetzen können*«, deutet an, wie wichtig ihr dabei stets der Vergleich mit anderen war. Auch Konkurrenz zeigt Zugehörigkeit zu einer Gemeinschaft an.

Auch war ihr Leben jenseits der Arbeit zu diesem Zeitpunkt vermutlich nicht dazu angetan, diese berufliche Perspektivlosigkeit auszugleichen. Sehr wenig Freizeit, häufig zu Zeiten, in denen Freunde und Bekannte arbeiten müssen, keine Liebesbeziehung und damit keine Perspektive auf eine mögliche Familiengründung als alternatives (Weiterentwicklungs-)Projekt. Andrea kumuliert im Nachhinein die Situation zu einem »*alles war kaputt*«, übersetzt könnte man formulieren, alle Ziele waren erreicht oder eben unrealistisch; alle Perspektiven waren »*kaputt*«. Andrea formuliert, sie »*kam am Boden auf*«, an dem Boden, den sie bisher in ihrer wilden Hatz, zunächst erwachsen zu werden und sich dann immerfort weiterzubewegen, nur wenig berührt hatte.

Die Perspektivlosigkeit (»*was will ich denn eigentlich machen*«) wird von Andrea als Depression diagnostiziert. Die Depression, die, wie an anderer Stelle im Interview von ihr betont, wie eine »*bleischwere Wolke*« über den Frauen der Familie hängt. Durch diese Pathologisierung und Betonung der familialen Disposition, die vermutlich nicht bereits in der Situation, sondern erst im Nachhinein in dieser Deutlichkeit geschieht, gelingt es ihr, das »*nicht klar kommen*« für sich selber handhabbar zu machen und die eigene Leistung in der Bearbeitung ihrer Erkrankung – vielleicht auch im Gegensatz zu ihrer Mutter – herauszustellen. ›Zwar bin ich so, wie ich bin, aber ich habe gute Wege gefunden, damit umzugehen!‹ Damit kann Andrea noch in der ›Leidensgemeinschaft‹ ›besser‹ sein als andere. Erneut erscheint der Umgang mit der Depression als Andreas aktuelles Bildungsziel.

Ihr konkreter Weg ist der Gang zum Psychotherapeuten. Damit wendet sie sich bewusst ihrer Vergangenheit zu, in der sie Erklärungen für ihr Befinden erwartet. Sie nimmt nicht etwa die Gesprächsgruppe wieder auf, in der sie »*eine der Besten war*« und in der es vermutlich unter einem verhaltenstherapeutischen Ansatz um den Umgang mit den konkreten Schwierigkeiten in der Gegenwart ging. Selbst wenn die Diagnose ›Depression‹ also eine Konstruktion im Nachhinein darstellt, so geht sie bereits damals auf die Suche nach Erklärungen für ihre Schwierigkeiten, die in ihrer (Familien-)Geschichte liegen. Damit unternimmt sie den Versuch, sich mit ihrer Vergangenheit zu konfrontieren. Wenn auch unter Umständen zunächst mit der klaren Vorstellung, die Verantwortung ihrer Mutter für ihr Leiden konkretisieren zu können.

1984 wechselt sie aus der Thoraxchirurgie in eine allgemeinchirurgische Abteilung eines Krankenhauses in einer Kleinstadt in der Nähe von Marburg. Sie sagt dazu: »*und ich denke das war für mich wichtig, also mit so sehr sächlichen Dingen anzufangen*«. Erneut markiert sie diesen Wechsel als Anfang, der für sie wichtig gewesen sei. Diese Einschätzung, die erhebliche Ähnlichkeiten zur Betrachtung ihrer Arbeit in der Thoraxchirurgie als »typisch« für sie aufweist, weil sie dort in der »*Mitte*« anfange, irritiert, da der Einstieg ins Berufsleben für sie zu diesem Zeitpunkt bereits einige Jahre zurücklag. Empfand sie ihren mangelnden Erfolg in der Thoraxchirurgie vermutlich anfänglich noch als Scheitern, zieht sie sich doch aus dem besonderen Fach und dem besonderen Krankenhaus zurück, weil sie dort nicht wirklich gut war, so hatte sich dies offenbar mittlerweile geändert. Erstmals geht es beruflich nicht nur aufwärts, kann sie die an sich selber gestellte Aufgabe auch mit Disziplin und Arbeitseinsatz nicht erfüllen und gesteht sich dies ein: Sie wechselt. Die naheliegende Interpretation, dass sie das berufliche Scheitern hier mir gegenüber verbergen möchte, erscheint im Zusammenhang mit der Thematisierung des »*am Boden Aufkommens*« unwahrscheinlich. Ihre Darstellungsweise im Interview legt hingegen nahe, dass sie auf den damaligen Wechsel des Arbeitsplatzes als auf einen Neuanfang zurückblickt und diesen vermutlich auch damals schon als einen solchen betrachtet hat. Ihre stets vorliegende ehrgeizige und fleißige Konzentration, ihr Lernen, ihr Verstehen richteten sich damals sehr auf ihre psychische Befindlichkeit und die Erklärungen dafür, die sie in der Psychotherapie finden wollte. Deswegen war die berufliche Beschäftigung mit »*sächlichen Dingen*« hier für sie offenbar wohltuend. Nachdem sie im Bereich der beruflichen Fortentwicklung an eine Grenze gestoßen war, rückt sie die Beschäftigung mit ihrer Psyche in den Mittelpunkt ihrer Aufmerksamkeit. Zwar den Blick in die Vergangenheit gerichtet, erscheint hier doch erneut die andauernde Fort- und Weiterentwicklung für sie zentral.

Ehe: »ich denke der is warmherzig«

Kurz darauf lernt sie ihren späteren Ehemann kennen, die beiden ziehen in eine gemeinsame Wohnung und heiraten. Andrea ist jetzt etwas über 30 Jahre alt. Ein weiteres Jahr später kommt ihre erste Tochter zur Welt, Andrea hört danach zunächst auf zu arbeiten. Die Familiengründung schreitet sehr schnell voran, was nicht verwundert, wenn man sich vor Augen führt, dass Andreas Wünsche nach Zugehörigkeit und Gemeinschaft vermutlich seit dem Auszug ihrer Geschwister aus dem mütterlichen Haus unerfüllt geblieben sind. Darüber hinaus bietet sich mit der Familiengründung ein weiteres Projekt an, das ihre Tatkraft beansprucht – Tatkraft, die sie in ihrer damals stillstehenden beruflichen Entwicklung nicht benötigte.

Andreas Mann arbeitet bei der EU, er ist beruflich viel unterwegs und manchmal monatelang nicht zuhause. Die Familie gibt ihr damit Zugehörigkeit, und trotzdem hat sie in vielerlei Hinsicht freie Hand bei familialen Entscheidungen. Ihren Ehemann bezeichnet sie als sehr fürsorglichen, weichen Mann. Nach einer Situation gefragt, in der ihr dies besonders aufgefallen sei, schildert sie eine Begebenheit nach der Geburt ihres ersten gemeinsamen Kindes:

> »… einmal is uns das Kind also die Wickelkommode is (2) die is im Bad und (2) das Kind, ich drehte mich weg und das Kind drohte runter zu fallen und /er lag in der Wanne und sah das (2) und hatte, unheimliches Leiden in seinem Gesicht irgendwie und ich dachte was hat er denn und dann kuck ich da ((lacht)) und /wuff das Kind fiel runter ((lachend)) war nich schlimm da war nichts passiert aber, so dieses, dass er das ganz schrecklich fand ne, /dass das passierte in dem Moment ((amüsiert)) also das- das is- ich denke der is warmherzig und und sehr (1) der liebt, seine Kleinen, also er liebt uns sehr (2) das- und das mach- zeigt er wie son Mann das zeigt ne also (8) …« (46/23–32).

Obwohl es Andrea mit ihren Worten sicherlich darum geht, ihren Mann als liebevoll und freundlich zu beschreiben, vermittelt sie mit ihrer Darstellung doch einen Eindruck von dessen Realitätsferne. Andrea lacht, während sie das »*Leiden*« im Gesicht ihres Ehemannes beschreibt, das sie durch die Bemerkung, dass dem Kind nichts passiert sei, noch weiter entwertet. Die Anmutung von freundlicher Realitätsferne wird dadurch gestützt, dass man sich als Zuhörerin fragen muss, warum er Andrea in dieser Situation nicht darauf aufmerksam gemacht hat, dass das Kind gefährlich nah am Rand der Kommode lag, oder gar selber aus der Wanne sprang, um zu helfen. Er sieht, leidet und schweigt. Er kann sich offenbar nur schwerlich damit arrangieren, dass ›schlechte‹ Dinge passieren, die eben passieren. Andrea hingegen erscheint hier als das ganze Gegenteil, sie stellt sich pragmatischer, weniger ›verzärtelt‹ dar. Sie wickelt das Kind, sie kann feststellen, ob ihm etwas passiert ist, sie kann Abstand zu den kleinen Unglücksfällen des Alltags halten. Empathie, Mitleid, welches ihr Mann zeigt, schwingt als Gegensatz von pragmatischer Handhabung des Alltags mit. Diese Warmherzigkeit und Emotionalität stehen einem – nach Andreas Darstellung – im Alltag als Hindernisse gegenüber. Als Mann, der wenig zuhause ist, kann sich Andreas Ehemann diese ›Eskapaden‹ leisten, schließlich ist sie es, die den Alltag mit dem Kind organisieren muss. Es drängt sich die Frage auf, ob Andrea hier nicht bemerkt, dass sie offenbar genau die wenig emotionale Betreuungsposition einnimmt, die sie an ihrer Mutter so kritisiert. Gerade auch, weil sie sich zu dieser Zeit immer noch in einer Psychotherapie befindet und das Elternhaus hier sicherlich thematisch eine nicht unerhebliche Rolle spielt. Und es stellt sich die weitere Frage, wo der Raum für Emotionalität bleibt, wenn diese im Alltag keinen Platz findet, auch wenn aus ihren Äußerungen über Ehemann und Kinder deutlich hervorgeht, dass sie diese sehr liebt, ihnen sehr zugetan ist.

In den ersten drei Jahren nach der Geburt der ersten Tochter arbeitet Andrea nicht. Sie schließt in dieser Zeit ihre Psychoanalyse ab. 1988 beginnt sie erneut im Krankenhaus zu arbeiten, diesmal auf einer internistischen Station. Dass sie wiederum in ein neues Fach einsteigt, kann hier vermutlich weniger als bewusste Karriereentscheidung gedeutet werden, denn vielmehr als das Nutzen einer sich bietenden Gelegenheit, überhaupt wieder als Ärztin arbeiten zu können, weil ihre älteste Tochter jetzt den Kindergarten besucht. Ihre Tatkraft und Konzentration richten sich in dieser Phase aber vermutlich trotzdem vollständig auf Mann und Kind, wie bei allem, was sie ›anpackt‹, möchte sie auch hier besonders gut sein. So beendet sie die Erwerbstätigkeit nach einem halben Jahr wieder, da sie erneut schwanger ist. Dem Ehepaar wird eine zweite Tochter geboren, Andreas ›Familienprojekt‹ wird vorangetrieben. Sie berichtet über diese Zeit:

»... und ich ha- da hatt ich auch richtig Lust zu irgendwie und, das fiel mir auch sehr zu also das war, dies- dieses Mutter sein das is mir nich schwer gefallen irgendwie das (2) ja und das ging auch gut mit meinem Mann irgen- irgendwie wir ham uns gut verstanden und das, da is richtich so also da is, glaub ich was gekommen was mich sehr stabilisiert hat und, und dann kam drei Jahre später unsere zweite Tochter dazu (3) ja und äh, es ging mir eigentlich im großen und ganzen ganz gut damit (2) ...« (13/12–18).

Sie spricht davon, dass die Familiengründung sie stabilisiert habe und dass es ihr in dieser Zeit »*ganz gut*« gegangen sei. Neben dem bereits mehrfach erwähnten ›Projekt‹ Familie, in welches sie ihre Tatkraft investieren kann und das sich ›natürlich‹ immer weiter entwickelt und immer neue Aufgaben stellt, erlebt sie hier sichere Zugehörigkeit. Nicht sie muss sich darum bemühen, sondern das Kind, die Kinder sind auf sie angewiesen, brauchen sie ebenfalls ganz ›natürlich‹. Als Mutter, zudem noch mit einem so ›weichen‹ Mann, der wenig daheim ist, ist sie nun tatsächlich in der »*Mitte*« angelangt. Sie ist das Zentrum der Familie.

Erneut arbeitet Andrea nach der Geburt des zweiten Kindes einige Zeit nicht. Als die zweite Tochter in den Kindergarten kommt, möchte sie jedoch wieder anfangen. Die im obigen Zitat von Andrea gemachte Einschränkung, es sei ihr in ihrer Familienphase »*eigentlich ganz gut*« gegangen, bezieht sie auf die immer geringer werdenden beruflichen Möglichkeiten, je länger die Familienphase andauerte. Sie spricht davon, dass es keine Möglichkeit gegeben habe, in Teilzeit zu arbeiten, und dass Schichtdienst, wie er im Krankenhaus obligatorisch war, mit kleinen Kindern nicht denkbar gewesen sei. Eine berufliche Auszeit ihres Mannes war offenbar für beide nie ein Thema. Vor dem Hintergrund des Bildes, das sie von ihrem Mann als wenig pragmatisch gezeichnet hat, und mit dem Risiko behaftet, dann nicht mehr das uneingeschränkte Zentrum der Familie zu sein, erscheint dies auch folgerichtig. Trotz der vielen Aufgaben als Mutter fühlt sich Andrea offenbar nicht mehr ausgelastet, sie beherrscht die Familienorganisation jetzt vermutlich vollständig und sucht nach neuen Projekten, neuer Bestätigung. Ein weiteres Kind würde zwar zu wiederum mehr Arbeit führen, ›neu‹ wäre dies jedoch nicht, eben keine Herausforderung.

Niederlassung: »sone Klammer bildet die Allgemeinmedizin«

Andrea berichtet von ihren inzwischen diversifizierten Interessen im medizinischen Feld. Nach wie vor an Chirurgie interessiert, erwächst ihren Angaben zufolge immer stärker ein Interesse an Psychosomatik und Psychiatrie. Sie beginnt bei einem befreundeten Arzt, Praxisvertretungen zu machen:

»… dann hab ich so Praxisvertretungen gemacht und, da hab ich gedacht irgendwie das einzige was du machen kannst was da irgendwie sone Klammer bildet is die Allgemeinmedizin und so bin ich da irgendwie hin gekommen ((Papiergeraschel)) (1) und äh (1) also sone Art Kompromiss war das ne« (13/31–14/1).

Andrea stellt die Arbeit als Allgemeinmedizinerin als einen gangbaren Kompromiss für sich dar. In der Situation selber handelte es sich vermutlich eher um einen Kompromiss zwischen den realen Möglichkeiten, die sich ihr zur Erwerbstätigkeit mit zwei kleinen Kindern bieten (»*das Einzige was du machen kannst*«), und ihren Ansprüchen an die Ausgestaltung der Berufstätigkeit. Ihre Darstellung der Allgemeinmedizin als eine inhaltliche »*Klammer*« zwischen ihren unterschiedlichen Interessensgebieten erscheint hier eher als eine Konstruktion im Nachhinein. Erinnern wir uns an die Relevanz, die beruflicher Status für Andrea bisher stets spielte, so benötigt sie eine Erklärung für sich und andere, warum sie sich inzwischen in einem medizinischen Feld bewegt, das einen deutlich geringeren Status aufweist. Ein Verweis auf die mangelnden Alternativen erscheint hier Andrea offenbar nicht ausreichend. Die Betonung des Interesses an Psychosomatik und Psychiatrie – überhaupt an Gesprächen mit Patientinnen und Patienten –, das vermutlich aus ihrer eigenen psychotherapeutischen Erfahrung erwachsen ist, bietet sich hier einerseits als Argument nach ›außen‹ an, schließlich stellt der Wechsel von der Chirurgie zur Allgemeinmedizin einen Karriereknick dar. Andererseits schafft sie sich so eine Herausforderung, eine Notwendigkeit zu lernen, sich zu engagieren. Einfach ›nur‹ Allgemeinmedizinerin zu sein, reicht Andrea offenbar nicht aus. Die Allgemeinmedizin wird hier eher auf eine Durchgangsstation zum weiteren Ziel reduziert.

Andrea absolviert die Facharztausbildung zur Allgemeinmedizinerin und lässt sich daraufhin erstmals Mitte der 1990er Jahre in einer kleinen Stadt in der Nähe Marburgs nieder.

»... als ich angefangen habe mich niederzulassen, ich kam und sah diese ganzen Patienten mit ihren (2) Schwierigkeiten und mit ihren psychischen Schwierigkeiten die sie alle irgendwie umsetzen, in Symptome ne, und das ich da gemerkt hab irgendwie ich kann mit Leuten reden, ...« (27/28–32).

Zu diesem Zeitpunkt entwickelt sich offenbar verstärkt ihr Interesse an den »*psychischen Schwierigkeiten*« ihrer Patientinnen und Patienten. Damit wird die oben ausgeführte Lesart plausibilisiert, dass Andreas Darstellung, die Allgemeinmedizin hätte für sie von Anfang an eine »*Klammer*« zwischen ihren diversen Interessen bedeutet, erst im Nachhinein zur Synthetisierung ihres beruflichen Werdegangs konstruiert wurde. Ähnlich wie damals bei der Entscheidung für die Thoraxchirurgie, kannte sie durch die eigenen Therapien schon »*ein bisschen was*« auf diesem Gebiet. In der Praxis stellte sie nun zusätzlich fest, »*mit Leuten reden*« zu können. Hinzu kommt noch der Statusgewinn, den sie mit einer Ausbildung zur Psychotherapeutin erlangen kann. Dieser Lesart zu folgen, begründet dann auch die Notwendigkeit der Darstellung einer stringenten und interessegeleiteten Entwicklung durch Andrea. Eine Darstellung wie etwa: ›dann bin ich eben Psychotherapeutin geworden, weil sich das irgendwie anbot‹, erscheint hier wenig angemessen, torpediert diese doch Status und Nimbus des Berufes.

Die grundlegende Entscheidung jedoch, sich nochmals weiterzubilden, erscheint aber in erster Linie der Vermeidung eines Stillstandes innerhalb ihres Lebens geschuldet. Besuchen ihre beiden Töchter doch inzwischen die Schule und gestaltet sich die Organisation des Familienlebens nun einfacher, so könnte sich Andrea auch auf dem erreichten beruflichen Status ausruhen, einmal innehalten. Stattdessen erschließt sich Andrea mit dem Beginn der psychotherapeutischen Ausbildung und dem gleichzeitigen Start psychotherapeutischer Arbeit in ihrer Praxis erneut ein neues Arbeitsfeld, eine neue Herausforderung, eine Fortentwicklung. Das kulturelle Kapital, das Andrea aus ihrer Herkunftsfamilie bezogen hat, ermöglicht ihr diese stetige Weiterentwicklung auf ihrem erfolgreichen beruflichen Weg und das gleichzeitige Muttersein. Dem gegenüber steht die offenbar nur unzureichende Vermittlung ›emotionalen Kapitals‹ innerhalb des Familienverbundes.

Mit dem Beginn ihrer psychotherapeutischen Arbeit schließt sich Andrea einer Balint-Gruppe an (vgl. Balint 1957, 2004; Häfner 2006). In dieser Art Gruppe reflektieren Ärztinnen und Ärzte ihre Arbeit mit Patientinnen und Patienten, dabei liegt ein Schwerpunkt auf der Betrachtung der psychischen Komponenten der Interaktion. Übertragungs- und Gegenübertragungsphänomene werden besprochen, um den ärztlichen Umgang damit zu schulen. Insbesondere Ärztinnen und Ärzte, die psychotherapeutisch oder im Bereich der Psychosomatik tätig sind, schließen sich zu solchen Gruppen zusammen. Andrea beschreibt die Arbeit mit den Kolleginnen und Kollegen in der Gruppe, »*als sei eine Tür aufgegangen*«, sie hätte dort erstmals Kontakt zur »*Psychotherapeutenszene*« gehabt, die sie im Vorfeld eher »*abgestoßen*« habe. Erneut sucht sich Andrea Anschluss an eine Gruppe, Zugehörigkeit zu Menschen, mit denen sie etwas teilen kann. Diese für sie offenbar sehr positive Erfahrung innerhalb der Balint-Gruppe unterstützt ihren Willen zur beruflichen Weiterentwicklung. In der ›Mitte der Szene‹ fühlt sie sich offenbar gestützt und aufgehoben. Sie erhält hier vielfach positive Rückmeldungen vom Leiter der Gruppe, sie ist offenbar erneut – als Newcomerin – etwas Besonderes und ragt aus der Gemeinschaft, der sie angehört, heraus. Auch vor diesem Hintergrund erscheint die Weiterbildung zur Psychotherapeutin sinnvoll und nutzbringend für Andrea. Nach etwa drei Jahren – vermutlich 1998 – wechselt sie aus der nahegelegenen Kleinstadt in ihren Wohnort Marburg. Hier steigt sie mit einem Kollegen in eine bereits existierende Allgemeinarztpraxis ein. In dieser ist sie bis zum heutigen Tage selbstständig tätig. Ein Schwerpunkt innerhalb der Praxis ist die Drogensubstitution. Andrea betont, dass sie damit genau wie der mit ihr gemeinsam eingetretene Kollege zunächst nichts zu tun haben wollte, da es sie nicht interessiert habe. Dies sei das Arbeitsfeld des bereits langjährig in der Praxis tätigen Kollegen gewesen, und so hätte es ihrem Wunsch entsprechend auch bleiben sollen. Nach kurzer Zeit steigt der ältere Kollege jedoch, wie Andrea sagt für sie überraschend, aus der gemeinsamen Praxis aus. Sie berichtet:

»... und plötzlich stand ich da und hatte diverse substituierte Patienten am Hals, und dann dacht ich irgendwie och Gott wenn ich hier da nun schon so das am Hals habe irgendwie dann machste es auch gleich richtich und dann hab ich sone entsprechende Fortbildung gemacht und (3) und das hat sich irgendwie hier so als öh z- ziemlicher Praxisschwerpunkt raus-kristallisiert und, mein Kollege war genau so irgendwie der sachte äh was isn das fürn Scheiß und das will ich (garnicht machen und) und dann hat er sich da so reingefunden und plötzlich irgendwie wurde das dann auch, immer mehr irgendwie also, ich denke das is wohl irgendwie was was wir können //hmh// (1) und was uns auch n bißchen intre- also was uns schon auch interessiert ...« (15/2–17).

Erneut fällt Andreas Kompetenz auf, entsprechend den Anforderungen der beruflichen Situation notwendiges Wissen zu erwerben. Gleichzeitig steht dem die geringe Emotionalität sich selbst und anderen gegenüber, die im obigen Zitat zum wiederholten Mal deutlich wird. So stellen die genannten Patientinnen und Patienten für sie in erster Linie eine Belastung dar, sie werden hier nicht als Menschen präsentiert, sondern auf das medizinische Problem reduziert, das sie für Andrea und ihren Kollegen darstellten; sie hatten »*das am Hals*«. Andererseits zeigt sich neben der erwähnten Kompetenz zum Wissenserwerb hier erneut Andreas Pflichtbewusstsein und ihre Disziplin. Wenn sich eine Aufgabe stellt, »*dann machste es auch gleich richtig*«. Aber der Eindruck bleibt, dass dieses ›richtig machen‹ nicht in erster Linie für die Patientinnen und Patienten geschieht, sondern eher zur Erfüllung der eigenen Anforderungen an sich selber.

Nun habe man sich aber »*reingefunden*«, und die Drogensubstitution hat sich als Praxisschwerpunkt etabliert. Die Lesart liegt nahe, dass gerade die

Vielzahl der Substitutionspatientinnen und -patienten und die wirtschaftliche Grundlage, die diese offenbar für die Praxis darstellen, der Hauptgrund dafür sind, dass man sich hineinfinden musste. Interesse am Arbeitsfeld besteht nur »*irgendwie*«, und Andrea denkt auch nur, »*das is wohl irgendwie was was wir können*«. Auch hier spielen die Patientinnen und Patienten als Menschen keine Rolle, ›das‹ und ›was‹ deuten eher darauf hin, dass – wenn überhaupt – der technische Umgang mit der Substitution von Interesse ist. Die mangelnde Relevanz des drogenabhängigen Menschen für Andrea müsste sich in der Analyse der Interaktionen widerspiegeln, beispielsweise in mangelnder Empathieleistung durch Andrea. Darüber hinaus drängt sich die Frage auf, wie der Umgang mit anderen Patientinnen und Patienten sich gestaltet, ob auch diese nicht von Relevanz sind und nur die Behandlung der Symptome – ob psychisch oder physisch – zählt?

Nachzüglerin: »*ich bin auch für sie da*«

1999, Andrea ist inzwischen bereits Mitte 40, bekommt sie eine dritte Tochter, ein Nachzüglerkind wie sie es selbst war.

»… und das is für mich ganz spannend weil ich hatte ja auch diese Nachzüglerposition //ja// und ich beobachte jetzt immer mit ganz viel Interesse, wo, also wie das, Leben so für sie sich gestaltet und wie es ja auch für mich war //ja// und es is glaub ich was recht Ähnliches also es is n ganz (2 Worte unverständlich) das hab ich dem Kind schon intrauterin gesagt mach dir klar /deine Mutter hat viel zu tun ((lachend)) du wirst n Familienkind und das is sie auch geworden, also, mit g-, also verwöhnt von allen Seiten, aber auch sehr empfindlich, sehr ängstlich und e- empfindlich, äh, wohlbehütet, aber na kla- also ich denke schon anders als ich weil, weil ich ja wirklich glaub ich /schon viel mehr ne Mutter ((ironisch)) sein kann also ich bin auch für sie da natürlich wenn sie mich braucht irgendwie, viel mehr als meine Mutter, für mich da sein konnte (4)« (15/31–16/9).

Neben dem Vergleich, den sie zwischen sich und ihrer jüngsten Tochter zieht und auf den im Folgenden noch zurückzukommen sein wird, fällt hier insbesondere auf, dass Andrea sich als Beobachterin ihrer Entwicklung schildert. Einer Entwicklung, die sie offenbar als durch sich selber nur sehr bedingt beeinflussbar betrachtet. Die Formulierungen »*wie sich das Leben für sie gestaltet*«, »*das ist sie auch geworden*« oder auch die Beschreibung als »*sehr ängstlich und empfindlich*«, legen nahe, dass Andrea, ihr Mann oder auch die Geschwister hier wenig bis gar keinen Einfluss nehmen können. Dem liegt offenbar ein Gedanke an festliegende Charaktereigenschaften zugrunde. In anderen Sequenzen beschreibt sie ihre beiden älteren Töchter in ähnlicher Weise, die ältere als »*sehr ruhig*«, die mittlere als »*Sonnenschein*« und das jeweils von deren Geburt an. Ihr als Mutter bleibt damit wenig Einflussmöglichkeit außer der Unterstützung der ›naturgegebenen‹ Stärken und dem Versuch, die ebenso ›naturgegebenen‹ Schwächen abzufedern. Dies entlastet sie sehr von Verantwortung für Entwicklungen der Kinder, denen sie als Mutter vielleicht kritisch gegenübersteht. Darüber hinaus verkennt es aber auch systematisch den Einfluss sozialer Faktoren auf die Entwicklung des Kindes. Hier reproduziert sich Andreas mangelnde Reflexion ihres eigenen günstigen Herkunftsstatus. Letztlich erscheint ihr im Sinne einer »genetischen Lotterie« (Bell 1975: 316) vieles bei Geburt schon festgelegt, schlau oder dumm, depressiv oder manisch, ruhig oder ›Sonnenschein‹.[161] Was bedeutet dann aber ein »*mehr Mutter sein können*«, als es ihre Mutter für sie war? Sie definiert dies offenbar als »*für das Kind da sein*«, wenn es sie braucht. Dazu erscheint es notwendig, auf das Kind zu achten, sich ihm zuzuwenden. Diese Zuwendung und Beachtung hat sie ihren Aussagen nach bei ihrer Mutter vermissen müssen.

Für ihre Interaktion mit Patientinnen und Patienten erscheint ihr Gedanke an eine Art erblich bedingten Charakterkern in jedem Menschen ebenfalls bedeutsam. Dies bezieht sich insbesondere auf die dann deutlich geringeren Möglichkeiten einer therapeutischen Intervention.

Ähnlich wird sich auch ihr Umgang mit ihrer eigenen Depression als Herausforderung als relevant erweisen. Nur der Patient, der aktiv und intelligent danach strebt, einen ›guten‹ Umgang mit der eigenen Erkrankung zu finden, kann auf Andreas Unterstützung hoffen. Nur wer ›sprechen‹ kann und will, erlangt empathische Zuwendung, alle anderen haben ›selber Schuld‹, krank sein an sich ist kein Makel, sondern nur das mangelnde Bemühen um Besserung.

Zusammenfassung

Auch für diesen Fall sei auf die ausführlichere Zusammenfassung im Ergebniskapitel verwiesen. Wie im Fall Fink soll nur kurz das zentrale strukturierende Handlungsmuster der Biographin dargestellt werden.

Für Dr. Andrea Sperber können zwei handlungs- und entscheidungsleitende Muster festgestellt werden, die ihre Lebensgeschichte durchziehen, ihren Verlauf strukturieren: *Andrea ist einerseits auf der Suche nach Zugehörigkeit*

---

161 Diese ›genetische Lotterie‹ erscheint in theologischem Gewand nur wenig anders als der Gedanke der göttlichen Prädestination.

in ›Normalität‹ und andererseits stets um (kognitive) Weiter-, Fortentwicklung bemüht. Beide Muster sind auf das Engste verknüpft.
In Familie und dörflichem Umfeld bereits in eine Außenseiterposition hineingeboren, bemüht sie sich insbesondere mit dem Mittel der Bildung, diese Position zu verlassen bzw. vorteilhaft umzudeuten. Dies kann ihr nur sehr bedingt gelingen, da weder der ihre familiale Außenseiterposition mit bedingende Altersunterschied zu ihren Geschwistern kleiner werden kann noch die zunächst beide Eltern, nach dem Tod des Vaters nur noch die Mutter belastenden Traumatisierungen sich auflösen. Andreas Wunsch nach Veränderung wird somit jedoch nicht geringer, sondern dauerhaft unterstützt. Es etabliert sich ein sich selbst antreibender Prozess: Je mehr Andrea dazu gehören möchte, normal sein möchte, je stärker sie sich mit den familial gelernten Mitteln (Bildungserwerb, Erreichen von Schul- und Berufserfolg) anstrengt, desto weiter weg rücken die Normalität und die gewünschte Zugehörigkeit zu dieser. Immer rastloser setzt sie deshalb ihre Anstrengungen fort.

Andrea deutet dies bereits im Verlauf ihrer Kindheit und Jugend um, ist sie nun nicht mehr nur ›anders‹ als ihre Geschwister, ihre Klassenkameraden (in Deutschland und Amerika) und später ihre Kommilitoninnen und Kommilitonen, die Mitglieder ihrer Therapiegruppe etc., sondern ›besonders‹, weil klüger, gebildeter, cleverer als diese. Erst mit der Gründung einer eigenen Familie kann sie Zugehörigkeit erlangen, im Mittelpunkt und nicht am Rand einer Gemeinschaft stehen. Trotzdem erscheint es ihr fast etwas rätselhaft, dass sie hier ohne Leistung zu erbringen, ohne die Beste zu sein, geliebt und gebraucht wird. Vielleicht auch aus diesem Grund verlangsamt sich ihre anhaltende Suche nach Weiterentwicklungsmöglichkeiten, neuen Möglichkeiten der Zugehörigkeit, endet aber nicht. Ohne Zweifel relevant ist hier die religiöse Grundhaltung, die Andrea in ihrer Herkunftsfamilie erfahren und internalisiert hat: Unsere (Berufs-)Leistung auf Erden zeigt unsere Position in der Ewigkeit an. Ist Stillstand, Innehalten, Ausruhen für Andrea wohl auch aus diesem Grund kaum zu ertragen.

4.3.3 Sequenzielle Videoanalyse im Fall Dr. Andrea Sperber

Die Analyse der Kontextdaten

Bei der Darstellung der Videoanalyse für den Fall Dr. Andrea Sperber beschränke ich mich auf Ausführungen zur Kontextanalyse und eine darauf folgende Zusammenfassung der untersuchten Interaktionen. Können diese beiden Teilkapitel als Ausschnitte aus der gesamten Untersuchung doch den Leserinnen und Lesern ein vollständiges Bild des professionellen Handelns der Ärztin Dr. Sperber mit ihren Patientinnen und Patienten liefern.

Die gesamte Analyse inklusive der Herleitung des Vorgehens soll an dieser Stelle nicht nochmals geschehen, sondern kann im Methodenkapitel (Kap. 3) und exemplarisch im Fall der Ärztin Eike Fink (Kap. 4.2.3) nachvollzogen werden.

Bei der Analyse des Kontextes der Konsultationen der Ärztin Dr. Sperber gilt es, folgende Faktoren in die Untersuchung mit einzubeziehen: *die geographische Lage der Praxis, die Organisationsform der Praxis als Gemeinschaftspraxis, ein Arbeitsschwerpunkt in der Praxis: die Drogensubstitution, die Gestaltung der Räumlichkeiten der gesamten Praxis (ohne Konsultationsraum), die Einrichtung des Konsultationsraumes, die Kleidung der Ärztin und die Weiterbildung von Dr. Sperber zur Psychotherapeutin.*

Es fällt auf, dass einige zu betrachtende Kontextfaktoren in allen analysierten Fällen auftreten, beispielsweise die geographische Lage der Praxis, andere jedoch nur einmalig zu untersuchen sind, hier der Arbeitsschwerpunkt Drogensubstitution. Dadurch wird deutlich, dass das Umfeld der Konsultationen einerseits durch klare institutionelle Vorgaben definiert ist, andererseits besitzen die Interaktionspartner jedoch nach wie vor einen großen Spielraum, über diese Vorgaben hinaus Wahlentscheidungen zu treffen, die nicht nur die spezifische Gestaltung der institutionellen Vorgaben betreffen, sondern ebenso neue Kontextfaktoren hinzufügen können.

Die Reihenfolge der oben genannten Kontextfaktoren, die hier in die Analyse eingehen, ist erneut durch den Grad ihrer Verfestigung bestimmt. Sie gehen im Folgenden von ›außen‹ (dem änderungsresistentesten Faktor) nach ›innen‹ (dem am leichtesten zu ändernden Faktor) in die Untersuchung ein. Schwierig einzuordnen ist der letztgenannte Faktor, Psychotherapeutin bleibt man nach Abschluss der Ausbildung lebenslang, andererseits ist damit über die Umsetzung in der Praxis noch keine Aussage möglich, vielleicht arbeitet Frau Dr. Sperber gar nicht als Therapeutin? In Anbetracht der schwierigen Verortung dieses Kontextfaktors stelle ich ihn ans Ende der Analyse.

Die geographische Lage der Praxis

Die Praxis, die Frau Dr. Sperber gemeinsam mit einem Kompagnon betreibt, liegt am Rand des Stadtkerns von Marburg in einem ›Ärztehaus‹. In direkter Nachbarschaft befinden sich neben Geschäfts- auch Wohnhäuser, in denen viele Menschen mit Migrationshintergrund und Studierende leben. Auch eine Altenwohnanlage ist fußläufig nur eine Minute entfernt. Der Fußweg aus einem großen Wohngebiet jenseits des Stadtkerns in die Innenstadt führt an der Praxis vorbei und ein Parkhaus für Besucher/ -innen der Innenstadt liegt direkt um die Ecke. Weiterhin ist eine Kirche mit Gemeindezentrum in der unmittelbaren Nachbarschaft. Dort wird unter anderem eine Suppenküche für Mittellose betrieben. Die Beschreibung dessen, was rund um die Praxis lokalisiert ist, zeichnet bereits ein sehr abwechslungsreiches Bild. Es ist deshalb anzunehmen, dass sich auch die Zusammensetzung der Patientenschaft der Praxis sehr heterogen zeigt.

Geht man davon aus, dass eine große Zahl der direkten Anwohner/ -innen die Praxis frequentiert, so werden insbesondere die oben genannten Menschen mit Migrationshintergrund, Studierende und ältere Menschen als Patientinnen und Patienten zu erwarten sein. Hinzu kommt sicher eine nicht unerhebliche Anzahl aus dem sich anschließenden – vor allem bildungsbürgerlich geprägten – Wohnquartier. Ebenso ist aber mit Patientinnen und Patienten zu rechnen, die in der Innenstadt arbeiten und eine Ärztin in der Nähe ihres Arbeitsplatzes wählen. Hinzu kommt vermutlich Laufkundschaft,[162] und auch Besucher/-innen der Suppenküche werden die Praxis aufsuchen.

Was bedeutet die als plausibel anzunehmende starke Heterogenität der Patientinnen und Patienten in Alter, sozialer Herkunft, Bildungsgrad und – jedoch ist dies in der Allgemeinmedizin üblich – medizinischem Anliegen für Frau Dr. Sperber? Die Herausforderung durch Patientinnen und Patienten, die zunächst ›alles‹ haben können, wird noch dadurch gesteigert, dass sie auch alles ›sein‹ können, Obdachloser oder Universitätsprofessorin. Dies erfordert von der Ärztin große Flexibilität und Empathie im Umgang mit den verschiedenen Patientinnen und Patienten. Darüber hinaus erscheint ein breites Spektrum von Handlungsmöglichkeiten für die Ärztin

---

[162] Natürlich nicht im Sinne von ›man geht vorbei und kriegt plötzlich Beschwerden, die es zu behandeln gilt‹, sondern eher ›man geht vorbei und merkt sich den Standort‹ oder ›man ist bereits bei einem anderen Facharzt im gleichen Haus in Behandlung‹.

notwendig, welches ihr Sicherheit und Entlastung in der Interaktion mit so verschiedenen Menschen bieten kann.

Die genannten Anforderungen und Möglichkeiten für Dr. Sperber entstehen im notwendigen Umgang mit den variablen Rollendefinitionen innerhalb der Konsultationen. Zwar nimmt Dr. Sperber innerhalb der Interaktion mit einem Patienten die ärztliche Expertinnenrolle ein (selbst diese wird jedoch vermutlich durch manchen Patienten kritisch hinterfragt werden). Darüber hinaus steht es jedoch keineswegs immer fest, dass sie in anderen Bereichen, wie beispielsweise Einkommen und Bildung, den sie konsultierenden Patientinnen und Patienten ›überlegen‹ ist. Die damit stets notwendige Einordnung des je spezifischen Patienten und die beiderseitige Rollenfindung[163] erfordert einerseits Anstrengung und Bemühen der Ärztin, andererseits kann es ihr dadurch gelingen, sich ein breites Spektrum verschiedener eigener Rollenmodelle und damit differenzierte Handlungsmöglichkeiten in Interaktionen mit Patientinnen und Patienten zu erschließen.

Sicherheit im Verhältnis zu den verschiedenen Patientinnen und Patienten heißt nicht nur Selbstsicherheit in Bezug auf die eigene medizinische Kompetenz, sondern auch die Möglichkeit, Rollenunsicherheiten und darauf bezogene Aushandlungsprozesse ›ertragen‹ zu können.

Die Variabilität im eigenen Handeln, die Frau Dr. Sperber entwickeln kann und muss, ist jedoch nicht unbegrenzt. Auch sie typisiert vermutlich ihre Patientinnen und Patienten anhand bestimmter Kriterien und begegnet diesen mit den von ihr diesbezüglich entwickelten spezifischen Handlungsmustern. Das heißt, auch sie interagiert höchstwahrscheinlich mit den einzelnen Patientinnen und Patienten nicht ausschließlich als Individuen, sondern ebenso als Vertreter/-innen einer spezifischen Gruppierung. Jedoch ermöglicht die Notwendigkeit, verschiedene Typen zur Einordnung von Patientinnen und Patienten entwickeln zu müssen, einerseits die Auswahl eines Patiententypus, der der Ärztin besonders sympathisch ist, mit

---

163 Innerhalb dieses Definitionsprozesses zu Beginn einzelner Interakte geht es zwar um die Verteilung von ›Macht‹ innerhalb der Interaktionssituation zwischen zwei oder mehreren Personen. Diese Machtfrage sollte aber keineswegs eindimensional als Zuteilung von Möglichkeiten verstanden werden, den Interaktionspartner zu beherrschen oder gar zu unterdrücken. Die Aushandlung der Machtverteilung als Bestandteil der Rollen ist untrennbar mit der – von den Interaktionspartnern größtenteils geteilten – Aufgabenverteilung innerhalb der Interaktion verbunden. Wer, wann, was, wie zu sagen oder zu tun hat – oder sich Schweigen oder Nichtstun ›erlauben‹ kann –, wird in nicht unerheblichem Maße mit der Rollendefinition geleistet.

dem die Interaktion leichter oder angenehmer empfunden wird. Andererseits ist – wie bereits mehrfach angemerkt – die Ärztin gezwungen anzuerkennen, dass Patientinnen und Patienten grundsätzlich keine homogene Gruppe darstellen, auch wenn sie das Merkmal teilen, ärztliche Dienstleistung in Anspruch nehmen zu müssen. Es schließt sich jedoch hier die Frage an, ob sich im Zeitablauf die Patientenschaft nicht im Sinne eines gegenseitigen Auswahlprozesses zwischen Ärztin und Patienten homogenisiert. Die Sympathie, die die Ärztin einer bestimmten Patientengruppe entgegenbringt, könnte dazu führen, dass eben diese bleiben, andere hingegen den Arzt wechseln.

Betrachtet man den Praxisstandort eher aus erwerbswirtschaftlicher Perspektive, so zeigt sich auch kein eindeutiges Bild. Zwar bringt der Standort den Vorteil mit sich, dass viele Menschen täglich dort vorbeikommen, man nicht ausschließlich auf Anwohner/-innen als potenzielle Patientinnen und Patienten beschränkt ist. Dem steht jedoch der Nachteil gegenüber, dass es innerhalb des innerstädtischen Quartiers nur eine relativ kleine quasi ›natürliche‹ Patientenschar eben derer gibt, die in der Nähe wohnen, die sich allein durch ihren Wohnort an die Praxis gebunden sehen. Die Ärztin muss sich während ihrer Arbeit mit einer großen Zahl ihrer Patientinnen und Patienten vermutlich stärker um Kundenbindung bemühen, als wenn diese durch räumliche Gegebenheiten selbstverständlich wäre.[164] Trotz dieser Überlegungen lässt es die Innenstadtlage der Praxis in einem repräsentativen ›Ärztehaus‹ mit einem vermutlich entsprechend hohen Mietzins insgesamt eher plausibel erscheinen, dass die Ärztin nicht mit wirtschaftlichen Schwierigkeiten konfrontiert ist. Diese Annahme wird noch dadurch untermauert, dass die Verortung der Praxis in einem Ärztehaus für viele Patientinnen und Patienten mit einer hohen medizini-

---

164 Bindung von Patientinnen und Patienten an bestimmte Ärzte setzt sich aus verschiedenen Faktoren zusammen. Einer dieser Faktoren ist sicher die Zufriedenheit des Patienten mit der Arbeit des Arztes, ein weiterer wichtiger Faktor ist die Bequemlichkeit, der ›kurze Weg‹, gerade zum Hausarzt. Ist der Faktor Bequemlichkeit nicht bei allen Patienten gegeben, wie es im Fall der Ärztin Dr. Sperber anzunehmen ist, so muss es von ihrer Seite ein Bemühen darum geben, die Zufriedenheit der Patientinnen und Patienten zu erhalten (vgl. Thill 2007). Andererseits bringt eine vielleicht über Jahre andauernde Bindung der großen Mehrheit der Patientenschaft an eine Ärztin auch größere Verbindlichkeit und Verantwortung für diese mit sich, als es in einer anonymeren Innenstadtpraxis mit häufiger wechselnden Patientinnen und Patienten der Fall ist. Aufgrund der mangelnden Kenntnis des tatsächlichen Verhältnisses zwischen regelmäßigen Patienten und Laufkundschaft muss diese Überlegung jedoch im Spekulativen verbleiben.

schen Kompetenzzuschreibung an die dort ansässigen Ärztinnen und Ärzte einhergeht.

Darüber hinaus ermöglicht das Ärztehaus Kontakt zu Kolleginnen und Kollegen, in gewissem Maß erzwingt es diesen sogar, was es notwendig macht, keine Berührungsängste gegenüber der Kollegenschaft zu haben. Wenn dem so ist, kann die so geartete Lage der Praxis einerseits die Empfehlung von anderen Fachärztinnen und -ärzten erleichtern, die bei der Notwendigkeit von Überweisungen häufig vom Patienten gewünscht wird. Damit geht jedoch stets das Risiko einer, dass die gewählte Behandlung von persönlich bekannten Kolleginnen und Kollegen nachvollzogen werden kann und damit transparent und kritisierbar wird. Andererseits kann der unkomplizierte Kontakt zu anderen Ärztinnen und Ärzten als Nachbarn auch dazu genutzt werden, kleinere fachliche Fragen informell zu klären. Dies würde jedoch Frau Dr. Sperbers Bereitschaft voraussetzen, Wissenslücken oder Unsicherheiten vor Kolleginnen und Kollegen zu offenbaren.

Ist man als in einer Innenstadtlage praktizierende Ärztin keinesfalls in einer ähnlich herausgehobenen Honoratiorinnenposition wie beispielsweise als Landärztin, so wird diese Anonymität durch das Ärztehaus wiederum gemindert. Allein der Name auf einem der Schilder am Eingang definiert zweifelsfrei, dass es sich bei Frau Dr. Sperber um eine Ärztin handelt, ohne das Schild komplett lesen zu müssen. Innerhalb des Hauses hingegen ist sie wiederum nichts ›Besonderes‹, da es sich bei der Nachbarschaft ausschließlich um Standeskolleginnen und -kollegen handelt.

Warum wählte Frau Dr. Sperber einen solchen Praxisstandort? Wiederum sollte zunächst das Argument des Zwanges zur Niederlassung an diesem spezifischen Standort entkräftet werden. Bei der momentan herrschenden Vollbeschäftigung auf dem Arbeitsmarkt für Ärztinnen und Ärzte ist niemand gezwungen, einen bestimmten Standort zu akzeptieren, um überhaupt in seinem Beruf tätig sein zu können. Darüber hinaus wäre es für Frau Dr. Sperber innerhalb ihrer jahrzehntelangen Berufstätigkeit inzwischen sicher möglich gewesen, den Praxisstandort zu wechseln.[165] Es erscheint somit sehr wahrscheinlich, dass Frau Dr. Sperber diesen Praxisstandort tatsächlich gewählt hat. Zumindest aber hat sie ihn nicht gewechselt, was ebenfalls als Wahlentscheidung anzusehen ist.

---

165 Eine ausführlichere Betrachtung der Niederlassungsbeschränkung für Kassenärzte und ihrer Auswirkung auf den Kontextfaktor ›geographische Lage der Praxis‹ findet sich in der Kontextanalyse im Fall der Ärztin Eike Fink.

Neben den erwerbswirtschaftlichen Argumenten, die nicht zu unterschätzen sind, ragt die zunächst anzutreffende Heterogenität der Patientenschaft als Standortfaktor deutlich heraus. Die täglichen Herausforderungen im Umgang mit sehr unterschiedlichen Patientengruppen, auf die Frau Dr. Sperber sich einstellen muss,[166] der damit einhergehende abwechslungsreiche Arbeitsalltag oder aber demgegenüber die Möglichkeit, zwischen verschiedenen Patientengruppen auswählen und das Klientel damit mitgestalten zu können, stellen wahrscheinlich wichtige Gründe für die Wahl und den Erhalt des Standortes dar.

So unterschiedlich beide Lesarten sich darstellen, gemein ist ihnen die zentrale Rolle, die die Patientinnen und Patienten und die Interaktion mit ihnen offenbar in Frau Dr. Sperbers professionellem Alltag spielen. Ob dabei für Dr. Sperber das Interesse an Menschen im Vordergrund steht, die nötigen Aushandlungsprozesse innerhalb der einzelnen Interaktion oder die notwendige Modulation der eigenen Handlungen, kann hier nicht beantwortet werden.[167]

Frau Dr. Sperber benötigt dafür Sicherheit bezüglich ihrer fachlichen, aber eben auch ihrer menschlichen Kompetenz, sie darf keine Angst vor ihren Patientinnen und Patienten oder vor den ärztlichen Nachbarn im Haus haben.

Was bedeutet diese Annahme für die Konsulargespräche? Zu erwarten ist – der Lesart folgend – eine offene und freundliche Atmosphäre, eine am Patienten interessierte Ärztin, die zunächst abwartet und sich zurückhält. Damit bietet sie den Raum für die Entwicklung einer offenen Interaktionsbeziehung. Zu fragen bleibt jedoch, was passiert, wenn sie den Patienten schon kennt, sie bereits eine Typisierung vorgenommen hat, wenn somit keine Anforderung mehr gestellt ist, oder er gar einer bei Frau Dr. Sperber vielleicht eher weniger beliebten Patientengruppe angehört.

---

166 Man könnte auch annehmen, dass es für Frau Dr. Sperber vielleicht gar keine ›verschiedenen‹ Patienten gibt oder dies für sie zumindest keine große Rolle spielt, da sie die Menschen in erster Linie als Symptomträger einteilt im Sinne eines ›alle Erkältungen‹ oder ›alle diffusen Rückenschmerzen‹. Vor dem Hintergrund der geschilderten Notwendigkeit, an diesem Standort Kundenbindung zu schaffen, da diese nicht automatisch gegeben ist, scheint es jedoch unwahrscheinlich, dass Dr. Sperber so vorgeht. Es wäre anzunehmen, dass sie sich dann bereits aus dem Markt hätte ›verabschieden‹ müssen.
167 Diese Erkenntnis erscheint banal, jedoch zeigen die Ergebnisse meiner Untersuchung, dass die Patientinnen und Patienten als Menschen für viele Mediziner/-innen eben keine zentrale Rolle einnehmen.

Die Organisation der Praxis als Gemeinschaftspraxis[168]

Dieser Kontextfaktor ist ebenfalls bereits ausführlich im Rahmen der Kontextanalyse im Fall Eike Fink untersucht worden, zum detaillierten Nachvollzug möchte ich auf dieses Kapitel verweisen. Im Weiteren finden die wichtigsten Überlegungen deshalb nur kurz Erwähnung.

Die Organisation einer ärztlichen Selbstständigkeit in Gemeinschaft mehrerer Ärztinnen und Ärzte bietet die Möglichkeit flexiblerer Arbeitsorganisation, zum Beispiel im Fall von Urlaub und Erkrankungen, aber auch im normalen Praxisbetrieb. Damit sind die Patientinnen und Patienten nicht gezwungen, auf Vertretungsärzte auszuweichen, was das Risiko vermindert, dass sie den Hausarzt wechseln. Gerade für die Praxis Dr. Sperber ist dies bedeutsam, folgt man der Hypothese, dass Ärztinnen und Ärzte in Innenstadtpraxen sich um Kundenbindung bemühen müssen. Insgesamt kann das wirtschaftliche Risiko und die Verantwortung für das Gelingen der Unternehmung geteilt werden. In Bezug auf die Praxis Dr. Sperber ist es vielleicht sogar erst durch die Zusammenarbeit mit einem Kollegen möglich, die höheren Standortkosten zu tragen.

Diesen wirtschaftlichen Vorteilen steht die notwendige Abstimmung der Praxispartner gegenüber, geteilte Verantwortung bedeutet auch geteilte Macht innerhalb der Praxis. Aushandlungsprozesse werden nötig, eigene Vorstellungen müssen explizit und argumentativ untermauert werden, vielfach sind Kompromisse nötig. Auch die ›Chefrolle‹ gegenüber den Helferinnen muss geteilt werden, hier besteht das Risiko, dass eine Art Konkurrenz zwischen den Partnern entsteht, wer bei den Mitarbeiterinnen beliebter ist, wer fachlich und menschlich mehr geachtet wird. Diese Konkurrenz im eigenen Haus kann auch in Bezug auf die Patientinnen und Patienten relevant werden, die vielleicht von einem zum anderen Arzt wechseln. Alle angeführten Punkte bergen Konfliktpotenzial, und es gilt, dieses im Blick zu haben und unter Kontrolle zu halten, was Zeit und Energie kostet.

Demgegenüber steht die Möglichkeit, sich über den Arbeitsablauf, die Praxisorganisation, fachliche Schwierigkeiten oder bestimmte Patientinnen und Patienten auszutauschen. Dies bietet Rat und Unterstützung für die Praxispartner, erfordert aber andererseits deren Offenheit und Selbstbewusstsein, weil ein Austausch häufig das Zugeständnis beinhaltet, nicht alles allein bewältigen zu können.

---

168 Zu den rechtlichen Grundlagen siehe Fußnote 113.

Hinzu kommt die Tatsache, dass Ärztinnen und Ärzte, die in einer Gemeinschaftspraxis tätig sind, innerhalb ihrer Berufstätigkeit nicht nur auf vermeintlich machtunterlegene Interaktionspartner wie Helferinnen, Patientinnen und Patienten treffen, sondern ebenfalls auf Angehörige der gleichen Statusgruppe, denen sie auf Augenhöhe begegnen, was eine größere Vielfalt von Handlungsmustern nötig macht und die Ärztinnen und Ärzte auch in professioneller Hinsicht zwingt, die eigenen Handlungen zu erklären und kritisch zu hinterfragen.[169]

Zusammenfassend lässt sich feststellen, dass innerhalb einer Gemeinschaftspraxis das geteilte Risiko und die geteilte Verantwortung für das wirtschaftliche Gelingen mit der Notwendigkeit einer Fülle von Abstimmungsprozessen erkauft werden. Das setzt Praxispartner voraus, die kompromissbereit sind, Widerspruch vertragen können, Konkurrenz annehmen und sich ihrer fachlichen, aber auch ihrer Interaktionskompetenz sicher sind; man sollte ein Team-Player sein, sonst wiegt das geteilte Risiko die Schwierigkeiten in der Zusammenarbeit nicht auf.
Für die Interaktion mit den Patientinnen und Patienten bedeutet dies vermutlich, dass, wenn die Ärztin es in anderen Bereichen ihres professionellen Lebens gewohnt ist, sich erklären zu müssen, Kompromisse zu finden, anderen zuzuhören, sie dies auch im Umgang mit Patientinnen und Patienten anwenden kann. Dem gegenüber steht jedoch die Möglichkeit, dass sie in Interaktion mit dem Patienten genau entgegengesetzt agiert, nicht erklärt, Anweisungen gibt, weil sie hier die Möglichkeit dazu hat, somit den Druck, dem sie im Umgang mit dem Kollegen ausgesetzt ist, durch Weitergabe an die Patientinnen und Patienten auszugleichen bemüht ist. In Bezug auf Frau Dr. Sperber ist diese Hypothese jedoch sehr unwahrscheinlich, wie sich im Folgenden deutlich zeigen wird.

Ein Arbeitsschwerpunkt in der Praxis: Drogensubstitution

Frau Dr. Sperber und ihr Kollege Dr. Rabe betreuen in ihrer Praxis eine größere Anzahl heroinabhängiger Patientinnen und Patienten. Über die Ausgabe eines Substituts (in der Regel Methadon) und die regelmäßige Überprüfung der Ersatztherapie hinaus ist davon auszugehen, dass Ärztin und Arzt für diese Patientinnen und Patienten auch die ersten Ansprech-

---

[169] Aushandlungsprozesse, Konfliktpotenzial, Konkurrenz, Sicherheit und die Fähigkeit, mit Kritik umzugehen, damit sind beide Praxispartner auch durch den Standort ihrer Praxis in einem Ärztehaus konfrontiert.

partner in allen anderen medizinischen Fragen, also deren Hausärzte sind. Die alltägliche Ausgabe des Substituts wird durch die Arzthelferinnen gewährleistet, für jede darüber hinausgehende Leistung sind jedoch Dr. Sperber und Dr. Rabe zuständig.

Dieser Tätigkeitsbereich der Praxispartner ist aus verschiedenen Gründen als entscheidende Kontextvariable zu betrachten und in die Analyse mit einzubeziehen. Erstens wird Heroinsubstitution nicht in jeder Praxis durchgeführt, sondern es haben sich hierfür innerhalb eines Gebietes bestimmte Schwerpunktpraxen etabliert. Als Ärztin muss man sich somit dafür entscheiden, auf diesem Gebiet zu arbeiten. Die Argumente, die bei einer solchen Entscheidung relevant werden, sollten in ihrer Bedeutung für das gesamte professionelle Handeln der Ärztin überprüft werden.

Eine zweite Begründung für die Analyse des Arbeitsschwerpunktes innerhalb dieser Betrachtung besteht darin, dass sich viele Junkies sowohl äußerlich als auch in ihrem Auftreten innerhalb der Praxis deutlich von anderen Patientinnen und Patienten unterscheiden. So sitzen sie häufig schon vor Öffnung der Praxis in kleineren Gruppen im Treppenhaus und warten. Darüber hinaus gehen die meisten ohne persönliche Anmeldung direkt in den Behandlungsraum, in dem sie das Substitut erhalten, viele duzen die Arzthelferinnen und werden von ihnen geduzt. Die Prozedur strahlt große Selbstverständlichkeit aus. Und nicht zuletzt fallen einige dieser Patientinnen und Patienten als eher ärmlich und unmodern gekleidet auf.[170] Fraglich ist, wie ›normale‹ Patientinnen und Patienten damit umgehen, ihr Handeln innerhalb der Interaktion mit dem Praxispersonal (Ärztin, Arzt und Helferinnen) sich verändert.

Drittens lässt sich die Frage formulieren, wie sich das professionelle Handeln der Medizinerin und ihres Kollegen durch den Umgang mit einer solch spezifischen Patientengruppe verändert oder erweitert. Und dies nicht nur, weil sie sich im Durchschnitt in der Praxis vielleicht anders verhalten als andere Patientinnen und Patienten, sondern auch, weil die Krankheiten, die sie mitbringen, andere und häufig eben auch schwerwie-

---

[170] Keineswegs jedoch ist es in allen Fällen so, dass Drogenabhängige immer erkennbar sind, weder aufgrund ihrer Kleidung noch ihres Auftretens. Einige Vormittage in der Praxis Sperber zerstören dieses Stereotyp gründlich. Unter diesen Patientinnen und Patienten sind alte und junge, schicke und heruntergekommene, Menschen, die krank wirken, und solche, die scheinbar vor Gesundheit strotzen, Arbeiter, Angestellte und Arbeitslose.

gendere sind als die, mit denen Allgemeinmediziner/-innen sonst häufig konfrontiert werden.[171]

Warum entscheiden sich Ärztinnen und Ärzte für die Arbeit im Bereich der Drogensubstitution, oder spezifischer: Warum hat sich Frau Dr. Sperber vermutlich dafür entschieden? Zur Beantwortung dieser Frage lassen sich Lesarten finden, die sich zwischen den Polen soziales/politisches Engagement, Wirtschaftlichkeit und medizinisch-fachliches Interesse aufspannen.

Ein Substitutionsprogramm erbringt relativ sichere, planbare Einnahmen in die Kasse der Praxis, gerade auch, weil viele der Junkies die oben schon kurz erwähnte Suppenküche frequentieren, die direkt um die Ecke der Praxis liegt. Dem gegenüber stehen aber Überlegungen, ob nicht bestimmte Patientengruppen durch die gehäufte Anwesenheit von Drogenabhängigen in der Praxis abgeschreckt werden, zum Beispiel die älteren Menschen aus dem Altenheim, das ebenfalls in der Nähe liegt. Gälte es hier eine Abwägung unter wirtschaftlichen Gesichtspunkten zu treffen, so wäre höchstwahrscheinlich eine Entscheidung zugunsten der Konzentration auf die alten Menschen als Patientinnen und Patienten sinnvoller, die durch verstärktes Engagement innerhalb des Altenheims erreicht werden könnte. Hinzu kommt noch die Unsicherheit bezüglich der Laufzeiten von Substitutionsprogrammen, die in nicht unerheblichem Maß von politischen Entscheidungen und deren juristischer Umsetzung abhängen.

Von größerer Relevanz als diese wirtschaftlichen Überlegungen scheint deshalb die zugewandte Arbeit mit Hilfsbedürftigen zu sein, die sich unter dem Begriff des sozialen Engagements subsumieren lässt. Wobei die Arbeit mit Drogenabhängigen über den sozialen Aspekt hinaus auch immer eine gesellschaftspolitische Einfärbung hat: denen helfen, die Hilfe benötigen, denen, die innerhalb der gesellschaftlichen Ordnung keinen Platz gefunden haben, die ›gescheitert‹ sind. Grenzt man sich als auf diesem Gebiet tätige Ärztin einerseits von konservativen Kräften ab, die eher strafen denn helfen wollen, so grenzt man sich andererseits auch von vielen Standeskolleginnen und -kollegen ab, die diese Art von Patientinnen und Patienten nicht gern in ihren Praxen begrüßen.

Fachliches Interesse, die Erweiterung des medizinischen Spektrums, in dem man handeln muss, tritt hier als Begründung vielleicht noch hinzu. Jedoch stellt sich auch im Umgang mit Junkies und deren Erkrankungen

---

171 Zu nennen sind hier insbesondere die verschiedenen zum Teil sehr schwerwiegenden Formen von Hepatitis, aber auch HIV und AIDS.

Routine ein. Zwar ist beispielsweise die Behandlung einer Hepatitis B oder C mit Interferon α zunächst problematischer als die Behandlung einer Erkältung, jedoch lässt die fachliche Herausforderung auch hier mit der Zeit deutlich nach. Trotzdem eröffnet sich so für die Ärztin die Möglichkeit, sich fachlich aus der Masse der Allgemeinmediziner/-innen herauszuheben und damit einerseits in der Außenwirkung von den Kolleginnen und Kollegen abzuheben und andererseits das in der Hausärzteschaft weit verbreitete Minderwertigkeitsgefühl gegenüber anderen Fachärztinnen und -ärzten bekämpfen zu können.

Was bedeutet die Behandlung von Drogenabhängigen in der eigenen Praxis für Frau Dr. Sperber gegenüber den Kolleginnen und Kollegen im Haus und den anderen Patientinnen und Patienten?

Innerhalb des Ärztehauses kann es für Frau Dr. Sperber zu Konflikten kommen, wenn, wie oben bereits erwähnt, die wartenden Substitutionspatientinnen und -patienten beispielsweise im Treppenhaus oder vor der Haustür in Gruppen anzutreffen sind. Die Nachbarn könnten die Befürchtung hegen, dass andere Patientinnen und Patienten von einem Besuch abgeschreckt werden bzw. der durchaus vorhandene Chic des gesamten Hauses und damit der eigenen Praxisadresse leidet. Diese Konflikte würden die durch die unterschiedliche Zusammensetzung der Patientengruppe gegebene Differenz zu den anderen Ärztinnen und Ärzten im Haus noch vertiefen, eine Sonderstellung gegenüber den Nachbarn begründen. Für Frau Dr. Sperber bedeutet dies die Notwendigkeit, einen Umgang mit dieser Sonderstellung zu etablieren, die sie selber produziert hat. Anzunehmen ist, dass die Ärztin den Unterschied zu den Kolleginnen und Kollegen positiv wertet: Sie arbeitet anders, sie ›ist‹ anders als die anderen. Wenn die negativen Implikationen – wie beispielsweise die aufgezeigten möglichen Konflikte – die positiven Wirkungen überwiegen würden, so wäre es Frau Dr. Sperber relativ leicht möglich, Gegenmaßnahmen zu ergreifen.

Für die ›normalen‹ Patientinnen und Patienten der Praxis erscheint dieses ›Anders-sein‹ ebenfalls relevant. Kein Patient kann die Drogenabhängigen ›übersehen‹, er wird mit ihnen konfrontiert. Vielfach kann dies auch als störend oder unangenehm empfunden werden, denn manche Junkies sind betrunken, viele bringen ihre Hunde mit, einige sind laut etc. Diese Störungen müssen auch für die ›normalen‹ Patientinnen und Patienten durch anderes aufgewogen werden. Selbstverständlich spielen hier vermutlich die Qualität der ärztlichen Leistung oder die gute Interaktionsbeziehung zur Ärztin eine wichtige Rolle, es ist aber auch denkbar, dass gerade Patientinnen und Patienten die Praxis frequentieren, die durch eine Ärztin betreut werden möchten, die so ›anders‹ ist als viele ihrer Kolleginnen und Kollegen. Das von dieser Patientengruppe als positiv empfundene Image der Ärztin färbt dann in gewisser Weise auf den einzelnen Patienten ab, der sich dann ebenso ›aufgeklärt‹ und/oder ›sozial engagiert‹ fühlen kann. Es ist deshalb zu vermuten, dass insbesondere junge und mittelalte Patientinnen und Patienten, die ein höheres Bildungsniveau haben und politisch eher links einzuordnen sind, die Praxis frequentieren.

Die Patientengruppe wäre dadurch weniger heterogen als bisher angenommen, was die oben angeführte Auswahlmöglichkeit der Ärztin deutlich einschränkt. Diese Einschränkung ist jedoch offenbar durch die Ärztin so gewählt, weil sie sich für die Arbeit mit Drogenabhängigen entschieden hat. Insgesamt führen diese Überlegungen zu dem Schluss, dass Frau Dr. Sperber diese (Substituenten und gebildete, sozial engagierte, eher jüngere Patientinnen und Patienten) und keine andere Zusammensetzung ihrer Patientenschaft wünscht und – bewusst oder nicht – aktiv herbeiführt. Was bedeutet die Behandlung von Drogenabhängigen vor diesem Hintergrund für die professionellen Interaktionsmuster von Frau Dr. Sperber? Der obigen Hypothese folgend, kann angenommen werden, dass Frau Dr. Sperber einerseits einer Patientengruppe gegenübersteht, die große Anforderungen an die sozialen und kommunikativen Kompetenzen der Ärztin stellt. Die Patientinnen und Patienten begegnen ihr auf ›Augenhöhe‹, ein Statusunterschied ist hier selten vorhanden. Die Ärztin sieht sich deshalb an dieser Stelle häufiger mit Rückfragen oder Zweifeln konfrontiert, muss vermutlich ihr Handeln stärker erklären und aus diesem Grund auch reflektieren. Die anzuwendenden therapeutischen Maßnahmen sind hier vielfach Produkt eines Aushandlungsprozesses im Konsultationsgespräch und kein ärztliches Dekret.

Dem gegenüber steht der Umgang mit der Gruppe der Drogenabhängigen. Hier sind neben einer Empathieleistung der Ärztin auch Autorität und Konsequenz gegenüber den Patientinnen und Patienten gefragt. Drogenabhängige sagen beispielsweise nicht selten bezüglich ihres Beikonsums die Unwahrheit, was sich in den Bluttests in der Regel nachweisen lässt. Andere versuchen, das Substitut nicht einzunehmen, sondern aus der Praxis zu schmuggeln, um es zu verkaufen. Dies erfordert von der Ärztin die Fähigkeit, ›hart‹ zu bleiben, ›hart‹ zu sanktionieren.

So unterschiedliche Patientengruppen, die sich – folgt man der aufgemachten Hypothese – in ihrem Auftreten in einer Praxis vielleicht sogar gegenseitig bedingen, erfordern von der Ärztin einerseits ein breites Spektrum verschiedener Handlungsmöglichkeiten, andererseits Offenheit und Neugier jedem einzelnen Patienten gegenüber sowie vermutlich eine nicht unerhebliche Empathiefähigkeit. Demgegenüber bietet die Einschränkung der unterschiedlichen Patientengruppen ein gewisses Maß an Sicherheit für die Interaktionen, die aus der relativen Vorhersehbarkeit der Anforderungen resultiert, denen sich Frau Dr. Sperber im Verlauf der Interaktionen gegenübersieht.

Aus diesen Gründen sind für die – derart eingegrenzten – Interaktionen eine große Variabilität im Ablauf und in den Handlungen der Ärztin, ein erheblicher Gesprächsanteil und ihre Zuwendung den Patientinnen und Patienten gegenüber zu erwarten. Darüber hinaus ist aber auch das Vorkommen ungewöhnlicher Härte gegenüber manchen Patientinnen und Patienten anzunehmen, die diese gerade deshalb irritiert, weil sie vermeintlich im Gegensatz zur sonstigen Zuwendung der Ärztin steht.

Die Gestaltung der Räumlichkeiten der gesamten Praxis (ohne Konsultationsraum)

Die Lage der Praxis in einem Ärztehaus – in Räumlichkeiten, die bereits für die Nutzung als Arztpraxen geplant wurden – macht es notwendig, kurz auf die räumliche Gesamterscheinung der Praxis einzugehen. Wie füllen die Praxispartner die großzügig geschnittenen Räume aus und was hat diese Einrichtung für Wirkungen auf die Interaktionspartner Ärztin und Patient?

Diese Analyse kann und soll nicht so ausführlich geschehen wie die Untersuchung des Konsultationsraumes, beispielsweise wird darauf verzichtet, alternative Einrichtungs- bzw. Gestaltungsmöglichkeiten aufzuzeigen. Der wichtigste Grund hierfür ist die ungenaue Datengrundlage. Zwar wurden alle Räumlichkeiten gefilmt, jedoch sind nicht alle Details aufgezeichnet worden. Diese Lücken können aus den erhobenen Feldnotizen zwar teilweise, aber eben nicht vollständig, gefüllt werden. Trotzdem halte ich es für notwendig, den großzügigen und freundlichen Eindruck, den die Praxis auf mich machte, nicht vollständig aus dem Blick zu verlieren, Gründe für diesen Eindruck aufzuzeigen und Hypothesen darüber zu bilden, wie Patientinnen und Patienten die Praxis wahrnehmen und aus welchem Grund Dr. Sperber und ihr Kollege die Praxis so und nicht anders eingerichtet haben.

Zunächst fällt die räumliche Großzügigkeit des Anmeldebereiches ins Auge. Auch wenn mehrere Patientinnen und Patienten darauf warten, sich anmelden zu können, entsteht hier auf knapp 30 Quadratmetern kein Gedränge. Im Anmelderaum ist es, wie in der gesamten Praxis, sehr hell, da eine Wandseite fast komplett aus Fenstern besteht. Der Blick geht hier über die Dächer und Terrassen der Nachbargebäude. Auch das Wartezimmer (etwa 20 Quadratmeter) hat diese Fensterfront und einen Zugang zu einem zur Praxis gehörenden Balkon. Dort stehen Stühle, was die Patientinnen und Patienten einlädt, auch dort zu warten (falls es das Wetter nahelegt). Auf dem Balkon steht auch ein Aschenbecher, was es sogar ermöglicht, dort zu rauchen. Die Möbel sind alle in sehr hellem Holzton gehalten, die Stühle freischwingend und mit hellem Leder bespannt. In der gesamten Praxis hängen großformatige Landschaftsaufnahmen aus verschiedenen Gegenden der Erde. Die Zeitschriften, die im Wartezimmer ausliegen, sind beispielsweise *Geo*, *Spiegel*, *Stern* und *Focus*; *Das goldene Blatt* und ähnliches sucht man vergebens. Die Behandlungszimmer befinden sich hinter dem Anmeldetresen, jedoch ist der Zugang zu ihnen ebenfalls großzügig bemessen, so dass man sich nicht in die Quere kommen muss. Den Eindruck zusammenfassend, wirkt die Praxis freundlich, weil hell, groß und gefällig eingerichtet. Die Möglichkeit, den Balkon zu nutzen, kommt als Bonus hier noch hinzu.

Die Praxis scheint somit genau für die zwei oben beschriebenen Patientengruppen eingerichtet zu sein, die ›linken‹ Bildungsbürger/-innen und die Substitutionspatienten. Ersteren gefällt vermutlich die Einrichtung und Letztere können ihr Substitut abholen, ohne den anderen Patientinnen und Patienten zu nahe kommen zu müssen. Falls sie nicht gleich an der Reihe sind, können sie gut im großen Vorraum warten, müssen nicht ins Wartezimmer ausweichen. Sie können am Tresen vorbei in ihr Behandlungszimmer gehen, ohne für andere ein Hindernis darzustellen. Die Praxis bietet die Möglichkeit, beide Patientengruppen voneinander zu trennen, ohne wirkliche Barrieren errichten zu müssen.

Was für eine Ärztin erwartet der durchschnittliche Patient in einer solchen Praxis? Anzunehmen ist, dass ein Bild von Jugendlichkeit, Modernität (Einrichtung), Bildung und Weltoffenheit (Landschaftsaufnahmen an den Wänden, Zeitschriften) beim Patienten erzeugt wird. Soziales Engagement, Kompetenzerwartung (Drogensubstitution) und Toleranz (Rauchen auf dem Balkon) treten hinzu.

Für die Interaktion mit den Patientinnen und Patienten kann dies einerseits bedeuten, dass hohe Erwartungen an die Ärztin gestellt werden, andererseits aber auch, dass manche sich eingeschüchtert fühlen, die eben nicht der Gruppe der gebildeten, ›modernen‹ Patientinnen und Patienten angehören. An einem Beispiel lässt sich dies verdeutlichen: Im Wartezimmer hängen Bilder riesiger Gletscherlandschaften, diese können in Island oder Südamerika entstanden sein und sind als private Urlaubsfotos erkennbar. Dies bedeutet in jedem Fall, dass die Ärztin keine Scheu hat, auch ihr privates Leben in die Praxis hineinzutragen, den Patientinnen und Patienten auch einen Teil ihres privaten Lebens zu offenbaren. Jetzt gibt es Patientinnen und Patienten, die klare Vorstellungen davon haben, was Menschen auszeichnet, die eine solche Landschaft bereisen. Diese waren vielleicht selber schon einmal dort oder kennen Menschen, die bereits eine solche Reise gemacht haben. Die Patientengruppe hat vermutlich ein bestimmtes Bild von einer Ärztin, die sich diese Art Bilder ins Wartezimmer hängt, die sie selber auf Island gemacht hat. Diese Patientinnen und Patienten stellen sich eine Verständnisebene zwischen ihnen und der Ärztin vor, die unter Umständen gar nicht existiert. Es erleichtert vielleicht den Zugang zueinander, führt aber ebenso viel leichter zu Missverständnissen und Enttäuschungen, wenn Erwartungen nicht erfüllt werden. Für die Interaktion zwischen der Ärztin und einem derartigen Patienten kann erwartet werden, dass diese zunächst sehr zugewandt und wenig distanziert beginnt, dass es jedoch auch zu Situationen kommen kann, in denen eine Krise scheinbar unerwartet auftritt.

Für eine andere Patientengruppe wiederum, solche, die noch nie auf Island waren oder vielleicht die Landschaftsbilder nicht einmal verorten können, erschweren solche Bilder im Wartezimmer den Zugang zur Ärztin vielleicht sogar, da die Unterschiede zwischen ihnen und der Ärztin ihnen bereits im Vorfeld der Interaktion klar vor Augen geführt werden, ein Statusunterschied jenseits der Profession verdeutlicht wird. Diese Patientinnen und Patienten sind vielleicht weniger offen, haben Angst, Fehler zu machen, trauen sich nicht, alles zu sagen, wollen sich nicht lächerlich machen. Hier ist im Rahmen der Konsultation zu erwarten, dass diese Patientinnen und Patienten sehr zurückhaltend agieren und die Ärztin zunächst darum bemüht sein muss, ihnen Sicherheit zu vermitteln. Falls dies nicht gelingt, werden diese Patientinnen und Patienten die Praxis vermutlich nicht weiter frequentieren, übrig bliebe dann nur die ›bildungsbürgerliche‹ Patientengruppe.

Die Einrichtung des Konsultationsraumes

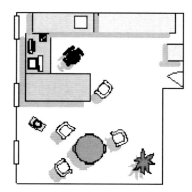

Abbildung 5: Einrichtung des Konsultationsraumes Dr. Sperber (Ist-Zustand)

Abbildung 5 zeigt den Konsultationsraum von Frau Dr. Sperber. Auf der linken Seite befinden sich drei Dachfenster in Gauben. Zwischen diesen Gauben ist die Wand schräg. Auffällig ist die Teilung des Zimmers in einen ›klassischen‹ Konsultationsraum mit Schreibtisch, Regalen und Liege (mit Kissen) im oberen Bereich und eine Sitzgruppe im unteren Bereich des Raumes. Die Videokamera (ebenfalls abgebildet; oben links neben der Sitzgruppe) konnte den gesamten Schreibtischbereich des Zimmers aufzeichnen, in dem Frau Dr. Sperber alle allgemeinmedizinischen Konsulargespräche durchführt. Die Sitzgruppe wird innerhalb ihrer psychotherapeutischen Stunden benutzt (siehe unten).

Im Konsultationsraum setzt sich der insgesamt freundliche und helle Eindruck fort, den die gesamte Praxis erzeugt. Es lässt sich deshalb annehmen, dass die Patientinnen und Patienten, denen die Praxis bis zur Schwelle des Konsultationsraumes gefallen hat, sich auch hier angesprochen fühlen. Modern, aber nicht übertrieben chic eingerichtet, bietet er sowohl dem Patienten als auch der Ärztin großzügig Platz. Der genannte freundliche Eindruck entsteht – wie bereits oben kurz geschildert – vor allem durch die Farbgebung der Möbel, der Wände und des Teppichbodens, die alle in hellem Grau und Holztönen gehalten sind. Insbesondere die Wahl des Teppichbodens, der einen flauschigen Flor aufweist, erzeugt fast etwas Gemütliches. Zwar nimmt der Schreibtisch viel Raum ein, jedoch wirkt er, vielleicht durch seine teilweise Platzierung unter der Dachschräge, keineswegs zentral. Diese zentrale Position hingegen nimmt der Patientenstuhl ein, der neben dem Schreibtisch steht.

Die Ärztin hat einen Schreibtisch über Eck stehen, so dass die Interaktion mit dem Patienten an einem anderen Teil des Tisches stattfinden kann als die reine Schreibtischarbeit am Computer. Der Schreibtisch ist unten offen und nicht durch Schubfächer oder Rückwand begrenzt. Der Teil, an dem die Konsultation stattfindet, ragt in den Raum hinein. Der Patient sitzt am kurzen Ende des Tisches, der Stuhl ist schräg in Richtung des ärztlichen Sitzplatzes gestellt. Diese Konstellation ist ›schulmäßig‹, da sie einerseits ein Gespräch Auge in Auge ermöglicht, ohne dass der Schreibtisch eine Barriere bildet. Andererseits lässt diese Aufstellung auch eine physische Examination ohne großen Aufwand zu.

Der freundliche Gesamteindruck, der durch die Farbgebung entsteht, bleibt auch bei einer alternativen Kombination der Möbel erhalten. Welche anderen Möglichkeiten der Einrichtung hätte es aber noch gegeben?

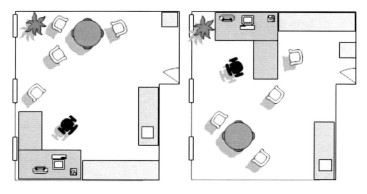

Abbildung 6: Einrichtung des Konsultationsraumes Dr. Sperber (Alternativen 1 und 2)

Im linken Alternativbeispiel (in Abb. 6) stehen die Patientinnen und Patienten nach Betreten des Zimmers zunächst in seinem ›psychotherapeutischen‹ Teil, was zu Verwirrung darüber führen könnte, wo die allgemeinmedizinische Konsultation stattfinden soll. Darüber hinaus wird den Patientinnen und Patienten hier ein Platz am Rand unter der Schräge oder unter einem Fenster zugewiesen, was die Gefahr mit sich bringt, dass diese sich beim Aufstehen den Kopf anstoßen. Ferner ist es kaum möglich, mit zwei Patientinnen und Patienten gleichzeitig zu sprechen, eine/-r von beiden hätte keinen wirklichen Raum, stets wäre ein Stuhl nur dazugestellt. Für die psychotherapeutischen Gespräche bedeutet eine derartige Einrichtung weniger Ruhe, weniger Abgeschlossenheit aufgrund der Platzierung direkt hinter der Tür bzw. zwischen Tür und Fenster. Für körperliche Untersuchungen, die auf der Liege stattfinden müssen, wäre diese Einrichtungsvariante hingegen vorteilhafter, da der Ärztin deutlich mehr Platz zur Untersuchung zur Verfügung stünde.

Bei einer Einrichtung wie im rechten Alternativbeispiel (in Abb. 6) angedeutet, würde der Vorteil der leichteren Untersuchungen auf der Liege erhalten bleiben. Jedoch entsteht so eine Mischung aus allgemeinmedizinischem und psychotherapeutischem Teil des Raumes. Insbesondere die Untersuchungsliege wirkt neben der Sitzgruppe deplatziert. Auch im allgemeinmedizinischen Teil des Zimmers erscheint die gezeigte Einrichtung unpraktisch. Die Ärztin muss stets um den Schreibtisch herum, wenn sie Dinge aus dem Regal braucht, und vorsichtig sein, um sich nicht den Kopf zu stoßen. Darüber hinaus haben die Patientinnen und Patienten die Tür im Rücken, was ein unangenehmes und bedrückendes Gefühl sein kann.

Welche Rückschlüsse lassen sich nun auf die Entscheidungsgrundlage der Ärztin ziehen, ihren Konsultationsraum so und nicht anders einzurichten, obwohl durchaus alternative Möglichkeiten bestanden?

Zunächst muss festgestellt werden, dass die Ärztin den Raum in zwei unterschiedliche Bereiche geteilt hat, Allgemeinmedizin und Psychotherapie sind getrennt, was die Hypothese nahelegt, dass Dr. Sperber beide Tätigkeitsbereiche nicht vermischen möchte – vielleicht weil sie bei ihren Patientinnen und Patienten den Eindruck vermeiden möchte, dass sie sich stets in einer psychotherapeutischen Konsularsituation befinden. Gerade für die drogenabhängigen Patientinnen und Patienten erscheint es wichtig, sich nicht permanent analytischer oder therapeutischer Intervention ausgesetzt zu sehen. Die Einrichtung legt darüber hinaus nahe, dass das Gespräch mit dem Patienten für Frau Dr. Sperber im Mittelpunkt steht, sein Platz während der Konsultation befindet sich im Zentrum des gesamten Raumes. Zwar steht dieser Platz eindeutig in Relation zum Schreibtisch, jedoch hat der Patient großzügig Raum, beispielsweise den Stuhl etwas zu verschieben oder auch einfach die Beine auszustrecken. Ebenfalls ist es problemlos möglich, einen zweiten Stuhl dazuzustellen, falls ein Patient begleitet wird. Für die Wichtigkeit des Gesprächs spricht auch die schon erwähnte Offenheit des Schreibtisches zur Patientenseite.

Frau Dr. Sperber ist deshalb während des Gesprächs mit dem Patienten durch diesen stets vollständig zu sehen. Das kann als Bild dafür betrachtet werden, dass sie aufmerksam und konzentriert dem Patienten gegenübertritt und der Patient auch die Möglichkeit hat, eventuelle Ablenkung wahrzunehmen. Darüber hinaus scheint sie kein Bedürfnis zu haben, bestimmte Teile ihres Körpers zu verdecken, indem sie sie beispielsweise unter einem geschlossenen Schreibtisch verbirgt. Was auch bedeutet, dass sie keine Notwendigkeit sieht, sich einen Raum zu bewahren, der vor der Wahrnehmung der Patientinnen und Patienten verborgen bleibt und damit Schutz und Rückzugsmöglichkeit bietet.[172]

Von geringerer Relevanz als das Gespräch innerhalb der Konsultation erscheint die physische Untersuchung, bei der eine Liege benötigt wird. Diese wirkt in ihrem Platz in der Ecke eher überflüssig und ist kaum praktisch nutzbar. Entweder nimmt Frau Dr. Sperber nur wenige körperliche Untersuchungen vor oder diese finden im freien Raum neben dem Schreibtisch und damit im Stehen oder Sitzen statt. Dafür spricht, dass auf dem Schreibtisch diverse medizinische Gerätschaften und Materialien liegen. Im Hintergrund steht im Regal auch diverses Verbandsmaterial.

Der Schreib-Tisch (der Tisch, auf dem Computer und Drucker stehen) ist nur beigeordnet. Zum Schreiben muss sich die Ärztin vom Patienten abwenden. Das deutet darauf hin, dass das Schreiben klar vom Konsulargespräch getrennt ist, entweder die Ärztin schreibt oder sie spricht mit dem Patienten. Dies ermöglicht eine klare Fokussierung entweder auf das Eine oder das Andere. Wiederum steht der Patient also während des Gespräches im Mittelpunkt.[173] Da Frau Dr. Sperber jedoch eine Patientenakte führen, Diagnose und Therapie festhalten muss, benötigt sie mehr Zeit pro Patient, als wenn sie während des Gespräches schriebe. Hier erscheinen ihr

---

172 Rückzugsmöglichkeit heißt hier, einen Raum zu haben, in den sie alles ableiten kann, was ihrer Meinung nach nicht in die Interaktion mit dem Patienten gehört. So könnte sie vielleicht mit dem Fuß wippen, weil sie vom Patienten gelangweilt ist oder sich fachlich überfordert sieht, der Patient würde es nicht merken. Schutz meint in diesem Zusammenhang auch Schutz vor körperlichen Übergriffen, aber auch Schutz davor, dass der Patient erkennt, was die Ärztin vielleicht vor ihm verbergen möchte.

173 Natürlich ist es auch möglich, dass Frau Sperber per Hand in eine Patientenakte schreibt und dies auf dem Teil des Tisches macht, der zum Patienten gewandt ist. Dies ist aus arbeitsökonomischen Gründen aber unwahrscheinlich, da bei einer Computerisierung innerhalb einer Arztpraxis davon auszugehen ist, dass ausführliche handschriftliche Notizen entfallen.

offenbar Wirtschaftlichkeitsgesichtspunkte von geringerer Relevanz als das Gelingen der Interaktion mit dem Patienten.

Der Raum wirkt praktisch eingerichtet, aber beispielsweise an der Wahl des Teppichbodens lässt sich festmachen, dass nicht ausschließlich Praktikabilitätsgesichtspunkte relevant waren. Der flauschige Teppich lässt sich sicher deutlich schlechter sauber halten als ein anderer Bodenbelag, auch muss er vermutlich schneller ausgetauscht werden. Hier gaben offenbar ›weiche‹, atmosphärische Faktoren den Ausschlag für die Wahl. Das bedeutet entweder, dass Frau Dr. Sperber sich hier nach eigenen ästhetischen Ansprüchen einrichtete (sie möchte sich wohlfühlen), oder sie wollte den Raum für die Patientinnen und Patienten warm und freundlich erscheinen lassen (diese sollen sich wohlfühlen) – oder aber beides kommt zusammen. Egal wie, entscheidend ist hier die ärztliche Anerkennung der genannten ›weichen‹ Faktoren für das Gelingen einer medizinischen Interaktion. Und: Nicht nur das Wohlfühlen der Patientinnen und Patienten erscheint der Ärztin offenbar relevant, sondern auch die eigenen Bedürfnisse. Dafür sprechen auch die Bilder, die an den Wänden hängen und ein Sofakissen, das auf der Untersuchungsliege liegt. Der Kompromiss zwischen Praktikabilität und Gemütlichkeit bei der Einrichtung des Raumes spricht dafür, dass die Ärztin ihr Arbeitsumfeld und damit vielleicht ihren gesamten Arbeitsalltag nicht ausschließlich nach fachlichen Gesichtspunkten organisiert, sondern auch Privates eine Rolle spielt, gewissermaßen also von einer Entgrenzung zwischen professionellem und privatem Sein der Ärztin ausgegangen werden kann. Erkennt sie sich jedoch als ganze Person innerhalb der Interaktion, dann fällt es ihr vermutlich auch deutlich leichter, den Patienten ebenfalls als ganze Person anzuerkennen und nicht ausschließlich als Symptomträger.

Führt man nun die Annahme, dass auch die Ärztin sich in ihrer Praxis wohlfühlen möchte und diese danach einrichtet, mit der Hypothese zusammen, dass eine bestimmte Patientengruppe sich von den Rahmenbedingungen besonders angesprochen fühlt, sich in der Praxis wohlfühlt, so kann man vermuten, dass Ärztin und durchschnittlicher Patient vermeintlich viele Gemeinsamkeiten aufweisen. Das würde bedeuten, dass die Ärztin innerhalb ihres Praxisalltags – von den Drogensubstituenten einmal abgesehen – vor allem Patientinnen und Patienten aus ihrem eigenen Milieu behandelt. Sie agiert damit in einem bekannten Feld, was Sicherheit vermittelt oder zumindest Unsicherheiten nicht aufkommen lässt.

Der leicht unaufgeräumte Schreibtisch, aber auch einige nicht aufgehängte Bilder, die neben einem Regal abgestellt sind, lassen die Anmutung von Starre und Rigidität nicht aufkommen. In diesem Zimmer scheint vieles im Fluss, der professionelle Arbeitsablauf ebenso wie die Inneneinrichtung. Dies kann bei einigen Patientinnen und Patienten jedoch den Eindruck von mangelnder Sorgfalt oder Chaos erzeugen und sie verunsichern. Die Patientengruppe, für die dies zutrifft, wird vermutlich abgeschreckt, erneut werden die Patientinnen und Patienten angesprochen, die das angeführte Chaos beispielsweise als Ausdruck von Engagement und damit vorteilhaft bewerten (wollen und können).

Bei der Betrachtung des Raumes erscheint es irritierend, dass der Arztstuhl vollständig schwarz ist und damit scheinbar in Gänze aus der beschriebenen hellen Anmutung des Raumes herausfällt. Genauer betrachtend kann man jedoch feststellen, dass der gesamte Schreibtischbereich etwas dunkler gehalten ist, so ist die Platte vermutlich Buche, die Schränke, die im Hintergrund zu erkennen sind, sind demgegenüber hellgrau, ähnlich dem Teppichboden. So entsteht der Eindruck, dass der Teil des Raumes, in dem sich der Patient in erster Linie aufhält, sehr hell ist, der Teil der Ärztin eher etwas dunkler. Deutlich wird in jedem Fall eine gewisse Trennung beider Bereiche, die nur durch die Farbgebung erzielt wird. Der Schreibtisch der Ärztin steht teilweise unter einer Dachschräge, was diesen Eindruck noch verstärkt: Nicht nur etwas dunkler, sondern auch viel begrenzter als der Raum des Patienten ist ihr Arbeitsplatz. Insgesamt legt dies erneut die Lesart nahe, dass der Patient in diesem Raum – und bei dem, was sich in diesem Raum abspielt – im Zentrum der Aufmerksamkeit steht.

Zusammenfassend bietet der Konsultationsraum als Setting mit seiner angenehmen Atmosphäre die Möglichkeit, in eine offene und verbindliche Interaktion einzutreten. Der Patient hat sowohl physisch den Raum, sich auszubreiten, aber auch im übertragenen Sinn die Möglichkeit, als ganzer Mensch dort zu sein. Es kann angenommen werden, dass sehr viel gesprochen wird und dass sich die Ärztin ohne Ablenkung voll auf die Patientinnen und Patienten konzentriert.

Es drängt sich jedoch ebenso die Annahme auf, dass mit der Einrichtung des Konsultationsraumes eine Auswahl der Patientinnen und Patienten einhergeht, die dazu führt, dass Frau Dr. Sperber sich wenig von diesen unterscheidet.

Die Kleidung der Ärztin

Obwohl das Tragen eines Kittels bei niedergelassenen Allgemeinärzten heute eher ungewöhnlich ist und sich Frau Dr. Sperber damit im Trend befindet, wenn auch sie keinen Kittel trägt, möchte ich doch im Rahmen dieser Kontextanalyse darauf eingehen. Einerseits, weil auch Frau Dr. Sperber sich im Laufe ihres Berufslebens von ihrem Kittel ›verabschiedet‹ hat[174] und dem Tragen von Alltagskleidung in der Praxis damit eine bewusste Entscheidung ihrerseits zugrunde liegt. Andererseits, weil die ›Kittelfrage‹ für den Verlauf der Interaktionen mit den Patientinnen und Patienten nach wie vor eine wichtige Rolle spielt, auch wenn der Kittel in diesem Fall einfach fehlt,[175] beispielsweise in arbeitspraktischer Hinsicht, wenn die Unterscheidbarkeit der Ärztin von den Helferinnen für neue Patientinnen und Patienten nicht mehr gegeben ist und es zu Missverständnissen kommen kann.

Die Uniformierung der Ärztin als Kontextfaktor wurde – wie einige andere Faktoren auch – bereits in der Analyse im Fall Eike Fink ausführlich dargestellt, die folgenden Ausführungen sind damit zumindest teilweise spiegelbildlich zu dieser Analyse zu lesen.

Frau Dr. Sperber trägt keinen Kittel, sondern ist in ihrer Praxis leger und sportlich gekleidet. Sie verzichtet damit auf ein Symbol ihres Berufsstandes, das sie für ihre Patientinnen und Patienten sofort erkennbar macht. Betrachtet man nur ihre Kleidung, so ist sie in der Praxis Gleiche unter Gleichen, denn Helferinnen, Patientinnen und Patienten sind ähnlich gekleidet. Sie hält offenbar eine symbolische Darstellung ihrer Profession für unnötig oder lehnt diese gar ab. Dies ermöglicht ihr durch die Darstellung der Ähnlichkeit im Umgang mit vielen Patientinnen und Patienten einen leichteren Zugang. Gerade, wenn es innerhalb der Interaktion darum geht, den Patienten jenseits seiner konkreten Symptome kennenzulernen und diese in einen Gesamtzusammenhang einzubetten, ist es hilfreich, nahbarer und vielleicht einfach netter zu wirken. Erkauft wird diese niedrigere Zugangsschwelle durch die Aufgabe der von vielen Patientinnen und

---

[174] Weil auch sie einige Jahre in Krankenhäusern tätig war und dort Kittel getragen werden.
[175] Der Kittel ist innerhalb der Interaktion mit Bedeutungen aufgeladen, die jenseits seiner stofflichen Bedeutsamkeit beispielsweise als Schutz vor Blut liegen, so ist der weiße Kittel ein bedeutendes Symbol für den Beruf des Arztes. Diese Bedeutungsaufladungen sind individuell unterschiedlich ausgeprägt, aber weder von Ärztinnen und Ärzten noch von Patientinnen und Patienten vollständig zu negieren, weil auch bei Fehlen des Kittels vorhanden. Sprich: Es fällt nach wie vor auf, wenn eine Ärztin keinen Kittel trägt.

Patienten mit dem Kittel verknüpften Kompetenzannahme. Für Frau Dr. Sperber bedeutet dies einerseits offenbar, dass ihr der leichtere Zugang zum Patienten wichtiger ist als ihr fachliches Ansehen. Folgt man der eröffneten Hypothese von der Ähnlichkeit von Ärztin und Patientenschaft, so muss sie sich um Zweifel an ihrer Kompetenz wegen des fehlenden Kittels jedoch nicht sorgen. Hier würde die symbolische Repräsentation fachlicher Kenntnis wohl im Gegenteil abschreckend auf die Patientinnen und Patienten wirken. Jungen, gebildeten, sozial und politisch engagierten Patientinnen und Patienten muss sowohl Fachwissen als auch Handlungskompetenz im zwischenmenschlichen Umgang innerhalb der Interaktion auf anderen Wegen vermittelt werden.

Vor dem Hintergrund dieser angenommenen eher gebildeten Patientengruppe war es vielleicht auch einfach der Wunsch der Patientinnen und Patienten, dass Frau Dr. Sperber ihren Kittel ablegt, wirkt dieser doch fast schon ein wenig anachronistisch. Er würde ihr Image als ›anders‹ oder ›besonders‹ konterkarieren, welches für diese Patientinnen und Patienten vielleicht sogar der Grund ist, diese und keine andere Praxis aufzusuchen.

Der Kittel ermöglicht über die Schaffung von Distanz zum Patienten hinaus auch die einfachere Trennung der Privatperson Sperber von der Ärztin. Legt sie einen Kittel an, so verdeckt sie die Person hinter der professionellen Rolle. Ebenso kann sie diese Rolle abends an der Praxisgarderobe ablegen. Beides erscheint für Frau Dr. Sperber nicht notwendig oder sie hat andere – weniger plakative – Mechanismen der Abgrenzung des Privaten vom Professionellen entwickelt. Geht man davon aus, dass sie nicht die Notwendigkeit verspürt, die Berufsrolle abzulegen, so lässt sich vermuten, dass sie diese Rolle nicht belastet, das heißt, sie sich nicht von ihr ›erholen‹ muss. Offenbar ist der Unterschied zwischen Andrea und Frau Dr. Sperber nicht so groß, dass es anstrengend wäre, diesen zu überbrücken; sie spielt während ihrer Berufsausübung keine anstrengende ›Ärztinnen‹-Rolle, die vielleicht Alleswissen und Alleskönnen beinhaltet.

Auch im Umgang mit ihren Helferinnen benötigt Frau Dr. Sperber keine symbolische Erhöhung. Das impliziert einerseits eine Sicherheit bezüglich der eigenen medizinischen Fachkenntnisse, andererseits signalisiert es den Mitarbeiterinnen aber auch den Wunsch nach Zusammenarbeit, die sich nicht in Anweisungen erteilen – respektive Anweisungen ausführen – erschöpft. Darüber hinaus ist es für Frau Dr. Sperber offenbar nicht ärgerlich oder gar bedrohlich, wenn sie von Praxisbesuchern manchmal für eine Helferin gehalten wird. Statuszuschreibungen spielen augenscheinlich eine untergeordnete Rolle, entweder weil diese Kategorie innerhalb der Praxis irrelevant ist oder weil Frau Dr. Sperber sich aufgrund anderer Fähigkeiten oder Merkmale sicher ist, dass fehlerhafte Zuschreibungen schnell korrigiert werden.[176]

Alle aufgeführten Annahmen sprechen dafür, dass Frau Dr. Sperber innerhalb ihrer Interaktionen mit Patientinnen und Patienten Distanz reduzieren und damit dem Patienten die Möglichkeit geben möchte, sich vertrauensvoll zu öffnen. Erwarten lassen sich in der Folge somit längere und intimere Gespräche zwischen der Ärztin und ihren Patientinnen und Patienten. Die Uniform abzulegen bedeutet auch, mehr Variabilität im Handeln zulassen zu können oder sogar produzieren zu wollen, selbst wenn sich die Patientinnen und Patienten relativ ähnlich sind. Innerhalb einer vorgegebenen Rolle, die durch den Kittel stark unterstützt würde, wäre eine solche Variabilität schwerer zu erreichen. Dies erscheint jedoch nur möglich, wenn auch ohne das Rollengerüst Handlungssicherheit erreicht werden kann.

Dr. Sperbers Weiterbildung zur Psychotherapeutin

Es kann kontrovers darüber diskutiert werden, ob es methodisch konsistent ist, Dr. Sperbers Ausbildung zur Psychotherapeutin hier als Kontextfaktor zu betrachten. Sinnvoll und notwendig erscheint es aber in jedem Fall, da gerade die Fragen, warum sich Dr. Sperber für diese Weiterbildung entschieden hat und wie sich dies auf ihre Interaktion mit den Patientinnen und Patienten auswirkt, für eine fundierte Interaktionsanalyse relevant sind.

Warum entschließt sich eine Allgemeinmedizinerin, Psychotherapeutin zu werden? Hier bieten sich verschiedene Begründungen an. Zunächst dient die Weiterbildung zur Ausweitung der fachlichen Kenntnisse. Allgemeinmediziner/-innen belastet nicht selten die Zuschreibung (von Seiten der fachärztlichen Kolleginnen und Kollegen, aber auch der Patientinnen und Patienten), sie könnten alles ein bisschen, aber eben nichts ›richtig‹. Mit einer angesehenen Weiterbildung kann es Dr. Andrea Sperber gelingen, sich von dieser Zuschreibung abzugrenzen und zudem eine höhere Reputation nach außen zu erreichen, aber auch, das eigene Selbstbild zu stärken. Beide Effekte können noch dadurch unterstützt werden, dass

---

176 In Frau Dr. Sperbers Habitus ist die bildungsbürgerliche, statushohe Herkunft eingeschrieben, die sich in ihrem gesamten Handeln widerspiegelt.

Andrea sich von den Ärztinnen und Ärzten differenziert, die eher materiell orientiert sind, indem sie so ihr soziales Engagement betont.

Dr. Sperber grenzt sich mit dieser Art Weiterbildung zudem vom medizinischen Handwerk ab und wendet sich demgegenüber explizit der Kopfarbeit zu. Es ist damit davon auszugehen, dass sie sich für diese Art Kopfarbeit Talent zuschreibt. Unentbehrlich ist darüber hinaus natürlich auch ein Interesse an psychischen Zusammenhängen und der Wunsch, diese zu verstehen. Dafür ist es notwendig, sich intensiv auch mit der eigenen Psyche auseinanderzusetzen. Dr. Sperber hat also offenbar den Wunsch nach ›Selbsterkenntnis‹[177] oder zumindest keine Vorbehalte, sich der eigenen Psyche zuzuwenden.

Vielleicht hat Andrea im Laufe ihrer allgemeinmedizinischen Tätigkeit erkannt, unter Umständen insbesondere mit ihren drogenabhängigen Patientinnen und Patienten, dass das Kurieren von somatischen Symptomen häufig nicht ausreicht, einen Menschen gesund oder eben drogenfrei zu machen,[178] sondern dass es demgegenüber notwendig erscheint, die Symptome stets in den gesamten Lebenszusammenhang des Patienten einzubetten. Damit erweitert Dr. Sperber auch ihr Handlungsspektrum als Allgemeinmedizinerin erheblich.

Welchen Einfluss hat die Weiterbildung nun auf die Interaktionen mit den allgemeinmedizinischen Patientinnen und Patienten? Zunächst ist davon auszugehen, dass Andrea für den Einfluss psychischer Faktoren auf somatische Symptome sensibilisiert wird. Sie wird sich demzufolge bemühen, diese psychischen Faktoren innerhalb der Konsultation zu eruieren, was sich vermutlich in verstärktem Fragen äußert. Vielleicht wird dann gerade nach Privatem gefragt oder nach Dingen, die zunächst mit der Erkrankung nichts zu tun zu haben scheinen. Insgesamt wird die Relevanz des Gesprächs mit dem Patienten für Dr. Sperber deutlich steigen.

Durch die Weiterbildung könnte sie ihre Handlungsmöglichkeiten mit Patientinnen und Patienten nochmals erheblich erweitern. Demgegenüber besteht die Gefahr, dass Andrea nun einseitig im Sinne eines ›alles ist psychosomatisch‹ auf die Anliegen der Patientinnen und Patienten blickt.

---

177 Möglich ist es selbstverständlich auch, dass sie in erster Linie nach Selbsterkenntnis oder der Möglichkeit strebt, sich selbst zu therapieren.

178 Was auch die Anerkenntnis voraussetzt, dass man als Ärztin manchmal rat- und hilflos ist und eben nicht alles weiß und kann. Bei ihr bewirkt dies aber offenbar keine Frustration, sondern im Gegenteil motiviert es sie zur Weiterbildung.

Dann ließe sich erwarten, dass außer dem Gespräch nur wenige weitere diagnostische Maßnahmen von ihr ergriffen würden. Vermutlich wird sie jedoch wenig Privates in die Konsultation einbringen, da sie in der Weiterbildung lernt, sich selber gegenüber den Patientinnen und Patienten bedeckt zu halten. Dies würde bedeuten, dass sie beispielsweise wenige Emotionen zeigt und nichts von sich selber erzählt. Andererseits lernt Andrea viel über sich selber, was sich auch in den Interaktionen mit den Patientinnen und Patienten wiederfinden wird. Dazu, in welche Richtung dies geht, können an dieser Stelle keine Hypothesen aufgestellt werden, da die hier bekannten Kontextdaten keinen ausreichenden Vergleichshorizont bieten.

Festzuhalten ist jedoch, dass Dr. Sperber die Relevanz psychischer Faktoren anerkennt, und zwar sowohl in Bezug auf die Patientinnen und Patienten als auch für sich selber, und dass sie Interesse an diesen psychischen Gegebenheiten zeigt. Insgesamt trägt dies vermutlich dazu bei, dass sie sich offen und sicher auf die Patientinnen und Patienten einlassen kann. Sie kennt sich und ihre Schwächen und kann deshalb Handlungsmöglichkeiten für den Umgang damit finden, die einer zugewandten und empathischen Interaktion mit den Patientinnen und Patienten nicht entgegenstehen. Diese stehen innerhalb der ausführlichen Gespräche, die Andrea mit ihnen führt, für die Ärztin im Mittelpunkt.

Zusammenfassung

Frau Dr. Sperber trägt durch die Gestaltung der Kontextfaktoren deutlich dazu bei, dass ihre Praxis insbesondere von einer bestimmten Patientengruppe (gebildet, sozial und politisch engagiert oder denen, die gern zu dieser Gruppe gehören wollen) frequentiert wird.

Dr. Sperber gehört selbst zu dieser Gruppe, das heißt einerseits, dass sie sicher und offen in die Interaktion eintreten kann, da ihr wenig Unbekanntes begegnen wird und auch die sprachlichen Codes geteilt werden. Andererseits kann dies dazu führen, dass sie sich in bestimmten Situationen ›plötzlich‹ distanzieren muss, weil beispielsweise die Offenheit und Nähe durch bestimmte Patientinnen und Patienten überstrapaziert wird, oder auch, dass sie sich selber im Patienten wiedererkennt und dann unter dem akuten Handlungsdruck nicht angemessen agieren kann. Fraglich ist dabei, wie sich Interaktionen mit Patientinnen und Patienten gestalten, die nicht dieser Gruppe angehören und die damit nicht von gleich zu gleich mit der Ärztin sprechen können oder wollen, die vielleicht Lenkung, klare Anweisungen erwarten. Eine Interaktion auf Augenhöhe stellt für viele Patientinnen und Patienten eine hohe Anforderung dar.

Demgegenüber kann für eine Interaktion mit einem ›Normpatienten‹ ein Verlauf erwartet werden, bei dem das Gespräch miteinander eine zentrale Rolle spielt und die Ärztin sich aufmerksam dem Patienten zuwendet. Sie wird wenig schreiben und vermutlich auch wenige körperliche Untersuchungen durchführen. Hektik oder der Eindruck, den Patienten schnell wieder loswerden zu wollen, entsteht im Verlauf nicht, was den Eindruck von Kompetenz beim Patienten noch verstärkt.

Die Ärztin wird vermutlich die gesamte Krankheitsgeschichte ergründen wollen und diesbezüglich auch vermeintlich nicht zur Sache gehörende Fragen an den Patienten stellen. Sie wird, obwohl sie mutmaßlich ihre privaten Erfahrungen und Emotionen nicht thematisch werden lassen möchte, darum bemüht sein, dass sich die Patientinnen und Patienten wohlfühlen. Dazu wird sie höchstwahrscheinlich viel lächeln und den Patientinnen und Patienten gegenüber (auch körperlich, zum Beispiel durch ihre Sitzposition) zugewandt handeln.

Zusammenfassung der Videoanalysen im Fall Dr. Andrea Sperber

In diesem Teilkapitel soll eine Zusammenfassung der Ergebnisse der videogestützten Interaktionsanalysen für den Fall der Ärztin Dr. Andrea Sperber dargestellt werden. Hierzu werden zunächst die Resultate der vorhergehenden Kontextanalyse nochmals sehr kurz umrissen. In der Folge sollen dann als typisch zu bezeichnende Interaktionsverläufe Dr. Sperbers mit ihren Patientinnen und Patienten skizziert werden.[179]

Grundlage der Darstellung sind zusätzlich zur Kontextanalyse erneut drei feinanalytisch ausgewertete Konsultationen sowie weitere zwölf global untersuchte Interaktionsverläufe. Auch hier fließen die ausführlichen Feldnotizen mit ein, die während des Zeitraumes der Videoaufzeichnungen innerhalb der Praxis erhoben werden konnten.

---

179 Auf die Darstellung einzelner Analysen wird hier verzichtet. Zur Nachvollziehbarkeit des Vorgehens sei auf das Methodenkapitel (Kap. 3), insbesondere aber auch auf die Präsentation im Fall von Eike Fink verwiesen, die exemplarisch ausführlich dargelegt wurde (Kap. 4.2.3).

Zur Rahmung der Konsultationen

Wie oben genannt, wurden im Fall von Dr. Andrea Sperber sieben Kontextfaktoren vor der Analyse der aufgezeichneten Konsultationen untersucht.

Dr. Andrea Sperber hat, der Kontextanalyse folgend, viele Wahlentscheidungen getroffen, die darauf abzielen, dass sich die Patientinnen und Patienten in ihrer Praxis wohlfühlen, dass sie offen und vertrauensvoll in die Konsultation gehen, dass sie sich als ganze Menschen angesprochen fühlen, die Andrea als Ärztin nicht unterlegen sind und damit auf Augenhöhe mit ihr in Interaktion treten können. Andrea spricht aber beispielsweise mit der Art der Praxiseinrichtung, aber auch mit der Behandlung von Drogenabhängigen oder indem sie keinen Kittel trägt, insbesondere eine spezifische Gruppe von Patientinnen und Patienten an: gebildete Menschen, politisch vielleicht eher links orientiert, sozial- oder umweltpolitisch engagiert (oder sich dafür haltend), aufgeklärt, progressiv, mit einem festen und gut bezahlten Arbeitsplatz. Damit zielt Andrea offenbar genau auf die Bevölkerungsgruppe, der sie selber angehört.

Abgeschreckt oder zumindest nicht angesprochen werden solche Patientinnen und Patienten, die nicht dieser Gruppe angehören und auch kein Interesse daran haben, dazuzugehören.

Zu den Interaktionen

Wie oben bereits angedeutet, wurden drei der auf Video aufgezeichneten Konsultationen der Ärztin Dr. Sperber feinanalytisch ausgewertet, ferner fließen Globalanalysen und Feldnotizen in die Untersuchung ein. Hierbei wird eine Art ›üblicher Verlauf‹ der Interaktion konstruiert, wobei insbesondere die Handlungs- und Interpretationsmuster der Ärztin im Zentrum stehen. Notwendigerweise muss hier von Details abstrahiert werden, um eine Typisierung vorzunehmen. Hilfreich ist dabei jedoch der stark formalisierte Verlauf einer Arzt-Patient-Interaktion, der die Einteilung in bestimmte Phasen zulässt. Andererseits dient aber auch bereits die unter theoretischen Gesichtspunkten vorgenommene Auswahl der zur Feinanalyse herangezogenen Interaktionen dazu, einen typischen Interaktionsverlauf aus der Fülle der vorliegenden Daten zu konstruieren.[180]

---

180 Und nicht etwa bloß die eigenen Vorstellungen über das Handeln der Ärztin zu *rekonstruieren.*

Ähnlich wie bei der Ärztin Fink ist auch im Fall von Dr. Sperber die Beschreibung eines solchen typischen Verlaufs ihrer Interaktionen mit Patientinnen und Patienten nicht so schwierig, wie im Vorfeld vielleicht anzunehmen war. Die Variabilität des Handelns der Interaktionspartner innerhalb der zu untersuchenden Begegnungen ist (vielleicht erstaunlich) gering.

Vor der Interaktion

Im Gegensatz zur Organisation in vielen anderen Arztpraxen werden die Patientinnen und Patienten von Dr. Andrea Sperber persönlich aus dem Wartezimmer aufgerufen und folgen ihr dann in Richtung ihres Sprechzimmers. Diese Phase nutzt die Ärztin für eine freundliche Begrüßung und ein Warm-up, bevor die eigentliche medizinische Konsultation beginnt.

Die Patientinnen und Patienten warten somit nur im dafür vorgesehenen Wartezimmer, nicht mehr im Sprechzimmer selber. Das bedeutet für sie zum einen, dass sie ihre Zeit bis zum Beginn des Gespräches mit der Ärztin beispielsweise mit dem Lesen von Zeitungen und Zeitschriften nutzen können, weil die Phase des ›im Sprechzimmer Wartens‹ entfällt, in der man in der Regel keine Ablenkung oder Überbrückung mehr in Anspruch nehmen kann und vollständig auf sich selber und seine Gedanken zurückgeworfen wird – zudem in einer Umgebung, die anders als das Wartezimmer vollständig ärztliches Territorium darstellt. Hier kann man seinen Sitzplatz nicht frei wählen, nicht einfach aufstehen, man weiß nicht, wo man seine Tasche ablegen soll etc. Damit trägt auch die Umgebung, ähnlich wie das ›Nur-Warten‹, dazu bei, dass sich die Patientinnen und Patienten dem Arzt gegenüber vermutlich eher weniger selbstbewusst geben werden.[181]

Zum anderen könnte eine Phase der Besinnung (im Konsultationsraum) aber dazu dienen, sich nochmals auf das Gespräch mit der Ärztin zu konzentrieren, sich zu sammeln und zu rekapitulieren, was man sagen, was man besprechen möchte. Auch erhielte man so die Möglichkeit, sich an die vielleicht noch unbekannten Räumlichkeiten des Sprechzimmers zu gewöhnen, ohne sofort unter Handlungsdruck zu stehen.

---

181 Ganz abgesehen vom möglichen Gefühl, am ›Fließband‹ behandelt zu werden, das insbesondere dann aufkommt, wenn ein Arzt von Sprechzimmer zu Sprechzimmer geht, wo stets ein neuer Patient auf ihn wartet.

In der Praxis von Frau Dr. Andrea Sperber entfällt diese Phase. Die Interaktion beginnt mit dem Aufrufen aus dem Wartezimmer, was für viele Patientinnen und Patienten, die anderes gewohnt sind, sicher eine eher erfreuliche Überraschung darstellt und sie dementsprechend positiv gestimmt die Interaktion beginnen lässt. Für andere hingegen ist der Beginn vielleicht zu schnell, so dass sie zunächst freundlich, aber eher zurückhaltend in die Begegnung mit der Ärztin starten.[182]

Die Begrüßung[183]

Beide Gruppen von Patientinnen und Patienten erleben die persönliche Begrüßung durch die Ärztin noch im Wartezimmer und den dann gemeinsam zurückzulegenden Weg von dort ins Sprechzimmer wahrscheinlich positiv. Zeigt die Ärztin doch damit an, dass sie sich für die Patientinnen und Patienten in eine Helferinnenrolle begibt, dass sie sich auch physisch in ihre Richtung bewegt. Damit wird den Patientinnen und Patienten zumindest theoretisch die Möglichkeit eröffnet, sich aus einer unterlegenen Bittsteller-Rolle zu emanzipieren. Die Ärztin vermittelt damit ein Bemühen darum, ihrer Patientenschaft von gleich zu gleich gegenüberzutreten. Diese sind mit einem Anliegen in die Praxis gekommen, aber sie als Ärztin nimmt sich die Zeit und ist sich darüber hinaus nicht zu schade, ihnen entgegenzukommen.

Für manche Patientinnen und Patienten mag dies auch Zweifel an der Autorität oder Kompetenz der Ärztin begründen, vielleicht im Sinne eines Gedankens daran, was sie mit dieser Freundlichkeit und Verbindlichkeit verdecken möchte, oder auch, ob sie nicht so viel zu tun hat, dass ihr für diese Wege die Zeit bleibt. Erneut soll hier aber auch auf die Patientengruppe hingewiesen werden, die durch die Gestaltung und Organisation der Praxis vermutlich angesprochen wird. Es ist für diese Gruppe anzu-

---

[182] Hier sollte jedoch erneut beachtet werden, welche spezifische Patientengruppe Frau Sperbers Praxis höchstwahrscheinlich frequentiert. Die Gebildeten und Statushöheren sind vermutlich weniger schüchtern, weil es für sie keinen Statusunterschied zu überbrücken gibt. Andererseits erleben sie ein ›im Sprechzimmer sitzen gelassen werden‹ mutmaßlich als sehr ärgerlich, da es einen Statusunterschied vermeintlich anzeigt oder unterstreicht.

[183] Die Begrüßung der Patientinnen und Patienten durch die Ärztin ist nicht auf Video aufgezeichnet. Die Überlegungen hierzu gründen auf den von mir erhobenen Feldnotizen in der Arztpraxis.

nehmen, dass Autoritäts- und Kompetenzzuschreibung durch das Verhalten der Ärztin nicht reduziert werden.

Der Weg vom Wartezimmer in Richtung Sprechzimmer, der vielleicht etwa 15–20 Sekunden in Anspruch nimmt, bietet darüber hinaus Gelegenheit für ein Warm-up zwischen den Interaktionspartnern. Dr. Andrea Sperber nutzt diesen Weg regelmäßig dazu, mit dem Patienten ins Gespräch zu kommen. Sie nimmt dabei häufig Bezug auf die Interaktionsgeschichte mit dem Patienten, fragt ihn, wie es ihm seit dem letzten Treffen ergangen ist, wie es ihm heute geht, ob seine Beschwerden aus der letzten Konsultation weg sind etc. Andrea bereitet dieses Gespräch auf dem Weg ins Wartezimmer durch einen ausführlichen Blick in die Patientenkarte vor. So ist sie in der Lage, diese Einzelheiten zu erinnern. Es ist davon auszugehen, dass auch die persönliche Ansprache durch die Ärztin vom einzelnen Patienten positiv gewertet wird, ist daraus doch zu schließen, dass man in der Interaktion mit Frau Dr. Sperber nicht bloß als Symptomträger von Interesse ist.[184]

Diese Warm-up-Phase bietet den Patientinnen und Patienten die Möglichkeit, schon vor Beginn der eigentlichen Konsultation auf eher informeller Ebene vorzubringen, was sie in die Sprechstunde führt. Vor der Tür des Sprechzimmers erscheint dies leichter, weil der Patient einerseits noch nicht auf dem ›heißen‹ Patientenstuhl Platz genommen hat, auf dem er sich – häufig zum Informanten reduziert – aufgefordert fühlt (aufgefordert ist?), in medizinischem Code kurz und bündig sein Anliegen vorzutragen. Noch befindet er sich auf dem Weg ins Sprechzimmer in gewissem Sinn in einer ›Grauzone‹ – noch nicht ganz in der Patientenrolle aufgegangen. Hier gibt es noch weniger für ihn ›falsch‹ zu machen. Zumal Dr. Andrea Sperber offenbar sehr freundlich und zugewandt mit den Patientinnen und Patienten interagiert, wird doch auf dem Weg viel gelacht. Dieses Lachen wiederum kann auch für die Patientinnen und Patienten hilfreich sein, die ob der bevorstehenden Konsultation sehr nervös und angespannt sind. Darüber hinaus verbindet das Lachen, unterstreicht die Möglichkeit der

---

[184] Natürlich spielt Frau Dr. Sperber manchen ihrer Patientinnen und Patienten die Erinnerung an sie vor. Es ist nicht zu eruieren, wie viel Erinnerung aus der Patientenakte stammt und wie viel Andrea hinzufügt. Für den einzelnen Patienten ist dies jedoch von untergeordneter Bedeutung, reagiert er doch auf das Handeln ihm gegenüber und nicht auf das, was Andrea vermeintlich denkt. Zumal sie, wie auf den Videoaufzeichnungen mehrfach zu beobachten, keine Vorbehalte hat, zuzugeben, wenn sie sich beispielsweise an bestimmte Absprachen mit dem Patienten nicht erinnern kann.

Vorstellung einer Interaktion von gleich zu gleich bei den Patientinnen und Patienten.

Zusammenfassend kann festgehalten werden, dass Dr. Sperber mit dieser Art der Begrüßung und Abholung der Patientinnen und Patienten für diese und sich selber Raum eröffnet, sich nicht erst in der routinisierten Formalität des Behandlungszimmers zu begegnen. Andrea gewinnt damit die Möglichkeit, sich besser auf den einzelnen Patienten einstellen, spezifischer auf seine individuellen Wünsche und Bedürfnisse eingehen zu können. Stellt sie damit jedoch auch genau diese Erwartung einer individuellen Behandlung bei ihren Patientinnen und Patienten her, wenn sie diesen vermittelt, sie könne sich stets an die letzte Konsultation erinnern.

Für die Patientinnen und Patienten bedeutet das Warm-up ebenfalls eine Möglichkeit, sich langsamer auf die folgende Konsularsituation einzustellen, Nervosität oder Ängste abzubauen, indem sie die Ärztin nicht sofort in ihrer Arztrolle erleben. Damit vermittelt sich ihnen die Gelegenheit, offen zu sprechen, ehrlich zu sein und der Ärztin zu vertrauen. Man begegnet sich auf einer menschlichen Ebene von gleich zu gleich.

All dies bietet eine sehr gute Grundlage für eine offene, freundliche, erfolgreiche und von beiden Seiten positiv evaluierte Konsultation. Andererseits werden patientenseitig Erwartungen an das besondere Verständnis, die besondere Empathie oder die besondere Freundlichkeit der Ärztin geschürt, die sie nicht in allen Fällen einhalten kann. In Verbindung damit, dass besondere Offenheit von Seiten der Patientinnen und Patienten häufig auch mit besonderer Sensibilität und Verletzlichkeit einhergeht, muss im Folgenden betrachtet werden, wie sich die Interaktion in einem solchen Fall entwickelt.

Anamnese und Diagnosegespräch

Ärztin und Patient betreten gemeinsam das Sprechzimmer (und treten damit in das Blickfeld der Kamera). In der Regel sind sie dabei in das auf dem Weg begonnene Gespräch vertieft. Die Ärztin weist den Patienten auf seinen Stuhl hin, beide setzen sich. Die Ärztin dreht sich mit ihrem Stuhl in Richtung des Patienten und rollt fast immer ein wenig an den jeweiligen Patienten heran. Beide sitzen jetzt nah beieinander. Sprachen sie bis jetzt in der Regel sehr angeregt miteinander, wurden bisher mit allen Patientinnen und Patienten freundliche Worte getauscht, mit vielen gescherzt und gelacht, war die Atmosphäre somit spürbar gelöst, so verändert sich dies nun in allen Konsultationen. Dr. Andrea Sperber wirkt quasi von einer Sekunde zur nächsten sehr ernsthaft und konzentriert, wenn auch nicht unfreundlich oder abweisend. Je nachdem, was im Vorfeld zwischen Ärztin und Patient bereits besprochen wurde, knüpft Andrea an das bereits vom Patienten Geäußerte an, fragt, was ihn zu ihr geführt hat, oder aber macht sogar selber Vorschläge bezüglich möglicher durchzuführender Untersuchungen. Der Tonfall ist ernsthaft, gescherzt wird nun nicht mehr. Bei der Eröffnung der eigentlichen Konsultation agiert Dr. Sperber somit inhaltlich sehr flexibel und individuell auf die Bedürfnisse der Patientinnen und Patienten eingestellt, sie wendet sich ihnen inhaltlich ebenso zu, wie sie dies mit ihrer offenen Körperhaltung und ihren Blicken in deren Richtung bereits getan hat. So hält sie diese Haltung auch aufrecht, wenn die Patientinnen und Patienten ihre Anliegen oder Symptome schildern, sie beginnt nicht, in der Patientenakte zu schreiben, liest nichts nebenbei oder bereitet schon eine eventuell notwendige Untersuchung vor. Sie ist offenbar vollständig auf den Patienten konzentriert. Trotzdem irritiert der oben schon angedeutete Wechsel der Atmosphäre innerhalb der Begegnung, der vermutlich durch die Konzentration spürbar wird, die die Ärztin sowohl durch ihre Körperlichkeit als auch durch den verbalen Text, den sie produziert, ausstrahlt. Wie flexibel und individuell sie verbal auf die Patientinnen und Patienten eingeht, so gleichförmig und wenig variantenreich agiert sie an dieser Stelle der Konsultation.

Das Wesentliche, auf das es sich zu konzentrieren gilt, ist für Dr. Sperber hier offenbar durch das inhaltliche Anliegen des Patienten definiert, das er in dieser Situation vorbringen soll. Emotionen zu zeigen, wie sie es vor dem formalen Beginn der Konsultation noch getan hat, ist an dieser Stelle für sie offensichtlich bei der Konzentration hinderlich. Die Ernsthaftigkeit ihrer gesamten Erscheinung macht dabei auf den Betrachter und sehr wahrscheinlich auch auf den Patienten einen überaus kompetenten und souveränen Eindruck, gehört diese doch zum Rollenbild der Ärztin.

Warum dieser Stimmungswechsel in allen Konsultationen stattfindet, kann hier nicht aufgedeckt werden, darauf kann die Biographische Fallrekonstruktion Antworten bereitstellen. Was jedoch festgehalten werden sollte, ist, dass diese Veränderung vermutlich nicht darin begründet liegt, dass Andrea eventuelle Unsicherheiten bezüglich ihrer medizinischen (Handlungs-)Kompetenz zu überdecken sucht. Gibt sie doch in verschiedenen Konsultationen offen die Begrenztheit ihres Wissens und Könnens zu. So sagt sie in einer Konsultation sogar zum Patienten, es hätte keinen

Zweck, dass sie an seinem Knie »*herumdoktere*«, sie würde ihn lieber gleich überweisen, da sie von Orthopädie »*keine Ahnung*« habe.

Wie erleben die Patientinnen und Patienten wohl diesen ›Stimmungswechsel‹, welche Möglichkeiten haben sie, damit umzugehen, und was hat dies wiederum für eine Wirkung innerhalb der Interaktion mit der Ärztin? Es lassen sich hier zwei unterschiedliche Patientengruppen auffinden, solche deren Handeln zeigt, dass sie offenbar irritiert sind, und diejenigen, in deren Agieren keinerlei Veränderungen aufzufinden sind. Für diese zweite Gruppe ist anzunehmen, dass sie diesen ›Bruch‹ in Dr. Sperbers Handeln bereits kennen, da sie nicht erstmals in ihre Konsultation kommen. Andere hingegen sind sehr schnell in der Lage, sich an die veränderten Vorzeichen anzupassen, da sie diese empathisch wahrnehmen und verschiedene Handlungsoptionen entwickelt haben, damit umzugehen. Eine weitere Untergruppe erlebt offenbar keine Irritation durch die Veränderung in Andreas Verhalten. Dies ist höchstwahrscheinlich darauf zurückzuführen, dass auch sie es für angemessen halten, dass eine Interaktion zwischen Ärztin und Patient innerhalb und außerhalb des Sprechzimmers in unterschiedlicher Atmosphäre abläuft. Grundlage dieser Haltung ist vermutlich die Ansicht, dass ernsthafte und seriöse Dienstleistung (oder Arbeit im Allgemeinen) nicht mit Fröhlichkeit, Scherzen oder kurzfristiger Ablenkung einhergehen kann. Arbeit und Freude oder Arbeit und Fröhlichkeit schließen sich somit aus, finden nur nacheinander in ein und derselben Interaktion Platz. Allgemeiner formuliert: Ernsthafte Arbeit und Emotionalität schließen sich gegenseitig aus.

Die Patientinnen und Patienten der Gruppe, die keine Irritation sichtbar werden lässt, passen sich bewusst oder unbewusst, willkürlich oder unwillkürlich an die von Dr. Sperber vorgegebenen Handlungsoptionen an. Sie agieren jetzt ebenfalls ernsthaft und konzentriert, beantworten Andreas Fragen, zählen ihre Anliegen auf und erfüllen ihre Aufgaben als Patient gewissenhaft. Auch sie lachen jetzt nicht mehr, machen nicht mehr Worte als unbedingt notwendig und wenden sich der Ärztin ebenso konzentriert zu wie diese sich ihnen.

Andere Patientinnen und Patienten sind jedoch nicht gewillt oder in der Lage, den Stimmungswechsel so nahtlos nachzuvollziehen. So gibt es im Videomaterial verschiedene Sequenzen, in denen die jeweiligen Patientinnen und Patienten noch lachen, flapsige Sprüche machen oder den begonnenen privaten Gesprächsinhalt aufrechterhalten wollen, als die Ärztin schon aus ihrem Begrüßungsritual in den Modus ›ernsthafte Konsultation‹

gewechselt war.[185] Die Ärztin reagiert dann je nach Situation mit schweigendem Abwarten, oder sie setzt die von ihr begonnene medizinische Interaktion ohne Beachtung der Handlungen des Patienten weiter fort. Damit zeigt sie an, dass der Patient etwas falsch gemacht hat, zumal sie in einer solchen Situation insgesamt einen genervten, angespannten Eindruck macht, betrachtet man etwa ihren Gesichtsausdruck.[186] Diese Mimik und auch ihre Gestik kommen einer Bestrafung des Patienten gleich, wird ihm doch jetzt die Bezeugung von Zuwendung und Freundlichkeit entzogen, die wenige Augenblicke vorher noch spürbar war. Damit gelingt es Andrea in allen betrachteten Konsultationen, in denen es zu Irritationen kam, die Patientinnen und Patienten letztlich doch in eine ernsthafte und konzentrierte Begegnung zu leiten, wie sie sie sich offenbar für ihre Arbeit wünscht.

Die Patientinnen und Patienten jedoch – zumindest die zuletzt beschriebenen – sind entweder nach wie vor irritiert, peinlich berührt ob ihrer vermeintlichen Fehlleistung oder aber sogar enttäuscht und verletzt darüber, dass die Nähe, die Dr. Sperber zunächst angeboten hat, offensichtlich doch nicht bestand oder aber an der Tür des Sprechzimmers endete. Diese Patientinnen und Patienten werden Andreas Praxis vielleicht nicht erneut besuchen, was wiederum zur Homogenisierung der Patientengruppe beiträgt. Es bliebe die erste Gruppe übrig, die zu einem großen Teil offenbar ähnliche Vorstellungen vom Verlauf einer ärztlichen Konsultation hat, wie sie Dr. Sperber verfolgt.

Ist die gut gelaunte und zugängliche ›Frau Doktor‹, als die sie sich ihren Patientinnen und Patienten anfänglich präsentiert, nur eine Rolle, die sie spielt, um beispielsweise die Konsultation gut vorzubereiten? Diese Lesart kann schwerlich anhand der Videoanalyse plausibilisiert oder falsifiziert werden, ist doch der betreffende Teil der Interaktion nur in seinen aller-

---

[185] Manchmal war dies für mich als Betrachterin fast unerträglich peinlich. Diese Peinlichkeit erwächst vermutlich aus dem Sichtbarwerden der plötzlich entstandenen Unterschiede in der Situationsdefinition von Ärztin und einzelnem Patienten. Die Differenz entsteht, wenn es dem Patienten nicht unmittelbar gelingt, den ärztlichen Perspektivenwechsel nachzuvollziehen und demgegenüber noch auf der Grundlage der ›alten‹ Situationsdefinition agiert. Dass mir nun das Handeln des Patienten ›peinlich‹ erscheint, macht deutlich, wem ich implizit die Definitionsmacht innerhalb der Situation zuschreibe. Könnte man doch genauso das ärztliche – sprunghaft veränderte – Handeln als unangemessen markieren.

[186] Was vermutlich darin begründet liegt, dass sie an dieser Stelle ihre Machtposition zur Situationsdefinition explizit ausnutzen muss. Dies entspricht jedoch keineswegs ihrem Selbstbild als egalitär eingestellt und handelnd.

letzten Teilen auf dem Videoband festgehalten. Jedoch deutet sich aufgrund der Feldnotizen eher die Hypothese an, dass es Andrea wohl möglich ist, Emotionen von einer Sekunde zur nächsten quasi ›abzuschalten‹, als legte sie einen Schalter um. So ist an keiner Stelle ein Zweifel an der Authentizität ihres Interaktionshandelns mit den Patientinnen und Patienten vor der Tür des Sprechzimmers niedergelegt.[187] Es ändert sich für die Ärztin offenbar der Kontext, sobald sie und ihr Patient die Plätze im Sprechzimmer eingenommen haben. Von diesem Punkt an haben Emotionen für Andrea keinen Platz mehr in der Begegnung, und sie als die machtvolle Interaktionspartnerin hat genügend Möglichkeiten, dies auch den Patientinnen und Patienten zu vermitteln. Wenn dies, wie oben angedeutet, bei der Auswahl der Patientinnen und Patienten überhaupt noch notwendig sein sollte.

Die körperliche Untersuchung

Die physische Examination spielt in Dr. Sperbers Konsultationen eine große Rolle. So untersucht sie alle Patientinnen und Patienten, mit denen Interaktionen auf Video aufgezeichnet wurden, auch körperlich. Das reicht vom Blutdruckmessen über Blut abnehmen, Lunge und Herz abhorchen bis zu Untersuchungen von Schultern, Knien und Fingern etc. So folgt in allen Fällen auf die anfängliche Anamnese eine solche Untersuchung. Alle dafür notwendigen Geräte oder Materialien liegen in Reichweite zum Schreibtisch. Es kann festgehalten werden, dass sich die Ärztin zur Diagnose nicht auf verbale Auskünfte der Patientinnen und Patienten beschränkt, sondern diagnostische Maßnahmen selber vornimmt. Dies ist insbesondere deswegen interessant, da Routineuntersuchungen wie das Messen des Blutdrucks oder auch die Blutabnahme in vielen Praxen von einer Arzthelferin vorgenommen werden. Andrea hingegen legt selber Hand an, was als Indiz dafür gewertet werden kann, dass ihr dieser Teil ihrer Arbeit Freude bereitet, könnte sie sich doch sonst einer als unangenehm empfundenen Pflicht hier problemlos entledigen. Dabei wirkt sie in jeder Situation ausgesprochen routiniert und sicher. Auch als in einer Sequenz die Blutabnahme bei einem Drogenabhängigen aufgrund der

---

[187] Ebenso ist auch im ersten Teil des Memos (Gesprächsnotizen) zum narrativen Interview, das ich mit Frau Dr. Sperber geführt habe, ihre große Freundlichkeit und Zugänglichkeit als sehr angenehm herausgestrichen. Auch im Interview wurde Dr. Sperber ernsthaft und konzentriert, sobald das Band lief.

vernarbten Venen nicht sofort gelingt, wird sie nicht unruhig, sondern spricht die Schwierigkeit an und lässt sich vom Patienten eine mögliche Einstichstelle zeigen. Andrea hat offenbar großes Vertrauen in ihr handwerkliches Geschick, was auch daran abzulesen ist, dass sie innerhalb der aufgezeichneten Videos niemals Handschuhe trägt, obwohl mehrere Patientinnen und Patienten, denen sie Blut abnimmt, Hepatitis haben oder HIV-positiv sind.

Keine der Untersuchungen findet auf der im Sprechzimmer stehenden Liege statt, sondern die Patientinnen und Patienten bleiben auf ihrem Stuhl sitzen und die Ärztin bewegt sich zu ihnen oder beide Interaktionspartner stehen in dem freien Raum vor dem Patientenstuhl. Andrea zeigt auch hier nur wenig Bedürfnis nach Distanz. Schiebt sie beispielsweise beim Blutdruckmessen, wenn sie den Patientinnen und Patienten gegenübersitzt, regelmäßig ihr Knie zwischen die Beine des einzelnen Patienten, so steht sie auch nach Ende der konkreten Untersuchung – wie zum Beispiel dem Abhorchen – dem Patienten mit sehr geringem Abstand gegenüber. Diese körperliche Nähe konterkariert die emotionale Distanz, die die Ärztin durch ihr sehr ernsthaftes und konzentriertes Handeln angeregt hat und die die Patientinnen und Patienten zu diesem Zeitpunkt in der Interaktion ebenfalls aufrechterhalten. Es geht Andrea bei der Schaffung einer konzentrierten Arbeitsatmosphäre nicht darum, sich die Patientinnen und Patienten ›vom Leib zu halten‹. Erneut wird die Hypothese plausibilisiert, dass Emotionalität für sie im Rahmen der konkreten Verrichtung ihrer Arbeit keine Rolle spielt oder sie diese gar als hinderlich betrachtet und deswegen darum bemüht ist, diese zu vermeiden.

Andrea macht, wie bereits oben beschrieben, bei diesen Untersuchungen einen sehr souveränen Eindruck, sogar dann, wenn sie auf Hindernisse stößt. Sie sagt den Patientinnen und Patienten stets deutlich, was diese zu tun haben, damit die Untersuchung durchgeführt werden kann, aber informiert sie auch über das, was sie herausfindet. Dies tut sie unmittelbar nach Beendigung einer (Teil-)Untersuchung. Erneut spricht dies für ihr Vertrauen in die eigenen diagnostischen Fähigkeiten, muss sie anscheinend nur sehr kurz überlegen und hat keine Angst, etwas Falsches zu sagen. Sie informiert die Patientinnen und Patienten, was diese vermutlich in die Lage versetzen soll, Mitverantwortung für die eigene Gesundheit tragen zu können, vielleicht über die Therapie mitzuentscheiden. Sie setzt offenbar voraus, dass alle Patientinnen und Patienten einerseits kognitiv dazu in der Lage sind, die Diagnosen zu verstehen, und andererseits auch deren Besorgnis über die mitgeteilte Diagnose einem Verständnis und daraus resultierenden notwendigen Handeln nicht entgegensteht.

Dr. Sperber behandelt ihre Patientinnen und Patienten damit erneut von gleich zu gleich. Sie billigt diesen damit die gleichen Rechte (alle Informationen), aber auch genauso Verpflichtungen (Entscheidungen mit zu treffen) zu wie sich selber in ihrer Rolle als Ärztin. Dabei erwartet sie offenbar von ihren Patientinnen und Patienten eine ähnlich emotionslose Herangehensweise, wie sie sie selber für sich als professionell definiert hat.

Darüber hinaus wird der Raum für Fragen der Patientinnen und Patienten kleiner. Indem sie sie so schnell informiert und damit kognitiv fordert, reduziert Andrea höchstwahrscheinlich die Fragetätigkeit ihrer Patienten. Damit wird auch der Raum für die Formulierung von beispielsweise Ängsten, ›verpackt‹ in irrationale Fragen, noch kleiner. Erneut kann es ihr so gelingen, Emotionen vor der Tür des Sprechzimmers zu belassen.

Was bedeutet Dr. Sperbers Handeln bei körperlichen Untersuchungen für die betroffenen Patientinnen und Patienten? Welche Handlungsmöglichkeiten eröffnen sich ihnen? Nimmt man die Einteilung der Patientenschaft in zwei Gruppen wieder auf, die oben ausgeführt wurde, so kann bei der Gruppe derjenigen, die keine Irritationen aufgrund des atmosphärischen Wechsels erleiden, davon ausgegangen werden, dass für diese das sehr konzentrierte Arbeiten der Ärztin kaum auffällig ist, handelt es sich doch nur um die folgerichtige Fortsetzung der begonnenen Interaktion. Sie werden deshalb ähnlich konzentriert wie Andrea bei der Sache sein, aufpassen, was diese mitteilt, und sich bemühen, alle Aufgaben, die sie stellt, sorgfältig zu erfüllen.

Diese Hypothese zum Handeln der Patientinnen und Patienten lässt sich mit der Videoanalyse plausibilisieren, liefern annähernd alle Andrea doch ausführlichere Informationen, als diese konkret anfragt, ohne sich dabei jedoch zu wiederholen oder zu einem anderen Thema abzuschweifen. So nennt etwa ein Patient auf die Frage, seit wann ihm die Schulter wehtue, die Dr. Sperber gerade untersucht, diesen Zeitpunkt *und* beschreibt die Situation, in der die Schulter das erste Mal schmerzte, *und* auch die Art des Schmerzes.

Die anderen – diejenigen, die zunächst irritiert waren und sich vielleicht sogar erst nicht in den von Andrea vorgegebenen neuen ernsthaften Kontext eingefügt haben – werden nun vermutlich ebenfalls darum bemüht sein, ihr ›Fehlverhalten‹ auszugleichen. Beispielhaft dafür soll das Handeln eines Patienten angeführt werden, der für sein zu ausführliches Scherzen zu Beginn der Konsultation schon mit (strafendem) Blick mit zusammengezogenen Brauen und verkniffenen Augen von Dr. Sperber betrachtet wurde. Er stellt sich zum Abhören fast soldatisch vor ihr auf: die Hände an der Hosennaht, die Augen geradeaus, ohne dabei jedoch aggressiv zu wirken, was einerseits auf den freien Oberkörper, andererseits auf sein leichtes Lächeln zurückzuführen ist.

Alle Patientinnen und Patienten, deren Konsultationen aufgezeichnet wurden, zeigen sich derart konzentriert bei der Sache. Sicher ist Andreas souveränes Agieren auch dazu angetan, ihre Kompetenz nochmals zu unterstreichen und damit eventuell bestehende Besorgnis der Patientinnen und Patienten zu reduzieren. Auch diejenigen, die vielleicht sogar enttäuscht sind vom anfänglichen, plötzlichen Stimmungsumschwung, finden hier Grund, das Handeln der Ärztin zu entschuldigen, Kompetenz ist vermeintlich relevanter als ›gute Stimmung‹.

Raum zum Fragen bleibt für die Patientinnen und Patienten hier kaum, da sie hoch konzentriert auf Andrea und deren Handeln zu achten haben. Letztlich bleiben dem Patienten wenig Alternativen zur beschriebenen Mitarbeit in der Konsultation. Die Ärztin gibt den Interaktionsverlauf hier vor und der Patient reagiert darauf.

Fraglich ist, wie die Patientinnen und Patienten agieren, wenn sie nicht mehr akutem (Be-)Handlungsdruck ausgesetzt sind, sondern nach Abschluss der körperlichen Untersuchung wieder auf ihrem Stuhl Platz genommen haben und damit für sie zumindest etwas Zeit zur Besinnung bleibt.

Das therapeutische Gespräch

Im Anschluss an die körperliche Untersuchung folgt die Verhandlung über die gebotenen therapeutischen Maßnahmen. Dabei schlägt Dr. Sperber das ihrer Meinung nach Notwendige vor, unterbreitet aber durchaus auch alternative Lösungen. Letztlich kann sie aber stets die von ihr favorisierten therapeutischen Maßnahmen durchsetzen. Und doch dekretiert sie nicht, sondern setzt sich auf einer rationalen Ebene mit ihrem Kompetenzvorsprung und den daraus erwachsenden Argumentationslinien auch gegen eventuelle Vorbehalte der Patientinnen und Patienten durch. Diese können hier natürlich mit ihrem Laienwissen nicht angemessen ›dagegenhalten‹.

Andrea beschleunigt ihr Handeln nun nochmals. Agiert sie während des Gespräches über die Therapie noch sehr zugewandt und ruhig, so werden ihre Bewegungen nun deutlich schneller. Wiederum anders als in vielen anderen Praxen schreibt die Ärztin alle Rezepte, Überweisungen, Arbeitsunfähigkeitsbescheinigungen noch während der Konsultation in ihren Computer und druckt diese auch an Ort und Stelle aus. Dazu muss sie sich vom Patienten wegdrehen und an den Computer setzen, der auf dem anderen Teil ihres Schreibtisches steht. Sie wendet dem Patienten jetzt den Rücken zu. Entgegen ihrer sonstigen Handlungsweise versäumt sie es nun, die Patientinnen und Patienten darüber zu informieren, was sie gerade schreibt, warum sie ihnen den Rücken zukehren muss. Auch verlässt sie nun hin und wieder das Sprechzimmer, um etwas zu holen (wie sich dann später stets aufklärt), lässt die Patientinnen und Patienten zunächst aber häufig recht ratlos zurück. Hier zeigt sich eine deutliche Veränderung in ihrem Handeln, erledigt sie jetzt den bürokratischen Teil ihrer Dienstleistung und rückt der Patient, der bisher für sie im Zentrum der Aufmerksamkeit stand, deutlich an den Rand. Beim Schreiben am Computer macht Andrea keinen so souveränen und leichten Eindruck wie im Umgang mit dem Patienten vorher. Ist ihr Stuhl für diese Tätigkeit zu hoch eingestellt und ›kauert‹ sie deswegen in wohl unbequemer Haltung davor, flucht sie manchmal sogar, vermutlich wenn etwas nicht gleich so funktioniert, wie sie das möchte. Fraglich ist nur, warum sie diese Tätigkeiten nicht an ihre Helferinnen überträgt. Als Erklärung kann nur gemutmaßt werden, dass Andrea ihre Tätigkeit als Ärztin als umfassende Dienstleistung begreift und diese nicht auf die originär medizinischen Felder beschränkt sieht.

Auch wenn sie noch die eine oder andere Frage stellt, erscheint es fast so, als sei die Konsultation für sie nun schon abgeschlossen, wartet der Patient aus ihrer Sicht doch vielleicht nur noch auf das Rezept, das er noch bekommen soll. Einige Patientinnen und Patienten nutzen aber die Gelegenheit – können sie doch nun das erste Mal während der gesamten Konsultation einige Sekunden nachdenken, stehen nicht unter akutem Handlungsdruck – und fragen Dinge, die bisher noch nicht zur Sprache gekommen sind, oder äußern Ängste und Befürchtungen bezüglich ihres Gesundheitszustandes. Aufgrund von Andreas sehr schnellen Handelns und des von vielen Patientinnen und Patienten sicher dahinter vermuteten Wunsches, die Konsultation schnell abzuschließen, ist diese patientenseitig herbeigeführte Verzögerung entweder auf großen Leidensdruck auf deren Seite zurückzuführen oder aber auf ein erhebliches Selbstbewusstsein des jeweiligen Patienten. Andreas Reaktion ist stets ambivalent, zwar dreht sie sich in diesem Fall wieder zu ihren Patientinnen und Patienten um und schaut diese erneut an, zeigt sich insofern offen für deren Wünsche, andererseits zeigt ihr Gesichtsausdruck Anspannung oder ihre Motorik Anzeichen von Genervtsein, wenn sie beispielsweise die Lesebrille buchstäblich auf den Schreibtisch wirft oder die Arme beim Zuhören vor der Brust verschränkt. Sie scheint auf der Hut zu sein, jedoch hört sie zu. Unproblematisch erscheinen für Andrea hier sachliche Nachfragen von Seiten der Patientinnen und Patienten zur bereits thematisierten Erkrankung, diese werden knapp, aber ausreichend von ihr beantwortet. Bringt der Patient ein neues Anliegen vor, so erscheint es fast, als ginge die Konsultation für Dr. Sperber erneut los, die Anspannung weicht. Fragt sie doch und untersucht in der Regel auch dieses neue Symptom.

Irritierend erscheint demgegenüber Andreas Reaktion auf von Patientinnen und Patienten vorgebrachte Angst oder die Beschreibung von Leiden. Hier verwundert es, dass Andrea Empathie verweigert und sich in Floskeln oder Patentrezepte flüchtet: »*Das wird schon wieder!*« oder »*Das kriegen wir hin!*«. Gerade vor dem Hintergrund der Zuwendung zum Patienten, der ruhigen Konzentration, mit der sie zuhört, der Offenheit und dem Interesse an der Meinung des Patienten, wenn es um sachliche Inhalte geht, erstaunt und überrascht die Oberflächlichkeit, mit der sie auf solche Offenheit von Seiten der Patientinnen und Patienten reagiert. Mit den erwähnten Floskeln, die eine weitergehende Kommunikation zu vermeiden helfen, gelingt es ihr, die Patientinnen und Patienten von sich zu distanzieren, ohne sie manifest vor den Kopf zu stoßen. Dieser Art der Reaktion bedient sich Andrea ausschließlich bei emotionalen Inhalten. Die ganzheitliche Betreuung des Patienten bezieht sich offenbar nur auf alle sachlichen Gesichtspunkte. Vor dem Hintergrund von Andreas psychoanalytischer Ausbildung verwundert dies noch mehr. Die Gründe für diese Handlungsweise können in der Videoanalyse nicht aufgezeigt werden, hierzu sollte erneut die Biographische Fallrekonstruktion herangezogen werden.

Betrachtet man nun wieder den Patienten und seine Handlungsmöglichkeiten, so fällt zunächst auf, dass die wenigsten Patientinnen und Patienten Angst, Besorgnis oder sonstige Emotionen thematisieren. Hat dies für viele von Andreas Patientinnen und Patienten vermutlich im Sprechzimmer der Ärztin nichts zu suchen, sondern gehört in die eigenen vier Wände, so lassen sich andere höchstwahrscheinlich von der Sicherheit und dem kompetenten Geschick der Ärztin zumindest kurzfristig beruhigen. Wiederum andere versäumen einfach, etwas zu sagen, da sie sich vollständig in den von Andrea vorgegebenen routinierten Ablauf einfügen. Diejenigen jedoch, die ihre Emotionen thematisieren, werden höchstens kurzfristig beruhigt, erkennen sie doch im Nachhinein, wie oberflächlich Dr. Sperber mit ihnen umging. Diese werden vielleicht nicht mehr zu ihr in die Sprechstunde kommen.

Die Verabschiedung

In der Mehrheit der Fälle ist die Konsultation bereits vor der konkreten Verabschiedung im Grunde beendet. Warten doch viele Patientinnen und Patienten im Sprechzimmer nur noch auf die Aushändigung von Bescheinigungen, Rezepten oder sonstigen Papieren, die Andrea persönlich ausfüllt und ausdruckt. In diesen Fällen übergibt sie nach der Beendigung des Drucks die Papiere an die Patientinnen und Patienten, steht auf und gibt somit ein deutliches Zeichen, dass sie den Patienten verabschieden möchte. Dabei gibt sie jedoch keine verbalen Hinweise, so dass einigen Patientinnen und Patienten die Irritation und Unsicherheit, was sie nun zu tun haben, regelrecht anzusehen ist, schauen sie Andrea doch fragend an oder zucken mit den Achseln. Andrea gibt auch dann noch kein eindeutiges verbales Zeichen, sondern bewegt sich zur Tür des Sprechzimmers, öffnet diese und zeigt so an, dass sie gemeinsam mit dem Patienten nun das Sprechzimmer verlassen möchte, um die Konsultation zu beenden. Andrea beendet so auch die Phase, in der die Patientinnen und Patienten die Möglichkeit haben, Dinge anzusprechen, die für sie wichtig sind – die Phase, die für Andrea das Risiko birgt, empathische Reaktionen zeigen zu sollen. Kündigt sie das Ende dieser Zeitspanne nicht explizit an, so sind die Patientinnen und Patienten, die höflich abwarten wollen, bis Andrea ihre Schreibarbeit beendet hat, um dann nochmals mit ihr zu sprechen, so überrascht, dass sie ihr Vorhaben dann vergessen oder aber Andrea – erneut sehr höflich – nicht aus ihrer Routine bringen möchten. Hier setzt sich bei diesen Patientinnen und Patienten vielleicht der Gedanke durch, dass, wenn für Andrea die Konsultation beendet ist, das sie Beschäftigende nicht so wichtig sein kann – hätte Andrea sonst nicht gefragt?!

Auch in den wenigen Konsultationen, in denen ihre Schreibphase durch Fragen unterbrochen wird, wendet sie sich vor der Verabschiedung zunächst der Fertigstellung der Papiere zu, bevor der oben beschriebene Ablauf einsetzt.

Nur in einem Fall bleibt eine Patientin sitzen, als Andrea schon steht, dieselbe, die bereits zuvor ihre Ängste und Befürchtungen thematisiert hat.

Andrea setzt sich wieder hin, und es beginnt ein ähnlicher Ablauf, wie oben bereits beschrieben, vermeintlich zugewandt tut Andrea alles, um sich von den negativen Emotionen der Patientin distanzieren zu können.

Schon während des Verlassens des Sprechzimmers, aber auch im Korridor, in dem dann in der Regel die eigentliche Verabschiedung stattfindet, ist die Atmosphäre wieder ähnlich gelöst wie zu Anfang der Begegnung. Auch wird hier nun wieder gescherzt und gelacht. Warum auch nicht, hat Andrea doch ihre Dienstleistung am Patienten konzentriert und seriös ausgeführt, können nun wieder Emotionen zugelassen werden.

Zusammenfassung

Dr. Andrea Sperber handelt innerhalb der Konsultation mit ihren Patientinnen und Patienten stets konzentriert, sachlich offen und zugewandt und – soweit von mir zu beurteilen – kompetent. Demgegenüber steht jedoch eine anfänglich überraschende Emotions- und Empathielosigkeit innerhalb der Konsularsituation im Sprechzimmer. Diese steht nicht nur in auffälligem Gegensatz zu ihrer medizinisch-fachlichen Betreuung der Patientinnen und Patienten, sondern ebenfalls zu ihrem Interagieren mit diesen außerhalb des Sprechzimmers, wird doch hier zum Beispiel viel gelacht und auch Privates verhandelt.

Dr. Sperber verändert ihr Interaktionshandeln von einer Sekunde auf die nächste, wenn sie mit der Konsultation im Behandlungsraum beginnt. Eine Veränderung, die das professionelle, konzentrierte und sachliche Handeln aus dem ›ganzheitlich‹ menschlichen Interagieren herauslöst. Sie erwartet eine solche Veränderung des Handelns auch von ihren Patientinnen und Patienten. Ist sie einerseits stets darum bemüht, die Patientinnen und Patienten von gleich zu gleich zu behandeln, so ist sie es doch auch, die hier die Ebene bestimmt, auf der sie den Patientinnen und Patienten auf Augenhöhe begegnet.

Durch die Gestaltung des Kontextes und der Interaktion selber spricht Andrea insbesondere solche Patienten an, die ihr in verschiedener Hinsicht ähnlich sind (Sozialstatus, Bildungsgrad, politische Haltungen). Auch ein Handeln, das man unter das Motto ›Dienst ist Dienst und Spaß ist Spaß‹ stellen könnte, trägt zu dieser Homogenisierung der Patientenschaft nochmals bei. Bleiben ihr doch vermutlich nur die Patientinnen und Patienten treu, die dieses Motto teilen oder zumindest tolerieren können.

4.4 Dr. Bernd Zeisig: Schuld und Sühne

4.4.1 Vorbemerkung

Als dritten Fall wählte ich nach theoretischen Kriterien auf der Ebene seiner Biographie Dr. Bernd Zeisig[188] für eine ausführliche Analyse aus. Ich traf mich mit Dr. Zeisig zu zwei Gesprächen in seiner Praxis. Beide fanden nach seiner Sprechzeit statt, und Dr. Zeisig vermittelte mir von Anfang an, dass er sich soviel Zeit nehmen würde, wie wir bräuchten. Schon im Vorgespräch am Telefon sagte er mir, er wisse zumindest in Ansätzen, was ein narratives Interview sei und würde sich auf unser Treffen freuen.

Die Freundlichkeit und Unkompliziertheit, mit der er mir schon telefonisch gegenübertrat, bestätigte sich während unseres insgesamt knapp fünfstündigen Interviews vollständig. Er öffnete mir beim ersten Termin die Tür seiner Praxis selber, seine Helferinnen waren bereits nach Hause gegangen. Er bot mir Kaffee an und ließ mich den Raum für unser Interview aussuchen. Auch während des Interviews setzte sich die sehr angenehme Atmosphäre fort. Manchmal hatte ich fast das Gefühl, mit einem neuen Freund zusammenzusitzen, den ich gerade kennen lerne.

Auch Dr. Bernd Zeisig fühlte sich offenbar wohl. Er sprach sehr offen und emotional über sein Leben, wobei sein Beruf ein zentrales Thema war. Auch sprach er über seine Eltern, seine Brüder und über Freunde und Kollegen von früher. Diese Ausführlichkeit in der Darstellung stand jedoch in deutlichem Kontrast zur Präsentation seines aktuellen Privatlebens, seiner Ehe und seiner Kinder. Dies erschien mir schon während des Interviews irritierend und zeichnete sich während der Analyse immer deutlicher ab. Insbesondere vor dem Hintergrund, dass seine Kinder zum Zeitpunkt des Interviews noch sehr klein waren (ein und drei Jahre alt), überraschte es noch mehr, dass er nicht ausführlicher von ihnen sprach, sondern auf Fragen nach seiner Gründungsfamilie eher ausweichend kurz antwortete, um recht schnell wieder auf ein anderes Thema umzuschwenken.

Je länger das Interview andauerte, umso deutlicher wurde, dass es Dr. Zeisig offenbar nicht gut ging, dass er unglücklich oder unzufrieden war. So sprach er, je näher er in seinen Erzählungen der Gegenwart kam, immer

---

188 Alle verwendeten Namen und weitere persönliche Angaben, die zu einer Identifizierung des Biographen führen könnten, sind für diese Darstellung verändert worden.

leiser, machte viele Sprechpausen und wirkte phasenweise so in sich gekehrt, als ob er mich oder zumindest den Kontext, in dem unser Gespräch stattfand, vergessen habe. Seine verbalen Äußerungen erscheinen beim Abhören des Bandes an diesen Stellen wie ›lautes Denken‹, ihm war es hier offenbar egal, ob ich ihn verstehen könne. Über diese äußerlichen Zeichen hinaus ergab sich bei der Analyse seiner Präsentation das Bild eines Mannes, dessen ›schönes, angefülltes und aktives‹ Leben vorbei ist und der sich heute – mit knapp fünfzig Jahren – offenbar nicht mehr als ›Herr‹ seines Lebens fühlt. Zwar bemüht er sich an einigen Stellen explizit darzustellen, er sei nicht unzufrieden, aber im Subtext lässt sich das Gegenteil deutlich erkennen. Ein Beispiel dafür liefert das folgende Zitat:

> »… ja und jetz muss man mal halt kucken so, wird ich erstmal denk ich hier noch weiter arbeiten denn das is ja auch nich so leicht hier einfach irgendwo auszusteigen und (2) wieder woanders hinzu gehen /obwohl mich so gerade Ausland immer reizt eigentlich so ((amüsiert)), aber das is jetz durch die Arbeit und eben Familie etwas so schwieriger auch, aber bin deswegen auch nich unzufrieden oder so (11) …« (6/17–22).

Früher – so seine Darstellung – war alles besser, früher als er noch die Freiheit hatte, allein zu entscheiden, was er wo tun wollte. Heute hingegen, gezwungen durch die Verpflichtung, die die (wirtschaftliche) Verantwortung für eine Familie mit sich bringt, ist er fremdbestimmt.[189] In Verbindung mit seiner mehrfach geäußerten Angst – genau wie sein Vater und beide Großväter – jung zu sterben, ergibt sich ein fast hoffnungsloses Szenario. Damit gewinnt die Krise, in der sich Bernd während unseres Interviews offenbar befand, eine noch größere Bedrohlichkeit für ihn. Es kommt nichts mehr nach dem Heute, nach diesem Gefühl.

Seine Präsentation der Gegenwart erschien mir bereits in der Interviewsituation als authentischer Ausdruck seiner Gefühlslage, die Vergangenheit hingegen wird von ihm – in Relation zur in seinen Augen ›grauen‹ Gegenwart – vermutlich in Erinnerung und Darstellung allzu ›farbig‹ gezeichnet. Die Rekonstruktion seiner Biographie wird hierüber Aufschluss bringen.

---

189 Als Gegenwartsschwelle (vgl. Fischer 1978) kann hier die Niederlassung in einer eigenen Praxis in Verbindung mit der Eheschließung und Familiengründung ausgemacht werden.

4.4.2 Die Fallgeschichte Dr. Bernd Zeisig

Lebensverlauf: Deutschland – Asien – Kanada – England – Deutschland

Zur besseren Lesbarkeit und zur Einordnung der im Folgenden darzustellenden Analyse möchte ich zunächst einen kurzen Überblick über die zentralen Daten innerhalb der Biographie von Dr. Bernd Zeisig geben, da diese von vielen Wohnort- und Tätigkeitswechseln gekennzeichnet ist und damit einen eher ungewöhnlichen Verlauf genommen hat.

Mitte der 1950er Jahre wird Bernd als mittleres Kind in eine Geschwisterreihe von drei Brüdern in eine Arztfamilie hineingeboren. Bernds Mutter stammt aus Ostpommern, ihre Familie floh gegen Ende des Zweiten Weltkrieges vor dem Vormarsch der Roten Armee nach Westdeutschland. Die Familie des Vaters hingegen stammt aus dem Baltikum. 1939 wurde die Familie, wie die große Mehrheit der Deutsch-Baltischen Minderheit, von der nationalsozialistischen Regierung des Deutschen Reiches in den so genannten ›Warthegau‹ umgesiedelt. Von dort flohen sie dann ebenfalls Ende des Krieges nach Westdeutschland. Beide Großväter waren Ärzte und erlebten die Flucht nicht mehr; sie starben beide mit Mitte Sechzig. Bernds Vater kehrte 1948 aus russischer Kriegsgefangenschaft nach Deutschland zurück. Beide Elternteile studierten Medizin in derselben Stadt und lernten sich dort kennen. Bernds Mutter hörte jedoch nach der Geburt des ersten Sohnes auf zu arbeiten und wird auch im Verlauf ihres weiteren Lebens nicht mehr erwerbstätig sein. Die ersten vier Lebensjahre verbringt Bernd in der kleinen Stadt in der Nähe von Mannheim, in der er auch geboren ist. Dann zieht die Familie in einen Ort in Franken, in dem sein Vater eine allgemeinmedizinische Hausarztpraxis eröffnet. Bernd besucht Grundschule und Gymnasium; seine Abiturnote liegt im Dreierbereich. Bernd verweigert den Wehrdienst, tritt jedoch nicht unmittelbar nach der Schulzeit seinen Zivildienst an. Zunächst macht er eine Asienreise, um im Anschluss nach Hamburg umzuziehen und dort eine Ausbildung zum Krankenpfleger zu durchlaufen. Im Anschluss an die Ausbildung absolviert er seinen Wehrersatzdienst in Kanada. Dort arbeitet er in einem politischen Projekt einer internationalen, gemeinnützigen Organisation, ist aber auch allgemeinpolitisch und insbesondere im Rahmen der Friedensbewegung aktiv.

Ende der 1970er Jahre, kurz vor dem Ende von Bernds Zivildienstzeit, stirbt sein Vater mit Mitte Fünfzig, und Bernd kehrt nach Deutschland zurück. Seine Mutter löst die Praxis auf und zieht kurz darauf nach Münster um, wo sie studiert hatte und wo sie bis heute lebt. Bernd und sein jüngerer Bruder ziehen ebenfalls dorthin. Beide nehmen ein Studium auf, Bernd beginnt nun 1979 – mit 24 Jahren – ein Medizinstudium. Während des Studiums hält er sich bereits zu einem längeren Praktikum in Schottland auf und reist auch in den Ferien viel herum. So besucht er zum Beispiel die Sowjetunion und Südamerika. Nach dem Praktischen Jahr in einer großen westdeutschen Stadt kehrt er nach Münster zurück, um dort eine Doktorarbeit über eine Opfergruppe der nationalsozialistischen Terrorherrschaft zu schreiben. 1990 beginnt er sein AiP in einer Kurklinik. Seine Doktorarbeit kann er in dieser Zeit abschließen. 1995 geht er nach Abschluss des AiP zur Arbeit nach Schottland und wechselt später nach England. Ein Jahr danach kehrt er nach Münster zurück, wo er seine spätere Ehefrau kennenlernt. Er beginnt in einer Praxis für Allgemeinmedizin angestellt zu arbeiten und zieht mit seiner späteren Frau in eine gemeinsame Wohnung. 1997 geht er erneut auf die britischen Inseln, um in Schottland zu arbeiten. Er erwirbt dort die letzten notwendigen Qualifikationen und legt 1999 in Deutschland die Facharztprüfung als Allgemeinmediziner ab. Inzwischen ist er über 40 Jahre alt. Er kehrt nun wieder nach Deutschland zurück und übernimmt im folgenden Jahr eine Praxis für Allgemeinmedizin in Münster. Im Jahr 2000 heiratet er seine Freundin, und im selben Jahr wird eine Tochter geboren. Im folgenden Jahr bekommt das Paar einen Sohn.

Familialer Hintergrund: Glückliche Kindheit – Krieg – Flucht

Da sich die Familiengeschichte bei der Analyse des Falles als ausgesprochen wichtig herausstellte, soll sie im Folgenden ausführlich dargestellt werden. Wie bereits oben angeführt, stammt die väterliche Familie aus dem Baltikum[190] und gehörte der Minderheit der Deutsch-Balten an, die bereits seit dem 12. Jahrhundert in diesem Gebiet siedelten.[191] Die Siedlungszent-

---

190 Mit der Bezeichnung Baltikum werden die heutigen Staaten Estland, Lettland und Litauen bezeichnet. Das mittelalterliche Livland hingegen als Siedlungsgebiet der Deutsch-Balten umfasste ›nur‹ die heutigen Länder Estland und Lettland. Darum soll die Geschichte Litauens, das im Mittelalter als Großfürstentum eine bedeutende politische Rolle spielte und dessen Siedlungsgebiete zeitweise bis zum Schwarzen Meer reichten, hier ausgeklammert bleiben (vgl. Angermann 1990).
191 Wirtschaftliche Interessen der sich entwickelnden Hanse verbunden mit christlichem Missionseifer (Schwertbrüderorden, in der Folge aufgegangen im Deutschen Orden) führten zur Gründung eines livländischen Ordensstaates mit einer ständisch verfassten

ren der Deutschen blieben dabei über die Jahrhunderte hinweg stets die Städte, wo sie insbesondere als akademische und wirtschaftliche Elite zu betrachten waren, auch wenn sie auf dem Land ebenfalls als adelige Oberschicht herrschten. Damit lässt sich die deutsche Minderheit über die Jahrhunderte hinweg konstant in den oberen Ständen verorten. Bastian Filaretow (1990: 66) konstatiert: »Die Deutsch-Balten fungierten in den baltischen Provinzen als gesellschaftlich, politisch und wirtschaftlich dominierende Oberschicht.«[192]

Der Vater des hier vorgestellten Biographen Dr. Bernd Zeisig – im Folgenden soll er zur besseren Lesbarkeit mit dem Vornamen Richard bezeichnet werden – entstammt einer Familie, die sich offenbar nahtlos in dieses aufgerissene Bild der deutschen Bevölkerungsgruppe im Baltikum einpasst. Auch Richards Familie lebt in einer Stadt, sein Vater ist je nach statistischer Zuordnung (siehe Fußnote 192) als Arzt entweder in einem ›Freien Beruf‹ oder der ›Öffentlichen Hygiene‹ tätig, und seine Familie gehört damit zur städtischen, bürgerlichen Oberschicht.

Richard kommt 1919 zur Welt. Die Zeit nach dem Ersten Weltkrieg ist für die baltischen Nationen Lettland und Estland eine Phase gravierender gesellschaftlicher und politischer Veränderungen. Gelang es beiden Ländern doch, die Schwäche der bisher herrschenden Mächte Deutschland und Russland nach deren gemeinsamer Niederlage im Weltkrieg zu nutzen,

---

Gesellschaftsstruktur, die in ihren Grundlagen bis ins 20. Jahrhundert hinein Bestand hatte und sich auch durch vielfach wechselnde ›Einverleibungen‹ Livlands durch Schweden, Russland oder Polen-Litauen nicht fundamental veränderte (vgl. Rexheuser 1991; Schlau 1995; von Taube u.a. 1995)

192 Dabei war ihr Anteil an der Gesamtbevölkerung stets eher gering. Den Höhepunkt erreichte ihre Anzahl im Jahr 1881 mit insgesamt fast 181.000 Menschen, was einen Anteil von 8,7 Prozent der gesamten Einwohnerzahl Lettlands und Estlands zu diesem Zeitpunkt darstellt. Bis in die Jahre 1934/35 sank der Anteil der Deutsch-Balten auf nur noch 2,6 Prozent (absolut etwa 78.500 Menschen bei einer Gesamtbevölkerung von inzwischen knapp über 3 Millionen). Diese durch Abwanderungen ins Deutsche Reich, aber auch nach Russland begründete Reduzierung wurde durch Remigrationsströme und Zuzug von deutschen Siedlern aus anderen Teilen des Zarenreiches nicht ausgeglichen. Dabei zeigte die Verteilung der Deutschen innerhalb der Länder Lettland und Estland ein deutliches Stadt-Land-Gefälle. So lebten hier jeweils über 80 Prozent der Deutschen in den Städten. Ebenso wie dieses klare Primat der Städte als deutsche Siedlungszentren spricht ihre Berufsstruktur für ihre herausgehobene Stellung innerhalb der lettischen und estnischen Gesellschaft. So wurden etwa 18 Prozent aller Freien Berufe in ganz Lettland von Deutsch-Balten ausgeführt, im Bereich der ›Öffentlichen Hygiene‹ waren es knapp 15 Prozent (bei einem Gesamtanteil von nur etwa drei Prozent an allen Erwerbstätigen) (vgl. Filaretow 1990).

um eigene demokratische Staaten zu gründen.[193] Wurde dabei auch die deutsche Elite auf dem Land entmachtet (und damit ebenfalls die mittelalterliche Konstitution des primären Wirtschaftssektors beendet), so konnten die Deutsch-Balten ihre wirtschaftliche Vormachtstellung in den Städten behaupten. Politisch wurden die Deutsch-Balten jedoch mit der Staatsgründung erstmals seit fast 800 Jahren ins zweite Glied verwiesen. Aus diesen gesellschaftlichen Umwälzungen können sich verschiedene mögliche Einflüsse auf Richards Familie ergeben haben. Definierten sie sich in erster Linie als Deutsch-Balten[194] und neigten damit einer Betrachtung der gesellschaftlichen Entwicklung unter nationalen Gesichtspunkten zu, so liegt nahe, dass die Enteignung und Entmachtung der Landsleute Verunsicherung oder gar Besorgnis um die eigene Stellung innerhalb der lettischen Gesellschaft ausgelöst haben. Fühlte man sich jedoch mehr dem Gesellschaftsstand denn der ethnischen Gruppierung zugehörig, so könnte eine positive Einschätzung der Gründung eines lettischen Staates auf moderner demokratischer Grundlage vorgeherrscht haben. An dieser Stelle soll nicht weiter spekuliert werden, jedoch ist zu bedenken, dass Richards Eltern beide ihre Kindheit und Jugend in einer Zeit der erstarkenden nationalen Sichtweisen und gesellschaftspolitischen Auseinandersetzungen vor dem Hintergrund ethnischer Zugehörigkeiten erlebten.

Lettland prosperierte in den zwanziger Jahren des letzten Jahrhunderts, wenn auch hier die Auswirkungen der Weltwirtschaftkrise zu spüren waren. Es ist jedoch anzunehmen, dass die wirtschaftliche Situation in Richards Familie sich wenn nicht verbesserte, so doch zumindest nicht verschlechterte. Beide Elternteile waren Deutsch-Balten, es wurde eine Partnerschaft innerhalb der ethnischen Gruppierung geschlossen, was darauf

---

193 Für den deutsch-baltischen Landadel als bisherige Großgrundbesitzer jedoch ging diese Staatsgründung mit Enteignungen einher, die vielen bisher landlosen (lettischen und estnischen) Bauern die Schaffung eigener Höfe ermöglichte, was darüber hinaus die bolschewistische Radikalisierung dieser Gruppierung beendete und damit die Staaten deutlich stabilisieren konnte (vgl. Angermann 1990; Rexhäuser 1991; Schlau 1995).

194 Erst seit den 1880er Jahren – in einer Zeit beginnender nationaler Auseinandersetzungen – wurde von einigen ethnischen Deutschen, die sich bis dahin einheitlich als ›Livländer‹, ›Kurländer‹ oder auch ›Estländer‹ bezeichnet – und definiert – hatten, überhaupt der Begriff ›Balte‹ benutzt, um sich damit von der ›einheimischen‹ Bevölkerung abzusetzen. Der Begriff des ›Deutsch-Balten‹ wurde erst nach der niedergeschlagenen Revolution von 1905 zur weiteren Hervorhebung eines nationalen Elementes als solcher geprägt. Der Begriff ›Baltendeutsche‹ (analog etwa zum Begriff ›Sudetendeutsche‹) hingegen ist eine Wortschöpfung nationalsozialistischer Provenienz und soll deshalb in dieser Arbeit nicht verwandt werden.

hindeuten könnte, dass auch beide Eltern bereits aus der bürgerlichen Schicht stammten.[195] Richard hatte noch drei Brüder, jedoch ist leider nicht bekannt, wann diese geboren wurden, und damit, welche Stellung Richard in der Geschwisterreihe einnahm. Auch dieser relative Kinderreichtum[196] deutet auf eine wirtschaftlich gesicherte Existenz der Familie hin. Dr. Bernd Zeisig berichtet über die Kindheit seines Vaters:

»… aber das da hat er schon erzählt so son bisschen, die haben nahe da am Strand gelebt das is ja an der Ostsee da oben (2) und äh, da hat er schon etwas erzählt also er hatte er hat gern Posaune gespielt, war da in sonem Orchester auch, die wurden natürlich etwas, streng erzogen zu der Zeit, aber so wie erzählte also die hatten immer viel Zeit und und konnten halt zusammen Zeit verbringen also mit den Brüdern und den Verwandten, und haben dann viele Urlaube da an der See verbracht äh, und auch eben, von Freunden so, die (2) die da die Zeit auch überlebt haben, hab ich das eben so gehört also dass das eigentlich ne schöne Zeit für die war, obwohl es son bisschen fremd auch klingen mag das der Deutsche in soner (2) es war früher ja Deutschland auch ja, sehr deutsch geprägt aber es lebten da ja auch Letten also hauptsächlich sogar, die Balten das war schon sone besondere Gruppe da ja, die mussten dann ja wurden zwangsumgesiedelt dann auch, die mussten alle weg da …« (9/1–13).

In diesem Zitat wird einerseits die oben aufgestellte Hypothese plausibilisiert, dass Richards Familie in wirtschaftlich guten Verhältnissen lebte. Gerade die erwähnten Urlaubsreisen an die See, die in den zwanziger Jahren keineswegs ein Massenphänomen (vgl. Bajohr 2003), sondern neben Aristokratie und ›Geldadel‹ nur einer kleinen (gut-)bürgerlichen Schicht vorbehalten waren, deuten darauf hin. Auch das Hobby des Vaters, das Musizieren, legt einen bildungsbürgerlichen Hintergrund nahe. Andererseits scheint für Bernd insbesondere die Möglichkeit, »viel Zeit« zu haben, ein erwähnenswertes positives Faktum zu sein, was damit erklärt werden kann, dass Zeit als ›Lebenszeit‹ für Bernd von zentraler Bedeutung ist, da er seiner Präsentation folgend das Gefühl hat, zu wenig (verbleibende) Lebenszeit zu haben.

Trotz der »*etwas strengen Erziehung*« markiert Bernd die Kindheit seines Vaters als »*schöne Zeit*« für ihn. Dabei wird aber weniger diese strenge Erziehung als möglicher Hinderungsgrund für eine glückliche Kindheit an-

---

195 Wechselten doch die Deutsch-Balten aus den unteren Sozialschichten der Gesellschaft zu Anfang des 20. Jahrhunderts häufig die Nationalität zu Gunsten Lettlands (vgl. Filaretow 1990: 74).
196 Richards Familie kann relativ zur geringen Reproduktionsrate der Deutsch-Baltischen Bevölkerung insgesamt als kinderreich bezeichnet werden (vgl. Filaretow 1990: 79).

gesprochen, sondern das Leben als Mitglied der »*besonderen Gruppe*« der »*Balten*«, die als Minderheit unter Letten lebten. Diese Einschätzung, bei der die Anmutung von ethnischer ›Unterdrückung‹ der Minderheit mitschwingt, ist vor dem Hintergrund der historischen Fakten nicht haltbar. So hat es nie – auch zu Zeiten des lettischen Nationalstaates nach 1920 – Diskriminierungen von oder gar Pogrome gegen Deutsch-Balten gegeben, war Lettland doch mit einer toleranten Minderheitengesetzgebung ausgestattet. Auch Bernds Bezeichnung der »*Umsiedlung*« der Deutsch-Balten ins Wartheland als »*Zwang*« bestätigt diese Einschätzung, warum hätte die Familie bleiben wollen, wenn es einen so einfachen Ausweg aus Lettland gegeben hat – sie hätte nicht gezwungen werden müssen. Die Erwähnung der Minderheitenposition der Deutsch-Balten durch Bernd deutet vielmehr darauf hin, dass die Betonung des besonderen Status als ethnische Minderheit dem Familiendialog über dieses Thema entspringt. Dieser erscheint damit als deutsch-national geprägt. Bernds Betonung, das Baltikum sei früher deutsch gewesen, was als Formulierung den Eindruck erweckt, als sei es ähnlich wie beispielsweise Teile Pommerns erst nach dem Zweiten Weltkrieg nicht mehr deutsches Staatsgebiet gewesen, kann ebenfalls als ein Hinweis darauf gewertet werden. Vor dem Hintergrund der bewegten Geschichte verschiedener staatlicher Vorherrschaften im Baltikum und der Tatsache, dass die betreffende Region seit dem 18. Jahrhundert zum russischen Zarenreich gehörte, deutet auch diese Betonung auf eine deutsch-national geprägte Tradierung innerhalb der Familie. Ein weiterer Hinweis erschließt sich aus Bernds Bezeichnung seiner väterlichen Verwandtschaft als »*Balten*«. Dies lässt darauf schließen, dass diese Formulierung ebenfalls in der Familie gebräuchlich war und zur klaren Kennzeichnung der ethnischen deutschen Zugehörigkeit diente (siehe Fußnote 194).

Zusammenfassend kann festgestellt werden, dass die Kindheit von Bernds Vater Richard wirtschaftlich offenbar sorgenfrei verlief und er in einer Familie aufwuchs, die höchstwahrscheinlich politisch deutsch-national, wenn nicht nationalistisch, gesinnt war. Eine Gesinnung, die sich in den politischen Kämpfen um die Vorherrschaft in Estland und Lettland bildete und die sich durch den Verlust eben dieser Vorherrschaft nochmals deutlich verstärkte, respektive radikalisierte.

Bernds Mutter – im Folgenden Rita genannt – wird 1924 in einer pommerschen Kleinstadt geboren, wo sie bis zu ihrer Flucht lebte. Bernd erwähnt die Kindheit der Mutter im Rahmen der kurzen Beschreibung einer Reise, die er mit ihr ins Baltikum und nach Polen unternommen hat:

»… wo sie ihre Kindheit, verbrachte da in Polen bin ich mit ihr mal hingefahren, und da hat man da eben auch noch son bisschen ja doch erleben können so wie halt ihre Kindheit verlaufen is sie hatte eben auch ne schöne, Kindheit eben bis ihr Vater starb, da verleben können in soner kleinen Stadt, wo sie jetz immer noch von erzählt auch …« (13/13–18).

Auch seiner Mutter – ebenso wie seinem Vater – unterstellt Bernd, eine »*schöne Kindheit*« gehabt zu haben. Vor dem Hintergrund der Tatsache, dass Ritas Vater ebenfalls Arzt war, ist auch hier anzunehmen, dass die Familie in wirtschaftlich gesicherten Verhältnissen gelebt hat. Sicherlich werden sie in einer »*kleinen Stadt*«, wie es Bernd beschreibt, zur ›besseren‹ Gesellschaft gehört haben. Auch erscheint damit Ritas Besuch eines Gymnasiums und der Beginn eines höheren Bildungsweges gesichert. An einer anderen Stelle im Interview beschreibt Bernd die Landschaft, in der seine Mutter aufwuchs, als idyllisch. Insgesamt zeichnet Bernd von beiden elterlichen Kindheiten ein Bild von Unbeschwertheit und Sorglosigkeit. Hier lässt sich die Lesart formulieren, dass in Bernds Vorstellung ein Leben ohne Verantwortung für andere gar nicht anders sein kann als eben ›schön‹. Auch gerade die mangelnde Vorstellung von der Endlichkeit des Lebens scheint für ihn eine Voraussetzung, um unbeschwert und glücklich zu leben. Diese Lesart wird dadurch zusätzlich plausibilisiert, dass Bernd den Tod seines Opas als Endpunkt der schönen Kindheit der Mutter benennt. Jedoch ist über die mütterliche Familie zu wenig bekannt, als dass sich hier eindeutige Lesarten herauskristallisieren würden. Die Tatsache aber, dass Bernd mir nicht mehr erzählt hat, deutet meines Erachtens darauf hin, dass er über die mütterliche Seite weniger Kenntnis hat, was dafür spricht, dass ihre Kindheit und Jugend im familialen Dialog weniger präsent war als die des Vaters. Bernds Formulierung »*wo sie ihre Kindheit, verbrachte da in Polen*« könnte ein Hinweis darauf sein, dass er diese Lücken mit eigenen Vokabeln füllt, oder aber darauf, dass innerhalb der familialen Gespräche hierüber das Bemühen darum besteht, sich einer politisch korrekten Sprache zu bedienen (Polen und nicht Pommern). Dies steht in auffälligem Gegensatz beispielsweise zur Bezeichnung der väterlichen Familie als »*Balten*«.[197]

---

[197] Auch erzählt Bernd, seine Mutter habe in ihrem kleinen Dorf von der nationalsozialistischen Judenverfolgung »*nichts mitbekommen*«. Es ist somit anzunehmen, dass die nationalsozialistischen Verbrechen zwischen Mutter und Sohn thematisch waren. Anders als im familialen Diskurs über die väterliche Herkunftsfamilie, der vermutlich viel ausführlicher war, aber offenbar eher dem Verdecken als dem Öffnen diente.

Auch Bernds Mutter wurde – wie bereits ausgeführt – offenbar in eine gutbürgerliche Familie hineingeboren, die keine wirtschaftliche Not litt. Leider lässt sich über die politische Gesinnung im Elternhaus wenig aussagen.

Die väterliche Familie wurde 1939, wie annähernd alle deutsch-baltischen Einwohner Lettlands und Estlands, in den so genannten ›Warthegau‹ umgesiedelt.[198] Der ›Warthegau‹ sollte als Experimentierfeld für die Schaffung und Gestaltung der Annexion und Besiedlung weiter im Osten Europas liegender Gebiete dienen und kann damit als Beispiel nationalsozialistischer ›Volkstumspolitik‹ betrachtet werden.[199] Die Ansiedlung ethnisch-deutscher Bevölkerungsgruppen aus der Sowjetunion geschah nach der massenhaften Ermordung der einheimischen (polnischen und jüdischen) Bevölkerung oder deren Vertreibung in das so genannte ›Generalgouvernement Warschau‹ (vgl. Alberti 2006). Wo genau die väterliche Familie im ›Warthegau‹ angesiedelt wurde, ist nicht bekannt. Überall jedoch nahmen die deutsch-baltischen Umsiedler, die im Gegensatz zu den Umsiedlern aus den anderen Gebieten der Sowjetunion eben nicht vorwiegend Landwirte waren, wiederum zentrale Positionen im öffentlichen Leben, der Verwaltung, der Industrie und im Dienstleistungssektor ein. Trotz der wirtschaftlichen Verluste durch die Umsiedlung gelang es ihnen damit sehr schnell, wieder eine ähnliche Oberschichtenposition zu erreichen, wie sie sie in ihren Heimatländern eingenommen hatten.

Dies kann auch für Bernds Familie angenommen werden. Trotz dieser berechtigten Annahme und der vermuteten weltanschaulichen Übereinstimmungen mit der deutschen Politik in dieser Zeit und deren Zielen stellte die Umsiedlung mutmaßlich eine tiefgreifende Zäsur im Leben der Familie dar. So bringt sie die Erfahrung mit sich, als einzelner Mensch Nationen und politischen Systemen gegenüber ausgeliefert zu sein. Der Einzelne ist vor diesem Hintergrund unwichtig und vollständig entbehrlich. Als Reaktion auf diese Ohnmachtserfahrung ist entweder eine noch

---

198 Die Umsiedlung wurde in einem geheimen Zusatzabkommen zum deutsch-sowjetischen Nichtangriffspakt am 23.8.1939 festgelegt. Das Baltikum wurde der Sowjetunion ›zugeschlagen‹. Der Nichtangriffspakt und die Festlegung der deutschen und sowjetischen Einflussgebiete in Osteuropa waren die Voraussetzung für den deutschen Überfall auf Polen und damit für die Entfesselung des Zweiten Weltkrieges durch das Deutsche Reich (vgl. Kinder und Hilgermann 1986: 197 f.).

199 Dafür spricht auch, dass Heinrich Himmler (›Reichsführer SS‹) ursprünglich nur nationalsozialistische Politiker und SS-taugliche Jugendliche aus den baltischen Staaten umsiedeln wollte (vgl. Filaretow 1990: 90).

weiter gehende Integration in eine (in diesem Fall ethnische) Gruppierung zu erwarten oder demgegenüber eine radikale Oppositionshaltung, gepaart mit dem Versuch, sich der Situation beispielsweise durch Auswanderung zu entziehen. Für Richards Familie ist eher Ersteres anzunehmen. Nach der abgeschlossenen Umsiedlung werden drei von vier Söhnen der Familie – auch Richard – zum Kriegsdienst eingezogen. Bernd berichtet darüber:

»… aber er [mein Vater; N.W.] hat das eher, ziemlich verdrängt ja und, er war ja so aufgewachsen in dieser Zeit auch ähm ja so Antikommunismus und, die Mutter hat sozusagen drei Söhne verloren sozusag noch in en zwei im Kriege einer is so gestorben er [mein Vater; N.W.] war der Einzige der dann überlebte und und auch n ganz der eine is sozusagen der eine Sohn noch acht ein Monat vor Kriegsende ging der noch in Krieg nach Slowenien und die Mutter hat das immer irgendwie unterstützt so weil das immer gegen den Bolschewismus ging, bis zum Ende und äh, na ja sie sachte das musste sein, und irgendwie so (2) aber da war natürlich eigentlich schlimm für die Familie und auch sicherlich dann für meinen Vater (2) […] das warn ja junge Männer so Mitte zwanzig so was, und die hatten ja auch ne schöne Kindheit verlebt und äh, und durch diesen ganzen Krieg kam da alles durcheinander und, ja (3) das war für die Mutter die verlor ja dann ihren Mann ja auch im- im Krieg also und dann eben die drei Söhne, da war natürlich mein Vater schon ne wichtige Bezugsperson auch« (8/16–30).

Es ist nicht bekannt, ob Richard und seine Brüder bei der Wehrmacht oder der Waffen-SS gedient haben. In Anbetracht der hier sehr deutlich werdenden politischen Haltung innerhalb der Familie, aber auch als Ausdruck des Gedankens, als ›Balten‹ einer elitären Gruppe anzugehören, erscheint eine SS-Mitgliedschaft jedoch nicht unwahrscheinlich.[200] Insgesamt irritiert die Tatsache, dass Bernd über das Leben der Familie im ›Warthegau‹ nichts berichtet. Es ist anzunehmen, dass er hierüber wenig weiß. Das würde wiederum die Annahme begründen, dass über diesen Abschnitt innerhalb der baltischen Verwandtschaft nicht viel gesprochen wird, gerade, weil Bernd an anderer Stelle die jährlichen Verwandtschaftstreffen erwähnt, an denen er regelmäßig teilnimmt. Dazu passt auch, dass Bernd weder Todeszeitpunkt (er vermutet 1941) noch Todesursache des Großvaters väterlicherseits und eines von dessen Söhnen angeben kann, was in erheblichem Widerspruch dazu steht, dass er in der obigen Textstelle den Zeitpunkt

---

200 Filaretow (1990: 105) schreibt dazu, dass man von den Umgesiedelten das aktive Bekenntnis zum politischen System erwartete und dass dies »den baltischen Umsiedlern keine große Schwierigkeiten« bereitet hätte. Als Beleg führt er an, dass »1941 fast 40 Prozent aller über 18 Jahre alten Deutsch-Balten Mitglieder der SA, SS, NSKK oder NSKF waren«.

und den Ort angibt, an dem ein anderer seiner Onkel fiel, und an weiterer Stelle dasselbe auch über den zweiten gefallenen Onkel anführen kann. Ob der Großvater im Krieg war oder weiter als Arzt gearbeitet hat, bleibt genauso im Dunkeln wie die Person des Bruders des Vaters, der »*so gestorben*« ist. Der Soldatentod ist somit offenbar durchaus innerhalb der Familie Thema, das (vielleicht zivile) Leben im Wartheland hingegen bleibt unerwähnt. Dichter werden Bernds Erzählungen erst wieder von dem Zeitpunkt an, an dem sein Vater 1948 aus der russischen Kriegsgefangenschaft nach Westdeutschland kommt, als einziger männlicher Überlebender seiner Herkunftsfamilie.

Im obigen Zitat entschuldigt Bernd seinen Vater, dessen Leben durch den Krieg »*durcheinander*« gebracht worden sei, aber auch dessen Mutter, die Mann und Söhne verloren habe. Dem Vater schreibt er dabei keinerlei eigene Aktivität, sondern ein bloßes Reagieren innerhalb der schwierigen Umstände zu. In Abgrenzung zur erneuten Bezeichnung der väterlichen Kindheit als »*schön*« präsentiert Bernd das Leben des Vaters hier – egal ob »*schön*« oder »*durcheinander*« – als fremdbestimmt. Die Großmutter hingegen, die er als den Kriegseinsatz der Söhne unterstützend skizziert, hätte eine antikommunistische Haltung eingenommen, was einerseits sicherlich dem familialen Sprachgebrauch entspricht,[201] Bernd darüber hinaus aber auch erspart, sie als Nationalsozialistin zu bezeichnen, was höchstwahrscheinlich eher seiner Einschätzung von der politischen Haltung der Großmutter entspräche. Die seiner Meinung nach offenbar weniger ›schlimme‹ Charakterisierung seiner Großmutter als Antikommunistin dient Bernd erneut zur Entschuldigung des Vaters, der sich bis zu ihrem Tod um die Mutter kümmerte, sich somit vermutlich auch nie von deren politischen Ansichten distanzierte. Ganz abgesehen davon, dass auch die ausschließliche Zuschreibung einer nationalsozialistischen Haltung zur Großmutter Bernd davor bewahrt, hinterfragen zu müssen, welche Haltung sein Vater in diesem Zusammenhang einnahm, und vielleicht auch, was dieser, seine Brüder oder der gemeinsame Vater im Krieg getan haben. Darüber hinaus

---

201 ›Antikommunismus‹ als Bezeichnung für eine politische Haltung ermöglichte sicherlich nach 1945 einerseits Kontinuität – man musste nicht vollständig mit der politischen Haltung der vergangenen zwölf Jahre brechen –, andererseits war es aber möglich, beispielsweise das rassistische oder antisemitische Gedankengut der nationalsozialistischen Ideologie zu leugnen. Dies ermöglichte für den Einzelnen die Aufrechterhaltung psychischer Balance bzw. die Reduzierung von Dissonanzen, gleichzeitig befand man sich in Bezug auf die eigene politische Haltung erneut in einer komfortablen Mehrheitsposition in der westdeutschen Nachkriegsgesellschaft.

reduziert Bernd durch die von ihm vertretene Hypothese der väterlichen Fremdbestimmtheit das, was seine Familienmitglieder – insbesondere aber sein Vater – möglicherweise getan haben, zur Reaktion auf den Zwang, dem sie ausgesetzt gewesen seien.

Der Vater überlebt als einziger Mann seiner Familie. Zum einen bedeutet dies für ihn große Verantwortung, nicht nur für die Mutter, zum anderen wird er sich vermutlich die Frage stellen, warum ausgerechnet er überlebt habe. Er allein ist übrig, er muss etwas ›aus seinem Leben machen‹, die Familientradition weiterführen und alle familialen Aufträge erfüllen.

Über das Leben seiner Mutter während der Zeit des Zweiten Weltkrieges erzählt Bernd:

»... (3) sie musste in den Arbeitsdienst halt um- als Schwester so arbeiten (2) ähm, sie hatte immer nie so (2) Verständnis gehabt das die die (3) ja das die Deutschen so verteufelt wurden ja das sie hat zwar, gesehen das der Krieg von Hitler und so geführt wurde, aber sie lebte irgendwie in ner ganz anderen Welt also die hat (2) ähm diese ganzen Sachen KZ Geschichten also auch alles viel später erst erlebt und so, sie war (2) ((räuspert sich)) (1) eigentlich so ganz ähm (2) ja (4) wie auch normal aufgewachsen selbst in diesen Jahren ja, und äh (2) ja (2) fand das dann so schlimm, es- das Deutschland letzten Endes so so bestraft wurde, das diese ganzen deutschen Gebiete halt weg sind und so also ihre Heimat auch (2) jo (6) ...«(19/12–19).

Auch seine Mutter wird durch Bernd gerechtfertigt, sie habe in ihrer »*anderen Welt*« gelebt und von den Gräueltaten der Deutschen nichts gewusst, nichts wissen können. Jedoch spricht er hier im Gegensatz zu der Schilderung beim Vater deutlich an, dass seine Mutter eine Meinung vertritt, die wenig mit Schuldanerkenntnis und viel mit der ihr unverständlichen Bestrafung Deutschlands zu tun hat. Eine Meinung, von der Bernd sicher annimmt, dass ich sie nicht teile. Trotzdem hat er keine Scheu, sie vorzubringen, was darauf hindeuten könnte, dass sein Rechtfertigungsbedarf hier deutlich geringer ist. Wie auch an anderer Stelle im Interview offensichtlich wird, hat er über politische Themen und Haltungen häufig mit seiner Mutter gesprochen und sicher auch kontrovers diskutiert. Zwar bediente sie sich dabei offenbar der holzschnittartigen Argumentationslinien, ›Wir haben nichts gewusst.‹ und ›Hitler hat den Krieg geführt.‹, trotzdem erscheint es so, als habe Bernd nicht den Bedarf, das Thema oder ihre Meinung dazu zu verbergen.

Wie auch die Mutter des Vaters flieht Rita mit ihren Eltern kurz vor Ende des Krieges vor dem Vormarsch der sowjetischen Streitkräfte nach Westdeutschland. Es ist anzunehmen, dass Rita hier ihre schulische Ausbildung fortsetzt und vermutlich ein ›Notabitur‹ ablegt. Im Anschluss daran beginnt sie ein Medizinstudium in Münster, wo sie heute wieder lebt. Richard, der 1948 auch nach Deutschland zurückkehrt, nimmt ebenfalls ein Medizinstudium dort auf. Bernds Eltern lernen sich an der Universität kennen. Nach Abschluss ihres Studiums heiraten sie und ziehen in die kleine süddeutsche Stadt um, in der auch Bernds älterer Bruder und er selber geboren werden. Richard arbeitet hier in einer Klinik, Rita hingegen beendet ihre Erwerbstätigkeit mit der Geburt ihres ersten Kindes.

Arzt, Arztfrau, Arztkinder

Bernd wird 1956 in dieser kleinen süddeutschen Stadt geboren, lebt dort aber nur etwas über drei Jahre und erinnert sich seiner Angabe nach an nichts aus diesen ersten Jahren. Unabhängig von seinen Erinnerungen kann jedoch die Hypothese aufgestellt werden, dass die Familie in wirtschaftlich gesicherten Verhältnissen lebt. Darüber hinaus wird den Söhnen innerhalb der Familie eine geschlechtstypische Rollenverteilung vorgelebt. Nichts Ungewöhnliches in den 1950er Jahren, aber vor dem Hintergrund der akademischen Ausbildung der Mutter wird diese Geschlechtstypik noch auffälliger, da berufliche Karriere hier offenbar ausschließlich durch Geschlechtszugehörigkeit und nicht etwa durch den Grad beruflicher Bildung bestimmt wird. Es ist davon auszugehen, dass die beiden Söhne vor allem von ihrer Mutter betreut werden und der Vater deutlich weniger im Familienleben präsent ist, gerade auch, weil er als Arzt in einem Krankenhaus sicher im Schichtdienst arbeitet.

Vor dem Hintergrund der Schichtzugehörigkeit der Familie und der nun bereits mindestens zwei Generationen anhaltenden ›Medizinertradition‹ werden die Eltern von beiden Söhnen zumindest den Statuserhalt, wenn nicht gar – wenigstens von einem von beiden – die Fortsetzung der beruflichen Tradition erwarten. Dieser Auftrag wird jedoch höchstwahrscheinlich insbesondere an den älteren Sohn herangetragen, so dass Bernd mutmaßlich weniger Erwartungen von Seiten der Eltern ausgesetzt ist und mehr Entscheidungsfreiheit bekommen wird.

1959 zieht die Familie nach Franken, wo der Vater eine hausärztliche Praxis eröffnet. Man bezieht ein großzügiges Einfamilienhaus. Kurze Zeit später kommt Bernds jüngster Bruder zur Welt. Er ist das letzte Kind, das den Eheleuten geboren wird. Der Vater verlor drei seiner Brüder in der Zeit des Zweiten Weltkrieges, nun hat er genau drei Söhne bekommen. Eine mögliche Lesart ist, dass der Vater seinen erlittenen Verlust, aber auch den seiner Mutter, durch die eigenen Nachkommen ausgleicht. Damit kommt er seiner Verantwortung nach, die Familie aufrechtzuerhalten. Für seine Söhne, die damit durch ihn funktionalisiert werden, bedeutet dies, dass ihnen einerseits ebenfalls Verantwortung für die Weitergabe von Familientraditionen übertragen wird, andererseits aber auch, dass sie vermutlich vielfach als ›Symbole‹ für die toten Brüder betrachtet werden und in ihrer Individualität weniger Beachtung finden können.

Bernd als mittlerer Sohn hat dabei – wie bereits angedeutet – höchstwahrscheinlich weniger Verantwortung für die Erfüllung der väterlichen Aufträge zu tragen, was ihm größere Freiräume eröffnet, andererseits wird ihm damit von Seiten des Vaters auch weniger Aufmerksamkeit zuteil. Es ist anzunehmen, dass sich auch die Mutter in dieser Phase eher um den neugeborenen dritten Sohn kümmert, so dass Bernd auch von ihr weniger Beachtung finden kann. Damit nimmt er in der Geschwisterreihe für die Eltern – zumindest in dieser Zeit – die ›unwichtigste‹ Position ein. Er wird voraussichtlich lernen, dass er etwas ›Besonderes‹ tun muss, um ähnlich viel Aufmerksamkeit zu erhalten wie die Brüder.

Bernd erzählt nur sehr wenig über seine Kindheit und Jugend, in der folgende Passage, die am Beginn seiner biographischen Selbstpräsentation steht, argumentiert er:

»… (3) ja wir sind da also, in soner Art heilen Welt aufgewachsen mit äh, zwei Brüdern hab ich einen älteren einen jüngeren und ähm, meinen Vater hab ich immer als sehr, ja engagiert erlebt als Arzt (1) auch natürlich sehr viel gearbeitet und meine Mutter hat dann hauptsächlich die Erziehung übernommen //hmhm// und äh, ja wir hatten einfach da ne gute Kindheit würd ich sagen als auch wir hatten relativ n großes Haus mit n Garten und konnten immer Freunde empfangen ja, …« (1/32–2/3).

Auch sich selber bescheinigt Bernd – wie bereits oben gezeigt auch seinen Eltern –, eine »*gute Kindheit*« in einer »*heilen Welt*« gehabt zu haben. Was hier jedoch fehlt, und dies wiederholt sich einige Minuten später im Interview, ist die Schilderung von Emotionen gegenüber den anderen Familienmitgliedern. Die »*heile Welt*« besteht somit wohl in erster Linie aus günstigen Umständen, wie etwa einem großen Haus. Auch unterscheidet sich die Bezeichnung »*gut*« für eine Kindheit deutlich von deren Bezeichnung als

»*schön*«, wie sie Bernd für die Kindheit des Vaters gebrauchte. Auch ›gut‹ deutet hier eher auf ›gute Umstände‹ (Haus, Garten, Taschengeld) hin denn auf schöne Gefühle. Auch legt ›gut‹ eher nahe, dass Bernd hier nicht aus seiner subjektiven Perspektive spricht, sondern eine distanzierte Sicht einnimmt und vor diesem Hintergrund abwägt, was in der allgemeinen Vorstellung als ›gute Kindheit‹ zu gelten habe.

Bernd führt seinen Vater als Arzt ein, der in seinem Beruf sehr engagiert gewesen sei; er habe sehr viel gearbeitet. Auch diese Beschreibung des Vaters wiederholt sich im Interview mehrfach. Der Vater tritt mit einer Ausnahme nur als ›Arzt‹ in den Erzählungen auf. Die Hypothese, dieser habe recht wenig Zeit mit seinen Kindern verbracht, plausibilisiert sich. Bernd benutzt die Bezeichnung »*engagiert*«, die positiv konnotiert ist, da er seinen Vater offenbar für sein mangelndes ›Engagement‹ seiner Familie gegenüber rechtfertigen muss. Es ist ihm nicht möglich, den Vater hierfür zu kritisieren, da dieser sich für die Versorgung seiner Familie ›aufgeopfert‹ hat. Bernd führt an, der Vater starb, bevor er meinte, es sich leisten zu können, beruflich kürzerzutreten. Erneut scheint hier auch Bernds Rechtfertigungsstrategie für den Vater durch, wie sie bereits bezüglich dessen Soldatenzeit anzunehmen war: den Vater, der ›fremdbestimmt‹ durch – in diesem Fall wirtschaftliche – Zwänge nur so handeln konnte, wie er es tat, auch wenn er damit seiner Frau und seinen Kindern, Bernds Ansicht nach, wahrscheinlich zu wenig Aufmerksamkeit zukommen ließ.

Betrachtet man nun Bernds Position innerhalb der Familie und folgt der Hypothese, dass er mutmaßlich von den drei Brüder die wenigste Aufmerksamkeit bekommen hat, so muss er – genau wie der Rest der Familie – nun auch noch hinter den Patienten zurückstehen. Bernd sagt:

»... also er hat eben da wirklich für seine Patienten so gelebt einfach auch, und und war halt immer ansprechbar ...« (9/28–29).

Bernd erzählt dies im Zusammenhang eines Gespräches, das er einmal mit der Sprechstundenhelferin in der väterlichen Praxis geführt habe. Er fragte diese, warum der Vater so oft nachts zu Patientinnen und Patienten müsse. Für ihn war der Vater offenbar nicht direkt ansprechbar, zwar hat er sich – Bernds Darstellung folgend – für seine Familie aufgeopfert, aber gelebt hat er für die Patientenschaft. Schon als Kind ist Bernd vermutlich klar, dass er diese Karitas für die Patienten nicht kritisieren darf.

Bernds Beschreibung seiner Mutter, die »die Erziehung übernommen« habe, erscheint auch eher nüchtern. Hier wurden offenbar anfallende Aufgaben erledigt, Mütterlichkeit oder emotionale Verbundenheit hingegen lassen sich in Bernds Worten an dieser Stelle nicht auffinden. Bernds Darstellungsweise verändert sich jedoch im Laufe des Interviews, insbesondere, wenn er über seine Beziehung zur Mutter nach dem Tod des Vaters berichtet. Das legt die Hypothese nahe, dass der Vater trotz seiner häufigen physischen und wohl auch emotionalen Abwesenheit das Familienleben deutlich dominierte, alle sich nach seinen Wünschen zu richten hatten.

Die Erwähnung der Freunde im vorletzten Zitat lässt erahnen, dass Bernd sich außerhalb des Elternhauses Anschluss gesucht und diesen auch gefunden hat, um die ›Aufmerksamkeitslücke‹, in der er sich offenbar befand, zu schließen. Hier nutzt er die sich im Elternhaus bietenden Möglichkeiten des eigenen Zimmers, was die oben genannte Hypothese unterstreicht, dass es sich bei der »*heilen Welt*« seiner Kindheit insbesondere um die äußeren Lebensumstände handelte. Die familiale Leere, die innerhalb dieser Rahmenbedingungen verbleibt, wird durch Bernds Schilderungen im Interview fast greifbar, was die Lesart nahelegt, dass Bernd seine Kindheit oder zumindest das Zusammenleben mit den Eltern vermutlich nicht so ›gut‹ erlebt hat, wie von ihm angegeben. Gerade auch, weil er im Interview stets darum bemüht ist, sein gesamtes Leben vor der Niederlassung – privat und beruflich – als viel freier, viel besser und schöner darzustellen als das, welches er heute lebt.

Bernd besucht zunächst die Grundschule an seinem Wohnort. Auch wenn er hierzu nichts erzählt, kann doch angenommen werden, dass er und seine Brüder als Söhne des lokalen Arztes eine besondere Position gegenüber den anderen Kindern eingenommen haben. Einerseits, weil man bei und mit ihnen aufgrund der wirtschaftlichen Ausstattung der Familie vielleicht viel und neues Spielzeug benutzen konnte.[202] Aber andererseits auch, weil vermutlich alle Kinder und deren Eltern den Vater kannten, der, wie Bernd später im Interview erzählt, bei seinen Patientinnen und Patienten sowie in der gesamten Kleinstadt sehr beliebt und angesehen war. So war es möglicherweise für alle Brüder schwierig, sich bei ihren Freunden auch einmal über den Vater oder beide Elternteile zu beschweren. Stets waren sie aber auch ›Aushängeschilder‹ des Vaters, alles, was sie ›angestellt‹ hätten, wäre negativ auf den Vater zurückgefallen, der als selbstständiger Arzt wirtschaftlich auf einen guten Leumund angewiesen war. Somit be-

---

202 So erwähnt er explizit eine Tischtennisplatte, die bei den Eltern im Keller gestanden habe. An dieser habe er mit seinen Brüdern und Freunden häufig gespielt. Keiner seiner Freunde habe sonst eine solche Platte gehabt.

stimmt der Vater nicht nur Bernds Leben innerhalb der Familie, sondern auch darüber hinaus. Gleichzeitig ist es für Bernd nie ohne Gewissensbisse möglich, enttäuscht oder wütend darüber zu sein, dass der Vater sich so selten Zeit für die Familie nimmt, geschweige denn, dies gegenüber irgendeiner anderen Person aus seinem Umfeld zu äußern. Dies führt vielleicht dazu, dass Bernd in diesen Situationen dachte, nicht der Vater mache etwas ›falsch‹, sondern er selber sei derjenige, der unberechtigterweise negative Gefühle diesem gegenüber hege.

Nach der Grundschule wechselt Bernd auf ein Gymnasium in der nahegelegenen Kreisstadt. Auch dies erwähnt er nur en passant:

»... dann, zum Gymnasium später nach [Name der Kreisstadt; N.W.], das war eine Stadt ja mit etwa 20.000 Einwohnern, bekannt auch als großer Bundeswehrstandort //hmhm// und das war also auch eine Prägung die Bundeswehr, ...« (1/27–29).

Warum erwähnt Bernd bei dieser Stadt die Anzahl der Einwohner? Im Laufe des Interviews werden von ihm diverse Städte namentlich bezeichnet, ohne jedoch nochmals auf deren Einwohnerzahl zu sprechen zu kommen. Im Vergleich mit seiner Heimatgemeinde ist die Kreisstadt deutlich größer. Im Gymnasium erlebt er vermutlich erstmals eine Situation, in der nicht sofort alle Mitschüler/-innen wissen, dass Bernd der Sohn des Arztes ist, was ihm die Möglichkeit eröffnet, aus dieser festgefügten Rolle in seiner bisher vollständig vom Vater definierten Welt auszubrechen. Vielleicht ist er hier auch nicht mehr der Einzige mit einem bestimmten Spielzeug, was auch die Zweifel beseitigen könnte, ob die Freunde deshalb mit ihm spielen oder weil sie ihn mögen. Die Umschulung auf das Gymnasium bringt für ihn damit höchstwahrscheinlich deutlich mehr Handlungsmöglichkeiten und Unabhängigkeit vom Elternhaus mit sich. Diese größere Freiheit könnte jedoch auch mit Ablehnung durch Gleichaltrige einhergehen, die er vermutlich innerhalb seines Heimatortes nicht kennen gelernt hatte. Aber auch mit solcher Ablehnung wird seine Welt insgesamt deutlich vielfältiger, da er neben mehr Handlungsmöglichkeiten auch differenziertere Handlungsnotwendigkeiten erfährt.

Bernd erwähnt im obigen Zitat, dass die Kreisstadt als »*großer Bundeswehrstandort*« bekannt sei. Auch sein Heimatort war geprägt vom Militär:

»... na ja es war so das, der Ort eigentlich ringsherum, von Bundeswehr geprägt is durch die Truppenübungsplätze ne und, man hörte so auch immer das Schiessen der Panzer, also wir ham das weil wir da aufgewachsen sind kaum mitbekommen aber meine Eltern oder meine Mutter insbesondere hatte dadurch auch eben schwere Schlafstörungen bekommen, und hatte sich auch immer an Krieg erinnert gefühlt wenn wenn diese Schüsse kamen, und äh, ja, Soldaten waren in der Praxis ja wurden geröngt auch bei meinem Vater äh, es gab die so genannte Nato-Strasse mit, ganz vielen Kneipen ja das Soldatenheim n Puff war also in der unmittelbaren Nähe bei uns, also das, äh, und sicherlich auch, Gewalt also steht dann in der Zeitung auch irgendwelche Messerstechereien und solche Sachen (2) ja und das war einfach für mich ähm, doch so (2) widerlich irgendwo …« (17/26–18/2).

Es mutet verwunderlich an, dass der Vater, der selber fünf Jahre als Soldat am Zweiten Weltkrieg teilgenommen hat und im Anschluss daran weitere drei Jahre in Kriegsgefangenschaft verbrachte, einen Praxisstandort in unmittelbarer Nähe eines sehr großen Truppenübungsgeländes auswählte, sich selbst und seiner Familie die permanente – zumindest akustische – Anmutung von Kriegshandlungen aufbürdet und diesen Standort auch dann nicht aufgibt, als seine Frau beginnt, unter Schlafstörungen und später unter schweren Depressionen zu leiden. Vielleicht möchte der Vater die Erinnerungen an den Krieg aufrufen oder wachhalten, vielleicht eine wie auch immer geartete Schuld abarbeiten,[203] dies kann hier jedoch nicht aufgeklärt werden, Hypothesen darüber erscheinen zu spekulativ. Festzustellen bleibt jedoch, dass der Vater sich hier gegen die Gesundheit seiner Frau entscheidet, obwohl sicher die Möglichkeit bestanden hätte, den Praxisstandort an einen ruhigeren Ort zu verlegen, was die Hypothese plausibilisiert, dass es irgendetwas gab, was dem Vater keine Ruhe ließ, ihm wichtiger war als die (psychische) Gesundheit der eigenen Ehefrau. Dies bleibt natürlich auch Bernd nicht verschlossen, und es stellt sich die Frage, welche Erklärungen er für dieses Handeln des Vaters bildet. Sicher wird auch er in Richtung einer väterlichen ›Schuld‹ spekuliert haben; in Verbindung mit der mangelnden Möglichkeit, den Vater zu befragen, dem apologetischen Diskurs in der väterlichen Familie und der vermutlich bestehenden Wut auf den Vater, weil er die Mutter einer derartigen Belastung aussetzt, kann sich daraus in Bernds Vorstellung ein Bild des Vaters als Soldat herstellen, der in verbrecherische Taten verwickelt war.

---

203 Der Vater war im Russlandfeldzug der deutschen Wehrmacht aktiv. Damit ist es nicht unwahrscheinlich, dass er auch an deren Kriegsverbrechen teilgenommen oder zumindest davon gewusst hat, wenn er nicht sogar Mitglied der Waffen-SS war, was seine Beteiligung an Kriegsverbrechen hochgradig wahrscheinlich werden ließe. Waren es doch Staffeln der Waffen-SS, die beim deutschen Vormarsch nach Osteuropa Massentötungen der einheimischen Bevölkerung durchführten. Darüber hinaus stellte die Waffen-SS das gesamte Personal in den Konzentrationslagern, von den Lagerleitern bis zu den Wachmannschaften.

Bernd bezeichnet die Militärpräsenz in seinem Alltagsleben und die damit einhergehenden Umstände wie Gewalt und Prostitution als »*widerlich*« für ihn. Diese Formulierung fällt als sehr scharf auf, impliziert sie doch die (körperliche) Empfindung von Ekel, und es stellt sich die Frage, ob diese starke Empfindung wirklich ausschließlich durch die Sichtbarkeit von beispielsweise Prostitution ausgelöst wurde, könnte man doch insbesondere von Kindern und Jugendlichen vielleicht sogar eher neugierige Faszination erwarten?! Auch erscheint die Bezeichnung ›widerlich‹ nicht erst aus Bernds Gegenwartsperspektive heraus entstanden zu sein, da hier Emotionalität transportiert wird, die in der Gegenwart keinen Anlass mehr hat.

Bernd bezieht die Bezeichnung ›widerlich‹ zwar vermeintlich ausschließlich auf das Bordell oder die Gewalttaten unter den Soldaten, jedoch wird deutlich, dass er nicht zwischen den einzelnen Soldaten, die vielleicht ›widerlich‹ handeln, und der Institution Militär – in diesem Fall Bundeswehr und Nato-Truppen – unterscheidet. Auch diese Betrachtung scheint eher Bernds damaliger Perspektive zu entstammen, da er als Erwachsener sicher in der Lage ist, zwischen individuellem Fehlverhalten und institutionellem Rahmen zu differenzieren. Es sei denn, er ist heute der Meinung, das Militär bringe diese ›widerlichen‹ Geschehnisse unvermeidlich mit sich oder sie gar erst hervor. Der einzelne Soldat hätte dann nur sehr wenige Möglichkeiten, sich gegen diese ›Verrohung‹ zur Wehr zu setzen. Vielleicht ist das tatsächlich seine politische Auffassung, aber würde er dies dann nicht mit anderem Vokabular äußern und eben nicht auf die Prostitution als Begleiterscheinung abheben?

Unter Abwägung der genannten Lesarten erscheint mir die Hypothese am plausibelsten, die davon ausgeht, dass die starke Emotion, die durch das Wort ›widerlich‹ transportiert wird, sich bereits in Bernds Kindertagen bildete und nicht ausschließlich durch seine konkreten Erfahrungen mit den Begleiterscheinungen der Truppenpräsenz in seinem Heimatort hervorgerufen wurde. Trotzdem trägt diese Emotion bis heute sicher zu seiner politischen Ablehnung des Militärs bei.

Wie wurde dann die Tatsache innerhalb der Familie thematisiert, dass auch sein Vater »*bei dem Verein*« war, wie Bernd an anderer Stelle die Bundeswehr bezeichnet, wenn doch das Militär im Alltagsleben so präsent war und so starke Emotionen bei Bernd hervorrief? Auch in dieser Hinsicht provoziert der Vater geradezu die Konfrontation mit der eigenen (militärischen) Vergangenheit. Bernd berichtet über Fragen, die er an den Vater gestellt hat, dieser habe jedoch insgesamt nur wenig darüber gesprochen, da er ein sehr »*wortkarger Mensch*« gewesen sei. Bernds Fantasien zum Leben des Vaters als Soldat im Krieg blieb somit viel Raum. Wie konnte Bernd die Sicht auf seinen Vater als engagierten Arzt mit der Vorstellung von ihm als verrohtem Soldaten synthetisieren? War Bernd auch von seinem Vater als Soldat ›angewidert‹, ohne die Möglichkeit zu haben, vom Vater Antworten auf seine Fragen zu erhalten? Mit zunehmendem Alter und sicher auch zunehmendem Wissen um die Verbrechen der deutschen Armee im Zweiten Weltkrieg werden Bernds Fragen sicherlich immer drängender, damit wird aber auch das Schweigen des Vaters für Bernd immer schwieriger hinzunehmen. Der Vater macht sich gleichsam immer ›verdächtiger‹, da Bernd sich höchstwahrscheinlich irgendwann auch die Frage stellt, was der Vater verschweigen will. Gleichzeitig schafft er sich über die pauschale Annahme, Militär bringe gewalttätige oder eben ›widerliche‹ Handlungsweisen hervor, gegen die sich der Einzelne nicht wehren kann, eine ›Rechtfertigung‹ des Vaters. Erneut zeigt sich hier das Thema ›Fremdbestimmung‹ des Vaters, der sich gegen die Umstände eben nicht zur Wehr setzen kann.

Bestimmte der Vater einerseits höchstwahrscheinlich das Familienleben fast vollständig und beeinflusste er das Leben der einzelnen Familienmitglieder in der heimatlichen Kleinstadt auch über die Mauern des Elternhauses hinaus, so erzeugte er andererseits mit dem Umzug in eine derart militärisch geprägte Umgebung, dass auch die Mitglieder seiner Familie dauerhaft mit der Kriegsvergangenheit konfrontiert wurden. Als zentrales Moment der Auseinandersetzung mit der Vergangenheit – und möglicherweise der Bearbeitung von eigener ›Schuld‹ – kann seine ärztliche und damit karitative Tätigkeit angesehen werden. Der Vater provozierte darüber hinaus durch seine Konfrontation mit der Vergangenheit auch Auseinandersetzungen mit seiner Frau und seinen heranwachsenden Söhnen. Durch sein Schweigen festigt er einerseits seine mächtige Position, andererseits werden seine Familienmitglieder so gezwungen, einen individuellen Umgang mit dieser Situation zu finden.

Pubertät, Toleranz, Selbstmordgedanken

War Bernds Vater innerhalb des Familienlebens sehr zentral und orientierte sich Bernd nach seinem Wechsel auf das Gymnasium auf gleichaltrige Freunde – vermutlich um sich, wie bereits herausgearbeitet werden konnte, einerseits Zuwendung und Aufmerksamkeit zu sichern, und andererseits auch, um sich dem Einfluss des Vaters zumindest partiell zu entziehen und sich neue Handlungsmöglichkeiten zu erschließen – so stellt sich die Frage, welche Position Bernds Mutter innerhalb der Familie einnahm und wie sich ihre Beziehung zu Bernd darstellte. Auf meine Aufforderung hin, er möge mir noch etwas mehr über seine Mutter erzählen, berichtet Bernd:

»… (2) ja ich meine also ich hab die Mutter immer so als (2) äh die (1) erlebt die sozusagen den Haushalt die Erziehung managte, uns eben (2) ja mit uns eben Schularbeiten gemacht hat äh (1) äh uns sozusagen, da- da versorgt hatte und was eben für uns oder für mich eben auch schön war das sie sozusagen das wir n offenes Haus hatten ja das sie, viele Freunde von von von uns, also mir und meinen Brüdern kannte ja und, die dann auch immer mit versorgt hatte, sei es an Geburtstagen oder sonstigen Feiern, wir hatten son Hobbyraum wo wir auch richtig feien konnten später also auch etwas heftiger ((lacht)) (3) wo dann (1) unsere Eltern das auch genauso mitbekamen da was dann auch alle irgendwelche Drogen so im Spiel waren, und Alkohol und so, aber da warn sie sehr tolerant ja, also das hab ich an ihnen sie- se- ihr sehr geschätzt, ja das sie immer zu uns stand …« (11/32–12/8).

An Bernds Präsentation ist insbesondere auffällig, dass er am Anfang des Zitates offenbar nach Worten suchen muss, er macht viele Pausen, benutzt verbale Füllsel. Was er dann sagt, stellt die Mutter nur in Relation zu ihm und seinen Brüdern oder als Teil des Elternpaares dar. Dabei wird anfänglich Bernds Wortwahl seinem anzunehmenden Impetus, etwas Positives zu sagen – wie ihm das in der Folge dann gelingt –, nicht ganz gerecht.

Zunächst beginnt Bernd erneut, die Mutter nur als Gestalterin seiner »*guten*« Kindheit zu beschreiben, sie »*managed*« Haushalt und Erziehung und schafft damit den positiven Kontext, den Bernd im Vorfeld als »*gute*« Kindheit markiert hat. Damit hebt er ihre Position nicht gegen die des Vaters heraus, der mit seiner Arbeit die äußeren Umstände schafft, innerhalb derer die Mutter dann ihren Teil leistet. Sie »*versorgt*« ihre Söhne und hilft ihnen zum Beispiel bei den Schularbeiten, damit insbesondere Bernd und sein älterer Bruder, die beide keine guten Schüler waren, trotzdem ›mitkommen‹ konnten. Im Verlauf der Beschreibung jedoch wird seine Rede deutlich engagierter und flüssiger, und er hebt insbesondere hervor, wie »*schön*« er es erlebt habe, dass sein Elternhaus ein »*offenes*« gewesen sei und dass seine Mutter viele seiner Freunde kannte. Zwar wurden diese dann auch »*mitversorgt*«, trotzdem scheint hier durch, dass seine Mutter für ihn augenscheinlich nicht nur die Gestalterin des ›Drumherum‹ war, sondern an seinem Leben teilhatte und sich für ihn und seine Brüder interessierte. Dies unterschied sie offenbar deutlich vom Vater. Es drängt sich auf, dass Bernd mit der dann folgenden Erwähnung der Toleranz beider Elternteile die vorteilhafte Hervorhebung der Mutter auszugleichen bemüht ist, wie er es auch an anderen Stellen im Interview versucht. Am Ende des Zitates verspricht er sich erneut mehrfach und wechselt zwischen »*ihnen*« und »*ihr*«, bevor er dann sagt, er habe es sehr an ihr geschätzt, dass sie immer zu ihren Söhnen gestanden habe. Er lässt jedoch offen, wem gegenüber dieser Beistand nötig war. Erneut irritiert hier der Gegensatz zwischen dem großen Kompliment an seine Mutter »*sie stand immer zu uns*« und der Formulierung, dies habe er sehr »*geschätzt*«.

Warum gelingt es Bernd offenbar nicht, etwas eindeutig Positives über seine Mutter zu sagen? Warum muss er dies stets verbal und damit auch emotional abschwächen? Hier bieten sich zwei mögliche Erklärungsstränge an, die meines Erachtens im Zusammenspiel dazu führen. Augenscheinlich hat Bernd einerseits große Schwierigkeiten, seine Mutter in Relation zum Vater vorteilhaft hervorzuheben. Vermutlich geschieht dies in der Annahme, dass alles, was über ein Elternteil gesagt wird, in seinem Fehlen in der Beschreibung des zweiten Elternteiles besonders auffällt oder sogar als implizites Zutreffen des Gegenteils gehört wird. Führt man sich den Satz »*sie stand immer zu uns*« nochmals vor Augen, so wird dies ganz deutlich. Stand der Vater nicht zu ihnen? Aufgrund der vermeintlichen Aufopferung des Vaters für die Familie und dessen frühen Todes möchte Bernd aber annähernd jede negative oder kritische Bemerkung über seinen Vater vermeiden. Darüber hinaus spielt sicherlich sein Erleben in der Gegenwart eine große Rolle, auch er hat zum Zeitpunkt des Interviews kleine Kinder, auch er hat – genau wie sein Vater – sehr wenig Zeit für seine Familie. Alles, was er diesbezüglich am Handeln des Vaters kritisiert, muss er auch auf sich selber beziehen. Ebenso ist sicherlich die Vorstellung nicht schön für Bernd, dass er es unter Umständen versäumt, eine innige Beziehung zu seinen Kindern aufzubauen, und dass seine Frau diesen viel näher steht. Noch weiter gedacht, kann daraus ebenfalls eine Wut auf seine Ehefrau entstehen, die ihn zum allein verantwortlichen Ernährer der Familie gemacht hat und dafür auch noch mit der Liebe und Nähe der Kinder belohnt wird.

Vor dem Hintergrund der sehr bedeutenden Hinderungsgründe, die Bernd davon abhalten, etwas uneingeschränkt Positives über seine Mutter zu sagen, spricht das von ihm dann doch Geäußerte dafür, dass er eine liebevolle Beziehung zu seiner Mutter unterhielt und vermutlich das Gefühl hatte, sich stets auf diese verlassen zu können. Lenkt man den Blick dann auf die oben aufgestellte Hypothese, dass Bernd als mittleres Kind vermutlich weniger Aufmerksamkeit von der Mutter erhielt als sein jüngster Bruder, so musste er stets darum bemüht sein, im Wettstreit um die Zuwendung der Mutter erfolgreich zu sein.[204]

Seine Freunde und das gemeinsame Feiern, wie bereits im obigen Zitat von Bernd angeführt, spielen für ihn in der Pubertät offenbar eine sehr wichtige Rolle. Das Elternhaus bietet Bernd und seinen Brüdern dafür gute Möglichkeiten, es wird ihnen augenscheinlich viel Spielraum eingeräumt.

»… und das die sich halt immer wohl gefühlt haben bei uns so die Freunde und äh, das man da die Möglichkeiten hatte sich auch zurückzuziehen in in mein Zimmer und so, also (2) ja und das wir eben auch früh schon, schon weggehen konnten also, bis spät in die Nacht, also bis eins mit dreizehn Jahren und so, wo man heute denkt da hätte man sehr viel Angst glaub ich …« (15/23–28).

Auch in diesem Zitat macht Bernd nicht deutlich, warum sich die Freunde in seinem Elternhaus wohl gefühlt haben. Es ist anzunehmen, dass die Mutter dafür in nicht unerheblichem Maß verantwortlich war, da das Haus und die Versorgung der Söhne doch in ihrem Aufgabenbereich lagen. Auch wurden die Jugendlichen von der Mutter ›in Ruhe gelassen‹, was, genau wie das Zulassen von Alkoholkonsum und des Ausgehens bis in die Nacht, sehr viel Vertrauen in die Söhne voraussetzte.

Kommt man nochmals auf die weiter oben zitierte Aussage zurück, in der Bernd behauptete, insbesondere die Nebenerscheinungen der Soldatenanwesenheit in seiner Heimatstadt seien ihm ›widerlich‹ gewesen, und verknüpft dies mit seiner Aussage, er habe bereits sehr früh die Möglichkeit gehabt, bis in den späten Abend hinein auszugehen, was auch die Nutzung dieser Möglichkeit impliziert, so wird die oben aufgestellte Hypothese plausibilisiert, dass nicht das konkrete Handeln der einzelnen Soldaten ihm ›widerlich‹ war. Es war vermutlich in der heimatlichen Kleinstadt und auch in der nahegelegenen Kreisstadt, in der Bernd das Gymnasium besuchte, unmöglich, der Begegnung mit den Soldaten zu entgehen. Auch sie werden

---

204 Der jüngste Bruder erscheint in Bernds Ausführungen zu seiner Kindheit an keiner Stelle, obwohl er nur vier Jahre jünger ist. Dies kann als Zeichen für Bernds Eifersucht betrachtet werden. Die Tatsache, dass die Mutter nach dem Tod des Vaters ihren Wohnort nach Münster verlegt, wo der jüngste Bruder damals ein Studium aufnahm, deutet ebenfalls auf eine sehr enge Beziehung zwischen den beiden hin – Bernd hingegen entschließt sich erst im Nachhinein, ebenfalls in dieser Stadt ein Studium aufzunehmen.

mit Sicherheit die Freizeitangebote – Kneipen und Musiklokale – für junge Leute frequentiert haben. Wenn dies Bernd so ›widerlich‹ war und er auch daheim die Möglichkeit hatte, Freunde einzuladen und Partys zu veranstalten, warum sollte er sich dann dem ›Widerlichen‹ aussetzen?

Auffällig ist innerhalb des obigen Zitates, dass Bernd die von ihm gelobte Möglichkeit, lange auszubleiben, die ihm und seinen Brüdern durch die Eltern geboten wurde, nicht unter geschlechtstypischen Gesichtspunkten hinterfragt oder zumindest in diesem Zusammenhang betrachtet. Die Toleranz der Eltern – wie sich im Folgenden aber zeigen wird, eher die mütterliche Toleranz – ist höchstwahrscheinlich auch darauf zurückzuführen, dass sie Söhnen – und nicht Töchtern – gegenüber an den Tag zu legen war. Trotz Bernds politisch links-liberaler Positionen und seines vielfältigen Engagements spielt die Geschlechterfrage für ihn offenbar keine Rolle. Dies kann einerseits aus seiner politischen Sozialisation in den späten 1960er und frühen 1970er Jahren resultieren, die größtenteils vor dem Beginn der zweiten Frauenbewegung stattfand.[205] Andererseits liegt es aber auch nahe, dass Bernd die Vorteile, die ihm als Jungen und später als Mann erwuchsen, aus seiner Gegenwartsperspektive heraus nicht ins Kalkül ziehen, geschweige denn positiv erwähnen kann, da er sich heute in einer ›verantwortlichen Männerrolle‹ als Ehemann, Vater und Familienernährer sieht, die ihm aus verschiedensten Gründen nicht behagt. Die ihn bedrückenden Rollenerwartungen, die er selber an sich stellt, überlagern damit das sicherlich vorhandene Wissen über und Empfinden der Rollenmöglichkeiten, die das Mannsein innerhalb unserer Gesellschaft mit sich bringt.

Zur Frage der Toleranz der Eltern äußert sich Bernd in der Folge des obigen Zitates ausführlich:

»… na ja ich denke das liegt auch so in deren, also mein Vater hatte da vielleicht etwas weniger Verständnis der wurde noch sehr streng, erzogen meine Mutter natürlich auch ja also für meinen Vater war das manchmal n Problem auch und zuviel, Toleranz […] aber meine Mutter war da irgendwie, halt offener, und äh schon vielleicht auch ein bisschen was Erziehung betraf son bisschen, da auch, mit der Zeit mitgegangen also hatte auch, mehr erlebt also, wie wir aufwachsen, also diese ganze 68er Protestbewegung konnte sie in bisschen, mehr nachvollziehen als mein Vater teilweise, also dieser Punkt ging denk ich mehr von meiner Mutter aus, also, und das hat sie einfach durch uns gelernt auch durch die Freunde und so also

---

[205] Innerhalb der 1968er Bewegung, auf die sich Bernd mehrfach als für ihn relevant bezieht, wurde die ›Frauenfrage‹ als ›Nebenwiderspruch‹ als eher mäßig relevant erachtet.

> sie is natürlich auch anders aufgewachsen früher und, also sie is als Jugendliche mit 20 das war halt die Kriegsjahre ja da musste sie auch arbeiten Arbeitsdienst uns solche Sachen, aber da, denk ich hat sie wirklich durch uns und unsere Freunde das so, entwickelt auch ne (4) ja und das meine Mutter, also auch immer Wert drauf legte das, äh, das wir uns wohl fühlten […] (3) ja (4) also mit meinem Vater hatte (oder ich) mehr schon Probleme in der Pubertät gehabt ja, lange Haare so was is ((lacht)) da hatte er nich so Verständnis für …« (15/30–16/16).

Bernd benennt in diesem Zitat eindeutig, dass aus seiner heutigen Sicht und – wie anzunehmen ist – auch schon aus der damaligen Perspektive, seine Mutter der tolerantere Elternteil war. Erneut fällt aber bereits im ersten Satz auf, dass Bernd sehr bemüht darum ist, den Vater nicht zu beschuldigen oder sich über ihn zu beschweren. Er sagt, sein Vater habe nur »*etwas weniger Verständnis*« für die Söhne aufgebracht als die Mutter, was bei dem folgenden großen Lob für die Mutter immer noch eine für den Vater vorteilhafte Beschreibung darstellt. Bernd erklärt das geringere Verständnis seines Vaters mit der von ihm erlebten strengen Erziehung, erkennt aber sehr schnell, dass dies für eine Rechtfertigung des Vaters nicht ausreicht, da ihn dies nicht von der Mutter unterscheidet. In der Folge erklärt Bernd die größere Toleranz der Mutter damit, dass diese das Aufwachsen ihrer Kinder und die gesellschaftlichen Umstände, in denen dieses erfolgte, »*mehr mitbekommen*« habe als der Vater. Zwar bezeichnet er die Mutter als ›offener‹, jedoch erklärt er diese Offenheit damit, dass sie von den Söhnen und deren Freunden gelernt habe. Im Umkehrschluss dient dies erneut zur Rechtfertigung des Vaters, der aufgrund seiner ›aufopferungsvollen‹ Haltung in der Verantwortung für seine Familie nicht die Möglichkeit hatte, etwas ›mitzubekommen‹. Hat sich die Mutter aus seiner Sicht weiterentwickelt, so schildert Bernd den Vater implizit als statisch in den Erziehungsvorstellungen seiner Kinder- und Jugendzeit verharrend. Verblüffend mutet es diesbezüglich an, dass Bernd innerhalb des obigen Zitates dann kein Beispiel aus der Jugend des Vaters anführt, das erklären könnte, welche Bedingungen seiner Jugend eben dazu geführt haben könnten. Stattdessen erwähnt er den Arbeitsdienst der Mutter, was deren Weiterentwicklung noch stärker pointiert und damit Bernds Anliegen, den ›Verständnisunterschied‹ zwischen Mutter und Vater so gering wie möglich darzustellen, konterkariert. Man könnte hingegen eher erwarten, dass er ein Beispiel aus der Jugend des Vaters beibringt, um den Vater zu rechtfertigen. Oder würde die Erwähnung der väterlichen Ausgangsposition aus vermutlich nationalistischem, konservativem Elternhaus und Wehrmacht (oder gar Waffen-SS) das statische Verharren des Vaters in einer solchen

Haltung diesen nicht sogar noch deutlicher beschuldigen oder verurteilen? In einem solchen Fall würde die aus Bernds Äußerungen durchscheinende konservative (aber harmlose) Position des Vaters mindestens jeglichen Rechtfertigungscharakter verlieren. Die Erklärung der mangelnden väterlichen Toleranz durch sein ärztliches Engagement und sein Eingebundensein hingegen ermöglicht seine annähernd uneingeschränkte Rechtfertigung und Entschuldigung nicht nur für das väterliche Handeln innerhalb der Familie, sondern ebenso für seine oben implizit deutlich werdende Missbilligung der ›68er Bewegung‹, die sich ja insbesondere kritisch mit dem Handeln der väterlichen Generation während des Nationalsozialismus beschäftigte und dazu beitrug, das gesamtgesellschaftliche Tabu der Auseinandersetzung mit diesem Teil der deutschen Geschichte in der Bundesrepublik zu brechen. Dass Bernds Vater die Auseinandersetzung mit dem eigenen Handeln in der Vergangenheit durch sein großes berufliches Engagement vielleicht aktiv verhindern wollte, erscheint für Bernd offenbar nicht denkbar, passt dies doch keineswegs in sein eigenes Empfinden von Unfreiheit und drückender Verantwortung durch seine Rolle als Ehemann, Vater und Arzt. Auch seine eigenen aktiven Entscheidungen werden im Interview größtenteils durch Bernd negiert.

Wie nahm er die Eltern und die Unterschiede in ihrem Handeln jedoch als Jugendlicher wahr? Es ist sehr wahrscheinlich, dass Bernd damals noch nicht die Notwendigkeit sah, den Vater zu rechtfertigen. Wie das unten stehende Zitat zeigt, gab es einige scharfe Auseinandersetzungen mit dem Vater. Dieser handelte offenbar als Familienvater keineswegs so aufopfernd und verständnisvoll wie in seiner Berufsrolle als Arzt. Vielmehr kann die Lesart formuliert werden, dass der Vater bestrebt war, mit Strenge und Autorität ›seine‹ Familie zu regieren. Die Mutter hingegen hat Bernds Aussage zufolge »*Wert darauf gelegt, dass wir uns wohl fühlten*«, ein Anliegen, das der Vater offenbar nicht teilte. Sie war damit in eine vermittelnde oder ausgleichende Rolle gedrängt – quasi als ›Puffer‹ zwischen Vater und Söhnen. Erinnert man sich darüber hinaus daran, dass die Mutter an ihrem Wohnort aufgrund der starken Lärmbelästigung durch die Schießübungen der Panzer auf dem Truppenübungsplatz unter starken Schlafstörungen gelitten hat, so erscheint auch ihr ›Wohlfühlen‹ dem Vater nicht von großem Wert.

Bernd schildert eine Auseinandersetzung mit dem Vater, die sich an Bernds – dem Vater damals zu langen – Haaren entzündete. Bernd ist inzwischen 15 Jahre alt.

»... ja also ich war also er hat dann (5) meistens so das über meine Mutter dann ausgetragen so auch wenn er wirklich nich einverstanden war und, dann Druck gemacht hat das ich da irgendwie zum Frisör und er konnt es nich nachvollziehen das das für mich ganz wichtig war irgendwie, da so rumzulaufen, also das war so so schlimm auch das ich so beinah dachte Mensch (2) ja (2) das (2) dann werd ich mich vielleicht irgendwann mal umbringen oder was, also so tief war dann ja, das Unverständnis von da ja (2) das verging dann natürlich irgendwann wieder ne, aber es, es gab dann in diesen, Jahren also 13 bis 16 rum, hab ich dann doch auch ziemlich losg- oder innerlich son bisschen etwas, losgelöst hatte von den Eltern ...« (16/18–27).

Bernd spricht hier von Selbstmordgedanken, was mich nach dem bisher im Gespräch Gehörten sehr überraschte und erschreckte. Bernds Bemühen, den Vater als etwas konservativ und doch tolerant darzustellen, hat bis zu dieser Stelle im Interview offenbar gewirkt. Bernd berichtet hier nicht bloß von ›wenig Verständnis‹, sondern von »*tiefem Unverständnis*« des Vaters, was den Sohn betraf. Bernd war es vermutlich wichtig, »*so rumzulaufen*«, weil die langen Haare einerseits seine Zugehörigkeit zu einer bestimmten Jugendkultur anzeigten und damit über eine bloße pubertäre Rebellion hinaus auch als politisches Zeichen gegen die älteren Generationen mit ihren Wertvorstellungen gewertet werden konnten. Andererseits war es Bernd auch unabhängig davon wichtig, da es innerhalb seines Freundeskreises höchstwahrscheinlich en vogue war und die Freundschaften für ihn große Relevanz besaßen. Wie bereits deutlich wurde, stellte das Zusammensein mit den Freunden für Bernd einen großen Freiraum dar, der ihn dem Dunstkreis des väterlichen Einflusses entzieht, der aufgrund der besonderen väterlichen Stellung in der Kleinstadt sogar über die Mauern des Elternhauses hinaus reicht.

Aber kann eine solche Auseinandersetzung, wie sie Anfang der 1970er Jahre sicher in vielen bundesdeutschen Familien stattfand, wirklich ausreichen, um Selbstmordgedanken auszulösen? Wie unglücklich muss Bernd gewesen sein, wie unverstanden und missachtet muss er sich gefühlt haben, wie eingegrenzt und kontrolliert, um diese Episode im Interview zu erzählen, in dem er sonst stets darum bemüht ist, den Vater zu entschuldigen? Bernd spricht im obigen Zitat davon, der Vater habe »*Druck gemacht*«, »*wenn er wirklich nicht einverstanden war*«. Das lässt zwar einerseits die Möglichkeit offen, dass er auch Verschiedenes toleriert hat, andererseits verdeutlicht es aber auch, dass der Vater, anders als Bernd bisher zu vermitteln suchte, keineswegs wenig von seiner Familie mitbekommen hat. Darüber hinaus setzte er offenbar die Maßstäbe fest, an denen sich seine Kinder – und vermutlich auch seine Frau – zu orientieren hatten, und kontrollierte deren Einhaltung genau. Die Vermittlung seiner Wünsche überließ er dabei jedoch offensichtlich seiner Frau. Mit diesem Umweg entstand für die Söhne wahrscheinlich einerseits große Unsicherheit, welche Vorstellungen der Vater genau von bestimmten Dingen hatte, andererseits wird die Maßregelung nicht durch eine damit einhergehende Zuwendung vom Vater abgeschwächt. Die Söhne sind ihm so viel Aufregung offenbar nicht wert oder sie werden sich zumindest so gefühlt haben. Auf das Verhältnis zur Mutter hat sich deren ›Botschafterinnenrolle‹ jedoch scheinbar nicht negativ ausgewirkt, diese wollte ja immerhin, dass die Söhne sich ›wohlfühlen‹.

Bernds Bericht über seine Selbstmordgedanken endet mit der Schlussfolgerung, er habe sich in dieser Zeit von den Eltern »*losgelöst*«. Neben der wiederholten Relativierung der Formulierung (»*ziemlich*«, »*son bisschen etwas*«) schließt er hier jedoch erneut die Mutter mit ein, womit er die Verantwortung für die ›Loslösung‹ auf beide Eltern verteilt und den Vater damit abermals entschuldigt.

In der auf das obige Zitat folgenden Sequenz führt Bernd die ›Frisörgeschichte‹ nochmals etwas ausführlicher aus, es habe ein »*Donnerwetter*« gegeben, sein Vater habe von ihm gefordert, am nächsten Tag zum Frisör zu gehen. Bernd spricht hier von einer »*bedrohlichen Situation*«, die dieser Streit mit dem Vater für ihn gewesen sei. Trotz der erwähnten Bedrohung gibt es im ganzen Interview keinerlei Hinweise darauf, dass der Vater – oder auch die Mutter – Bernd oder seine Brüder jemals geschlagen hätten. Bernds ›Unglück‹ in dieser Zeit resultiert somit vermutlich nicht aus Angst vor körperlicher Gewalt.

Bernd fasst auch hier wieder zusammen:

»… [unser Vater; N.W.] hatte kein Verständnis gehabt für so (2) unser Leben (7) also da war das so da, das das er halt seine Arbeit machte …« (17/1–2).

Hier liegt, so die plausibelste Lesart, der Grund für das Unglück, das Bernd in dieser Zeit empfindet. Der Vater war stets abwesend, er hat sich nicht wirklich für das Leben der Söhne interessiert und es in den allermeisten Fällen nicht einmal für nötig befunden, die Jungen persönlich zu maßregeln. Andererseits hat er aber klare Vorstellungen davon gehabt, wie seine Söhne zu sein hätten, und rigide versucht, diese Vorstellungen durchzusetzen, wobei deren Ansichten ihm unwichtig, wenn nicht gar falsch und verurteilenswert erschienen. Die Formulierung, die Bernd hier wählt, stellt die große Distanz zwischen Vater und Sohn dar, die der Vater offenbar nur überbrückt hat, um Bernd und seine Brüder in die von ihm festgelegten Schranken zu weisen. Bernd hingegen konnte diese Distanz seinerseits nicht überbrücken.

Andere Menschen begleiten = sich selber weiterentwickeln

1973 – Bernd ist inzwischen 18 Jahre alt und steht kurz vor dem Abitur – absolviert er ein fünfwöchiges Schulpraktikum als Pflegehelfer in einem Krankenhaus. Nachdem er kurz über die Umstände dieses Praktikums berichtet hat, erzählt er:

»… ich weiß eben noch wie ich gleich am zweiten Tach ja von der Oberschwester in son Zimmer geschickt wurde dass ich da bei diesem Menschen Patienten bleiben sollte und als ich drin saß war mich klar dass der irgendwie am Sterben war //Hmh// und äh, ja das war für mich da eben sehr, ja sehr nahegehend weil ich nicht wusste wie ich mich da jetzt verhalten sollte //Hmh// eigentlich ich wusste nur ich sollte da bleiben aber was soll ich tun und so und habe dann dem halt Händchen gehalten und ähm, ähm ja einfach nur dagesessen der war also auch nicht mehr bei Bewusstsein //Hmh// und das hatte mich also dann gedanklich auch immer wieder beschäftigt also dass ich da eigentlich etwas unvorbereitet drauf war //Hmh// und ähm aber letztenendes das das für mich ne wichtige Erfahrung war den Menschen sterben zu sehn Tod is ja immer was was man sehr verdrängt in unser Gesellschaft …« (32/21–31).

Tod und Sterben werden im Interview von Bernd in verschiedenen Kontexten immer wieder thematisiert. Dies ist einerseits aus seiner Gegenwartsperspektive heraus zu erklären, in der es ihn stark beschäftigt, wie viel Zeit ihm selber noch bleibt, da sowohl sein Vater als auch beide Großväter bereits um das sechzigste Lebensjahr herum starben. Wie viel Zeit ihm vor allem in ›Freiheit‹, wenn die Kinder groß sind und er nicht mehr arbeiten muss, noch bleibt, oder ob sein Leben in eben dieser Freiheit nicht schon und für immer beendet ist.

Daneben belastet Bernd seine Abwesenheit beim Tod des Vaters offenbar bis heute. Die oben geschilderte Szene stellt deshalb meines Erachtens eine Art Blaupause dafür dar, wie er sich den Abschied vom Vater im Nachhinein wünschen würde, wie es hätte sein können, vielleicht sein sollen. Sein auch später im Interview von ihm geschildertes Bemühen um respektvollen und zugewandten Umgang mit seinen sterbenden Patienten erscheint vor diesem Hintergrund wie eine Wiedergutmachung dessen, was er in Bezug auf den Vater offenbar versäumt hat.

Bernds Schulpraktikum als Krankenpflegehelfer deutet bereits darauf hin, dass er sich beruflich ebenfalls im medizinischen Bereich orientieren möchte. Jedoch wählt er statt einer ebenfalls möglich erscheinenden Hospitation in der Praxis des Vaters oder eines seiner Kollegen den pflegerischen Bereich aus. Hier zeigt sich im Allgemeinen, was in der obigen Szene im Besonderen abzulesen ist: Bernd wendet sich dem Sterbenden vorsichtig und empathisch zu, er begleitet ihn und lässt sich auch von der eigenen Hilflosigkeit nicht abschrecken. Für ihn stand offenbar im Vordergrund, dass sich der Sterbende in seinen letzten Stunden ›wohlfühlte‹, dabei stellte er seine eigenen Bedürfnisse zurück. Damit folgt er in gewisser Weise dem beispielhaften Handeln der Mutter innerhalb seiner Herkunftsfamilie. Die Arbeit in der Pflege hat einen die Patienten versorgenden Schwerpunkt, ähnlich umfassend wie der der geschlechtsstereotypen mütterlichen/weiblichen Rolle innerhalb einer Familie. So ist der Beruf der Krankenschwester ein ›Frauenberuf‹, 1974, als Bernd sein Praktikum machte, noch in viel stärkerem Maß als heutzutage.

In Bernds Darstellung steht für ihn der Mensch mit seinen Bedürfnissen im Vordergrund und nicht etwa, wie durchaus denkbar, die Erkrankung, an der der Patient starb, oder eine Beschwerde darüber, als Praktikant einer derart überfordernden Situation ausgesetzt worden zu sein. Auch dies erinnert an seine Darstellung des mütterlichen Handelns, die sich auf ihn, seine Brüder und seine Freunde eingestellt hat.

Mit dem Praktikum und in noch stärkerem Maß mit seiner Wehrdienstverweigerung und der dem Abitur folgenden Ausbildung zum Krankenpfleger distanziert sich Bernd von der ihm innerhalb seiner Familie durch den Vater vorgelebten ›Männerrolle‹. Ob Bernd so handelte, um sich noch weiter von der Person seines Vaters zu distanzieren oder sich demgegenüber der Mutter anzunähern, kann hier nicht beantwortet werden.

Kriegsdienstverweigerer, Weltenbummler und Krankenpfleger

1974 macht Bernd Abitur, wie er selber sagt, mit einer »*eher mäßigen*« Durchschnittsnote. In dieser Zeit erhält er den Musterungsbescheid und verweigert den Wehrdienst. Um seine Anerkennung als Wehrdienstverweigerer zu erlangen, muss Bernd sich einer ›Gewissensprüfung‹ in einer mündlichen Verhandlung unterziehen.[206] Er ›besteht‹ die Prüfung, wie er im Interview betont, als einer von nur zweien aus seinem gesamten Abiturjahrgang. Er berichtet davon, stolz gewesen zu sein, und dieser Stolz ist

---

[206] Zu Wehrdienstverweigerung und Zivildienst sowie zu deren gesellschaftlicher Bedeutung siehe Patrick Bernhard (2005).

ihm noch bis in die Interviewsituation hinein anzumerken. Als Begründung für seine Entscheidung nennt er, wie oben bereits ausführlich beschrieben, die Erfahrungen in seinem Wohnort, die ihn sehr geprägt hätten. Ebenfalls konnte im Vorhergehenden bereits herausgearbeitet werden, dass dieser von Bernd angeführte Grund für ihn eher ein leicht vermittelbares Argument darstellt, aber als allein entscheidend nicht angesehen werden kann. Vielmehr wendet sich Bernd gegen eine ›Verrohung‹ durch den Militärdienst, und es ist darüber hinaus anzunehmen, dass das (von ihm vermutete) Handeln und die Erfahrungen des Vaters bei dessen Einsatz im Zweiten Weltkrieg für Bernd hier bedeutsam werden. Er möchte nicht den Spuren des Vaters folgen, sondern sich sowohl in seinem Handeln als auch in seinen politischen Ansichten vom Vater unterscheiden.

Wie wurde innerhalb der Familie über Bernds Entscheidung zur Kriegsdienstverweigerung gedacht:

»… und, na ja ich war zu der Zeit ja auch schon bereits Kriegsdienstverweigerer ja und äh das war in so´nem kleinen Ort natürlich auch nicht immer so ((holt zischend Luft)) populär zu der Zeit und meine Eltern haben das letztenendes auch mit unterstützt ja auch gerade von ihren Eltern her oder auch von meiner Vaters Seite her der ja viele im Krieg verloren hatte die Brüder und ähm, der eben auch ähm, großes Verständnis war jetzt wenn man sagt ne ich mach bei so nem Laden nicht mit der vielleicht in nem Krieg verwickelt wird (3) ja sie musste quasi denke ich auch offen sein für so ganz unterschiedliche Entwicklungen …« (29/11–18).

Bernd beschreibt die Reaktion seiner Eltern als »*letztenendes*« unterstützend, was darauf hindeutet, dass zunächst höchstwahrscheinlich keine Einigkeit über Bernds Entscheidung bestand. Bernd hebt insbesondere den Vater hervor, der »*großes Verständnis*« gehabt habe. Vor dem Hintergrund des mangelnden Verständnisses für das gesamte Leben der Söhne – wie es Bernd vielfach beklagt – überrascht dies doch sehr. Bernd führt hier insbesondere die Großeltern an und die Brüder des Vaters, die ihr Leben im Krieg verloren. Auch dies überrascht, da Bernd seine Großmutter väterlicherseits an anderer Stelle als bis zu ihrem Lebensende von der Notwendigkeit des Krieges als ›Verteidigung gegen den Bolschewismus‹ überzeugt beschreibt. Der stärkste Zweifel an Bernds Darstellung der Unterstützung auch durch den Vater wird jedoch durch seinen letzten Satz im obigen Zitat genährt, hier sagt er: »*ja sie musste quasi [...] auch offen sein*«. Bernd spricht so von einer weiblichen Person, die offen sein musste. Auch mehrmaliges Anhören der entsprechenden Stelle der Bandaufnahme macht aus einer einzelnen Person – höchstwahrscheinlich der Mutter – nicht mehrere. Damit wird der Vater hier eindeutig ausgeklammert. Erneut deutet sich an, dass Bernd den Vater in Schutz nimmt, gerade vor dem Hintergrund, dass Bernd sicher annimmt, ich als Interviewerin finde seine Entscheidung, den Wehrdienst zu verweigern, gut und unterstützenswert.

So drängt sich erneut die Lesart auf, dass offenbar doch nicht beide Eltern in gleicher Weise verständnisvoll waren, sondern dass vermutlich erneut die Mutter Bernd in seinem Anliegen unterstützt hat. Trotzdem lässt der Vater es geschehen, was auch damit erklärt werden kann, dass Bernds älterer Bruder zu diesem Zeitpunkt bereits seinen Wehrdienst absolvierte. Diese Tatsache ist es auch, die Bernd andeutet, als er davon spricht, sie musste sich auf verschiedene Entwicklungen einstellen. Der älteste Sohn erfüllt offenbar die Anforderungen des Vaters, was Bernd größeren Spielraum in seinen Entscheidungen eröffnet.

Geht man in der Interpretation noch weiter, so könnte es sogar sein, dass Bernds Mutter sich eher bemühen musste, offen für die Entscheidung des ältesten Sohnes zu sein, den Wehrdienst abzuleisten. Sie hätte es vielleicht sogar lieber gesehen, wenn auch dieser verweigert hätte. Dafür spricht auch, dass Bernd an anderer Stelle im Interview berichtet, dass seine Mutter gemeinsam mit ihm an Demonstrationen gegen den so genannten NATO-Doppelbeschluss Anfang der 1980er Jahre teilgenommen hat, wobei sie sich deutlich pazifistisch positioniert habe.[207] Folgt man dieser Annahme, so könnte Bernds Wehrdienstverweigerung auch als ein Versuch seinerseits gewertet werden, der Mutter näher zu rücken. Die Distanz zum Vater hingegen wird damit vermutlich wenn nicht größer, so doch zumindest nicht kleiner.

Diese Distanz wird in der Folge auch räumlich sehr groß, da Bernd nach dem Abitur für etwa ein halbes Jahr nach Asien reist. Diese Reise, ursprünglich nur für zwei Monate geplant, wird von ihm deutlich verlängert. Bernd berichtet ausführlich über diese Reise, und ähnlich wie bei den noch folgenden Darstellungen seiner weiteren Auslandsaufenthalte wird seine Erzählung lebhafter, seine Miene hellt sich deutlich auf. Offenbar erinnert er sich gerne an diese Zeiten:

»... für mich war das halt ne Gelegenheit äh, ja ich bin da so richtig auf den Geschmack gekommen auf ne fremde Kultur [...] da: mich auch letztenendes weiter zu lösen von zu Hause also, ich hatte dann gesehen eben dass mein älterer Bruder der war eben zu Bundeswehr da- damals gegangen der kam dann jedes Wochen-

---

[207] Zum NATO-Doppelbeschluss und den gesellschaftlichen Diskussionen aus dieser Zeit siehe zum Beispiel Alfred Mechtersheimer (1981).

ende nach Hause irgendwie //Hmh// und konnte es= alles öde und äh ich war einfach fasziniert von von dem was ich da erlebt habe so an, ja an an Landschaft an äh auch an Art von Menschen ja die so bisschen lockrer in dem Sinn leben wie diesem Menschen dem da ne Insel gehörte der einfach nur so lebt einfach ja ...« (28/3–11).

Bernd spricht von einer Gelegenheit, die er ergreift. Eine Gelegenheit, die ihm, so erzählt er an anderer Stelle, insbesondere von seiner Mutter geboten wird, die seine Reisen stets befürwortete und ihn dazu ermunterte. Auch finanziell sei er großzügig unterstützt worden. Es ist wohl davon auszugehen, dass das Geld, das Bernd für seine Reisen bekam, in erster Linie aus dem Einkommen des Vaters stammte, auch wenn Bernd selber hin und wieder jobbte. Er versäumt es hier, dies lobend hervorzuheben und den Vater damit ähnlich positiv wie seine Mutter darzustellen, was sonst sein Bemühen ist. Das macht deutlich, wie selbstverständlich es für Bernd ist, Geld von den Eltern zu bekommen, Geld zu haben.

Beide Eltern ermöglichen es Bernd somit, diese lange Reise zu unternehmen, relevant für ihn ist aber vermutlich nur das Interesse der Mutter, mit der er in regem Briefkontakt steht. Erneut festigt Bernd damit die Beziehung zur Mutter, fast ist es so, als belohne sie ihn für die Wehrdienstverweigerung. Dieser Zusammenhang wird sogar von Bernd im obigen Zitat aufgemacht. Er lernt fremde Kulturen kennen, wie es die Mutter wohl gern auch getan hätte, wie Bernd an anderer Stelle mutmaßt, während sein Bruder zuhause ein »*ödes*« Leben führt und seinen Wehrdienst ableistet. Bernd betont die ›Lockerheit‹ der Menschen, die er kennengelernt habe, diese hätten zum Teil »*einfach nur so*« gelebt. Diese Art Lebensauffassung verblüfft Bernd offenbar noch heute und faszinierte ihn wohl damals schon, stellte sie doch vermutlich einen Gegenpol zu den Lebensentwürfen dar, die Bernd bisher kannte. Insbesondere unterschied sich ein ›einfach leben‹ von dem uninteressierten, engstirnigen Verhaftetsein in den alltäglichen Aufgaben, das Bernd bei seinem Vater sah und welches er vermutlich für sich vermeiden wollte.

Es ist darüber hinaus anzunehmen, dass die Betonung von Freiheit, die Bernd hier vornimmt, hauptsächlich aus seinem derzeitigen Gefühl der Unfreiheit und Gebundenheit erwächst, unter dem er sehr leidet. So erinnerte er sich wohl im Interview in erster Linie an die verpassten Chancen, dem Leben, das er heute führt, zu entgehen. Alleinsein, Überforderung im Alltag während der Reise oder kritische Situationen, die es mit Sicherheit gegeben hat, bleiben hier deshalb vermutlich unerwähnt.

Über die Entscheidung zur Rückkehr berichtet er:

»… da hatte ich schon überlegt ähm ja Mensch kann man nicht da bleiben, und nochmal wurde ich ganz äh ((pustet aus)) ja äh weich als ein als ich da herumgefahren bin und ein, ja so nen Menschen traf mit so´ner Mofa, der mich dann auch fragte ja sie suchten noch Leute ihm gehört ne Insel da, und die leben einfach nur davon den Touristen das zu zeigen, äh ob ich da nicht Lust habe mitzukommen, und, äh und dann wär ich= hätt ich beinah ja gesagt aber zu jener Zeit äh hatten hatten schon meine, Eltern=oder ich wusste dass ich in Deutschland nen festen Ausbildungsplatz für die Krankenpflegeausbildung hatte, und das hat mich dann letzten Endes wieder nach Hause getrieben, aber das war für mich schon ne sehr wichtige Zeit äh mich zu lösen eben von zu Hause und ((holt tief Luft)) und mit ferner wurde eben so´n Fernweh ent:deckt …« (27/5–15).

Bernd spricht darüber, mehrfach mit dem Gedanken gespielt zu haben, in Asien zu bleiben. Aufgrund des Ausbildungsplatzes zum Krankenpfleger in Deutschland sei er jedoch zurückgereist. Trotz der Rückkehr habe die Reise dennoch zu seiner Loslösung vom Elternhaus beigetragen und ihn gleichzeitig sein Fernweh entdecken lassen.

Innerhalb des Zitates fällt insbesondere die Formulierung auf, in welcher Bernd sich selber als »*weich*« werdend beschreibt. In diesem Bild verbleibend wäre Bernd vorher ›hart‹ gewesen, was entweder als ›angespannt‹ gelesen werden kann im Sinne einer wenig bewussten Reaktion auf seine bisherigen ihn (über-)fordernden Lebensumstände in Deutschland oder als ›hart zu sich selber‹ und damit eher als einen bewussten Umgang, somit als Abwägen zwischen etwas vermeintlich wenig Vernünftigem, was aber Spaß macht, und einem langfristig zielorientierten Handeln, das eben kurzfristig keine Freude bereitet, mit der Entscheidung für das Zweite. Unabhängig von dieser Definition jedoch scheint sein Leben in Deutschland von ihm ›Härte‹ zu erfordern, derer es auf der Reise nicht bedurfte. Was war dort so anders? Deutschland und mit ihm die Eltern mit ihrer Vergangenheit und ihren Erwartungen an Bernd sind weit weg, und damit kann auch die Notwendigkeit von Bernd beiseitegeschoben werden, seinen weiteren Lebensweg bestimmende Entscheidungen treffen zu müssen. Mit diesen Entscheidungen jedoch hätte er sich zu den elterlichen Anforderungen verhalten müssen. Es ist anzunehmen, dass eben diese Abwägung von Bernd die ›Härte‹ erforderte, die auf der Reise von ihm abfiel, egal, wie er sich zu den Erwartungen der Eltern positionierte.

Wie groß die Rolle ist, die die Eltern hier gespielt haben, zeigt sich im Fortgang des Zitates, ist doch anzunehmen, dass der Satz »*zu jener Zeit äh hatten hatten schon meine, Eltern=*« mit der Aussage enden sollte: ›mir einen

Ausbildungsplatz besorgt«. Bernd korrigiert sich jedoch und spricht nur darüber, er hätte eine Lehrstelle sichergehabt. Würde doch die Beschaffung einer solchen Stelle Bernds zentrale Botschaft konterkarieren, er habe sich in dieser Zeit von »*zuhause gelöst*«. Die Loslösung ist zwar räumlich von diesem Zeitpunkt an gegeben, wird er doch nie wieder mit seinen Eltern zusammen wohnen, aber lange nicht so umfassend, wie Bernd dies hier präsentiert, nicht umsonst gleichen seine heutigen Lebensumstände denen seines Vaters in großem Maße.

Was zieht ihn nach Deutschland zurück? Die Angst davor, nun nicht mehr ›versorgt‹ zu werden, die Bequemlichkeiten des Elternhauses zu verlieren, kann hier nicht der Grund gewesen sein, da Bernd offenbar auf seiner Reise in der Lage war, sich finanziell selber zu versorgen (er arbeitete v.a. in der Landwirtschaft als Aushilfskraft) und auch zurück in Deutschland in der Folge für sein Einkommen selber sorgte. So scheinen es die von Bernd internalisierten Anforderungen an ein verantwortliches und ›vernünftiges‹ Leben zu sein, die ihn nach Deutschland zurück führten.

Bernd kommt zurück und nimmt eine Krankenpflegeausbildung in Hamburg auf.

»... (2) ja und danach äh, hab ich dann äh, obwo- weil ich eben nich son super Abitur hatte keinen Medizinstudienplatz bekommen wusste- war mir auch nich sicher ob ich das gleich studieren will oder überhaupt ja, ich wollte im sozialen Bereich was machen hatte an Sozialpädagogik irgendwie gedacht, aber ich dachte erstmal vielleicht ne Ausbildung auch und dann hab ich eben ne Krankenpflegeausbildung in Hamburg gemacht (2) ...« (2/18–24).

Offenbar hatte er sich bereits um einen Medizinstudienplatz beworben, diesen aber aufgrund seiner schlechten Abiturnote nicht bekommen. Trotzdem berichtet er von Zweifeln, ob er überhaupt – und wenn, dann Medizin – studieren sollte. Auch hier erscheint er wieder ›hart‹ gegen sich selber, trotz seiner Zweifel bewirbt er sich für Medizin. Was treibt ihn an? Es ist anzunehmen, dass die Erwartungshaltung der Eltern hierbei eine nicht unerhebliche Rolle spielt. Der ältere Bruder, der inzwischen seinen Wehrdienst beendet hatte, nahm ein Ingenieurstudium auf, damit war eine Fortsetzung der ärztlichen Familientradition von ihm nicht mehr zu erwarten. Er, der bisher den offenbar deutlich angepassteren Weg gegangen war, machte in gewisser Weise den Platz für Bernd frei, auch das Interesse des Vaters und dessen Verständnis für sein Leben zu erlangen.

Die Krankenpflegeausbildung scheint der beste Weg, den Eltern gegenüber zu signalisieren, dass ein Medizinstudium angestrebt wird, und dies gleichzeitig mit der Verfolgung seiner sozialen Interessen zu verbinden. Wie bereits in seinem Bericht über sein Pflegepraktikum nimmt auch in Bernds Aussagen über die Zeit seiner Ausbildung die Konfrontation mit dem Sterben und dem Tod von Patientinnen und Patienten großen Raum ein. Ähnlich wie oben bereits geschildert, ist diese Präsentation sicher sowohl auf den frühen Tod des Vaters als auch auf Bernds eigene Angst vor einem ebensolchen frühen Tod zurück zu führen.

In seinen Erzählungen über die Arbeit während der Ausbildung wird darüber hinaus sein großes Interesse an anderen Menschen nochmals deutlich sowie seine Wünsche, sich empathisch auf die Patienten einzustellen und ihnen zu helfen:

»... war eben ne Zeit lang in einer Gemeindepflege auch mitzuarbeiten damals war das alles noch nicht so: tja bürokratisiert wie jetzt also man hatte auch wirklich Zeit für die Leute sieben Patienten hab ich ja am Tach betreut und ähm, ja also ich hatte schon das Gefühl dass ich für mich persönlich auch davon profitiere ...« (31/6–10).

Bernd versäumt es, seinen ›Profit‹ aus dieser Pflegebeziehung zu konkretisieren, spricht auf Nachfrage wiederum nur davon, diese habe ihn sehr »*befriedigt*«. Die ›dienende‹ pflegerische Rolle bringt weder Status noch großes Einkommen mit sich, auch war, wie bereits angedeutet, eine Ausbildung zum Krankenpfleger für einen Mann zur damaligen Zeit eher ungewöhnlich. Vermutlich ist der persönliche Nutzen, den Bernd aus seiner Arbeit zieht, damit eher in der konkreten Tätigkeit zu suchen. Die Pflege zeichnet sich durch die alltägliche Begleitung und den kontinuierlichen Umgang mit Patientinnen und Patienten im Tagesverlauf aus und steht damit im Gegensatz zum professionellen Handeln des Arztes, der dem Patienten eher ›vorangeht‹, ihm den Weg zeigt und im besten Falle ebnet. Auch die von Bernd im Interview an anderer Stelle dargestellte Idee, vielleicht Pädagogik zu studieren, spricht für Bernds Anliegen. Auch Pädagogen begleiten ihre Schüler/Klienten deutlich stärker, als es durchschnittliche Ärzte tun. Der Wunsch zu helfen und im Alltag zu begleiten leitet Bernd offenbar bis heute, wie in der Folge noch deutlich werden wird.

Bernd spielt mit dem Gedanken, den Beruf nach Abschluss der Ausbildung weiter auszuführen, und hatte darüber – wie er im Interview berichtet – auch bereits mit seinen Eltern gesprochen. Dies kann als erneuter Hinweis darauf gewertet werden, dass seine Eltern für ihn – mit inzwischen immerhin bereits 23 Jahren – in Bezug auf seine Berufswahl immer noch eine sehr bedeutende Rolle gespielt haben und er offenbar auf ihr Placet hoffte.

Über sein Leben in Hamburg jenseits der Ausbildung berichtet er, dass es ihm in den ersten beiden Jahren sehr schwer gefallen sei, ›Anschluss‹ an andere Menschen über den Kreis der Mitauszubildenden hinaus zu finden. So wohnt er in den ersten beiden Ausbildungsjahren auch in einem Wohnheim der Klinik und hat, wie er sich ausdrückt, nichts »*mit richtigen Hamburgern*« zu tun. Das ändert sich erst, als er vom Wohnheim in eine Wohngemeinschaft umzieht und auch in politischen Gruppen aktiv wird. Waren Freundschaften, solange er noch im Elternhaus gewohnt hat, für ihn sehr wichtig, so ändert sich dies offenbar nun. Hat er früher mit den Freunden häufig nur »*abgehangen*«, fußt sein Zusammensein mit anderen Menschen jetzt eher auf gemeinsamen Zielen, für die man gemeinsam arbeiten will.

Auch bei seinen politischen Aktionen setzt sich Bernd stets für Menschen ein, die sich, aus welchen Gründen auch immer, alleine nicht helfen können; sei es durch die Mitarbeit in Politgruppen, während seines Zivildienstes oder auch mit seiner Doktorarbeit. Dies weist deutliche Parallelen zu seiner damaligen und in Grenzen auch zur heutigen Berufstätigkeit auf, und erneut lässt sich die Frage formulieren, welchen persönlichen Nutzen Bernd daraus gewinnt.

Kommt man nochmals auf Bernds Privatleben zu dieser Zeit zurück, so fällt insbesondere die vollständige Abwesenheit von Liebesbeziehungen ins Auge. Fehlen diese in seinem Leben oder nur in seiner biographischen Selbstpräsentation? Da er später jedoch (wenn auch nur sehr kurz) eine Freundin erwähnt, die er beim Zivildienst in Kanada gehabt habe, kann eher davon ausgegangen werden, dass er bis zu diesem Zeitpunkt noch keine (längere) Liebesbeziehung eingegangen war. Warum dies so war und wie er sich damit gefühlt hat, kann an dieser Stelle nicht beantwortet werden, vor dem Hintergrund jedoch, dass er viel seiner heutigen gefühlten ›Unfreiheit‹ auf die ›Verantwortung‹ für Frau und Kinder zurückführt, ist sein damaliges Singledasein für ihn zur Konstruktion der Vergangenheit als ›frei‹ fast unerlässlich. Ob er schon damals – vielleicht am Beispiel des Vaters orientiert, der sich für die Familie ›aufopferte‹ – Liebesbeziehungen zu Frauen als potenziell ›freiheitsgefährdend‹ definiert hat, muss hier ebenfalls offen bleiben.

›Sühne‹, Politik und Kehrtwendung

Bernd schließt seine Ausbildung ab. Nachdem er zum Zivildienst bisher nicht eingezogen wurde, entschließt er sich nun doch, diesen anzutreten. Er berichtet im Interview darüber, sich ausführlich informiert zu haben, was er gerne machen wollte, und sich für einen Zivildienst bei Amnesty International in Kanada entschieden zu haben. Bevor er zu seinem Aufenthalt dort aufbricht, werden die Zivildienstleistenden in einem Blockseminar geschult. Unter anderem besucht man gemeinsam ein ehemaliges Konzentrationslager. Dies ist für Bernd bereits der zweite Besuch eines KZs, nachdem er während der Schulzeit bereits einmal in Auschwitz war. Er stellt gerade diese Besuche als politisch sehr *»prägend«* für ihn dar.

Warum sucht er sich zur Ableistung seines Dienstes eine internationale Organisation aus, die politisches Unrecht, Folter und Todesstrafe anprangert? Hat es nur damit zu tun, dass diese Bernd die Möglichkeit bot, erneut für längere Zeit ins Ausland zu gehen, wie Bernd es im Interview darstellt? Man kann annehmen, dass Bernd mit seiner pflegerischen Ausbildung mit großer Wahrscheinlichkeit auch noch andere Möglichkeiten gehabt hätte, Deutschland für den Zivildienst zu verlassen. Fühlt Bernd stattdessen vielleicht persönlich die Notwendigkeit, etwas gutzumachen? Aufgrund der oben bereits ausgeführten Möglichkeit, dass Bernds eigener Vater, die Großväter oder auch die Brüder des Vaters Schuld auf sich geladen haben, die Bernd erahnte, erscheint dies nicht zu spekulativ. Selbst wenn keine verbrecherischen Taten durch Familienmitglieder begangen wurden, musste es Bernd nicht von Kindertagen an merkwürdig vorgekommen sein, dass die Kriegsjahre oder die Jahre nach der Umsiedlung der väterlichen Familie in den ›Warthegau‹ innerhalb der Verwandtschaft tabuisiert wurden? Gerade zu dem Zeitpunkt der historisch-politischen Vorbereitung auf den Zivildienst stellen sich Bernd sicher erneut Fragen zur Vergangenheit der Eltern, der Verwandtschaft. Ob er dies innerhalb der Familie thematisiert hat, ist nicht bekannt. Festzuhalten bleibt jedoch, dass Bernd offenbar eine familial tradierte Schuld abarbeitet – sei sie ihm bekannt oder nicht, sei sie real oder nur imaginär –, und dies sowohl in seiner politischen Arbeit wie in seiner Erwerbstätigkeit!

Bernd geht zum Zivildienst in eine große Stadt an der Westküste Kanadas. Er wird während seiner Arbeit dort fünfmal umziehen und dreimal den Einsatzort wechseln. Über seinen Dienst hinaus engagiert er sich auch allgemeinpolitisch stark, insbesondere im antimilitaristischen Bereich der Friedensbewegung. Er schildert seinen Aufenthalt in Kanada als sehr positive Erfahrung, als schwierig empfand er jedoch das mangelnde Wissen der Nordamerikaner über Europa und die ›Geschichtslosigkeit‹ der kanadischen Gesellschaft:

»… das isn Land mit Geschichte ja aber das is ja minimal jetzt von dem was man hier gewohnt is also man is da son bisschen einfach verlorn also äh, hier wird man eben ständig mit Geschichte letztenendes konfrontiert was einem ja auch nich so bewusst is aber wenn man dort gelebt hat merkt man das sehr, …« (39/29–33).

Bernd setzt – zumindest aus seiner heutigen Perspektive – in diesem Zitat das Wissen um Geschichte, die individuelle Verortung des eigenen Lebens in einen historischen Zusammenhang, als Notwendigkeit gegen ein Gefühl von Verlorenheit voraus. Er billigt damit der überindividuellen Vergangenheit einen direkten Einfluss auf die individuelle Befindlichkeit zu. Erst durch die – beispielsweise in der Architektur, wie er im unmittelbar Folgenden ausführt – sichtbare und damit direkt wahrnehmbare Abwesenheit von ›Altem‹ würde einem diese Eingebundenheit in einen geschichtlichen Zusammenhang jedoch bewusst. Es mag sein, dass diese akademisch anmutende Betrachtung seiner Lebensumstände in Kanada ein Produkt seiner Reflexionen darüber darstellt, dieses Gefühl von Verlorenheit jedoch erscheint in der Situation selber entstanden. Bernd betrachtet diese Erfahrung und die damit einhergehende Einsicht vermutlich als wichtige Lehre aus seinem Kanada-Aufenthalt. Zu fragen bleibt, warum sich Bernd zum Beispiel mit seinen Besuchen in Konzentrationslagern, mit seiner Arbeit für Amnesty, mit seiner Doktorarbeit oder jetzt eben auch – zufällig (?) – mit seinem Kanada-Aufenthalt in Situationen begibt, die ihn mit historischen Zusammenhängen konfrontieren. Hier steht das von Bernd positiv markierte Gefühl einer Eingebundenheit in Geschichte den in eben dieser Geschichte von Deutschen begangenen Verbrechen gegenüber. Bernd will sich offenbar nicht von einer Beschäftigung mit diesem Teil der deutschen Geschichte lösen, den er auch als Teil seiner Familiengeschichte annimmt. Seine Arbeit stellt für Bernd erneut den wichtigsten Teil seines Lebens dar, er berichtet:

»… und ja da, ha- hatte hatte ich eben auch so das Gefühl so aktiv in einer Gruppe zu sein die was verändern kann in der Gesellschaft auch weltweit auch eben mit dem [spezifische Aktivität; N.W.] den zu organisieren Unterstützer zu gewinnen und ich war dann plötzlich auch da ganz wichtig so habe da Dokumente da übersetzt von so wichtigen ähm ja Sitzungen der [internationalen Organisationen; N.W.] …« (36/25–31).

Er setzte sich für eine gute Sache ein und hat das Gefühl, »*was verändern*« zu können, sogar auf globaler Ebene. Er kann mit seinen Kenntnissen und Fähigkeiten dazu beitragen, die Welt seiner Anschauung nach ›besser‹ zu gestalten. Bernd kann so erstmals frei leben, im Sinne einer Abwesenheit von Zwängen zur Übernahme von Verantwortung für die eigene Zukunft, für die Erfüllung der elterlichen Anforderungen und damit auch für die Zufriedenheit ihm persönlich bekannter Menschen. Damit wird er gleichzeitig unangreifbar für die eigenen Vorbehalte oder Vorwürfe von anderen, sich verantwortungslos und egozentrisch zu verhalten, da er nun ›zur Verbesserung der Welt‹ beiträgt. Die Erfüllung des Zivildienstes eröffnet ihm die Möglichkeit, sich wahrhaft als ›guter‹ und ›wichtiger‹ Mensch zu fühlen. Natürlich ist dies sein individueller Nutzen, jedoch wird erneut deutlich, dass Bernd ausdrücklich um das Wohlergehen anderer Menschen besorgt ist. Damit plausibilisiert sich die Hypothese von Bernds Wunsch nach ›Wiedergutmachung‹ erneut. Ebenfalls kann angenommen werden, dass dies nicht bloß in der für ihn persönlich abstrakten, politischen Einsicht begründet liegt, Deutschland oder die Deutschen hätten historische Schuld abzutragen.

Sein privates Leben in Kanada steht erneut eher im Hintergrund, obwohl er erstmals kurz von einer längeren Liebesbeziehung zu einer Frau – einer Frankokanadierin – berichtet. Jedoch schildert er sowohl ihr Kennenlernen, die Zeit der Beziehung als auch die Trennung als durch äußere Umstände bestimmt. Bildet die Beziehung eher eine Begleiterscheinung seiner Arbeit, so wird deren Ende, wie Bernd berichtet, aus Deutschland bestimmt. Bernd erfährt vom Tod seines Vaters 1980.

Dieses Datum kann für Bernd als wichtiger biographischer Wendepunkt betrachtet werden. Er kehrt nach Abschluss seines Zivildienstes nach Deutschland zurück, nimmt ein Medizinstudium auf, promoviert, absolviert die allgemeinmedizinische Facharztprüfung und übernimmt eine Praxis. Auch heiratet er und bekommt mit seiner Frau zwei Kinder. Von diesem Zeitpunkt an beginnt er ein ›normales bürgerliches‹ Leben, wie es auch seine Eltern geführt haben. Die politische Arbeit, die Idee, vielleicht eben nicht Medizin zu studieren, der Wunsch nach einem ›freien‹ Leben, vielleicht außerhalb Deutschlands, treten von nun an in den Hintergrund.

Die Nachricht vom Tod des Vaters erreicht Bernd in Kanada, als er kurz vor dem Ende seines Zivildienstes steht. Er berichtet, sich zuvor ernsthaft darüber informiert zu haben, welche Möglichkeiten es für ihn gegeben hätte, auch über den Dienst hinaus in Kanada zu verbleiben, da es ihm dort sehr gut gefallen habe, zudem schildert er die Beziehung zu seiner dortigen Freundin als gut. Diese Überlegungen werden aber nun obsolet, es gibt kein Zögern bei Bernd, er ›wickelt‹ seinen Aufenthalt so schnell wie möglich ›ab‹. Zunächst kehrt er zur Unterstützung der Mutter bei der Organisation der Beerdigung und der Auflösung der väterlichen Praxis für einige Wochen nach Deutschland zurück, um dann nach dem Absolvieren seiner letzten zwei Monate Zivildienst ganz nach Deutschland zurückzukehren.

Bernds Mutter zieht aus der heimatlichen Kleinstadt nach Münster um. Dort beginnt Bernds jüngerer Bruder zum selbigen Zeitpunkt ein Studium. Auch Bernd wird nach seiner Rückkehr dorthin ziehen und wohnt und arbeitet mit Unterbrechungen bis heute dort.

Bernd sucht die Nähe zur Mutter, nachdem er in den vorhergehenden sechs Jahren großen – auch räumlichen – Abstand zu seinen Eltern gehalten hat. Nachdem Bernd im Vorfeld bereits über depressive Episoden seiner Mutter nach dem Auszug der Söhne berichtet hat, spricht er nun davon, diese seien nach dem Tod des Vaters nicht mehr aufgetreten:

> »… ne danach eigentlich nich mehr also es gab natürlich dann diese Trauerzeit, die immer wieder noch da hochkommt aber (1) komischerweise oder vielleicht natürlicherweise hat sich das dann wirklich erledigt also sie hat- is dann ja nachm halben Jahr hierher gezogen hat sich ne Wohnung gesucht und mein Bruder fing- oder war bereits hier auch schon am studieren, und dann, ging das besser war sie mehr auf sich gestellt hat auch, war dann, die ersten Jahre auch immer sehr aktiv is hat viel unternommen so- und da war das nich mehr son Problem, also sie hat quasi das dadurch gut überstanden durch den Tod (16) …« (14/32–15/5).

Bernd geht sogar so weit zu sagen, seine Mutter hätte ihre Depressionen »*durch*« den Tod des Vaters »*gut überstanden*«. Dem zugrunde liegt offenbar Bernds Annahme, sein Vater sei (mit-)verantwortlich für die Erkrankung der Mutter gewesen. Folgt man dem obigen Zitat, so hätte er dann die Aktivitäten der Mutter, ihre Unternehmungen, nicht zugelassen oder diese seien zumindest durch das gemeinsame Leben der Eltern, das stark durch die Berufstätigkeit des Vaters bestimmt gewesen ist, nicht möglich gewesen. Bernd schildert die Mutter demgegenüber nun als befreit. Dies stützt die Lesart, dass der Vater, trotz seiner vermeintlichen Absorption durch die Arbeit, das Familien- und Eheleben deutlich bestimmt hat und es verstand, seine Interessen durchzusetzen.

Bernd kehrt nun zu seiner Mutter zurück, was jedoch vermutlich nicht darauf zurückzuführen ist, dass diese dringlich einer Unterstützung bedurft hätte. Sicher möchte Bernd ihr helfen, ihr zur Seite stehen, in der Phase ihrer depressiven Erkrankung vor dem Tod des Vaters wäre dies vermutlich notwendiger gewesen, in dieser Zeit befand sich Bernd jedoch stets mehrere hundert, wenn nicht gar tausende von Kilometern entfernt. Hier drängt sich die Lesart auf, dass Bernd dem Vater aus dem Weg gegangen ist, Konflikten, die er vielleicht mit ihm gehabt hat, aber insbesondere auch dem, was stets unausgesprochen blieb: dem mangelnden Verständnis des Vaters für den Lebensentwurf des Sohnes und der (Familien-)Vergangenheit des Vaters, von der mindestens zehn Jahre zwischen 1940 und 1950 für Bernd vollständig im Dunkeln verblieben, weil sie in der Familie tabuisiert wurden.

Mit dem Tod des Vaters werden die Kritik an ihm und die Fragen nach seiner Vergangenheit für Bernd sicher nicht einfach verschwinden, anders als die Möglichkeit, diese Anderen und auch sich selbst gegenüber zu vertreten. Bernd sieht den Vater das letzte Mal knapp zwei Jahre vor dessen Tod, es gab während des Zivildienstes keine Besuche seinerseits im Elternhaus, obwohl dies vermutlich finanziell und auch zeitlich für Bernd leicht möglich gewesen wäre. Allein diese lange Zeit der Trennung könnte bereits zur Entstehung von Schuldgefühlen bei Bernd beigetragen haben, auch wenn der Tod des Vaters nicht lange vorher abzusehen war. Vor dem Hintergrund der angenommenen Distanz mit unausgesprochenen Konflikten und Verletzungen – nicht nur auf Bernds Seite – jedoch wird sich Bernd mit großer Sicherheit schuldig fühlen, sich nicht mit dem Vater versöhnt, dies nicht einmal versucht zu haben. Diese Schuldgefühle sind für die Art und Weise grundlegend, in der Bernd bis heute über den Vater spricht: Er lobt, was er zu loben in der Lage ist, wie etwa dessen Engagement für seine Patientinnen und Patienten, er weitet die für ihn positive Toleranz seiner Mutter in seiner Rede auf den Vater aus und verschweigt größtenteils, was am Vater zu kritisieren war.

Wie bereits angedeutet, ist der Umzug in die Nähe der Mutter hingegen weniger als gewünschte Hilfestellung für die Mutter zu erklären, sondern vermutlich vielmehr Bernds Versuch, Zuwendung von dieser zu erhalten. Seine beiden Brüder haben bereits ein Studium aufgenommen, und keiner von beiden tritt dabei in die beruflichen Fußstapfen der Eltern. In Konkurrenz, insbesondere mit seinem jüngeren Bruder, um die Gunst der Mutter – immerhin zieht diese dem Bruder in seine Studienstadt hinterher – sieht er sich mit der Aufnahme eines Medizinstudiums offenbar in vorteilhafter

Position. Bernd bringt im Interview die Aufnahme seines Medizinstudiums mehrfach mit dem Tod seines Vaters in Verbindung:

»… also ich (2) es war natürlich ein ein Ereignis eben den Tod meines Vaters wo ich denn auch so das Gefühl hatte, ich ich muss zurück auch eben zu meiner Mutter ähm ich ähm, wusste dass sie eben auch umziehen wollte und ähm, da entstand eben ja auch schon der Wunsch äh jetzt mein Studium auch mal anzufangen ich war dann ja fünfundzwanzig bereits und dachte jetzt versuch ichs eben einfach nochmal und ähm, ja ich war dann schon nich mehr so ja: locker oder ungebunden so in meinem Denken wie damals in Asien ja ich dachte jetzt muss ich auch an meine Zukunft etwas denken und […] aber es war letztenendes der Wunsch da denn doch, ähm dann auch Medizin zu zu studieren ja vielleicht auch noch verstärkt durch den Tod meines Vaters wo ich dachte, ja der phh hätte sich ja auch bestimmt gefreut das noch mitzuerleben und äh äh er sachte mir auch äh er will mir alles ermöglichen auch Medizin zu studirn überhaupt zu studiern und äh da dachte ich dann mach ich das jetzt auch …« (41/16–33).

Deutlich wird im obigen Zitat einerseits, dass Bernd seiner Mutter folgt, die sich bereits zu einem Umzug in die neue Stadt entschieden hatte. Andererseits wird offensichtlich, dass Bernd hier einen Wunsch des Vaters posthum erfüllen möchte, doch noch ein Studium aufzunehmen. Daraus abgeleitet stellt sich aber auch die Frage, ob Bernds bisheriger beruflicher Werdegang mit einer Ausbildung demgegenüber als Protest gegen die väterlichen Wünsche zu werten ist, ebenso vielleicht, wie es für die Verweigerung des Wehrdienstes anzunehmen war. Das Ziel seines Widerstandes – der Vater – ist nun nicht mehr am Leben, und so scheint sich Bernds Protest in Schuldgefühle umzuwandeln, die ihn einen ähnlichen Weg einschlagen lassen, wie ihn auch der Vater gegangen ist. Bernd spricht selber von einer ›Freiheit des Denkens‹, die er nun nicht mehr gehabt habe, was zwar auch durch sein zunehmendes Alter erklärbar wäre, für eine solche Kehrtwende innerhalb seines Lebens als Erklärung aber meines Erachtens nicht ausreichend ist. Es hätte sicher für Bernd auch andere berufliche Wege gegeben, die seine Zukunft wirtschaftlich hätten absichern können und in größerem Maße an die ihn zufrieden stellende politische Arbeit anschlössen. Bernd verknüpft mit der Entscheidung für ein Medizinstudium seine Zukunftsperspektive mit der der Mutter, aber ebenso mit der beruflichen Vergangenheit des Vaters.

Nicht vergessen werden sollte, dass mit dem Tod des Vaters auch die direkte Konkurrenz in der Frage wegfällt, wer denn der ›beste‹ Arzt in der Familie sei. Auch spielen hier sicherlich Bernds mäßige Schulerfolge eine nicht unerhebliche Rolle. Jetzt aber konnte er es noch einmal versuchen, ohne das Risiko einzugehen, vor sich selber oder auch vor seiner Mutter immer nur der Zweitbeste zu sein. Diese Relation beschäftigt ihn trotzdem bis heute. Vermutlich nicht grundlos vergleicht sich Bernd in seiner heutigen Arbeit als niedergelassener Arzt häufig mit dem Vater, stellt die Verhältnisse dar, unter denen dieser in der Kleinstadt gearbeitet habe, und setzt sie in Relation zu den Umständen, die Bernd vorfindet. Dabei liegt Bernds Tenor meistens darauf, dass er heutzutage deutlich schwierigere Bedingungen für seine Arbeit antrifft, seien es nun die institutionellen Vorgaben der Gesundheitspolitik oder auch die Veränderung im Handeln und in der Anspruchshaltung der Patientinnen und Patienten.

Neben diesen wichtigen Entscheidungen für seinen gesamten Lebensweg wird durch den väterlichen Tod für Bernd vermutlich erstmals die Frage nach der eigenen Lebensdauer thematisch verbunden mit der Angst, diese könne ebenso kurz sein wie die des Vaters und auch bereits beider Großväter. Die Erkenntnis von der Begrenztheit der Lebenszeit, die sich ohne eine solche Verlusterfahrung vermutlich nicht bereits als Twen einstellt, begleitet ihn ebenfalls bis heute und beängstigt ihn von Jahr zu Jahr stärker. Direkt nach dem Tod seines Vaters führt sie bei Bernd jedoch nicht zu weiteren ›Ausbrüchen‹ im Sinne eines seiner Meinung nach ›freien‹ Lebens, sondern ganz im Gegenteil zu Festlegungen in Beruf und Lebensumständen. Die Aufnahme des Studiums und die Verfolgung einer medizinischen Karriere aus den oben genannten Gründen erscheinen fast wie die Erfüllung einer Lebensaufgabe, die ihm durch den Tod des Vaters übertragen wurde. In der Folge wird er jedoch durch weitere Auslandsaufenthalte zumindest immer wieder Abwechslung und Umwege in seiner nun ›normalen bürgerlichen‹ Lebensführung wählen.

Der Tod des Vaters stellt für Bernd einen biographischen Wendepunkt dar, verändert er sein Leben doch nun grundlegend. Vielleicht liegt hierin auch der Grund dafür, dass Bernd an keiner Stelle über seine Gefühle nach dem Verlust des Vaters spricht. Der Gedanke daran, wie sein Leben verlaufen wäre, wenn sein Vater damals nicht verstorben wäre, macht ihn aus der heutigen unzufriedenen Sicht auf die eigene Lebenssituation vielleicht wütend oder traurig. Seine Eltern jedoch macht Bernd dafür nicht verantwortlich, heute ist es seine Ehefrau, die Bernd dafür in der Verantwortung sieht. Darauf wird später noch zurückzukommen sein.

›Bürgerliches Leben‹ I: Studium

Bernd beginnt mit Mitte zwanzig sein Studium der Medizin in Münster, wo inzwischen schon seine Mutter und sein jüngerer Bruder wohnen. Es handelt sich um den Ort, an dem auch seine Eltern bereits Medizin studiert hatten. Das Studium fällt ihm nicht leicht, wie er im Interview auch unumwunden einräumt, aber er besteht letztendlich alle Prüfungen, wenn auch manche erst im zweiten oder dritten Versuch. Das Studium spielt in seinen Erzählungen im Interview nur eine untergeordnete Rolle:

»… also ich denke ich hab noch viel draus gemacht also ich hab, bin denn auch denn einmal nach Südamerika gefahrn n paar Wochen und so also hab, weil ich mir auch sachte Mensch ich bin Student und ich muss auch irgendwie leben und werd irgendwie früh genuch irgendwann nen Job da sein aber bei den andern auch, ja es ging wirklich nur lernen lernen und dann irgendwie, gutes Examen machen dann Doktor halt und eben, denn ne Arbeit zu haben …« (44/33–45/4).

Betrachtet man das obige Zitat, so wird die geringe Repräsentation dieser sieben Lebensjahre plausibel. Bernd definierte das Studium offenbar nicht als ›leben‹, warum sollte es dann in seiner biographischen Selbstpräsentation großen Raum einnehmen? Auch wenn diese Beschreibung sicher ebenfalls aus seiner heutigen Perspektive gestützt wird, in der er sich ›unfrei‹, in alltägliche – zwar verantwortungsvolles Handeln erfordernde und doch immer gleiche – Abläufe eingebunden sieht, so ist doch anzunehmen, dass das Studium für ihn auch damals bereits in erster Linie die Erfüllung von Aufgaben, das Abarbeiten von Leistungsanforderungen bedeutete und ganz anders als beispielsweise seine Arbeit in Amerika von Bernd nicht als Teil des von ihm gewünschten Lebens definiert wurde. Jedoch wird Bernd damals vermutlich noch die Vorstellung verfolgt haben, dass mit der Aufnahme einer Arbeit wieder ein Lebensabschnitt beginnt, der mehr Freiheit ermöglicht und auch mehr Freude bereitet. Gerade auch, weil Bernd, wie oben gezeigt werden konnte, gern mit und für Menschen arbeitet, sich für diese einsetzt.

Auch im Studium sind es immer wieder seine Reisen, seine Auslandsaufenthalte, die sein Leben bereichern, folgt man seiner Aussage oben, sogar sein Leben ausmachen. Neben der oben erwähnten Reise nach Südamerika bereist er weitere Länder und macht eine mehrmonatige Famulatur in Schottland. Wieder stellen sich die Fragen, was ihn von Deutschland weg treibt, warum er immer wieder den Abstand sucht, ob er nur im Ausland ›wirklich frei‹ sein kann?

Reminiszenz ans Politische

Nachdem Bernd sein Praktisches Jahr in einer anderen deutschen Stadt absolviert hat, kommt er in seinen Studienort zurück und beginnt eine Promotion. Die Abfassung einer Doktorarbeit im Anschluss an das PJ ist bis heute für Mediziner/-innen eher ungewöhnlich, in der Regel wird die Arbeit bereits im letzten Semester vor dem PJ angefertigt. Es ist anzunehmen, dass Bernd diesen Weg aufgrund seines erheblichen Lernaufwandes zum Bestehen der Examina nicht gehen konnte.

Bernd beginnt eine empirische Doktorarbeit, in der er sich mit einer bestimmten Gruppe von Opfern der nationalsozialistischen Terrorherrschaft beschäftigte.[208] Die Arbeit nimmt längere Zeit in Anspruch, und so stellt er sie erst nach fünf Jahren fertig, zu einem Zeitpunkt, an dem er schon in einer Klinik als Assistenzarzt angestellt ist. Bernd berichtet, er sei über die Vermittlung eines Studienkollegen auf das Thema aufmerksam geworden.

»… (2) ja das war ne Arbeit die natürlich auch einem sehr nahe ging und so und äh (3) ja, die ich als wichtig empfand auch also (1) grad so auch (3) mit der mit dem Hintergrund das meine Eltern ja aus der Zeit stammten und so (2) das Thema Euthanasie hab ich nich direkt äh, bearbeitet aber da gabs eben auch Materialien zu …« (24/13–19).

Wie er selber sagt, belastete ihn das Thema sehr, auch ist eine empirische Doktorarbeit in der Medizin eher ungewöhnlich. So hätte es vermutlich deutlich weniger belastende und einfacher zu bearbeitende Themen gegeben, die darüber hinaus noch wesentlich weniger Zeit in Anspruch genommen hätten. Warum entscheidet sich Bernd trotzdem für diesen schwierigen Weg? Im obigen Zitat setzt er dies selber mit seinen Eltern in Verbindung. Die Argumentation, diese »*stammten*« »*aus der Zeit*«, traf zu Beginn seiner Doktorarbeit vermutlich auf viele Elternpaare von damals Zwanzig- bis Dreißigjährigen zu und kann nicht vollständig überzeugen. Bernd richtet jedoch seinen Blick darauf, warum? Als Mediziner bzw. Medizinerin »*stammen*« die Eltern nicht aus der Zeit, da sie ihr Studium erst in den frühen 1950er Jahren aufnahmen, so dass diese Verbindung mit einem medizinischen Thema auch unwahrscheinlich anmutet. Direkt nach der Erwähnung der Eltern kommt Bernd auf das Thema ›Euthanasie‹ zu sprechen, was explizit nicht Gegenstand seiner Dissertationsschrift ist. Welche

---

[208] Eine genauere Bezeichnung des Themas kann hier aus Gründen der Anonymisierung nicht vorgenommen werden.

Überlegungen oder Assoziationen verknüpfen dann das Thema seiner Arbeit mit seinen Eltern und diese dann wiederum mit den Euthanasieverbrechen der Nationalsozialisten? Die oben aufgestellte Lesart, dass Bernd eine Involviertheit seines Vaters oder eines der beiden Großväter in die nationalsozialistischen Verbrechen ahnt, annimmt oder befürchtet, wird hier erneut plausibel. Mit der Wahl seines Forschungsgegenstandes konnte Bernd dann die möglichen Taten seiner Vorfahren zumindest teilweise biographisch bearbeiten.[209] Es gelingt Bernd durch seine Arbeit, auch für viele der Opfer Entschädigungszahlungen zu erreichen, was seine ideelle Wiedergutmachung um eine faktische Komponente bereichert.

Neben den institutionellen Widerständen, mit denen Bernd sich bei der Bearbeitung seines ›unbequemen‹ Themas auseinandersetzen muss, stößt er auch innerhalb seiner Verwandtschaft nicht von Anfang an auf Verständnis für sein Thema:

»… (2) aber meine Mutter war dann letzten Endes also auch ganz (1) stolz das ich sone Arbeit gemacht habe und äh (1) es gab im Verwandtenkreis sicherlich da auch kritische Anmerkungen zu und auch, nich immer überall so positiv aufgenommen aber, da stand sie dazu eben weil es der Sohn (vielleicht) auch war und, weil sie auch (2) dann auch diese persönlichen Schicksale [der Opfer; N.W.] doch auch sehr berührte ja (3) …« (21/25–30).

Warum gab es im Verwandtenkreis überhaupt kritische Anmerkungen zu seinem – von außen betrachtet – sehr wichtigen Thema, für das er viele Mühen und Nachteile in Kauf nahm? Gibt es innerhalb der Verwandtschaft vielleicht auch Sorge um den Ruf der Familie, der Vorfahren? Auch seine Mutter war erst »*letzten Endes*« »*stolz*« auf Bernd, offenbar benötigte auch sie erst ein wenig Zeit, um dann »*dazu*« zu stehen. Dabei fällt jedoch auf, dass es offensichtlich nicht die verbrecherische Gesetzgebung der Nazis war, die das Thema für die Mutter relevant erscheinen lässt, sondern eben die »*persönlichen Schicksale*« der einzelnen Opfer dieser Gesetze. Nicht die grundlegende Idee erscheint der Mutter offenbar falsch, sondern eher die konkrete Ausführung dieser Idee. Gelesen werden kann dies auch als ›es war ja nicht alles schlecht‹ oder eben ›es gab sicher *einzelne* Verbrecher‹.

Solcherart politische Haltung, die vielleicht auch im Verwandtenkreis vorherrschte, reicht aber meines Erachtens für eine Kritik an Bernds Ar-

---

[209] Bernd stößt, wie er mir berichtete, verschiedentlich auf Widerstand an seiner Fakultät, da viele der in die Verbrechen verstrickten Ärztinnen und Ärzte nach Ende der Nazi-Diktatur weiterhin in leitenden Positionen innerhalb der Universitätsmedizin tätig waren und hier eine ›Rufschädigung‹ der gesamten medizinischen Fakultät befürchtet wurde.

beit nicht aus. Eine persönliche Betroffenheit der Verwandtschaft liegt hier erneut nicht fern. Außer den sich häufenden Anhaltspunkten liegen mir keine konkreten Belege für eine Verwicklung einzelner Verwandter oder Vorfahren von Bernd in nationalsozialistische Verbrechen vor. Trotzdem erscheint mir eine solche Lesart höchst wahrscheinlich!

›Bürgerliches Leben II‹: Beruf

Während seiner Promotion, die er 1992 abschließen wird, beginnt Bernd 1990 sein AiP in einer Klinik in der Nähe seiner Heimatstadt. Er wird dort insgesamt fünf Jahre arbeiten. Bernd lobt die gute Arbeitsatmosphäre innerhalb des Hauses, seine gute Zusammenarbeit mit den Kolleginnen und Kollegen und insbesondere auch mit seinem Chef, der viel gefordert, aber eben auch gefördert habe. Bernd arbeitet sehr viel, was von ihm jedoch nicht negativ angemerkt wird, sondern ganz im Gegenteil betont er, wie viel Spaß ihm die Arbeit trotzdem gemacht habe. Erneut scheint sein privates Leben in dieser Zeit nicht auf. Immerhin ist Bernd inzwischen Ende 30, private Interessen jenseits seiner umständehalber immer weniger werdenden politischen Arbeit, wichtige Freundschaften oder gar eine feste Partnerschaft scheint es in seinem Leben nicht zu geben. Auch auf Nachfrage kommt er von der Erwähnung seiner WG über sein Kollegium sehr schnell wieder auf den Arbeitskontext und die Arbeitsinhalte zu sprechen. Sein Leben besteht in dieser Zeit offenbar in erster Linie aus der Arbeit in der Klinik, jedoch stellt er dies, wie bereits ausgeführt, keinesfalls als unbefriedigend dar. Das Gefühl von mangelnder Freiheit, wie es in seinen Beschreibungen der Gegenwart immer wieder aufscheint, manifestiert sich bei seinen Erzählungen zu seiner ersten Arbeitsstelle als Arzt nicht. Auch hier kann man sicher entgegenhalten, dass er im gesamten Interview sein Leben vor dem Erreichen des Status quo als ›besser‹, weil ›freier‹, darstellt, jedoch kann sein Bericht über seine damalige Erwerbstätigkeit zumindest als Hinweis darauf angesehen werden, dass Bernd heute nicht in erster Linie unter seiner Arbeit als Arzt leidet. Viel Arbeit und wenig Zeit für Privates, Verantwortung für Patientinnen und Patienten tragen und sich mit – wenn auch anderen – institutionellen Barrieren auseinandersetzen, das musste er schon vor dem heutigen Tag.

1995 geht Bernd als Junior Doctor nach Schottland. Wie er im Interview darstellt, hatte dies ausschließlich berufliche Gründe. Er wollte dort seine Facharztausbildung zum Allgemeinmediziner vorantreiben. In der

Klinik in Deutschland, in der er bisher arbeitete, war dies nicht in ausreichendem Maß möglich.[210] Die Entscheidung für eine Ausbildung zum Facharzt für Allgemeinmedizin wird von Bernd nicht weiter ausgeführt. Es ist jedoch anzunehmen, dass Bernd einerseits eine sich ihm bietende Möglichkeit ergriff, schließlich hatte er bereits einige Auflagen für diese spezifische Facharztprüfung erfüllt. Andererseits tritt er mit der Allgemeinmedizin, die eine deutliche Ausrichtung auf eine Niederlassung hin impliziert, in die Fußstapfen des Vaters. Konnte er schon die Praxis des Vaters nicht übernehmen, wie es sich seine Mutter seiner Aussage nach gewünscht hatte, so hält er doch auf diese Weise die Familientradition aufrecht. Damit erfüllt er einerseits die Wünsche der Mutter und ehrt andererseits vor aller Augen das Andenken des Vaters.

Mit diesem ersten Aufenthalt in Großbritannien gelingt es Bernd erstmals, eine bürgerliche Existenz mit seinem Wunsch nach Freiheit, der sich für ihn offenbar nur außerhalb Deutschlands realisieren lässt, zu vereinbaren. Auch die Schilderungen zu diesem Aufenthalt beziehen sich ausschließlich auf Bernds Arbeit als Arzt, hatte er hier doch erneut nur wenige Kontakte außerhalb des Krankenhauses. Er berichtet nur von einem deutschen Kollegen, mit dem er auch manchmal privaten Kontakt hatte. Er konzentriert sich offenbar vollständig auf seine Arbeit, vielleicht, weil ihn, wie er sagt, inzwischen auch sein Alter und die Tatsache beunruhigte, dass er etwa zehn Jahre älter war als die Kolleginnen und Kollegen, die an der gleichen Stelle ihrer beruflichen Laufbahn standen.

›Bürgerliches‹ Leben III: Frau und Kinder

Nach dem Ende seines Vertrages kehrt er 1995 nach Münster zurück. Er sucht einen neuen Arbeitsplatz und wird in einer Praxis für Allgemeinmedizin angestellt. Darüber hinaus lernt er in dieser Zeit seine heutige Ehefrau kennen. Diese studiert geisteswissenschaftliche Fächer und steht kurz vor ihrem Examen. Annähernd alle Schilderungen dieser Beziehung, zum Beispiel über das Kennenlernen, die Heirat oder auch im Themenfeld der inzwischen geborenen gemeinsamen Kinder, erscheinen merkwürdig

---

210 Viele junge deutsche Ärztinnen und Ärzte gingen gerade in den 1990er Jahren zur Arbeit nach Großbritannien. Dort war der Arbeitsmarkt für Mediziner/-innen deutlich entspannter als in Deutschland, darüber hinaus ist das Entgelt höher, und auch die Weiterbildungsmöglichkeiten sind deutlich praxisnäher ausgerichtet (vgl. beispielsweise Wüsthof 2004; Bröll 2005).

emotionslos. Dieser vermeintlich neutrale Stil, von der Chronologie der Ereignisse zu berichten, erzeugte bei mir schon während des Interviews den Eindruck, dass insbesondere seine Rolle als Ehemann und Familienvater für Bernd schwierig, vielleicht sogar belastend ist.

Bernd und seine Freundin ziehen 1997 zusammen, Bernd ist inzwischen 40 Jahre alt, und diese Beziehung ist offenbar die erste ›ernsthafte‹ nach seiner Rückkehr aus Kanada 15 Jahre zuvor. Er arbeitet in der Praxis und sie absolviert ihre Examina. Bernd berichtet von gemeinsamen Urlauben mit seiner Freundin, die er in diesem Jahr unternommen habe, da er nicht so viel arbeiten musste, wie er dies gewohnt war. Das Arbeitsaufkommen seiner Frau hingegen unterschätzt er offenbar deutlich, da er trotz der gemeinsamen Reisen mehrfach betont, sie sei eben nicht so reiselustig wie er.

»… ja früher ich weiß nich da also ich war auch immer auch mit den Leuten zusammen die viel rumkamen auch, ja: aber die hat hier eben ihr Studium hauptsächlich gemacht und hier auch gejobbt und ja irgendwie kamen wir uns dann auch näher …« (51/30–34).

In diesem Zitat findet sich erneut Bernds Vergleich zwischen seinem Leben »*früher*« und dem heutigen, das offenbar in erster Linie durch seine Frau bestimmt ist, eine Frau, die nicht viel »*rumkam*« und offenbar auch wenig Interesse daran hatte. Wie die Analyse zeigte, ist dies für Bernd aber keine ›normale‹ Fortentwicklung, sondern eine Entwicklung von einer guten zu einer nun nicht mehr guten Lebenssituation. Die Verantwortung dafür schreibt er seiner Frau zu, die ihn mit ihrer ›Unbeweglichkeit‹ an seine Heimatstadt gebunden habe.

Dabei zeigt sich an dieser Stelle deutlich, dass Bernd die Wünsche und Bedürfnisse seiner Frau offenbar nicht so ernst nimmt wie die eigenen. Sie verreist mit ihm, obwohl sie wenig Zeit hat, aber das ist für ihn nicht ausreichend. Es stellt sich die Frage, warum er ihre Arbeitsbelastung im Examen nicht ernst nimmt. Eine mögliche Lesart zur Erklärung stellt hier das Familienmodell dar, das Bernd aus seiner Herkunftsfamilie kennt. Schließlich fehlen ihm auch längere Erfahrungen in eigenen Liebesbeziehungen, um dieses gelernte Modell anzupassen. Drängt sich somit nicht die Hypothese auf, dass sich seine Vorstellungen über und Wünsche an seine Freundin an dem Vorbild orientieren, das ihm seine Mutter geboten hat? Mit Sicherheit wollte Bernd seine Frau nicht bewusst in eine geschlechtstypische Rolle drängen. Aufgrund fehlender Alternativmodelle ging er wohl implizit davon aus, dass das bürgerliche Familienideal von beiden Partnern nicht hinterfragt wird. Der Ehemann führt seinen Beruf aus und verdient das Geld zur Versorgung der Familie, während die Ehefrau sich um den Haushalt und die Kinder kümmert. Gerade auch, weil sein Vater sich für seine Arbeit und damit die Verantwortung für die Familie ›geopfert‹ hat, erscheint Bernd dies vermutlich nicht als ›ungerechte‹ Aufgabenverteilung zwischen Mann und Frau. Er definiert die Rolle des Mannes höchstwahrscheinlich als deutlich anstrengender und sogar gefährlicher für Leib und Leben. Damit wird die mangelnde Entwicklungsmöglichkeit der Frauen kompensiert.

Nach Ablauf seines Vertrages in der Praxis bietet sich Bernd über die Vermittlung eines ehemaligen Kollegen erneut die Chance, nach Schottland zu gehen und dort seine Facharztausbildung abzuschließen. Für Bernd besteht offenbar kein Zweifel daran, diese Stelle anzutreten, wie sich auch in seiner Präsentation zeigt, es ist für ihn selbstverständlich. Nicht selbstverständlich ist das Handeln der Freundin, die sich – trotz abgeschlossenem Examen und nun arbeitslos – dagegen entscheidet, ihm zu folgen. Stattdessen führen die beiden in den Jahren 1997 und 1998 eine Fernbeziehung. Diese Entscheidung, die Bernd als Entscheidung seiner Freundin definiert, markiert er als Beginn seines Stillstandes und damit seiner Unzufriedenheit. Schließlich meint er, damit die Möglichkeit zu verlieren, seinen Wunsch nach Freiheit in der Ferne mit seinem Bedürfnis nach einem bürgerlichen Leben unter Aufrechterhaltung der Familientradition verbinden zu können.

Bernd kehrt dann zurück, absolviert seine Facharztprüfung und übernimmt im folgenden Jahr eine Allgemeinarztpraxis in Münster.

»… etwa eben auch aus familiären Gründen meine Freundin war hier, bin ich dann doch äh hier wieder zurück gegangen /ja und seit dem sitz ich hier ((ironisch amüsiert)) (4) ja bin äh im Nachherein ganz froh das ich diese Erfahrungen alle machen konnte ja auch wenn man jetz alles etwas später ist und die Zeiten ja auch nich einfach sind so als auch in der, Arbeit als niedergelassene Arbeit äm Mediziner aber ich denke ich hab eigentlich das äh Fach gefunden was mir am meisten Spaß macht« (5/2–8).

Er unterschlägt bei dieser Darstellung, dass er auch vor der Beziehung zu seiner Frau stets nach Deutschland zurückgekehrt ist, so etwa nach dem Tod des Vaters zu seiner Mutter. Dieses Zurückkehren jedoch könnte er, wenn er dabei die eigene Verantwortung nivellieren möchte, nur als Reaktion auf die Wünsche seiner Eltern/seiner Mutter definieren. Damit wären seine Eltern zumindest mitverantwortlich für seine heutige Lebenssituation und die aktuelle Unzufriedenheit. Beide Eltern jedoch – der Vater durch seinen frühen Tod, die Mutter durch den Wunsch nach Zuwendung, den Bernd ihr gegenüber hegt – können für Unzufriedenheit nicht verantwortlich gemacht werden. So bietet sich das Handeln seiner Frau für Bernd als Grund für seine aktuell unbefriedigende Lebenssituation an. Sie hat ihn so beeinflusst, dass er »*seitdem*« »*hier*« »*sitzt*«. Nicht nur, dass sie seinen Wünschen an eine Partnerin nicht nachgekommen ist (reisen, auswandern), sie hat auch noch in großem Maße seine Entscheidungsfreiheit eingeschränkt, ihn zu Entschlüssen gedrängt, die ihn heute unglücklich machen. So ist auch zu erklären, dass in Bernds Darstellung alles, was vor der Rückkehr aus Großbritannien und der folgenden Praxisübernahme lag, schön war, Erfahrungen bereitgehalten hat, die er nicht missen möchte.

Dabei ist es nicht die Arbeit als Arzt, die ihn offenbar bedrückt, schließlich hat er seiner Aussage nach »*das Fach gefunden*«, welches ihm »*am meisten Spaß*« macht. Einerseits spricht er damit erneut seine Eltern von Verantwortung frei, die natürlich – wie Bernd auch bewusst ist – einen großen Einfluss auf seine Studienfachwahl hatten. Andererseits deutet sich auch an, dass Bernd insbesondere seine verantwortungsvolle Position innerhalb seiner Gründungsfamilie als belastend markieren möchte. Wie die Analyse nahelegt, fällt für ihn die Gründung der gemeinsamen (!) Familie erneut in den Verantwortungsbereich seiner Frau.

Im Jahr 2000 übernimmt Bernd seine Praxis. Er berichtet ausführlich über die erste Zeit in seiner Praxis, die Anforderungen auf verschiedenen Gebieten, die Fehler, die er gemacht hat, die Patientinnen und Patienten, die nicht mehr wiederkamen, aber auch über die, deren Hausarzt er geworden ist. Dabei eröffnet er ein weites Feld von für ihn neuen Aufgaben und guten wie schlechten Erfahrungen, die er gemacht hat. Die Art und Weise, in der er über diese Zeit berichtet, vermittelt aber insgesamt ein Bild von hoher Arbeitsbelastung, ohne jedoch Überforderung oder starke emotionale Belastung zu transportieren. Bernd sagt, er möchte gern »*gute Medizin*« machen, und die Präsentation seiner Arbeit in der Praxis fokussiert stark auf den Lernprozess, den er durchlaufen muss, um seinen Patientinnen und Patienten eben diese »*gute Medizin*« zukommen lassen zu können. Auf die Frage nach einer Situation, in der er seines Erachtens gute Medizin gemacht habe, antwortet er:

> »… (3) also ich denke eine Situation wo ich sozusagen, ja eben auch einen schwer kranken Patienten eben weitgehend zu Hause betreut habe ja das sind ja dann immer auch auch große Herausforderungen wenn jemand halt in absehbarer Zeit

stirb und ja man eigentlich immer bereit sein muss da auch kurzfristig //Hmh// den Menschen zu besuchen das war eine Dame die hatte eben nen fortgeschrittenen Brustkrebs und äh wo man dann also auch äh ja sich natürlich mehr Zeit dann nimmt //Hmh// auch äh für die Patientin häufiger Hausbesuche macht und ich eben ähm da eigentlich sehr nah bei der Patientin war und auch ähm so das Gefühl hatte ich konnte ihr eben die Schmerzen nehmen das is ja auch oft schwierig da die richtigen Mittel zu finden und die richtige Dosierung ((Bandrichtungswechsel)) das sind dann auch immer sehr bewegende Erinnerungen und immer wieder auch selbst bei, das is ja ein Kapitel was wir auch schon angesprochen hatten eben das Sterben und was eben dazugehört in dem Beruf und, ja, das sind denn so Situationen wo ich denke da kann ich auch noch gute Medizin machen ich mein ( ) auch sonst //belustigt// äh wo man eben das alles sehr intensiv ( ) //Hmh// und äh, ja vor allen Dingen auch zu erleben dass dass die Pa- Patienten eben das Vertrauen haben ...« (63/17–34).

Bernd charakterisiert insbesondere die Nähe zur Patientin und deren Vertrauen sowie die Möglichkeit, dieser »*die Schmerzen zu nehmen*«, als besonders wichtig. Bei seiner Schilderung wird auch deutlich, dass er offenbar stets bereit ist, sich für die Patientinnen und Patienten einzusetzen, sie zu jeder Zeit zu besuchen. Bernd wählt erneut eine Episode aus, in deren Zentrum Sterben und Tod stehen, damit erinnert nicht nur sein flexibles und zugewandtes Handeln (»*ja man eigentlich immer bereit sein muss da auch kurzfristig den Menschen zu besuchen*«) an seinen Vater, sondern auch die Tatsache, dass er, als sein Vater starb, nicht da war, diesem nicht nahe sein konnte. Bernd bearbeitet mit seinem Arztsein somit verschiedene biographisch relevante Erlebnisse. Einerseits setzt er die Familientradition fort, wie zumindest die Mutter von ihm erwartet hat, und festigt so die Beziehung zu ihr. Auch kann es ihm gelingen, die von ihm höchstwahrscheinlich angenommene ›Schuld‹ eines Familienangehörigen aus der Zeit der nationalsozialistischen Terrorherrschaft sukzessive ›abzuarbeiten‹. Andererseits kann er in der Zuwendung zu der sterbenden Patientin auch seine Abwesenheit beim Tod des Vaters bearbeiten, die ihn mit großer Sicherheit bis heute belastet.

Seine Berufstätigkeit als Arzt erfüllt für ihn so wichtige Funktionen, dass er diese nicht kritisch reflektieren kann. Somit erscheint es folgerichtig, wenn die Berufstätigkeit in seiner Darstellung als ›unfrei‹ und ›angebunden‹ nur eine begleitende und keine zentrale Argumentationslinie darstellt. Zentral bleibt hier für ihn insbesondere seine Ehefrau als ›bindender‹ Faktor.

Beide heiraten im Jahr 2000, kurz nachdem Bernd die Praxis übernommen hat, und im selben Jahr wird die gemeinsame Tochter geboren,

Bernd ist inzwischen 45 Jahre alt. Erneut ein Jahr später bekommt das Paar einen Sohn. Nach Aktivitäten gefragt, die sie als Familie oder er allein mit seiner Frau in der letzten Zeit unternommen habe, fällt Bernd nichts ein. Er bezeichnet gerade die mangelnde Zeit zu zweit als »*kritisch*«, aber beide Eheleute ändern offenbar nichts an dieser Situation:

»… wenn sie jetzt auch bewusst nachfragen dass das irgendwie dann zu kurz kommt (   ) wobei das auch wieder lernen müssen denke ich äh nen Stück selber zu machen wo ich mich auch manchmal auch selber so geärgert habe wo man eigentlich was hätte zusammen was machen können aber von ihrer Seite dann weiß ich nich die Ruhe war oder die Bereitschaft sich äh (darauf einzulassen) …« (73/1–5).

Erneut stellt er seine Frau hier als diejenige dar, die nicht die »*Bereitschaft*« aufbringt, sich auf etwas Gemeinsames »*einzulassen*«. Damit verfolgt er im sicherlich kleineren Rahmen eine ähnliche Argumentation wie in Bezug auf die gemeinsamen Reisen und die nicht erfolgte Auswanderung nach Schottland: Sie (be-)hindert ihn, sie ›bindet‹ ihn. Man lebt offenbar nebeneinander her. Bernd arbeitet, die Frau kümmert sich um die Kinder. Wiederum scheint durch, dass Bernd offenbar ihre Arbeit innerhalb der Familie und für diese vollständig unterschätzt, da er wenig mit der Hausarbeit und der Erziehung der Kinder befasst ist. Die Empathie und Zuwendung, die er seinen Patientinnen und Patienten zuteil werden lässt, erhält seine Frau hier offenbar nicht. Die Situation mutet (fast schon ›gespenstisch‹) wie eine Kopie des elterlichen Ehe- und Familienlebens an.

Bernd vermag es nicht, sich in die Position seiner Frau zu versetzen, obwohl er sicherlich Parallelen zu seiner Mutter ziehen könnte, die – wie auch von Bernd dargestellt – nicht immer glücklich und später sogar depressiv war. Diese Rollenübernahme würde für Bernd jedoch einerseits ein Hinterfragen der Position des Vaters erfordern, was ihm nicht möglich erscheint, und andererseits auch sein eigenes Gefühl der Entlastung konterkarieren. In dieser Konstellation ist es nicht er, der für sein derzeitiges Unglück verantwortlich ist, sondern eben seine Frau.

Auch wenn er Empathie und Rollenübernahme verweigert, sieht Bernd trotzdem die Parallele zum Elternhaus:

»… (3) ja früher fand ich das also immer sehr, erschreckend also auch diese Vorstellung dass man auch was ich damals immer an mein- meinen Eltern kritisiert hab ja ihr ihr lebt ja nur noch für die Arbeit oder so und seid in soner Mühle drin unterstützt damit das System was ja eigentlich nich gut is und so und man merkt man is selber da drin jetzt und is so geworden auch irgendwo und äh, ja wird so von den alltäglichen Dingen son bisschen aufgefressen jetzt eben auch noch Familie ...« (50/30–51/2).

Er, selbstständig tätig wie der eigene Vater, kaum Zeit und Energie für Frau und Kinder, sie, Hausfrau und Mutter, Organisatorin und Versorgerin. Bernd fühlt sich »*in soner Mühle drin*«, erscheint wenig glücklich und vermag offenbar trotzdem nichts daran zu ändern. Er sei »*so geworden*«, was den Kontext stärker gewichtet als sein eigenes Zutun. Seine Frau bestimmt vermutlich in seiner Vorstellung diesen Kontext in nicht unerheblichem Maße, er hingegen kann im vorgegebenen Umfeld nur reagieren, nicht frei gestalten. Die Vorstellung, so geworden zu sein wie die Eltern, impliziert für ihn aber auch die große Gefahr, genau so früh zu sterben wie der eigene Vater. Die Vorstellung, innerhalb seiner Lebenszeit »*die Mühle*« nicht mehr verlassen zu können, beängstigt Bernd ausgesprochen und forciert die Notwendigkeit, sich selber von der Verantwortung dafür freizusprechen. Trotzdem macht ihm die Arbeit mit den Patientinnen und Patienten offenbar Spaß. Wie er darstellt, bemüht er sich, den ganzen Menschen zu sehen und sich empathisch zu verhalten. In der Zuwendung zu seinen Patientinnen und Patienten bietet sich ihm, wie oben bereits ausgeführt, die Möglichkeit der biographischen Bearbeitung verschiedener Lebensereignisse. Auch wenn seine Berufstätigkeit damit eher Mittel als Zweck ist, erscheint die Haltung den Patientinnen und Patienten gegenüber (wie sie im Interview präsentiert wird) sympathisch und zugewandt.

»... also, ich denke, für mich is es wichtig also (2) ja, son Ganzheitsblick zu bewahren für die Patienten, halt äh, auch etwas Familienmedizin zu machen, und ähm (2) den Menschen halt, in seiner Umgebung kennen zu lernen, und eben (3) ja so Ansprechpartner für Probleme zu sein und ähm da auch, versuchen da (2) ja sone Art (3) Beziehung auch aufzubauen zu den Patienten die man halt kennt [...] und so hab ich jetz in den vier Jahren ja doch schon einige kennen gelernt die schon regelmäßig kommen eben und auch, äh da ne Beziehung aufgebaut« (5/9–16).

Zusammenfassung

Bernd wird in eine Arztfamilie hineingeboren. Beide Eltern und beide Großväter waren Mediziner/-innen. Bernds Mutter floh mit ihrer Herkunftsfamilie kurz vor Ende des Zweiten Weltkrieges aus Osteuropa nach Westdeutschland. Sein Vater kam 1948 aus Kriegsgefangenschaft in die

Bundesrepublik. Beide studierten Medizin, lernten sich während des Studiums kennen und gründeten eine Familie.

Bernd erlebt in seiner Kindheit und Jugend einen physisch oft abwesenden und doch patriarchalisch das Familienleben beherrschenden Vater, der nur für seine Patientinnen und Patienten da ist und sich damit auch einer Auseinandersetzung über seine Vergangenheit entzieht. Sieht er sich doch drei Söhnen gegenüber, die, wenn auch selber nicht mehr zur 1968er-Generation gehörig, stark von dem Ende der 1960er Jahre in weiten Gesellschaftsteilen aufkommenden Wunsch nach Aufklärung über die Vergangenheit der Väter beeinflusst wurden. Demgegenüber erlebt Bernd eine Mutter, die sich einerseits sehr um ihre Söhne kümmert, andererseits aber unter Depressionen leidet und unglücklich erscheint. Hat sie doch ihre Ärztinnenkarriere zu Gunsten ihres Mannes und einer klassischen Versorgerehe aufgegeben und ist sie andererseits diejenige, die durch ihr Handeln die fragile familiale Balance aufrecht erhält.

Bernd leidet unter der Abwesenheit des Vaters, dessen Unzugänglichkeit und mangelndem Verständnis für seine Lebenswelt. Die Analyse des Falles legt nahe, dass Bernd schon seit seiner Pubertät ahnt oder befürchtet, sein Vater selber oder ein Mitglied seiner Familie sei während der nationalsozialistischen Herrschaft an den Verbrechen der Deutschen beteiligt gewesen. Bernd reist nach dem Abitur viele Monate in der Welt herum. Er entzieht sich damit der familialen Melange aus Schweigen, Unverständnis, Schuld und Depression.

Schon vor seinem Medizinstudium (Ausbildung, Zivildienst) ist Bernds Bemühen erkennbar, mit seiner Arbeitskraft für andere Menschen da zu sein, sich ihnen zuzuwenden. Schon hier liegt die Hypothese nahe, dass Bernd unbewusst von etwas angetrieben wird, das in der Familienvergangenheit begründet liegt. Sein Vater stirbt, als Bernd Anfang zwanzig ist und er diesen bereits fast zwei Jahre nicht mehr gesehen hatte. Der Tod des Vaters stellt für Bernd einen biographischen Wendepunkt dar. War Bernd zuvor noch bemüht, sich durch die Abwendung vom Vater von der Familienvergangenheit zu lösen, so binden ihn der Tod und die eigenen Schuldgefühle nun umso stärker. Er beginnt mit dem Medizinstudium, macht seine Facharztausbildung, heiratet, bekommt Kinder und lässt sich mit einer eigenen Praxis nieder. Es erscheint so, als lebe er von nun an das Leben seines Vaters. Dabei spielt die Berufswahl Arzt eine zentrale Rolle, manifestiert sich in ihr doch am anschaulichsten der Wechsel vom rebellischen zum die Familientradition fortsetzenden Sohn. Für Bernd wird damit einerseits die Handhabung seiner Schuldgefühle dem Vater gegenüber möglich, die darin begründet liegen, dass er sich vor dessen Tod nicht mit ihm ausgesprochen hat. Andererseits kann er sich mit dem Beruf des Arztes nach wie vor für Menschen einsetzen, ›Gutes‹ tun. Auch festigt sich die Beziehung zur Mutter wieder, die für Bernd eine wichtige Rolle spielt.

In der aktuellen Situation ist Bernd nicht glücklich. Dies kann kaum überraschen, führt er – wie bereits angeführt – doch nun das Leben des Vaters, ein Leben, das er so wohl nie angestrebt hat. Dabei ist der Grund für seine Unzufriedenheit nicht in erster Linie in seiner professionellen Tätigkeit zu suchen. Vielmehr hat er Freude an seiner Arbeit. Bernd schreibt die Verantwortung für sein Unglück in der Gegenwart seiner Ehefrau zu. Eine Begründung für sein Leid, die im Bereich seiner Beziehung zur Herkunftsfamilie liegt, kann Bernd nicht zulassen, gilt es doch stets, den Vater ›in Schutz zu nehmen‹. Vielmehr habe ihn seine Ehefrau in ein nun sesshaftes und reglementiertes Leben gedrängt, das ihm nicht gefällt. Dies wird umso bedrohlicher für Bernd, weil sowohl sein Vater als auch beide Großväter jeweils bereits um das 60ste Lebensjahr herum verstarben, was Bernds Vorstellung unterstützt, sein selbstbestimmtes und freies Leben sei bereits endgültig beendet.

4.4.3 Sequenzielle Videoanalyse im Fall Dr. Bernd Zeisig

Analyse der Kontextdaten

Wie bereits in den vorhergehenden Fällen ausgeführt, ist der erste Schritt der Untersuchung der videographierten Interaktionen zwischen Dr. Bernd Zeisig und seinen Patientinnen und Patienten die Analyse der Kontextdaten. Hierbei sollen *die geographische Lage der Praxis innerhalb der Stadt, die Organisationsform als Einzelpraxis, die räumlichen Gegebenheiten der gesamten Praxis, die Einrichtung des Konsultationsraumes sowie die Uniform des Arztes* betrachtet werden. Diese Kontextdaten werden wiederum in der Reihenfolge ihrer Aufzählung und somit vom weiten zum engen Kontext hin untersucht.

Die geographische Lage der Praxis

Die Arztpraxis von Dr. Bernd Zeisig liegt in einem durch Industriebetriebe und große Verbrauchermärkte geprägten Arbeiterviertel in Münster. Bis in die 1950er Jahre hinein wohnten durch die Nähe zum Bahnhof hier viele

Eisenbahner/-innen, sowohl Arbeiter/-innen als auch kleine Beamte. Es handelt sich damit um ein in vielen mittelgroßen Städten vorkommendes Viertel ›hinter der Bahn‹, nicht wirklich zentral und doch in fußläufiger Entfernung zu den jeweiligen Innenstädten. Ist dieser Charakter in einigen Städten in den letzten Jahrzehnten beispielsweise durch die Ausbreitung eines ›Rotlichtmilieus‹ und die damit einhergehende Verdrängung der vormaligen Wohnbevölkerung verloren gegangen, so blieb dies dem hier betrachteten Viertel erspart. Die Stadt insgesamt zeigt sich wirtschaftlich jedoch weniger von Industrie, sondern vielmehr durch Handel und Dienstleistung geprägt.

Zwar veränderte sich die Wohnbevölkerung auch hier, jedoch bleibt der Charakter eines klassischen Arbeiterviertels erhalten. In einem Teil des Viertels mit größtenteils genossenschaftlicher drei- bis vierstöckiger Wohnbebauung leben nach wie vor ›kleinere‹ Arbeitnehmer/-innen, insbesondere Deutsche und Arbeitsmigrantinnen und -migranten aus Südosteuropa und der Türkei. In einem anderen Teil, geprägt durch kleine Reihenhäuser, ist der Anteil von Menschen mit Migrationshintergrund deutlich geringer und die durchschnittliche berufliche Stellung der Bewohner/-innen etwas, wenn auch nicht wesentlich, höher. In den letzten Jahren ist das Viertel auch unter Studierenden immer beliebter geworden, für die die Mieten in der Innenstadt bzw. anderen ›modischeren‹ Wohnquartieren nicht mehr erschwinglich waren. Gerade die Nähe zur Innenstadt und zur Universität erweist sich neben den Mietpreisen als Werbung für das Viertel. Eine Veränderung in Richtung eines ›Szeneviertels‹ mit Verdrängung der vorherigen Wohnbevölkerung steht jedoch vermutlich insbesondere aufgrund der kleinbürgerlichen Wohnbebauung (Mietskasernen und Reihenhäuschen) und der angesiedelten Industriebetriebe für beide Teile des Quartiers nicht zu befürchten.

Insgesamt handelt es sich um ein gewachsenes städtisches Wohngebiet mit wirtschaftlich homogener, in Bezug auf Alter, Herkunft und Dauer des Wohnens im Quartier jedoch heterogener Bevölkerung.

Es ist davon auszugehen, dass die Praxis von Dr. Zeisig in erster Linie von Bewohnerinnen und Bewohnern dieses Viertels frequentiert wird. ›Laufkundschaft‹ kommt vermutlich eher selten vor, da die Besucher/-innen der großen Verbrauchermärkte am Rande des Bezirkes das Viertel meist mit dem Auto durchfahren und die Praxis so gar nicht wahrnehmen. Es könnte jedoch sein, dass die Arbeitnehmer/-innen der naheliegenden Industriebetriebe den Arzt aufsuchen, wenn sie einen Hausarzt in der

Nähe ihres Arbeitsplatzes dem in der Nähe ihres Wohnortes vorziehen. Diese Arbeitnehmer/-innen unterscheiden sich jedoch in ihrem Sozialstatus wenig von der Wohnbevölkerung, die die Praxis aufsucht, womit eine Heterogenisierung der Patientenschaft eher nicht anzunehmen ist. Zur Freizeitgestaltung sucht man den Stadtbezirk kaum auf, da er weder eine große Anzahl an Gaststätten noch Unterhaltungsetablissements wie Kinos oder Theater aufweist. An der Praxis von Dr. Zeisig kommt man somit nicht ›einfach mal‹ vorbei und wird auf sie aufmerksam.

Die Patientenschaft besteht damit in erster Linie aus ›kleinen‹ Arbeitnehmerinnen und Arbeitnehmern deutscher, aber auch migrantischer Provenienz. Die Altersstruktur ist höchstwahrscheinlich gemischt, da einerseits viele Familien im Viertel wohnen, andererseits aber, wie oben bereits angedeutet, zunehmend Studierende zuziehen.

Für den Arzt bedeutet dies einerseits, dass er seinen Patientinnen und Patienten in den meisten Fällen sowohl in Bezug auf den Bildungs- als auch den erreichten Sozialstatus überlegen ist. Weniger finanzielle Mittel der Patientinnen und Patienten bedeuten für den Arzt aber, wie bereits im Fall Fink geschildert, dass er vermutlich zur Erzielung eines gleichen Einkommens wie ein Kollege, der in einem ›besseren‹ Viertel praktiziert, deutlich mehr arbeiten muss. Mit der Behandlung gesetzlich Versicherter – und anzunehmen ist, dass die wenigsten seiner Patientinnen und Patienten privat krankenversichert sind – kann nicht so viel verdient werden wie mit ›Privatpatienten‹. Diese Schwierigkeit verschärft sich gerade für die Ärztinnen und Ärzte, die in Vierteln praktizieren, in denen nur wenige Gutverdienende wohnen, noch dadurch, dass immer weniger medizinische Leistungen durch die Krankenkassen übernommen werden, sondern durch die Patientinnen und Patienten selber zu bezahlen sind. Viele verzichten dann vermutlich eher auf diese Leistungen, da ihnen das Geld dafür fehlt. Auch wenn das hier beschriebene Viertel nicht dem im Fall Fink gezeigten entspricht, hier weniger Arbeitslosigkeit und in der Folge Armut auftritt und der Arzt damit deutlich weniger auch Sozialarbeiter oder Seelsorger sein muss und nicht so häufig mit Erkrankungen konfrontiert ist, die unmittelbar mit der Armut der Menschen zu tun haben, so zeigen sich in der Praxis höchstwahrscheinlich trotzdem tagtäglich die Auswirkungen sozialstruktureller Veränderungen, die sich auch unmittelbar auf die Interaktion mit dem Arzt auswirken. Gerade Industriearbeiter/-innen sind zunehmend real von Arbeitslosigkeit bedroht oder fühlen sich zumindest ihres Arbeitsplatzes nicht mehr sicher. Zwei der im Viertel ansässigen Betriebe haben in den letzten zehn Jahren ihre Arbeitnehmerschaft stetig verkleinert oder stark umstrukturiert. So gingen viele Arbeitsplätze in der Produktion verloren. Auch wenn die Bürger/-innen des Viertels nicht mehrheitlich in diesen Betrieben beschäftigt waren oder sind, ist die Betroffenheit in der Bevölkerung groß. Damit einher geht vielfach die Angst vor dem Verlust des Arbeitsplatzes, die auch dazu führt, dass die Menschen glauben, sich attestierte Arbeitsunfähigkeit nicht mehr ›leisten‹ zu können.[211] Sie gehen aus diesem Grund vielleicht seltener zum Arzt oder wünschen sich von diesem eine schnelle Wiederherstellung ihrer Arbeitskraft. Es ist anzunehmen, dass dadurch mehr Wünsche hinsichtlich Medikamentenverschreibungen an den Arzt herangetragen werden und Therapieempfehlungen zur Schonung, verbunden mit längeren Zeiten der Arbeitsunfähigkeit, nicht mehr gewollt werden. Weigert sich ein Arzt, dem zu folgen, so ist es vorstellbar, dass dieser nicht mehr aufgesucht wird, was ein erhebliches wirtschaftliches Risiko für die Praxis darstellen kann. Das Risiko wiegt umso schwerer, je weniger gefestigt die wirtschaftliche Situation der Praxis ist, was wiederum in nicht unerheblichem Maß vom Standort der Praxis abhängig ist, wie oben bereits hergeleitet wurde.

Der Interaktionsmacht des Arztes, die auf seiner Expertenposition, aber auch auf seinem Bildungs- und Sozialstatus beruht, wird hier unter Umständen durch die klaren Wünsche der Patientinnen und Patienten nach schneller Wiederherstellung und Gesundung konterkariert. Definieren diese vielleicht Erkrankungen in erster Linie als Beeinträchtigung ihrer Arbeitskraft und damit als (möglicherweise existenzielle) wirtschaftliche Bedrohung, so werden sie innerhalb der Interaktion mit dem Arzt darum bemüht sein, diese Bedrohung zu vermindern. Dazu erscheint es für sie notwendig, den Verlauf der Konsultationen zumindest im Ergebnis mitzubestimmen, was ein nicht unerhebliches Konfliktpotenzial beinhaltet.

Damit wird auch die Herausforderung für den Arzt größer, den Patientinnen und Patienten bestimmte notwendige Untersuchungen bzw. Therapieempfehlungen angemessen nahezubringen, wenn sie eben nicht den Vorstellungen der Patientinnen und Patienten entsprechen. Zwar ist diese

---

[211] Die durchschnittlichen krankheitsbedingten Fehlzeiten bundesdeutscher Arbeitnehmer/-innen gehen in den letzten Jahren kontinuierlich zurück. Bei den Versicherten der gesetzlichen Krankenversicherung von im Durchschnitt 5,08 Tagen im Jahr 1995 auf nur noch 3,22 Tage im Jahr 2007 (die entsprechende ad-hoc-Tabelle aus der Gesundheitsberichterstattung des Bundes kann erstellt werden unter: http://www.gbe-bund.de; letzter Zugriff: 20.02.2008).

individuell angemessene Beratung und Betreuung des einzelnen Patienten durch den Arzt grundsätzlich bereits schwierig und kaum vollständig zu leisten, jedoch steigt diese Anforderung noch weiter an, wenn es gilt, den Patienten von etwas zu überzeugen, das er eigentlich vermeiden wollte.[212]

Eine andere Möglichkeit, die dem Arzt bleibt, ist es, sich einfach zum Erfüllungsgehilfen der Patientenwünsche zu machen. Dies führt die Praxis vielleicht in wirtschaftlich sicherere Gefilde, den Arzt demgegenüber jedoch weg von einer verantwortungsvollen medizinischen Dienstleistung. Erneut – wie bereits im Fall Fink – stellt sich die Frage, was einen Arzt motiviert, sich in einem solchen Viertel niederzulassen, in dem viel zu arbeiten, aber demgegenüber relativ wenig zu verdienen ist?

Nochmals gilt es zunächst zu prüfen, ob die Niederlassungsbeschränkungen Dr. Zeisig gezwungen haben, diese Praxis an ihrem spezifischen Standort zu übernehmen. Ähnlich wie bei Frau Fink ist jedoch auch hier zu konstatieren, dass Dr. Zeisig inzwischen einige Jahre niedergelassen tätig ist, so dass sich vermutlich auch für ihn die Gelegenheit ergeben hätte, den Praxisstandort zu wechseln. Der ›Zwang‹, der vielleicht zu Anfang der Niederlassung noch bestand, ist inzwischen entfallen, trotzdem bleibt Dr. Zeisig an Ort und Stelle. Was motiviert ihn also, dort zu bleiben? Diese Motivation kann nur aus der Interaktion mit den Patientinnen und Patienten entstehen, dem Kern seiner medizinischen Tätigkeit.

Geld und Verdienst scheinen damit zunächst für Dr. Zeisig eine eher untergeordnete Rolle zu spielen. Seine Motivation speist sich wohl eher aus anderen Quellen. Der Benefit seiner Tätigkeit könnte für ihn zunächst in der karitativen oder politischen Komponente liegen. Er ist für Menschen da, die wenig Geld haben, versorgt diese unter Inkaufnahme eigener Einkommenseinbußen und in gewisser Weise widerständig gegenüber dem Gesundheitssystem, in dem Umfang und zunehmend auch Qualität der Versorgung davon abhängig sind, wie viel der Patient bezahlen kann und

---

[212] Der durchschnittliche Bildungsgrad der Patientenschaft spielt hier hingegen m.E. nur eine untergeordnete Rolle, da das Wissen um medizinische Zusammenhänge in erster Linie vom Interesse des Einzelnen und seiner Beschäftigung mit der Thematik abhängig ist und weniger vom höchsten erworbenen Bildungsabschluss oder der beruflichen Stellung. Eine eventuelle ärztliche Orientierung an diesen Merkmalen, in dem Bemühen, mit dem Patienten individuell angemessen zu sprechen, wirkt hier eher kontraproduktiv, da sie eben gerade von der Betrachtung des einzelnen Patienten wegführt. Dies gilt auch für andere vermeintlich typisierende Faktoren, die der Arzt unabhängig von der konkreten Interaktion annimmt (Geschlecht, Alter, ethnische Zugehörigkeit des einzelnen Patienten etc.).

will. Dem könnte ein politischer, religiöser oder sonstwie weltanschaulicher Impetus Dr. Zeisigs zugrunde liegen.

Gleichzeitig spielt jedoch der Faktor der Überlegenheit nicht nur auf fachlichem Gebiet, sondern ebenfalls in Bezug auf Bildung und gesellschaftliche Stellung, der sich unter anderem dahingehend auswirken kann, dass die Patientinnen und Patienten nicht nachfragen, ärztliche Ratschlüsse nicht in Zweifel ziehen oder ›nörgeln‹, sondern die Autorität des Arztes als quasi naturwüchsig anerkennen, vermutlich eine Rolle. Auch wenn dieser Faktor durch die oben geschilderten vermehrten Wünsche der Patientinnen und Patienten verringert wird. Trotzdem wird Dr. Zeisig bei seiner Patientenschaft sicherlich seltener mit Fällen konfrontiert, in denen die Patientinnen und Patienten vermeintlich ›alles besser wissen‹ oder den Arzt in fachliche Diskussionen über dieses oder jenes Medikament verwickeln. Dr. Zeisig gerät so höchstwahrscheinlich seltener in eine Situation, in der er sich vor Patientinnen und Patienten rechtfertigen oder seine Handlungsweisen erklären muss.[213] Damit wird sein fachliches Wissen seltener geprüft, auch fallen dann Fehler oder Unsicherheit bei ihm weniger auf.

Diesen Hypothesen folgend kann davon ausgegangen werden, dass Dr. Zeisig sich seinen Patientinnen und Patienten gegenüber sehr zugewandt und freundlich zeigt, egal welcher Sozialschicht er diese zurechnet. Das Erklären der eigenen Handlungsweisen oder auch der Therapieempfehlungen wird hingegen eher selten in den Interaktionen aufzufinden sein. Interessant erscheint insbesondere die Analyse solcher Interaktionen, in denen die Patientinnen und Patienten deutliche Wünsche vorbringen und damit aus der Rolle der ›Armen‹ und ›Hilfebedürftigen‹ ausscheren und gleichzeitig eine verbale Auseinandersetzung mit diesen notwendig wird.

Die Organisation der Praxis als Einzelpraxis

Dr. Bernd Zeisig führt seine Praxis als Einzelpraxis. Damit ist er rechtlich, fachlich und wirtschaftlich vollständig verantwortlich. Er trägt das wirtschaftliche Risiko, muss aber demgegenüber auch die erzielten Gewinne

---

213 Was nicht bedeutet, dass die Patientinnen und Patienten alles hinnehmen und mitmachen. Viel eher ist davon auszugehen, dass ›stille‹ Patienten bei Unzufriedenheit oder Unklarheiten den Therapieempfehlungen des Arztes nicht Folge leisten, ohne jedoch den Arzt darüber zu informieren. Eine solche Annahme wird durch die Ergebnisse eines Projektes zur Hypertoniebehandlung gestützt, das an der Georg-August-Universität Göttingen durchgeführt wurde (vgl. beispielsweise Marx u.a. 2008).

nicht mit einem Partner oder einer Partnerin teilen. Er ist der einzige Vorgesetzte seiner Angestellten und kann oder muss alle die Praxis betreffenden Entscheidungen allein treffen. Auch muss er die Sprechzeiten vollständig gewährleisten, bei Krankheit oder in Urlaubszeiten Vertretungen durch ›fremde‹ Ärztinnen oder Ärzte organisieren. Demgegenüber entfällt eine Konkurrenz im eigenen Haus in Bezug auf fachliche Kompetenz, Frequentierung oder Beliebtheit bei Patientenschaft und Personal. Fehlenden Anregungen oder Beratschlagungen auf dem ›kleinen Dienstweg‹ ins benachbarte Konsultationszimmer des Praxiskollegen stehen erneut dieser Konkurrenzlosigkeit und der fehlenden Notwendigkeit zur Erklärung oder sogar Rechtfertigung bestimmter Vorgehensweisen gegenüber. Erfolg oder auch Misserfolg der gesamten Praxis in wirtschaftlicher und auch fachlicher Hinsicht liegen vollständig in den Händen des allein praktizierenden Dr. Zeisig.

Wie bereits in den Fällen Fink und Dr. Sperber ausführlich – wenn auch spiegelbildlich in Bezug auf Gemeinschaftspraxis bzw. Praxisgemeinschaft – diskutiert, handelt es sich bei den oben genannten Punkten jeweils um die zwei Seiten ein und derselben Medaille. Abhängig vom Standpunkt des Betrachtenden, der jeweils eher die Vor- oder Nachteilhaftigkeit der genannten Faktoren betont, zeichnet sich entweder das Bild des risikofreudigen, selbstbewussten Einzelunternehmers, der mehr Arbeit und Alleinverantwortung für ein Maximum an Entscheidungsfreiheit gern in Kauf nimmt. Oder es entsteht der Eindruck eines Teamplayers, dem Anregungen, Aushandlungsprozesse und geteilte Verantwortung wichtiger erscheinen als das Konkurrenzrisiko oder eine alleinige Entscheidungsgewalt.

Herr Dr. Zeisig hat sich für eine Einzelpraxis entschieden, und damit muss konstatiert werden, dass die Vorteile einer alleinigen Praxisführung für ihn offenbar gegenüber den Nachteilen überwiegen. Dem kann entgegengehalten werden, dass Dr. Zeisig vielleicht bisher aufgrund seiner starken Arbeitsbelastung und mangelnden wirtschaftlichen Ressourcen nicht in der Lage war, an der Organisationsform seiner Praxis strukturell etwas zu verändern, sich entweder einen Partner zu suchen oder aber eine weitere Ärztin oder einen Arzt anzustellen. Auch dieses vermeintlich unfreiwillige Beharren auf dem Status quo jedoch stellt eine Entscheidung dar, die Dr. Zeisig traf und jeden Tag erneut trifft. Entweder weiß er die Vorteile der Einzelpraxis sehr zu schätzen, oder es besteht zumindest kein unmittelbarer ›Leidensdruck‹, eine Veränderung der Situation herbeizuführen.

Dr. Zeisig übernahm die Praxis in dieser Form vor einigen Jahren von einer Vorgängerin, die sich aus Altersgründen von der Selbstständigkeit zurückzog. Bernd fügte sich offenbar nahtlos in den vorgegebenen Rahmen ein (dies wird auch in der Folge in Bezug auf die Einrichtung der Praxisräume erneut deutlich). Er war nicht gefordert, neue Strukturen der Organisation zu schaffen, Entscheidungen zu treffen, sondern richtete sich in dem – wie oben aufgezeigt – nicht ausschließlich vorteilhaften Gefüge ein. Das Risiko, an einem – auch wirtschaftlich – jahrzehntelang funktionierenden Aufbau Änderungen vorzunehmen, ist sehr hoch. Scheitert man damit, so muss man sich den Misserfolg selber zuschreiben, genauso wie dies auch das soziale Umfeld tun wird. Ganz zu schweigen vom notwendigen unternehmerischen Know-how und der Investition von Arbeitszeit und Kreativität, die ein Arzt für eine grundlegende Reform seiner Praxis benötigt. Auch die Angst vor solcherart Scheitern kann zum Verharren in den vorgegebenen Strukturen beitragen, auch wenn Dr. Zeisig vielleicht nicht dem Typus eines selbstbewussten Self-made-Unternehmers entspricht.

Es ist an dieser Stelle nicht zu entscheiden, aus welchen Gründen sich Dr. Zeisig für ein Aufrechterhalten der Organisationsform der Einzelpraxis entschieden hat, ob er betriebswirtschaftlich risikofreudig ist, die alleinige Entscheidungsgewalt haben möchte, gern der alleinige ›Chef‹ ist oder aber, ob ihm Ressourcen für eine Veränderung fehlen und er die bestehende Institution seiner Praxis gern übernimmt, da er seine Aufgaben viel eher in der Gestaltung der fachlichen Arbeit als in der Form seiner Selbstständigkeit sieht. Hypothesen darüber lassen sich – wenn überhaupt – erst nach Abschluss der Interaktionsanalysen formulieren, unabhängig davon jedoch hat seine alleinige Tätigkeit als Arzt in der Praxis Auswirkungen auf die Interaktion mit den Patientinnen und Patienten.

Allein die fehlende Möglichkeit der Teilung von Verantwortung, aber auch des Arbeitsaufwandes, kann dazu angetan sein, den Arzt zu belasten. Gerade vor dem Hintergrund, dass die Lage der Praxis – wie oben ausgeführt – nahelegt, dass der Arzt sehr viel arbeiten muss, um Rentabilität zu erreichen. Selbst wenn diese Belastung für Dr. Zeisig keine Sorge darstellt, die ihn unter Umständen bis in die einzelne Interaktion hinein bedrückt und vielleicht manchmal ablenkt, unaufmerksam oder ungeduldig mit den Patientinnen und Patienten umgehen lässt, so muss er doch zumindest darauf bedacht sein, ausreichend viele Menschen zu behandeln. Dies führt vermutlich zu einer Verkürzung der Konsultationszeiten. Dr.

Zeisig wird wahrscheinlich weniger oder nur ein einziges Mal erklären, Fragen der Patientinnen und Patienten vielleicht nur kurz beantworten usw. Diese angenommene Kürze der Konsultationsdauer wiederum wird dem einzelnen Patienten nicht verborgen bleiben, was mutmaßlich dazu führt, dass dieser seinerseits ebenfalls dazu beitragen möchte und sich ›kurz‹ fassen wird. Will er doch den Arzt nicht noch stärker belasten, nicht noch mehr seiner ›kostbaren‹ Zeit in Anspruch nehmen.[214]

Daneben scheint auch Dr. Zeisigs Konkurrenzlosigkeit in der eigenen Praxis, unabhängig von seinen Beweggründen für eine Einzelpraxis, Auswirkungen auf die Interaktion mit der Patientenschaft zu haben. Er kann und muss stets alleine entscheiden und muss sich nicht abstimmen. Während seines ganzen professionellen Tagesablaufes hat er nur mit Menschen zu tun, denen er einerseits an Sozialstatus und Bildung überlegen ist und die des Weiteren in einem Abhängigkeitsverhältnis zu ihm stehen. Widerspruch und Erklärungsnotwendigkeiten sind hier vermutlich deutlich seltener zu erwarten als im Umgang mit einem möglichen Kollegen in der Praxis. Damit ist es Dr. Zeisig mutmaßlich gewohnt, dass seine Anweisungen und Therapieempfehlungen widerspruchslos hingenommen werden, auch werden Erklärungen selten eingefordert. Es könnte sich so ein Interaktionshandeln herausbilden, das dem des ›patriarchalischen‹ Arztes entspricht.

Die Möglichkeiten, ein einmal routinisiertes Handeln mit Helferinnen und Patientenschaft zu verändern, werden durch das Fehlen eines unmittelbaren Kollegen noch weiter reduziert. Das ›Beleben des Geschäftes‹ durch Konkurrenz muss ausbleiben, sowohl bezüglich der Motivation als auch des Erkennens von Änderungsmöglichkeiten, egal wie diese Handlungsmodi aussehen.

Die Gestaltung der Räumlichkeiten der gesamten Praxis (ohne Konsultationsraum)

Ähnlich wie im Fall der Praxis von Frau Dr. Sperber scheint die Betrachtung der gesamten Räumlichkeiten auch für die Praxis von Dr. Zeisig geboten zu sein. War bei Frau Dr. Sperber insbesondere die Größe, Hellig-

---

[214] Innerhalb des schon einige Male erwähnten Projektes zur Adhärenz von Hypertoniepatienten, an dem ich mitarbeiten konnte, führten wir Gruppendiskussionen mit Patientinnen und Patienten durch. In diesen kam immer wieder deutlich zum Ausdruck, dass die Patientenschaft ein feines Gespür dafür entwickelt, wie viel Zeit ein Arzt innerhalb einer konkreten Konsultation hat. Die Patientinnen und Patienten versuchen stets, sich den vermeintlichen Präferenzen des Arztes zur Länge der Interaktion anzupassen.

keit und ansprechende Modernität der Praxisräume auffällig, so muss von der hier betrachteten Praxis ein anderes Bild gezeichnet werden.

Sie liegt an einer Hauptstraße innerhalb des oben beschriebenen Viertels in einem Anbau an ein zweistöckiges Wohn- und Geschäftshaus. Dieser Anbau liegt leicht zurückgesetzt von der Straße an der linken Seite des Gebäudes. Man betritt ihn durch eine eigene Eingangstür, die nur zur Praxis führt. Vor dieser Tür stehen eine Gartenbank und ein Standaschenbecher. Die Patientinnen und Patienten können so vor Beginn der Sprechstunde draußen sitzend warten oder es besteht für sie – aber auch für das Personal – die Möglichkeit, während ihrer Wartezeit oder in den Pausen eine Zigarette zu rauchen.

Betritt man durch die Tür die Räumlichkeiten, so steht man direkt im sehr kleinen und dunklen Wartezimmer der Praxis. Dieses muss man durchqueren, um hinter der nächsten Tür auf die Anmeldung zu stoßen. An dieser Anmeldung gibt es jedoch keinen Tresen, der Raum wirkt eher wie ein Büro, die beiden Schreibtische der Helferinnen stehen als Insel an einer der Längsseiten des Raumes. An der anderen Längsseite befinden sich noch einmal einige Stühle, vermutlich für wartende Patientinnen und Patienten. Von diesem Anmelderaum aus gehen drei Zimmer ab, davon sind zwei Konsultationsräume, das dritte wird wahrscheinlich als Labor genutzt. Von diesem Raum aus gibt es nochmals eine Tür, die nach draußen führt. Alle genannten Räumlichkeiten sind kleiner als 20 Quadratmeter. In Anbetracht der Tatsache, wie viele Möbel in einer Allgemeinarztpraxis notwendig sind und wie viele Menschen hier täglich aus- und eingehen, wirkt die gesamte Praxis sehr beengt. Dieser Eindruck wird noch durch die kleinen Fenster verstärkt, die nur wenig Licht einlassen und insbesondere im Wartezimmer und in der Anmeldung stets eine Beleuchtung mit Kunstlicht notwendig machen.

Die Einrichtung der gesamten Praxis wirkt zusammengestückelt und schon relativ alt. Allein im Wartezimmer passen die Stühle zueinander und sind farblich mit den Wänden und dem Bodenbelag abgestimmt. Das dunkle Holz jedoch, aus dem die Stühle gefertigt sind, lässt den Raum noch dunkler erscheinen und führt zusammen mit deren Formgebung zu dem Eindruck, sie seien bereits in den 1960er Jahren angeschafft worden. In den anderen Räumen kommen kaum einmal zwei gleiche Stühle vor, die Schreibtische passen nicht zu den Regalen und Schränken, die wiederum nicht zu anderen Regalen und Schränken passen, die im selben Raum stehen. Vielleicht funktional und um Notwendiges ergänzt, wirkt die ganze

Einrichtung jedoch ungeplant und vollständig ohne Beachtung des Passungsverhältnisses verschiedener Materialien, Farben und Formen der Möbel zusammengestellt.

Es ist anzunehmen, dass Dr. Zeisig viele Einrichtungsgegenstände bereits von seiner Vorgängerin übernommen und vermutlich nur die Teile ersetzt hat, die kaputtgingen. Folgt man dieser Lesart, so ist es ebenfalls nicht anzunehmen, dass er die vorhandenen Möbel umgestellt hat. Erneut nimmt er offenbar keine Veränderung an den vorgegebenen Strukturen vor, die nicht unumgänglich wären. Vielleicht schreckt der Arzt davor zurück, der Praxis ›seinen Stempel‹ aufzudrücken und sich deutlich von seiner Vorgängerin abzusetzen, vielleicht fehlt ihm das Geld oder die Zeit dazu, vielleicht hält er diese Art Einrichtung aber auch für die bestmögliche. Die Gründe sind erneut nicht aufzudecken, jedoch sollte bei der Analyse der Konsultationen darauf geachtet werden, ob sich der Arzt in diesen Handlungssituationen ebenfalls eher an die Vorgaben der Patientinnen und Patienten einfügt, deren ›Einrichtung‹ der Interaktionssituation somit übernimmt.

Welchen Eindruck hinterlassen die Praxisräumlichkeiten nun bei verschiedenen Patientinnen und Patienten, welche werden vielleicht angesprochen und welche eher abgeschreckt und was erwarten die Patientinnen und Patienten von einem Arzt, der in einer solchen Praxis arbeitet? Zunächst scheinen die Räumlichkeiten und deren Einrichtung zur Patientenklientel zu passen, die die Praxis wahrscheinlich frequentiert. Die Schwelle zum Arzt – auch für Menschen, die nicht den höchsten sozialen Schichten zugehörig sind – erscheint sehr niedrig. Andererseits werden Patientinnen und Patienten, die sich aus unterschiedlichsten Gründen möglicherweise eine ›schickere‹ Praxis wünschen, nicht angesprochen, vielleicht weil diese zeigen wollen, dass sie sich mehr leisten können, oder auch weil sie einer Gleichung teure Einrichtung = guter Verdienst = guter Mediziner zustimmen. Solche Patientinnen und Patienten werden dann vermutlich entweder gar nicht oder zumindest kein zweites Mal kommen, was die unter Umständen bestehende wirtschaftliche Schwierigkeit der Praxis verschärft.

Für die Patientinnen und Patienten jedoch, die bleiben, lassen sich im Extrem zwei mögliche Annahmen formulieren, mit denen sie in die Konsultation gehen. Entweder sie stellen sich den Arzt als bescheidenen und freundlichen Menschen vor, der sich nicht über sie erhebt und seine Praxis eben nicht als Statussymbol ausstaffiert. Dann werden sie höchstwahrscheinlich sehr offen und vertrauensvoll in die Interaktion mit dem Arzt eintreten, oder aber sie betrachten die mangelnde Mühe um die Einrichtung als einen Ausdruck einer allgemeinen Sorg- oder Engagementlosigkeit des Arztes in Bezug auf seine Arbeit. In diesem Fall wäre die grundlegende Haltung der Patientinnen und Patienten Dr. Zeisig gegenüber eher zurückhaltend, kritisch und abwartend.

Auch die Einschätzung der Handlungsweise des Arztes durch die Patientinnen und Patienten wird vor diesem Hintergrund vermutlich zwischen den Polen schwanken: Äußerlichkeiten sind ihm nicht wichtig, wichtig sind der einzelne Mensch und das, was zwischen Arzt und Patient geschieht. Oder aber: Die Planlosigkeit bei der Einrichtung der Praxis ist ein Ausdruck seiner Einstellung zu seiner Arbeit, genauso ›planlos‹ wird er auch mit den Patientinnen und Patienten agieren.

Mögliche Interaktionsverläufe sind damit entweder offen und ohne Scham und Vorbehalte von Seiten der Patientenschaft geführte Konsultationen, in denen der Arzt durch zugewandtes und empathisches Handeln vermittelt, jeder einzelne Patient sei ihm unabhängig von Bildung und sozialer Stellung wichtig, und er sich darum bemüht, allen Patientinnen und Patienten individuell angepasst zu helfen. So würde sich das durch die Einrichtung vermittelte ›der ist gar nicht so anders als wir‹ oder auch ›der fühlt sich nicht als jemand Besseres‹ auch in den Interaktionen wiederfinden lassen, und es kämen unter Umständen auch Themen in der Konsultation zur Sprache, die nicht unmittelbar mit der notwendigen medizinischen Dienstleistung zu tun haben.

Als anderes Extremum ist jedoch ein Interaktionsverlauf denkbar, in dem der Patient sein Anliegen auf das Wesentliche beschränkt vorträgt und ausschließlich die Erbringung einer Dienstleistung vom Arzt erwartet, dabei aber aufmerksam und kritisch den ärztlichen Verordnungen gegenüber bleibt.

Die Einrichtung des Konsultationsraumes

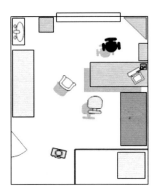

Abbildung 7: Einrichtung des Konsultationsraumes Dr. Zeisig (Ist-Zustand)

Die Einrichtung des Konsultationsraumes, in dem die Videoaufnahmen der Arzt-Patient-Interaktionen stattfanden, ist in der obigen Skizze (Abb. 7) dargestellt. Der Schreibtisch des Arztes steht von der Tür aus gesehen in der linken hinteren Ecke des Raumes. Der Arzt hat das Fenster im Rücken, wenn er an seinem Schreibtisch sitzt. Der Schreibtisch ist, wie eine Eckvitrine und mehrere halbhohe Regale, aus Kiefernholz. Die zwei – verschiedenen – Stühle für die Patientinnen und Patienten sind neben dem Schreibtisch bzw. gegenüber der Sitzposition des Arztes aufgestellt. Vor dem Schreibtisch steht eine Untersuchungsliege mit blauem Plastikbezug, in der Draufsicht links vom Schreibtisch steht ein großer Schrank in hellgrauer Farbe. In der rechten unteren Ecke ist ein weiterer Schrank durch einen Vorhang abgetrennt aufgestellt. Dieser Schrank dient dem Arzt als Garderobe. Die Kamera wurde direkt neben dem Vorhang positioniert.

Insgesamt erscheinen die Möbel im Raum – wie die gesamte Einrichtung der Praxis – wenig zusammenpassend. Dieser Eindruck wird noch durch die Kiefernmöbel und hier insbesondere durch die Eckvitrine verstärkt, die man eher in einem privaten Ess- oder Wohnzimmer erwarten würde und nicht innerhalb einer Arztpraxis. Alles in allem mutet der Raum klein und vollgestellt an. So ist es dem Arzt nicht möglich, während ein Patient auf dem Stuhl neben dem Schreibtisch sitzt, den Raum zu verlassen, ohne dass der Patient sich bewegen oder gar aufstehen müsste. Gerade beim Betreten des Raumes durch den Arzt wird dies augenfällig, da der Patient dann in der Regel bereits auf dem Stuhl sitzend auf ihn wartet. Hier muss dann stets das Vorbeigehen des Arztes am Patienten ›organisiert‹ werden.

Die Enge wird durch die Tatsache noch unterstrichen, dass sowohl Schreibtisch als auch Regale von Papieren, Schreibgeräten, medizinischem Gerät und Medikamentenpackungen ›übersät‹ sind. Gerade der Schreibtisch und das nebenstehende Regal wirken jedoch nicht bloß voll, sondern auch unordentlich. Es fehlt offenbar einfach der Platz, um die Papiere beispielsweise in ordentlicheren Stapeln aufzuschichten. Die Hälfte des Schreibtisches, der ohnehin eher eine kleine Grundfläche aufweist, wird bereits durch den Computer eingenommen, für eine Ablage außerhalb des Arbeitsbereiches am Schreibtisch bleibt dann noch etwa ein halber Quadratmeter, einschließlich des Regals und der Seite des Schreibtisches, an dem der Patientenstuhl steht. Im Vergleich zur restlichen Praxis macht der Raum jedoch einen sehr hellen Eindruck, Kunstlicht ist – zumindest am Vormittag – nicht vonnöten, da das Fenster nach Osten zeigt.

Wie wirkt nun die Einrichtung auf die Patientinnen und Patienten und welchen Einfluss hat diese auf die Interaktion, was lässt sie überhaupt zu? Die Einrichtung des Konsultationszimmers, die sich in ihrer Wirkung auf die einzelnen Patientinnen und Patienten vermutlich nicht sehr von der Wirkung der gesamten Praxis unterscheidet, lässt demzufolge erneut entweder die Anmutung von freundlichem Aufgehobensein in gemütlicher Atmosphäre bei den Patientinnen und Patienten entstehen, oder es verstärkt sich noch der Eindruck von Unordnung und – damit vielleicht einhergehend – mangelnder Sorgfalt, die nicht ausschließlich auf die Einrichtung beschränkt bleiben. Wobei die insbesondere auf dem Schreibtisch herrschende Unordnung vielleicht auch diejenigen Patientinnen und Patienten verunsichert, auf die die Praxis bisher einen positiven Eindruck gemacht hatte. Vermutlich ist eine ›Beruhigung‹ dieser Menschen insbesondere davon abhängig, wie der Arzt mit dieser Unordnung umgeht. Muss er Dinge suchen? Verteilt er auch die während der Konsultation benötigten Papiere in nicht nachvollziehbarer Weise auf dem Schreibtisch?

Die Position der Patientenstühle zum Schreibtisch erscheint vorteilhaft. Ein einzelner Patient hat die Wahl, ob er den Schreibtisch als Barriere zwischen sich und dem Arzt wählen möchte oder gern neben dem Arzt säße. Diese Entscheidungsfreiheit signalisiert den Patientinnen und Patienten, dass sie vermutlich auch innerhalb der Konsultation Einfluss auf deren Verlauf nehmen können, nicht nur eine von vornherein festgelegte, klar definierte Rolle spielen müssen.

Das Vorhandensein von zwei Stühlen ermöglicht neben der Wahlfreiheit auch die Möglichkeit, eine Begleitperson in die Konsultation mitzunehmen, die ebenfalls ihren Platz finden kann. Dies zeigt, dass der Arzt damit rechnet, dass beispielsweise Paare oder Eltern mit Kindern gemeinsam die Sprechstunde aufsuchen, was darauf hindeutet, dass er anerkennt, dass Patientinnen und Patienten manchmal Begleitung wünschen oder benötigen; ermöglicht es diesen aber damit auch, erneut zu wählen, und zeigt ihnen, dass der Arzt ihren Wunsch nach Begleitung akzeptiert und diesen nicht beispielsweise als Zeichen von Schwäche abwertet. Beide genannten Entscheidungsmöglichkeiten, die der Wahl des Platzes und die, jemanden mitzunehmen, ebnen vermutlich den Weg für eine offene und zuversichtliche Handlungsweise der Patientinnen und Patienten, können aber – wie bereits angedeutet – durch das Überwiegen der Wahrnehmung von Unordnung im Behandlungsraum konterkariert werden.

Die relative Enge, die im Raum durch die Anordnung der Möbel entsteht und die stets, wenn sich ein Interaktionspartner im Raum bewegen muss, virulent wird, löst bei den Patientinnen und Patienten vermutlich Irritationen aus, da einerseits alternative (praktischere) Aufstellungen durchaus möglich wären und andererseits durch die Organisation, wer sich nun wohin bewegen muss, stets Unruhe in die laufende Konsultation gebracht wird. Wenn Patientinnen und Patienten bei der Bewegung Schmerzen haben, sind sie unter Umständen sogar verärgert über die unpraktische Anordnung. Wird eine körperliche Examination auf der Liege notwendig, so müssen darüber hinaus sogar die Patientenstühle verschoben werden. Mögliche alternative Anordnungen könnten so aussehen:

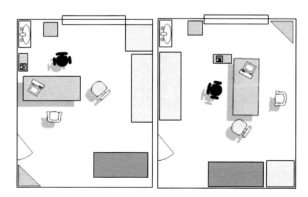

Abbildung 8: Einrichtung des Konsultationsraumes Dr. Zeisig (Alternativen 1 und 2)

In den beiden oben gezeigten alternativen Aufstellungen wird jeweils die Behandlung an der Liege erleichtert. Mit der rechts dargestellten Anordnung entfiele zudem für den Arzt die Notwendigkeit, sich am Patienten vorbei auf seinen Platz ›drängeln‹ zu müssen.

Beide Alternativen sind nur möglich, wenn die Garderobe mit Vorhang aufgelöst wird, deren Notwendigkeit sich einem Beobachtenden ohnehin nicht erschließt. Gerade der Vorhang verstärkt den Eindruck der Enge im Raum deutlich, warum lässt ihn Dr. Zeisig hängen? Wiederum drängt sich die Lesart auf, dass auch der Vorhang ein Überbleibsel aus der Ägide seiner Vorgängerin in der Praxis ist. Früher vielleicht dazu gedacht, dass sich Patientinnen und Patienten in der Nähe der Untersuchungsliege hinter dem Vorhang an- oder ausziehen konnten, so erfüllt er heute, nachdem diese Art Umkleidekabinen in Arztpraxen inzwischen sehr unüblich geworden sind,[215] keinen Zweck mehr. Für den Arzt erscheint der Erhalt des Status quo somit offenbar wichtiger als pragmatische Gesichtspunkte. Nimmt man nun jedoch gedankenexperimentell den Vorhang ab, so ergeben sich durch das Mehr an Platz einige neue Möglichkeiten, trotz des unverändert sehr begrenzten Raumangebotes, wobei insbesondere die rechte Alternative (in Abb. 8) zur bestehenden Aufstellung viele Vorteile und Erleichterungen bietet.

Wirkt sich das Beharren auf Althergebrachtem auch in der Interaktion aus? Hier ist anzunehmen, dass Dr. Zeisig vielleicht insbesondere gegenüber Patientinnen und Patienten, die schon bei seiner Vorgängerin in Behandlung waren, bruchlos an deren Handeln anknüpfen möchte. Vermeintlich, um die Patientinnen und Patienten nicht zu irritieren, aber höchstwahrscheinlich auch, weil er selber unsicher ist, was in welche Richtung verändert werden sollte. Bemüht er sich vielleicht nicht nur in ›räumlicher‹ Hinsicht, das Andenken der Vorgängerin aufrechtzuerhalten, sondern auch in den Konsultationen mit seinen Patientinnen und Patienten? Dies würde innerhalb der Interaktionen stets das Risiko in sich bergen, von der vorgegeben Rolle abzuweichen, und ihn dazu zwingen, zurückhaltend und vorsichtig zu agieren, und damit bei den Patientinnen und Patienten vermutlich einen unsicheren und zögerlichen Eindruck zu hinterlassen. Auch diese Hypothese kann jedoch erst mit einer Videoanalyse plausibilisiert werden.

---

[215] Und sich – wie die Videoaufzeichnungen zeigen – auch Dr. Zeisigs Patienten vor einer Untersuchung mitten im Raum ausziehen und vom Arzt auch gar nicht auf die Möglichkeit der ›Kabine‹ hingewiesen werden.

Dr. Zeisig geht nicht aktiv daran, seine Praxisräumlichkeiten zu gestalten. Liegt es damit nicht nahe, die Lesart zu formulieren, dass er auch innerhalb der Konsultationen eher zurückhaltend agiert, weniger aktiv gestaltend denn vielmehr abwartend und reagierend? Damit hätten dann alle Patientinnen und Patienten – seien es die, die sich von vornherein in der Praxis wohl fühlen, oder auch die, die Vorbehalte haben – die Möglichkeit, den Verlauf der Interaktion deutlich mitzubestimmen. Es ist anzunehmen, dass sich daraus offene und zugewandte Interaktionen entwickeln. Andererseits kann eine große Zurückhaltung bei manchen eben auch Verunsicherung und Zweifel an der Kompetenz des Arztes erzeugen.

Die Uniform des Arztes

Dr. Bernd Zeisig trägt während der Konsultationen einen Kittel. Jedoch hat er diesen nicht zugeknöpft. Da er nicht schlank ist, ragt sein Bauch stets aus dem geöffneten Kittel heraus, und das führt dazu, dass dieser weit offensteht. Unter dem Kittel trägt er normale Straßenkleidung, Jeans und Hemd. Mit seinem Bartansatz und dem zumindest an einem Aufnahmetag unordentlich in die Hose gestopften Hemd macht er keinen ausgesprochen gepflegten Eindruck. Er legt offenbar wenig Wert auf seine äußere Erscheinung.

Warum trägt er einen Kittel, wenn dieser in geöffnetem Zustand weder einen Schutz gegen Verschmutzung bietet, noch den eigenen Körper oder seine Kleidung vor Blicken von außen zu schützen vermag? Auch muss sich Dr. Zeisig als einzig arbeitender Mann in der Praxis nicht von seinen Arzthelferinnen abheben, um seine Professionszugehörigkeit vor den Patientinnen und Patienten zu betonen. Trotzdem trägt er das Symbol seines Berufsstandes, vermutlich, um seine Mitgliedschaft zu betonen. Gleichzeitig zeigt er sich nahbar und differenziert sich damit in gewisser Weise von seinen Kollegen. Offenbar möchte er fachliche Kompetenz und gleichzeitige Vertrauenswürdigkeit und Zugänglichkeit signalisieren.

Für manche Patientinnen und Patienten kann seine nachlässige Erscheinung jedoch eher Anlass geben, an seiner Sorgfalt oder sogar an seiner Kompetenz zu zweifeln, gerade auch, wenn er an seinem, wie oben ausgeführt, mit Papieren übersäten Schreibtisch sitzt. Andererseits kann diese Erscheinung aber eben auch sehr zugänglich wirken. Insbesondere seine große, ›stattliche‹ Leiblichkeit, die die Anmutung von Verlässlichkeit und Standhaftigkeit nahelegt, konterkariert im Zusammenwirken mit dem geöffneten Kittel, der einerseits Professionalität symbolisiert und ihn andererseits trotzdem erreichbar erscheinen lässt, diese Lesart.

Hier setzt sich die schon in den vorherigen Abschnitten skizzierte mögliche Polarisierung der Patientenschaft fort. Einerseits lassen sich diejenigen finden, die Vertrauen zum Arzt fassen, weil sie sowohl die Einrichtung seiner Praxis als auch seine persönliche Erscheinung als Symbol dafür deuten, dass Dr. Zeisig sich eben nicht durch Äußerlichkeiten von seinen Patientinnen und Patienten abheben möchte, keine Barrieren schaffen will. Andererseits gibt es auch diejenigen, die beides als Ausdruck von mangelnder Professionalität und Sorgfalt deuten.

Erneut können entweder vertrauensvolle und offene Interaktionen erwartet werden, aber auch solche, in denen die Patientinnen und Patienten zurückhaltend und gleichzeitig fordernd auftreten, den Arzt weniger als Helfer denn als Dienstleister betrachtend.

Zusammenfassung

Dr. Bernd Zeisig hat der Kontextanalyse folgend viele Wahlentscheidungen getroffen, die darauf abzielen, denkbare Barrieren zwischen sich in seiner Rolle als Arzt und seinen Patientinnen und Patienten abzubauen oder nicht erst entstehen zu lassen. Dies bezieht sich in erster Linie auf sozialstrukturelle Unterschiede, die er durch die Einrichtung seiner Praxis insgesamt, seiner Konsultationsräume, aber auch durch seine Bekleidung eben gerade nicht betont. Es ist anzunehmen, dass er seinen Patientinnen und Patienten wie Gleichberechtigten gegenübertritt oder zumindest gegenübertreten möchte. Weiterhin deutet die Gestaltung der Kontextfaktoren darauf hin, dass für Bernd die Interaktion mit dem Patienten im ärztlichen Gespräch zentral ist, da auf die Aufmachung des physischen Rahmens, in dem dieses Gespräch stattfindet, von Bernd eher wenig Mühe verwandt wird. Die Patientinnen und Patienten sollen offen und vertrauensvoll in die Konsultation gehen und sich nicht im Vorfeld bereits herabgewürdigt oder machtlos sehen. Damit homogenisiert Bernd die Patientenschaft jedoch in einer Gruppe: sozial schwach, eher wenig gebildet, der Zuwendung und der Aufklärung bedürftig. Indem er die Patientinnen und Patienten einer solchen Gruppe zuweist, reproduziert er genau die Barrieren, die er doch eigentlich abbauen möchte. Konzeptualisiert er seine Patientenschaft als ›arm und ungebildet‹ und sich selber ihnen gegenüber als ›zugewandten Helfer‹, wird es ihm möglich, die eigene sozial hoch angesehene oder gar herausgehobene Position auch moralisch zu rechtfertigen, wendet er sich den Unterlegenen doch zu. Die Abwertung der Patientinnen und Patienten, die damit einhergeht, nimmt er billigend in Kauf.

Bernd spricht damit insbesondere Patientinnen und Patienten an, die die unmoderne Praxiseinrichtung, das Chaos auf dem Schreibtisch oder den Fleck auf Bernds Hemd übersehen, oder denen dies nichts ausmacht. Mit diesen Menschen ist eine offene, zugewandte Interaktion von Bernds Seite zu erwarten, in der es Bernd ist, der das Gespräch vollständig leitet und sich dem Patienten als freundlicher und gütiger Mensch präsentiert.

Weiterhin werden vermutlich Patientinnen und Patienten angesprochen, die Bernd ihrerseits aufgrund der genannten Faktoren abwerten und ihn ausschließlich als Dienstleister für Medikamentenverschreibungen oder Arbeitsunfähigkeitsbescheinigungen ›benutzen‹. Hier wäre eine kurze und eher durch den Patienten geleitete Interaktion zu erwarten.

Abgeschreckt werden hingegen Patientinnen und Patienten, nach deren Meinung die Praxiseinrichtung mit Bernds ärztlicher Kompetenz korreliert, oder auch solche, denen die ›Barrierefreiheit‹ zwischen den Milieus zu weit geht.

Zusammenfassung der Videoanalysen: Dr. Bernd Zeisig

Zur Rahmung der Konsultationen

Ich verzichte an dieser Stelle auf die nochmalige Darstellung der Ergebnisse der Kontextanalyse. Diese können im vorhergehenden Teilkapitel nachvollzogen werden. Es sei trotzdem darauf hingewiesen, dass die Untersuchungsergebnisse elementare Bestandteile der nun folgenden Zusammenfassung der gesamten Videoanalysen im Fall Dr. Bernd Zeisig sind. In der Folge sollen nun als typisch zu bezeichnende Interaktionsverläufe Dr. Zeisigs mit seinen Patientinnen und Patienten umrissen werden.

Zu den Interaktionen

Grundlage der Darstellung sind zusätzlich zur Kontextanalyse[216] erneut zwei feinanalytisch ausgewertete Konsultationen sowie weitere neun global

---

216 Für Dr. Zeisig wurden fünf Kontextfaktoren vor der Analyse der aufgezeichneten Konsultationen untersucht: die geographische Lage der Praxis, die Organisationsform als Einzelpraxis, die Gestaltung der Räumlichkeiten der gesamten Praxis (ohne Konsul-

untersuchte Interaktionsverläufe. Auch in diesem Fall werden die ausführlichen Feldnotizen einbezogen, die während des Forschungsaufenthaltes in der Praxis erhoben werden konnten.

Wie bereits in den anderen betrachteten Fällen gezeigt, wird einerseits eine Art ›üblicher Verlauf‹ der Interaktion konstruiert, wobei insbesondere die Handlungs- und Interpretationsmuster des Arztes von Interesse sind. Zum Zwecke der Typisierung wird hier von Details abstrahiert, wobei der hoch formalisierte Verlauf einer Arzt-Patient-Interaktion die vorgenommene Einteilung in bestimmte Phasen zulässt. Andererseits dient aber auch bereits die unter theoretischen Gesichtspunkten vorgenommene Auswahl der zur Feinanalyse herangezogenen Interaktionen dazu, einen typischen Interaktionsverlauf aus der Fülle der vorliegenden Daten zu konstruieren.

Noch stärker als bereits für Frau Fink und Frau Dr. Sperber dargestellt, zeigt sich bei Herrn Dr. Zeisig ein solcher typischer Verlauf für seine Interaktionen mit Patientinnen und Patienten. Erneut kann behauptet werden, dass die Variabilität des Handelns des Arztes (und auch seiner Patientenschaft) innerhalb der betrachteten Begegnungen ausgesprochen (und meines Erachtens auch erschreckend) gering ist.

Vor der Interaktion

In der Praxis von Dr. Bernd Zeisig ist keine Regelmäßigkeit beim Aufrufen der Patientinnen und Patienten gegeben oder zumindest konnte bei den Beobachtungen in der Praxis keine erkannt werden. Manche werden von Bernd selber aufgerufen, andere werden von den Arzthelferinnen in das Konsultationszimmer ›gesetzt‹. Dies spielt sich zwar alles außerhalb des Blickfeldes der Kamera ab, kann jedoch anhand der Feldnotizen rekonstruiert werden bzw. wird dadurch sichtbar, dass manche Patientinnen und Patienten zu Beginn der Aufnahme bereits im Sprechzimmer sitzen, wieder andere aber mit Bernd gemeinsam das Zimmer betreten. Die Auswahl der Patientinnen und Patienten, die vom Arzt ›abgeholt‹ werden, ist der jeweiligen Situation geschuldet. Begleitet Bernd nach Abschluss einer Konsultation einzelne Patientinnen und Patienten zu seinen Helferinnen, weil beispielsweise noch etwas abzusprechen ist, holt er den nächsten Patienten sozusagen auf dem Weg schon ab. Muss er sich nicht zu seinen Helferinnen begeben, dann geht er von Sprechzimmer zu Sprechzimmer, in das die

---

tationsraum), die Einrichtung des Konsultationsraumes sowie die Bekleidung des Arztes mit einem Kittel.

Helferinnen die Patientinnen und Patienten jeweils platziert haben. Insgesamt erscheint dies wenig routinisiert, deutlich werdend dadurch, dass Bernd häufig seine Helferinnen fragt, wie es jetzt weitergeht, wo er jetzt hin muss.[217] Der eher chaotische Ablauf bleibt sicher auch der Patientenschaft nicht verborgen, stehen doch auch im Zimmer der Helferinnen noch Stühle für Wartende. Kann dies für einige Patientinnen und Patienten dazu angetan sein, die Kompetenz des Arztes anzuzweifeln, wenn sie davon ausgehen, dass Ordnung in der Praxisorganisation mit den medizinischen Fähigkeiten des Arztes zusammenhängt, so erscheint es anderen vielleicht sympathisch ›menschlich‹, dass nicht alles bis ins kleinste Detail organisiert ist. Zeigt sich die Praxis doch hier nicht als Institution, von der man nur die wohlgestaltete Fassade wahrnimmt, sondern zeichnen sich hinter dieser Fassade die Menschen mit ihren Schwächen (und Stärken) ab, die die Institution bilden.

Warten die Patientinnen und Patienten bereits im Sprechzimmer auf den Arzt, so kann dies – wie bereits im Fall Fink ausführlich dargestellt – entweder dazu führen, dass sie die Möglichkeit nutzen, sich zu sammeln und auf das zu konzentrieren, was sie mit dem Arzt besprechen möchten. Demgegenüber kann es sie auch ›nerven‹, müssen sie schließlich nochmals auf den Beginn der Konsultation warten. Dies wird im Fall der Praxis Dr. Zeisig jedoch eher selten der Fall sein, da die Wartezeiten im Sprechzimmer insgesamt kurz sind.[218]

Das andere Modell des Abholens der Patientinnen und Patienten durch den Arzt kann im Fall Dr. Sperber nachvollzogen werden (Kap. 4.3.3). Hier bietet sich dem Arzt die Möglichkeit eines nichtmedizinischen Warmups; er kann eine freundliche und offene Atmosphäre etablieren, der Patient kann sich – zumindest ein wenig – entspannen. Dies wird im Fall Dr. Zeisig jedoch dadurch konterkariert, dass Bernd zum Teil bereits auf dem Weg ins Sprechzimmer die medizinische Begrüßungsfrage stellt, die er in allen aufgezeichneten Konsultationen – mit kleinen Variationen – an die Patientinnen und Patienten richtet.

Zusammenfassend kann festgehalten werden, dass die Patientinnen und Patienten in der Praxis Dr. Zeisig nicht sicher von einem bestimmten rou-

---

217 Eine solche Vielzahl von Absprachenotwendigkeiten, die eindeutig aus mangelnder Organisation entstanden, habe ich weder während meiner Forschung noch als Patientin jemals irgendwo sonst erlebt.
218 Bei den von mir aufgezeichneten Konsultationen wartet kein Patient im Sprechzimmer länger als vier Minuten auf den Arzt.

tinisierten Ablauf vor dem Beginn der eigentlichen Konsultation ausgehen können. Dies kann sie, wie oben angedeutet, verunsichern oder aber ihnen sympathisch erscheinen. Für die ärztliche Seite ist dies ein Hinweis darauf, dass Bernd offenbar eine eindeutige Praxisorganisation nicht für wichtig hält, was wiederum als Beleg dafür betrachtet werden kann, dass er keine Barrieren zu den Patientinnen und Patienten aufbauen, eben nicht nur die Fassade präsentieren möchte und für ihn die bilaterale Interaktion mit dem Patienten im Zentrum der Aufmerksamkeit steht.

Die Begrüßung

Ist auch die Abholung der Patientinnen und Patienten aus dem Wartezimmer nicht routinisiert, so verläuft die Begrüßung durch Bernd doch stets sehr ähnlich. Betrachtet man nur die Begrüßungen, die im Sprechzimmer und damit im Blickfeld der Kamera stattfanden,[219] so stellt sich folgender Ablauf dar: Der Patient sitzt auf einem der für ihn vorgesehenen Stühle und wartet. Bernd betritt den Raum, streckt dem Patienten die Hand entgegen und sagt unter Benutzung des Patientennamens »Hallo«. Die Patientinnen und Patienten stehen alle zur Begrüßung auf, was nicht nur als Geste der Höflichkeit Bernd gegenüber zu deuten ist, sondern häufig einfach deshalb notwendig wird, weil Bernd an den sitzenden Patientinnen und Patienten vorbei nicht zu seinem Stuhl käme, da es im Sprechzimmer sehr eng ist. Man schüttelt sich die Hand, und direkt nach dem Loslassen, in der Regel noch bevor sich Bernd gesetzt hat, fragt er: »Herr/Frau X, wie ist es Ihnen in der Zwischenzeit ergangen?« Die Frage wird mit sehr geringen Variationen in allen aufgezeichneten Konsultationen von Bernd gestellt. Diese Frage setzt Verschiedenes voraus; impliziert sie doch beispielsweise, dass es bereits ein Treffen gab, dass der Patient nicht das erste Mal bei Bernd in Behandlung ist und dass Bernd sich auch an den Status quo von damals erinnern kann. Darüber hinaus eröffnet die Frage dem Patienten Raum für ›private‹ – nicht zwangsläufig – medizinische Berichte. Dieser Raum wird von der Patientenschaft jedoch in keinem Fall genutzt. Sie antworten stets im medizinischen Kontext, indem sie beispielsweise beschreiben, wie das letzte verschriebene Medikament gewirkt oder wie sich eine bestimmte Krankheitssymptomatik verändert hat. Die Patientinnen und Patienten zeigen sich dabei ausnahmslos nicht

---

219 Aus den Feldnotizen geht hervor, dass es auch bei der Begrüßung im Wartezimmer zu sehr ähnlichen Verläufen kam.

schüchtern, sondern mitteilsam, sie antworten recht ausführlich. Mit dieser Antwort befinden sich die beiden Interaktionspartner dann übergangslos in der Konsultationssituation.

Was bedeutet eine solche Begrüßung oder ein solcher Beginn einer Konsultation für deren Verlauf? In welche Richtung lenken sich die Interaktionspartner durch ihr Handeln? Bereits durch die Wahl ihres Sitzplatzes zeigen die Patientinnen und Patienten ein mehr oder weniger großes Bedürfnis nach Distanz zum Arzt an. Auffällig ist hier, dass nur zwei der Patientinnen und Patienten innerhalb der aufgezeichneten Konsultationen den Sitzplatz gegenüber des ärztlichen Stuhls mit dem Schreibtisch als Barriere wählten. Bei den beiden handelte es sich um zwei Jugendliche (ein Mädchen, 14 Jahre alt, und ein Junge, 15 Jahre alt). Hier kann gemutmaßt werden, dass die Wahl des Sitzplatzes eher zur Wahrung der eigenen körperlichen Integrität als zur Schaffung von Distanz zum spezifischen Arzt Dr. Zeisig dient. Alle anderen Patientinnen und Patienten hingegen wählen den Stuhl näher zum Arzt, ohne Barriere und mit der Notwendigkeit aufstehen zu müssen, wenn Bernd seinen Stuhl erreichen möchte. Dies deutet klar darauf hin, dass diese Menschen wenig Bedürfnis nach Distanz zum Arzt haben. Dies kann auf verschiedene Gründe zurückzuführen sein: Vielleicht kennt man sich schon länger, vielleicht ist innerhalb dieser Beziehung deutlich geworden, dass Bernd eine solche Nähe zum einzelnen Patienten präferiert, vielleicht wissen die Patientinnen und Patienten, dass es für eine eventuell notwendige körperliche Untersuchung besser ist, näher beim Arzt zu sitzen. Dass sich ein so begründetes Handeln etablieren kann, setzt voraus, dass Bernd Nahbarkeit ausstrahlt, sich offenbar nicht – vermutlich weder physisch noch im übertragenen Sinne – von den Patientinnen und Patienten distanziert.

Dies wird nochmals beim Handschlag verdeutlicht, müssen die Patientinnen und Patienten – wie angedeutet – aufstehen, um den Arzt vorbeizulassen. Dabei kann in der Aufzeichnung kein weiteres Zurückweichen der Patientinnen und Patienten beobachtet werden, als es für den Durchgang des Arztes nötig wäre. Beim dabei häufig zu sehenden Handschlag stehen Bernd und der jeweilige Patient meist sehr dicht beieinander. Dies macht einen freundlichen, fast familiären Eindruck, und ein wenig ist der Betrachtende sogar verwundert darüber, dass sich die Beteiligten siezen.

Auch wenn der Arzt mit leiser, freundlicher Stimme fragt, wie es dem Patienten ergangen sei, so ist diese Frage umfassender und intimer, als wenn er beispielsweise nach dem (körperlichen) Befinden fragte oder danach, was den Patienten zu ihm führe. Die Anmutung einer familiären Atmosphäre wird noch dadurch unterstützt, dass die Patientinnen und Patienten in der Regel wenig vorsichtig oder abwartend auf diese Frage reagieren, sondern direkt in medias res gehen. Sie unterstellen damit, dass dem Arzt ihre ›Geschichte‹ präsent ist, dass er sich an sie erinnern kann. Sicherlich legt der Arzt eine solche Vermutung mit seiner Frage nahe, aber die Tatsache, dass die Patientinnen und Patienten diese nicht als freundliche Floskel werten, deutet darauf hin, dass sie Grund zu der Annahme haben, der Arzt würde sich an sie erinnern, weil sie diese Erfahrung gemacht haben oder weil der Arzt soviel Zuwendung und Empathie ausstrahlt, dass kein Zweifel aufkommen kann.

Zusammenfassend kann festgestellt werden, dass der Vorlauf zur eigentlichen Konsultation bzw. die Begrüßung die Grundlage für eine offene, intime und vertrauensvolle Konsultation legen kann. Arzt und Patientenschaft begegnen sich auf einer fast familiären Ebene, man kennt sich. Dabei erscheint die Rolle des Arztes auch aufgrund seiner körperlichen Erscheinung (groß und kräftig) vielleicht wie die eines großen Bruders, bei dem man seine Beschwerden ›loswerden‹ kann und der einem hilft, ohne jedoch eine väterliche und damit auch bevormundende Rolle einzunehmen.

Arzt und Patient rücken sich nahe, beide Seiten schätzen sich offenbar wert. Distanz oder gar Machtungleichgewicht sind bis hierher nicht festzustellen bzw. sorgen die Beteiligten aktiv dafür, dass Distanz reduziert werden kann. Und dies, obwohl der Kontextanalyse folgend davon ausgegangen werden muss, dass es große sozialschichtspezifische Unterschiede zwischen dem Arzt und seinen Patientinnen und Patienten gibt.

Anamnese und Diagnosegespräch

Arzt und Patient sitzen sich nun am Schreibtisch meist schräg gegenüber. Der Arzt nimmt jedoch zunächst keine stabile Position auf dem Stuhl ein, sondern sitzt vorne an der Kante. Auch rückt er nur sehr zögernd und langsam an den Schreibtisch heran. Stets schaut er den Patienten an, der in der Regel gerade dabei ist, auf die ärztliche Eingangsfrage zu antworten. Sowohl durch Bernds Sitzposition als auch durch seine Blicke in Richtung des Patienten macht er einen sehr zugewandten und auf den Patienten konzentrierten Eindruck. Gleichzeitig wirkt er durch seine langsamen Bewegungen und sein häufig zu hörendes gedehntes »Ja«, während der Patient spricht, sehr ruhig und entspannt, aber aufmerksam. Dieser Verlauf ist erstaunlich ähnlich in allen aufgezeichneten Konsultationen, unabhängig davon, was der Patient in welcher Lautstärke und Schnelligkeit sowie Ausführlichkeit verbal vorbringt. Selbst wenn der Patient bereits am Ende seiner Ausführungen angelangt ist, beendet Bernd ganz in Ruhe sein Heranrollen an den Schreibtisch, antwortet nicht sofort auf den Patienten, sondern lässt eine Pause entstehen. In diesen Situationen kommt erstmals ein Eindruck von Phlegma auf.

Für die Patientinnen und Patienten bedeuten Bernds Ruhe und der Raum, den er ihnen für ihre Ausführungen einräumt, zunächst die Möglichkeit, sich ausführlich zu äußern. Jedoch gibt ihnen Bernd hierfür keine Hilfestellung. Patientinnen und Patienten, die schon länger bei Bernd in Behandlung sind, können sich im Vorfeld überlegen, was sie sagen wollen oder müssen. Neue Patientinnen und Patienten hingegen sind vielleicht überfordert mit dieser an sie gestellten Erwartung, zumal vor dem Hintergrund ihrer grundlegend bereits angespannten Situation als Kranke, Leidende und medizinische Laien. Viel Freiheit, viel Raum bei der Gestaltung der eigenen Ausführungen bedeutet für die Patientinnen und Patienten stets auch mehr Verantwortung, mehr Pflichten für die medizinische Interaktion. Darüber hinaus fragt sich der Patient sicherlich auch, warum ihm soviel Freiraum eingeräumt wird, ist dies doch gegenüber Ärztinnen und Ärzten eher eine seltene Möglichkeit. Für Bernds Patientinnen und Patienten kann angenommen werden, dass sie dies für eine Normalität im Umgang mit diesem ihnen so vertrauten und nahestehenden Arzt halten. ›Neue‹ demgegenüber könnten es für einen Ausdruck von Bernds ›Ratlosigkeit‹ halten – er nimmt sich die Zeit, er braucht die Zeit zum Nachdenken. Diese ›neuen‹ Patientinnen und Patienten kommen in den Videoaufzeichnungen jedoch nicht vor. Es bleiben Bernd die Patientinnen und Patienten, die Nähe und Mitverantwortung wollen, ertragen können oder diese nicht bemerken.

Nachdem der Patient geendet und auch Bernd seine Position am Schreibtisch eingenommen hat, fragt Bernd weiter. Dabei war ein klares Schema über alle Konsultationen ebenso wenig zu erkennen wie ein Konzept innerhalb einer einzelnen Konsultation.[220] Die Nachfragen wurden in

---

[220] Selbstverständlich kann dies an meiner relativen medizinischen Ahnungslosigkeit liegen, aber in Relation zu anderen Ärztinnen und Ärzten, die ich im Verlauf meiner Forschung in Ausübung ihrer Tätigkeit kennengelernt habe, wirkte Bernds Handeln außergewöhnlich unstrukturiert.

erster Linie von dem gelenkt, was der Patient erzählte und eher nicht von einem klaren Diagnoseschema.

Fast hat man den Eindruck, Bernd möchte nichts Unangenehmes oder Belastendes anschneiden und fragt deswegen nur das nach, was seine Patientinnen und Patienten bereits angeschnitten haben. So sagt er zu einem Patienten, der über Schlafstörungen klagt und deshalb die Konsultation aufsucht, wegen einer Vorerkrankung aber Psychopharmaka einnimmt: »Alkohol trinken sie ja nicht!?« Dann kommt er schon zum nächsten Punkt, wird aber vom Patienten unterbrochen, der den Konsum von »ein, zwei Bierchen« angibt und wissen will, ob seine Schlaflosigkeit daher rührt. Bernd reagiert, indem er ganz kurz sagt, Alkohol wäre grundsätzlich nicht gut für den Schlaf, und fährt dann mit dem Thema fort, das er vor der Unterbrechung durch den Patienten bereits angefangen hatte. Eine ähnliche Situation tritt in einer Konsultation mit einem Patienten auf, der unter Diabetes, Hypertonie und Hyperlipidämie leidet und deutliches Übergewicht hat. Auch in dieser Situation vermeidet Bernd ein Gespräch über das Übergewicht bzw. die negativen Folgen des Übergewichts für den Gesundheitszustand des Patienten. Dieser fragt im Verlauf der Konsultation noch mehrere Male nach, ob er dieses oder jenes essen dürfte, ob dieses oder jenes sehr fett sei etc. Bernd belässt es erneut bei globalen Auskünften wie »man soll viel Obst und viele Ballaststoffe essen« oder »möglichst wenig Zucker«. Eine wirklich detaillierte Auseinandersetzung über diese Themen findet mit den Patienten hier nicht statt, obwohl sie selber dies immer wieder anregen.

Ähnlich zeigt sich Bernds Handeln in den Fällen, in denen er offensichtlich Zweifel an den Ausführungen der Patientinnen und Patienten hegt. So möchte beispielsweise der oben erwähnte 15-jährige Patient von ihm ein Attest für den Schulsport. Der Junge erzählt, er sei beim Basketball umgeknickt und habe nun Schmerzen. Bernd zweifelt die Geschichte an, was deutlich an seinem Tonfall und seiner Körperlichkeit zu erkennen ist. Er wippt die ganze Zeit mit den Knien auf und ab, was nur in dieser Konsultation vorkommt. Darüber hinaus stellt Bernd auch Fragen, die eine eventuelle Lüge des Jungen enttarnen könnten. Bernd gibt sich dann aber mit Antworten zufrieden, die sehr oberflächlich sind, und weist den Jungen nicht auf Inkonsistenzen in seinen Antworten hin. Schließlich bescheinigt er ihm die Verletzung mit im wahrsten Sinne sichtbarem Unbehagen. Bernd entlastet sich offenbar auch hier von der Notwendigkeit, schwierige Themen ansprechen zu müssen.

Was bedeutet diese Vermeidung von schwierigen Themen für die Patientinnen und Patienten? Auch sie werden damit entlastet, gerade wenn es darum geht, unangenehme Wahrheiten hören zu müssen, die sich auf den eigenen Lebensstil beziehen (Alkohol, Gewicht). Sie müssen keine Angst haben, sich eventuell rechtfertigen zu müssen oder gar aufgefordert zu werden, die eigenen Lebensgewohnheiten zu ändern. Diejenigen unter ihnen, die die Möglichkeiten der Gesprächslenkung durch sich erkennen, können vermutlich all das erreichen, was sie sich im Vorfeld vom Arzt erhofft haben (Verschreibungen etc.). Dies alles geht jedoch unter Umständen auf Kosten des Vertrauens in die medizinische Kompetenz des Arztes. Muss nicht Medizin, die helfen soll, bitter sein? Vermutlich werden in Bernds Fall die Patientinnen und Patienten bei ihm bleiben, a) die den Arzt als Dienstleister betrachten, der ihre Wünsche erfüllt, b) denen die angenehme und nahe Beziehung zu ihrem Arzt wichtiger ist als dessen nachgewiesene medizinische Kompetenz oder c) denen dies alles nicht bewusst oder egal ist und für die Bernd einfach ein netter Arzt ist, der nicht arrogant oder von ›oben herab‹ mit ihnen spricht.

Bernd behält innerhalb aller aufgezeichneten Konsultationen stets seine ruhige und bedächtige Tonlage und seine langsamen Bewegungen bei. Immer lässt er einige Sekunden verstreichen, bevor er im Gespräch zum Beispiel eine neue Frage stellt. Er sitzt an seinem Schreibtisch entweder schräg zum Patienten schauend und diesem auch stets in Gesicht guckend oder dann im Verlauf der Konsultation häufig auch den Computerbildschirm betrachtend, wenn er beispielsweise ein Medikament aussuchen muss. Er wirkt dabei die ganze Zeit ausgesprochen freundlich und empathisch dem Patienten zugewandt. Manchmal erscheint es fast so, als leide er mit dem Patienten, ausgedrückt in seiner Mimik und in noch leiserem, fast geflüstertem Sprechen. Patientinnen und Patienten, die dies weniger als Stärke denn vielmehr als Zeichen für Kompetenzmangel deuten, finden sich in den Aufzeichnungen nicht, was nicht verwundert, da diese die Praxis vermutlich nicht mehr als einmal frequentieren werden.

Bernd öffnet im Diagnosegespräch einen Raum, in dem sich der Patient mit all dem ausbreiten kann, was ihn bedrückt. Er selber hält sich zurück, folgt dem Patienten im Gespräch, wirkt empathisch, dem Patienten nah und auf einer Ebene mit diesem agierend. Warum nutzt er jedoch diese Gesprächsmöglichkeit nicht dazu, wirklich etwas über den Patienten zu erfahren, ein wirklich offenes Gespräch zu führen und daraus eine Therapie abzuleiten, die sich nicht in Verschreibungen erschöpft? Hierauf wird später noch einzugehen sein.

Die körperliche Untersuchung

Nach der Aufnahme der Anamnese und als Teil der diagnostischen Leistung führt Bernd während der aufgezeichneten Konsultationen einige physische Untersuchungen durch. So horcht er Lungen und Herzen ab, misst Blutdruck, tastet Hüften, Knie und Bäuche ab und lässt Patientinnen und Patienten auf die Waage steigen. Auch führt er Ultraschalluntersuchungen durch, jedoch konnte dies durch die Kamera nicht aufgezeichnet werden, da sich das Gerät im zweiten Konsultationsraum innerhalb der Praxis befindet. Blut abzunehmen und Verbände anzulegen, ist demgegenüber Aufgabe der Helferinnen.

Die körperlichen Examinationen finden, bis auf eine, nicht auf der im Konsultationsraum stehenden Liege statt, sondern werden von Bernd entweder im Stehen vorgenommen oder der Patient bleibt auf seinem Stuhl sitzen und Bernd setzt sich auf den zweiten Patientenstuhl daneben.

Bernd macht nur in einem Fall eine Angabe dazu, was im Folgenden genau geschehen soll oder was der Patient zu tun habe. So sagt er einer jungen Frau, die über Bauchschmerzen klagt, sie möchte sich auf die Liege legen, damit er sich ihren Bauch ansehen könne. Ansonsten belässt er es bei dem Satz: »Kann ich mir das mal anschauen?!« Gemeint ist dann jeweils das Körperteil, das die Schwierigkeiten bereitet. Offenbar erwartet er, dass die Patientinnen und Patienten dann stets genau wissen, was zu tun ist. Die Patientinnen und Patienten entblößen sich daraufhin auch nur so wenig wie möglich, was zum Beispiel beim Abhören der Lunge eines Patienten immer wieder dazu führt, dass dessen Pullover am Rücken herunterrutscht, was das Abhören stört und insgesamt sehr erschwert. Ähnlich auch beim Abtasten eines Knies, wo zunächst die Hose nur sehr schwer über das Knie hochgezogen werden kann und dann immer wieder in das Untersuchungsfeld hineinrutscht. Es könnten hier noch weitere Beispiele angeführt werden, die so oder so ähnlich verlaufen. Bernd gibt selbst unter diesen erschwerten Bedingungen keine Anweisungen oder Hilfestellungen im Nachhinein im Sinne eines: ›Es ist wohl doch besser, wenn sie ihren Pullover ausziehen‹. Stattdessen arrangiert er sich mit den Schwierigkeiten, ohne jedoch genervt oder ungeduldig zu wirken. Hier stellen sich die Fragen, warum Bernd nur so uneindeutige oder eben keine Zeichen gibt, was die

Patientinnen und Patienten tun sollen, und warum diese sich dann stets eher zu wenig denn zu viel ›freimachen‹. Erneut erscheint es so, als wolle Bernd den Patientinnen und Patienten nicht zu nahe treten, nichts von ihnen verlangen, was sie als schwierig oder unangenehm empfinden könnten. Es mutet an, als empfinde Bernd die Notwendigkeit zu einer körperlichen Untersuchung als zu belastend für die Patientinnen und Patienten. Etwas, das man ihnen schonend beibringen muss, aber auf das man andererseits aus medizinischen Sorgfaltsgründen eben nicht verzichten kann, wie beispielsweise auf die Frage nach dem Alkoholkonsum (siehe oben). So wird Bernds Stimme bei der Ankündigung der körperlichen Untersuchung noch leiser und weicher, als sie dies ohnehin während der gesamten Konsultation bereits ist. So möchte er folgerichtig nicht mehr ›nackte Haut‹ von seinen Patientinnen und Patienten verlangen, als sie bereit sind zu zeigen. Ein weiterer denkbarer Grund für die (zu) wenigen Anweisungen, die Bernd gibt, wie die Abwertung der Patientenschaft, weil dieser ihre eigene Rat- und Hilflosigkeit so vor Augen geführt wird, kann ebenso verworfen werden wie Bernds Distanzierungswunsch gegenüber dem Patienten. Ersteres wird durch Bernds gesamte Gestaltung der Konsultationen sowie das darauf reagierende Handeln der Patientinnen und Patienten eindeutig entkräftet, das Zweite erscheint durch den folgenden Verlauf der körperlichen Examinationen ausgesprochen unwahrscheinlich. Bernd tritt zwar stets sehr behutsam an den Patienten heran, berührt ihn immer zunächst sehr vorsichtig und setzt die Untersuchung mit viel Bedacht fort. Dies wird in den Videoaufzeichnungen vermutlich insbesondere dadurch deutlich, dass Bernd als sehr großer und kräftiger Mann im Zuge einer solchen Untersuchung darum bemüht ist, möglichst wenig physischen Raum einzunehmen. Er wird buchstäblich kleiner und etwas schmaler, so als wolle er den Patienten mit seiner in der Regel kräftigeren Physis nicht einschüchtern. Er bewegt sich langsam und setzt seine ebenfalls großen und kräftigen Hände offenbar mit viel Bedacht ein, so wirkt er sanft, aber keineswegs unentschlossen oder hilflos. Beginnt die Untersuchung dann und tastet Bernd beispielsweise eine Körperpartie ab, so zeigt er sich dennoch sehr sicher in seinem Handeln. Er hat keine Hemmungen, den Patienten zu berühren, auch über die eigentliche Untersuchung hinaus, so hält er zum Beispiel den Pullover des Patienten schließlich fest, der beim Abhorchen immer wieder herunterrutschte. Dabei macht Bernds Handeln aber auch nicht den Eindruck der völligen Distanzlosigkeit, gerade, weil er sich bemüht, seinen Körper klein darzustellen, um den Raum des Patienten nicht mehr als nötig zu tangieren oder in ihn einzudringen.

Insgesamt erscheint Bernds Handeln innerhalb der physischen Untersuchungen ausgesprochen sicher und kompetent, dabei aber stets sanft und vorsichtig, mit Rücksicht gegenüber dem Patienten. Die Sicherheit und Kompetenz, die Bernd auf den Videoaufnahmen erkennbar ausstrahlt, wirkt auch auf die Patientinnen und Patienten. So ist bei ihnen keinerlei physisches Zögern zu erkennen, keinerlei Unbehagen hinsichtlich der Untersuchung in den Gesichtern zu sehen, und auch die verbalen Äußerungen der Patientinnen und Patienten deuten nichts dergleichen an. Folgt man der Hypothese, dass die meisten Patientinnen und Patienten den Arzt bereits kennen, ihn nicht zum ersten Mal aufsuchen, so kann davon ausgegangen werden, dass sie großes Vertrauen in das Vorgehen des Arztes bei dieser Art von Untersuchung haben.

Ist Bernd verbal stets bemüht, den Patientinnen und Patienten nicht zu nahe zu treten, schneidet er schwierige Themen nicht an oder lässt sie (zu) schnell fallen, sagt er ihnen nicht einmal, sie mögen jetzt bitte ihr Hemd oder ihre Hose ausziehen, so überrascht die Sicherheit, mit der Bernd seine Patientinnen und Patienten anfasst und ihnen damit manchmal auch Schmerzen oder unangenehme Empfindungen bereitet. Dabei unterscheiden sich die verbale und die ›physische‹ Interaktion in erster Linie durch die Unmittelbarkeit der Reaktionen der Patientinnen und Patienten. Sagen diese ohne Verzögerung »aua«, wenn ihnen etwas wehtut, und kann Bernd sein Handeln unmittelbar daran anpassen, so sickert eine unangenehme Empfindung aufgrund eines unangenehmen Gesprächsthemas erst mit Verzögerung und in gewandelter, vielleicht nur unterschwellig spürbarer, Form in eine Interaktion ein. Bernd kann damit den Verlauf eines Gespräches nicht einfach einschätzen, muss deshalb bei vielen Themen vorsichtig sein und kann sein Sprechen eben nicht unmittelbar an die Reaktion des Patienten anpassen. Er handelt dabei jedoch offenbar nicht gegenüber dem real vor ihm sitzenden Patienten und dessen Agieren, sondern dem gegenüber, den er im Vorfeld in seiner Vorstellung konstruiert. Damit reproduziert er höchstwahrscheinlich seine eigenen Ängste vor ›unangenehmen‹ Themen im Patienten.

Dies ist jedoch unmittelbar mit dem gesprochenen Wort verknüpft, wie gezeigt wurde. So überrascht es wenig, dass Bernd auch während der körperlichen Untersuchung wenig spricht, nur die notwendigsten Fragen stellt (»*Tut es hier weh?*«) und auch die gewonnenen Erkenntnisse nicht an den

Patienten vermittelt. So teilt er seine Diagnose nur in zwei der betrachteten Fälle unmittelbar mit (»*Die Lunge ist frei.*«; »*Das ist wohl keine Bänderverletzung.*«). In allen anderen Fällen müssen sich die Patientinnen und Patienten die Diagnose anhand der darauf folgenden Therapievorschläge des Arztes selber erschließen. Als Grund hierfür kann nun erstmals neben Bernds Wunsch nach Vermeidung von unangenehmen Themen – so teilt er nur mit, dass er nichts gefunden hat (!) – auch gemutmaßt werden, dass er seine Patientinnen und Patienten vielleicht für nicht kompetent genug hält, eine eventuelle Diagnose auch verstehen und richtig einordnen zu können.

Die Patientinnen und Patienten fragen Bernd jedoch an dieser Stelle auch nicht nach dem Befund, was darauf zurückgeführt werden kann, dass sie nur an einer entsprechenden therapeutischen Maßnahme interessiert sind oder soviel Vertrauen in Bernd haben, dass sie denken, er wird ihnen schon mitteilen, was sie wissen sollten. Angst, etwas Falsches zu sagen, oder vor der Reaktion des Arztes kann bei Bernds Patientenschaft ausgeschlossen werden, zeigen sich die Interaktionen doch bis hierher außergewöhnlich balanciert.

Das therapeutische Gespräch

Nach Abschluss der körperlichen Diagnostik oder auch, wenn diese nicht notwendig ist und die Patientinnen und Patienten ›nur‹ verbal ihre Beschwerden schildern, folgt der Teil der Interaktion, in dem die Therapieempfehlungen durch den Arzt ausgesprochen werden. War in Bernds Handeln innerhalb der physischen Untersuchung eine klare Konzeptualisierung, ein eindeutiger Handlungsablauf zu erkennen und ging er hier mit großer Sicherheit vor, so nivelliert sich die Anmutung eines klaren Ablaufes nun wieder, sobald Bernd erneut an seinem Schreibtisch Platz genommen hat. Dieser Eindruck bildet sich insbesondere, weil Bernd die Diagnose, zu der er bis zu diesem Zeitpunkt gekommen ist, dem Patienten auch jetzt nicht mitteilt. Er wendet sich nun jedoch häufig dem auf der rechten Seite des Schreibtisches platzierten Computerbildschirm zu, arbeitet mit der Maus, schreibt etwas, schaut etwas nach usw. Dabei wendet er sich vom Patienten ab. Dieser ist in eine abwartende, reaktive Rolle zurückgeworfen. So kann er nicht einschätzen, was Bernd am Computer tut (der Patient kann den Bildschirm von seinem Platz aus nicht erkennen), ob Bernd noch weitere diagnostische Fragen stellen wird, ob er ein Medikament heraussucht, ob er etwas in die Patientenakte schreibt etc. Und so warten fast alle Patientinnen und Patienten, bis Bernd wieder das Wort an sie richtet.

Eine Patientin, eine etwa 40-jährige Frau, die wegen Bandscheibenproblemen in die Sprechstunde kommt, fragt jedoch nach einer möglichen Diagnose. Bernd wendet sich ihr umgehend zu und erklärt ihr, was er herausgefunden zu haben glaubt. Er tut dies zunächst sehr kurz und mit einfachen Worten, ohne unter Umständen beängstigende Begriffe wie ›Bandscheibenvorfall‹ zu benutzen. Als die Patientin weiterfragt und deutlich wird, dass sie sich bereits etwas informiert hat, macht er jedoch detailliertere Angaben und deutet am Ende sogar eine eventuell notwendige Operation an. Während er dies sagt, erscheint es, als würde er selber vor einer solchen Operation stehen. Er leidet offenbar mit der Patientin mit, was seine Mimik und seine leise und einfühlsame Stimme ausdrücken. Die Patientin hingegen macht einen deutlich abgeklärteren und gut informierten Eindruck, sie spricht deutlicher und lauter als Bernd, und auch das Thema Operation scheint sie wenig zu schrecken. Bernds ›Mitleid‹ übertrifft ihr Leid offenbar klar. Erneut erscheint es so, als stehe Bernd eher mit seinem Bild von der Patientin in Interaktion als mit der realen Person, die ihm gegenübersitzt.

Entkräftet wird innerhalb dieses Gespräches jedoch die oben angedeutete Hypothese, dass Bernd grundsätzlich seinen Patientinnen und Patienten die Kompetenz abspricht, Diagnosen oder medizinische Fachsprache zu verstehen – erklärt er doch auf Nachfrage hier ausführlich. Erneut bestätigt sich demgegenüber aber, dass Bernd seinen Patientinnen und Patienten auf einer gleichberechtigten Ebene begegnen möchte, nimmt er sich doch hier Zeit für die Beantwortung der Fragen und stellt sich auf die Informationsbedürfnisse der Patientin ein. Auch die Lesart, Bernd sei selber nicht kompetent, häufig ratlos oder zumindest unsicher, die durch seine Sprechpausen und die mangelnde Mitteilung seiner Gedanken an die Patientinnen und Patienten gebildet werden könnte, wird in diesem Gespräch beispielhaft konterkariert. Dies wird auch in anderen Konsultationen deutlich, kann er doch immer antworten. Er ist offenbar nicht unsicher darüber, was er sagen könnte, nur darüber, was er davon sagen will.

Kehrt man zur ›Durchschnittskonsultation‹ – ohne klare Mitteilung der Diagnose an den Patienten – zurück, so erklärt sich die scheinbar unorganisierte – vermeintlich ›ziellos dahinplätschernde‹ – Interaktion ganz deutlich aus dem Fehlen des Rahmenschaltelementes ›Diagnosestellung‹. Bernd verweigert sie geradezu, weil er offenbar dieses meist unangenehme Thema vermeiden möchte. Stattdessen beginnt er recht unvermittelt für den Patienten damit, mögliche medikamentöse Maßnahmen vorzuschlagen. Der Patient weiß zu diesem Zeitpunkt nicht, was er hat, aber er wird jetzt darüber informiert, was er dagegen einnehmen soll. Erneut kommen hier nur sehr vereinzelte Nachfragen von Seiten der Patientinnen und Patienten und wenn, dann eher bezüglich Einnahmezeitpunkt, -häufigkeit und -dauer. Wiederum kann die Lesart verfolgt werden, dass die Patientinnen und Patienten hier entweder nicht interessiert sind, was stets mit einer Konzeptualisierung der eigenen Patientenrolle als reaktiv und folgsam einhergeht und sicher innerhalb der Klientel in der Praxis von Dr. Zeisig häufig anzutreffen ist. Dies ist jedoch auch mit Vertrauen in die Kompetenz des Arztes verbunden. Die Gruppe der Patientinnen und Patienten, die den Arzt sowieso eher als Dienstleister für Verschreibungen ansehen, werden ebenfalls nicht rückfragen, erfüllt sich doch ihre Anforderung.

Bernd verordnet in allen (!) aufgezeichneten Fällen Medikamente. Nur in zwei Fällen rät er zusätzlich zu Veränderungen der Lebensgewohnheiten (anders essen, Schlafrhythmus etablieren). Für die Patientinnen und Patienten kann damit der Eindruck entstehen, dass a) eine Veränderung der Lebensgewohnheiten nicht notwendig ist, b) Medikamente die einfachste und wirksamste Lösung für ihre gesundheitlichen Schwierigkeiten sind und c) Bernd eigentlich nur dazu da ist, das richtige Medikament auszusuchen. Bernd ›verschenkt‹ damit die Möglichkeit, positiven Einfluss auf das Gesundheitsverhalten der Patientinnen und Patienten zu nehmen und damit auch das Vertrauen zu nutzen, was ihm von diesen geschenkt wird. Vielleicht hat Bernd aber auch kein Zutrauen in die Stabilität dieses Patientenvertrauens, sondern führt es nur darauf zurück, dass er ihnen Schwieriges erspart.

Bernd schafft es erneut, Unangenehmes – oder was er dafür hält – aus der Konsultation fernzuhalten. Darüber hinaus schenkt Bernd seinen Patientinnen und Patienten in sehr vielen Fällen Musterpackungen von Medikamenten. Er möchte ihnen sicherlich Gutes tun und steigert damit auch seine ›Beliebtheit‹ bei den Patientinnen und Patienten. Sicherlich wird er so aber auch der schwierigen wirtschaftlichen Situation vieler seiner Patientinnen und Patienten gerecht. Trotzdem muss man sich erneut fragen, warum Bernd eine solche gleichberechtigte, nahe und vertrauensvolle Interaktion mit seinen Patientinnen und Patienten aufbaut, wenn er diese nicht für deren bessere Gesundheitsaufklärung und -versorgung nutzt?!

Die Verabschiedung

Die relative Strukturlosigkeit des gesamten Interaktionsverlaufes lässt auch die Verabschiedung stets eher plötzlich und unvermittelt erscheinen. Dabei wird das Ende der Konsultation im Gegensatz zu den Fällen Fink und Dr. Sperber nicht immer von Bernd bestimmt. Auch hier ist es das Aufstehen vom Stuhl, was den Anfang vom Ende der Konsultation anzeigt, es ist aber dabei selten Bernd, der als erster aufsteht und so die Initiative hat.

Die Patientinnen und Patienten stehen häufig auf, nachdem ihnen Bernd zum Beispiel die Medikamente überreicht hat, die er ihnen als Muster schenkt. Für sie ist dann die Konsultation offenbar vorbei. Bernd reagiert hier stets sehr schnell, steht ebenfalls auf, man reicht sich die Hand und verabschiedet sich. Beide Interaktionspartner verlassen noch sprechend den Raum und damit das Blickfeld der Kamera. Ergreifen die Patientinnen und Patienten von sich aus nicht die Initiative und überlassen diese Bernd, so endet die Interaktion nicht ganz so schnell. Bernd rollt mit dem Stuhl vom Schreibtisch zurück, man spricht häufig noch über bestimmte Einnahmemodalitäten für die Medikamente oder auch darüber, wann die Patientinnen und Patienten wiederkommen sollen. Außer der Veränderung seiner Sitzposition zeigt Bernd aber nicht an, dass die Konsultation jetzt beendet werden soll, weder spricht er lauter noch lenkt er das Gespräch in Richtung eines lockeren Abschlusses. In vielen Fällen erkennen die Patientinnen und Patienten jedoch das Zurückrollen mit dem Stuhl als Zeichen des Interaktionsendes und stehen dann wiederum auf. Nur in zwei Fällen ist es Bernd, der sich als erster vom Stuhl erhebt. Bei einem Patienten lässt sich auf der Videoaufzeichnung erkennen, wie Bernd immer ungeduldiger wird, für seine Verhältnisse fast hektisch. Er wippt mit den Beinen, was vom Patienten zu erkennen ist, da Bernd frei im Raum sitzt, und gibt nur noch sehr kurze Antworten, wobei er den Patienten nicht direkt anschaut, sondern zu Boden blickt. Im zweiten Fall ist das von Bernd gesetzte Ende der Interaktion sehr unvermittelt, auch für den Patienten. Er steht einfach auf und streckt dem Patienten die Hand entgegen. Zwar erscheint die Konsultation inhaltlich abgeschlossen, hat der Patient ein Medikament und eine Krankschreibung erhalten, trotzdem ist das Aufstehen mitten in einem Satz für Bernd äußerst ungewöhnlich. Warum dies hier zustande kommt, kann nicht erschlossen werden, jedoch deutet sich an, dass Bernd von dessen insbesondere psychischen Erkrankungen nicht mehr hören wollte. So, als wäre dies zu viel für ihn.[221]

Zusammenfassend kann festgestellt werden, dass Bernd erneut kein Rahmenschaltelement zur Verabschiedung setzt. Stattdessen sendet er subtile Zeichen aus und kommt, wenn diese von den Patientinnen und Patienten nicht gesehen werden, unter Druck, doch die Initiative ergreifen zu müssen. Wiederum erscheint dies insbesondere dazu angetan, eine unangenehme Situation mit dem Patienten zu vermeiden, der vielleicht die Konsultation noch nicht beenden möchte. Dabei stiftet Bernd aber zum Teil Verwirrung bei seinen Patientinnen und Patienten, was in den Gesichtern und an deren unsicheren Bewegungen abzulesen ist. Wenn die Patientinnen und Patienten jedoch die Initiative zum Abschluss ergreifen, kann Bernd sich einfach anschließen und vermindert seine Verantwortung für eine eventuelle Unzufriedenheit der Patientinnen und Patienten.

Zusammenfassung

Zusammenfassend kann man als zentrales Element innerhalb des Interaktionshandelns von Dr. Bernd Zeisig mit seinen Patientinnen und Patienten sein Bemühen um die Vermeidung von unangenehmen, schwierigen oder belastenden Themen innerhalb der Konsultationen konstatieren. Er möchte eine angenehme Atmosphäre erzeugen, in der sich die Patientinnen und Patienten stets wohl fühlen und der Arzt Gutes für sie tun kann.

Verschiedene Hinweise hierauf treten während der Analyse zu Tage. Dr. Zeisig verfolgt während der Konsultation keine für einen Beobachtenden sichtbare Konzeption, sondern überlässt dem einzelnen Patienten die Wahl der Richtung, in die sich die Konsultation entwickelt. Dies geschieht, indem er den Patientinnen und Patienten sowohl die Eingrenzung des Gesprächsthemas überlässt als auch keine klaren Hinweise darauf gibt, was er als nächstes zu tun gedenkt (Fehlen von Rahmenschaltelementen). Dies kann jedoch meines Erachtens nicht auf fachliche Unzulänglichkeiten oder Unsicherheiten zurückgeführt werden, erscheint doch weder sein diagnostisches noch das therapeutische Handeln verunsichert. Vielmehr möchte er – wie bereits angedeutet – offenbar vermeiden, die Patientinnen und Pati-

---

[221] Leider gibt es im Material keine weitere Konsultation durch einen psychisch Kranken. Hier könnte die Hypothese plausibilisiert werden, dass Bernds plötzlicher Abgang mit der Art der Erkrankung zu tun hatte.

enten zu verärgern, zu verunsichern, traurig zu machen etc., sondern diese zufrieden und glücklich hinterlassen.

Dies geschieht jedoch keineswegs immer im Interesse der Patientinnen und Patienten, ist doch innerhalb der untersuchten Konsultationen nachzuweisen, dass einzelne Patientinnen und Patienten verunsichert und auch unzufrieden sind. Darüber hinaus ist es auch medizinisch wenig sinnvoll, den Patientinnen und Patienten stets ›nach dem Mund zu reden‹. Bernd handelt hier somit in erster Linie im eigenen Interesse. Diese Lesart wird auch dadurch gestützt, dass es insbesondere in den Konsultationen zu Interaktionsstörungen kommt, in denen der Patient offenbar nicht der vom Arzt entworfenen einzigen Patientengruppe von ›(sozialstrukturell) benachteiligten Hilfebedürftigen‹ angehört oder zumindest nicht so handelt, wie ihm vom Arzt zugeschrieben. Hier zeigt Dr. Zeisig wenig empathische Anpassung seines Handelns an die Bedürfnisse des Patienten. Vielmehr interagiert er wohl mehr mit seinem Bild vom Patienten als mit dem Patienten selber.

5. Empirische Ergebnisse

5.1 Überblick

Die in den vorhergehenden Abschnitten ausführlich dargestellten Biographischen Fallrekonstruktionen und Konsultationsanalysen stellen bereits Ergebnisse der empirischen Untersuchungen dar, jedoch führt erst eine geraffte und damit notwendigerweise auch abstrahierende Darstellung, wie sie nun folgen wird, zu einer übersichtlichen Vergleichbarkeit des erklärenden Gehaltes der präsentierten Fälle. Welcher erklärende Gehalt lässt sich nun in Bezug auf den hier betrachteten Ausschnitt der Sozialwelt auffinden, welche theoretischen Verallgemeinerungen lassen sich formulieren?

Aufgrund der Komplexität des Forschungsdesigns müssen die Untersuchungsergebnisse zunächst auf verschiedenen Fallebenen betrachtet werden. Damit wird an dieser Stelle vorerst die strenge Trennung der Untersuchungsschritte im Analyseprozess aufrechterhalten. Dies erscheint einerseits notwendig, um der Vielfalt der Ergebnisse zumindest annähernd gerecht zu werden, andererseits aber auch, um die theoretischen Verallgemeinerungen vor den Leserinnen und Lesern zu entfalten und deren intersubjektive Nachvollziehbarkeit zu gewährleisten. Die hier angesprochenen Fallebenen sind – spiegelbildlich zu den Analyseschritten – die Biographie des einzelnen Arztes einerseits und die Interaktion zwischen dem Arzt und seinen Patientinnen und Patienten andererseits. Erst in einem dritten Teil soll die Verknüpfung beider Analyseebenen und der gewonnenen Ergebnisse geschehen. Darüber hinaus sollen an verschiedenen Stellen auch Fragen beantwortet werden, die ›quer‹ zu den präsentierten Ebenen liegen, sich nicht eindeutig verorten lassen.

5.2 Die Fallebene Biographie

Rekapituliert man nochmals die Biographien Eike Finks, Dr. Andrea Sperbers und Dr. Bernd Zeisigs, so lassen sich daraus in Bezug auf das Forschungsinteresse unmittelbar verschiedene theoretische Aussagen treffen, Fragen beantworten.

5.2.1 Funktion der Berufswahl

Als zentrales Ergebnis auf dieser Fallebene lässt sich das *enge Passungsverhältnis zwischen Biographie und professioneller Institution* (vgl. Alheit und Hanses 2004) feststellen. Ausformuliert kann hier von einer Entsprechung von etablierten biographischen Handlungs- und Entscheidungsmustern mit den innerhalb des stark formalisierten und institutionalisierten medizinischen Handlungsfeldes zu erwartenden professionellen Handlungs- und Entscheidungsmustern gesprochen werden.

Die enge Rahmung des professionellen Handlungsfeldes in Klinik und Praxis sowie die klaren Rollenerwartungen an die in diesem Feld sich bewegenden Akteure, inklusive der Verschiebung der Machtbalance innerhalb der verschiedenen hier anzutreffenden Figurationen zugunsten der ärztlichen Akteure, lässt eine Prognostizierbarkeit des ärztlichen Alltags vermuten. Die Biographinnen und der Biograph konnten somit zumindest in Ansätzen voraussagen, was die Berufswahl für ihr zukünftiges Leben bedeuten würde, und zwar nicht nur in Bezug auf die alltägliche Berufspraxis, sondern auch über ihre Positionierung innerhalb der Sozialstruktur. *Damit bietet die Institution ›Beruf Arzt‹ in ihrer prognostizierbaren Ausgestaltung im Alltag Sicherheit und Verlässlichkeit im Angesicht einer zunehmenden Vielfalt und Zersplitterung biographischer Optionen* (vgl. Beck 1986).

Dieser Rigidität der die Institution rahmenden Faktoren steht jedoch ein großer Spielraum in der konkreten Ausgestaltung der einzelnen Arbeitsschritte wie der Interaktion mit Patientenschaft, Kolleginnen und Kollegen oder Mitarbeiterinnen gegenüber (siehe unten), was noch dadurch unterstrichen wird, dass es (mindestens für einen niedergelassenen Arzt) keine übergeordnete Instanz mehr gibt, die Weisungen erteilte, korrigierte oder gar das ärztliche Handeln sanktionierte. Auch diese relative Freiheit der Arbeitsgestaltung ist im Vorfeld bekannt und wird in die Berufswahlentscheidung mit einfließen.

Alle im Rahmen dieser Untersuchung interviewten Ärztinnen und Ärzte stellten ihre Berufswahl denn auch als bewusste Entscheidung dar. Wie die Analyse ergab, erfolgte die Berufswahl tatsächlich in allen Fällen nicht zufällig, sondern wohl begründet, erfüllt sie jedoch in vielen Fällen eine andere biographische Funktion, als den Ärztinnen und Ärzte offenbar bewusst zugänglich ist. *Für die drei hier ausführlich betrachteten Fälle kann konstatiert werden, dass die Wahl des Arztberufes sowohl familien- als auch lebensgeschichtlich bedingt ist. Sie kann als biographische Arbeit im Sinne einer zielgerichteten – wenn auch nicht immer bewussten – Auswahl eines beruflichen Handlungsfeldes bezeichnet werden.*[222] Dieses Feld eröffnet dem spezifischen Biographen die Möglichkeit, etablierte Handlungs- und Entscheidungsmuster und damit biographische Bewältigungs- oder Reparaturmechanismen aufrechtzuerhalten.

Biographische Arbeit soll hier als lebenslanger Prozess der »Selbst- und Fremdvergewisserung« (Fischer-Rosenthal und Rosenthal 1997: 408) in einem sehr weiten Sinn definiert werden, der nicht ausschließlich auf den Akt der biographischen Kommunikation als (mehr oder weniger selbstreflexiver) Auseinandersetzung mit dem eigenen Erleben begrenzt ist (vgl. etwa Schütze 1994; Fischer-Rosenthal 1995).[223] Vielmehr soll biographische Arbeit hier auch die oben bereits erwähnten biographischen Bewältigungs- oder Reparaturstrategien umfassen, die sich aus Verhalten bzw. Handeln speisen, nur im Handeln sichtbar werden und sich einer verbalen Explikation entziehen. Die Rekonstruktion von Handlungsmustern durch die Analyse von Interaktionen ermöglicht in der Zusammenschau mit den Ergebnissen einer biographischen Rekonstruktion ein Erkennen solchen Handelns als potenziellen Bestandteil biographischer Leistungen (Rosenthal 1997b: 15).[224] In Bezug auf das medizinische Feld kann es so gelingen, bestimmtes ›typisches‹ Interagieren mit Patientinnen und Patienten in seiner biographischen Funktion zu erkennen. Unter Umständen stellt sich

---

[222] Dies kann auch für die anderen von mir durchgeführten Interviews auf der Grundlage von Globalanalysen vermutet werden.
[223] Der Begriff der ›biographischen Arbeit‹ geht auf Strauss u.a. (1985: 137) zurück.
[224] Rosenthal (1997b: 15 f.) und ihr Projektteam buchstabieren das Konzept der biographischen Arbeit insbesondere in Bezug auf psychopathologische Symptomentwicklungen von Angehörigen von Opfer- und Täterfamilien im Kontext der nationalsozialistischen Terrorherrschaft aus. Dabei sprechen sie sich jedoch explizit gegen eine Pathologisierung der Symptomträger/-innen aus, vielmehr plädieren sie demgegenüber dafür, die Symptomatik als »aktive Lebensleistung« zu betrachten, die »selber eine Problemlösung beinhaltet und eine bestimmte Funktion in der Lebensgeschichte hat«.

dies dann als biographische Bearbeitung, Bewältigung oder Reparatur[225] heraus – vielleicht gar von Erlebnissen aus anderen – nicht-professionellen – Lebensbereichen.

Der Arztberuf bietet sich für die Etablierung oder Aufrechterhaltung einer solchen biographischen (Bewältigungs-)Struktur aus den oben genannten Gründen besonders an. So kann Eike Fink ihre Bewältigungsstrategie der Vermeidung von Situationen der Entmachtung innerhalb des rigiden Kontextes ohne Schwierigkeiten aufrechterhalten. Ist den Patientinnen und Patienten[226] doch innerhalb der Arzt-Patient-Figuration stets die weniger machtvolle, unterlegene Position zugewiesen und gibt dies Eike demgegenüber die Freiheit zu handeln, wie innerhalb ihrer Strategie notwendig.

Auch für Dr. Bernd Zeisig kann formuliert werden, dass seine Strategie des Umgangs mit Schuld(-gefühlen) aus seiner Arztrolle heraus besonders gut gelingen kann. Können und wollen sich die Patientinnen und Patienten doch vielfach gegen das ›Gute‹, das er ihnen tun will, nicht wehren, können sie sich den Routinen institutionalisierter Praxis nur unterwerfen (vgl. Gildemeister 1989), anders als die Menschen (die Menschheit), für die Bernd bereits vor dem Beginn seines Medizinstudiums politisch aktiv war. Ist doch die Vorstellung vom Arzt, der den Patienten gesund ›macht‹, ihm Gesundheit schenkt, ihm ›Gutes‹ tut,[227] ebenfalls Teil des Rollenbildes.[228]

Dr. Andrea Sperber hingegen macht sich die Handlungs- und Entscheidungsspielräume zunutze, die die Profession[229] Medizin bietet. Merkt sie

---

[225] Dabei soll eine Kategorisierung in Coping- oder Abwehrstrategie selbstverständlich unterbleiben, ginge mit einer solchen Kategorisierung doch eine Pathologisierung einher (zu Coping bzw. Abwehrstrategien s. Fisher 1986 oder auch Cramer 2006)

[226] Alle Menschen sind zu irgendeinem Zeitpunkt ihres Lebens Patientinnen bzw. Patienten. Damit umfasst die Gruppe derer, vor denen sich Eike potenziell schützen kann, alle Menschen außer ihren Standeskolleginnen und -kollegen. Daraus erklärt sich höchstwahrscheinlich auch die bemerkenswerte Art und Weise, wie Eike über ihren Kompagnon spricht, die große Ähnlichkeit dazu aufweist, wie sie über ihren Vater spricht. Hier muss offenbar eine andere Strategie der Bewältigung angewandt werden.

[227] Diese Vorstellung, die einem patriarchalen Rollenbild eines Arztes entspringt, steht jeder Auffassung entgegen, die ein partnerschaftliches Verhältnis von Arzt und Patient favorisiert.

[228] Selbstverständlich wählt Bernd den Arztberuf in erster Linie im Gedenken an den toten Vater, aber er lernt die Funktionsfähigkeit seines Bewältigungsmechanismus schon als Kind bei seinem Vater kennen, etabliert ihn zunächst außerhalb der Medizin, kann ihn in der Folge jedoch problemlos in den Kontext seiner Profession integrieren.

[229] Eine Profession kann als eine Berufsrichtung verstanden werden, die für sich die alleinige, durch akademische Ausbildung erworbene und (staatlich) zertifizierte gesellschaft-

recht schnell nach Beginn des Studiums, dass ihre Erwartungen hinsichtlich emotionaler Zugehörigkeit enttäuscht werden, nimmt sie aktiv die Möglichkeiten wahr, sich weiterzubilden, immer wieder neue Arbeitskontexte und Kollegien zu suchen. Auch sie wendet den von ihr ausgebildeten Bewältigungsmechanismus so weiter an. Wie oben geschildert, hat sie in der Gegenwart mit der Tätigkeit als Psychotherapeutin offenbar die dafür notwendige ideale Nische innerhalb ihrer Profession gefunden.

Dabei muss angemerkt werden, dass die Medizin nicht nur den Rahmen bietet, die gezeigten Bewältigungsstrategien anzuwenden, sondern diese Mechanismen werden im Ablauf der täglichen Arbeit als Ärztin oder Arzt permanent reproduziert und in Teilen transformiert, auf die je spezifische Situation abgestimmt. Eine fundamentale Transformation bleibt in allen gezeigten Fällen aber aus, da die Biographinnen und der Biograph eben durch ihre Berufswahl eine belastende und schmerzvolle Transformation vermeiden können.

Keinesfalls soll hier jedoch der Eindruck entstehen, eine solche fundamentale Transformation sei stets das Anzustrebende. Wenn aber, wie im Fall von Eike Fink, der Leidensdruck so groß wird, dass sie erkrankt, dann steht die Rigidität des Mechanismus nicht mehr für Sicherheit, sondern wird bedrohlich. Ebenso kann für den in seiner aktuellen Lebenssituation sehr unglücklichen Dr. Bernd Zeisig von Vorteilen einer Veränderung ausgegangen werden. Anders als bei Dr. Andrea Sperber, die keineswegs unglücklich oder biographischen Mechanismen hilflos ausgeliefert erscheint. Hier kommt die Frage auf, ob dies der Fall ist, weil Andreas biographische Arbeit eine permanente (professionelle) Weiterentwicklung impliziert und sich ihr damit (vielleicht sogar im evolutionären Sinn) stets neue Anforderungen stellen, die einer gewissen Anpassung ihrer Interaktionsmuster bedürfen?! Diese Frage soll hier als Analyse von biographischer Arbeit nicht beantwortet werden, gilt es doch zunächst, die Berufswahl und das berufliche Handeln mit Patientinnen und Patienten grundlegend als biographische Arbeit zu kennzeichnen.

Die Möglichkeit zur Aufrechterhaltung oder gar Stützung der vor der Berufswahl etablierten biographischen Bewältigungsstrategie bzw. die Chance, diese den sich im Lebensverlauf ändernden Notwendigkeiten anzupassen, kann – wie oben geschehen –

---

lich anerkannte Kompetenz zur Problemlösung (Dienstleistung) in individuell gelagerten ›Fällen‹ von ›Problemen‹ und ›Klienten‹ gewonnen und mehr oder weniger weitgehend monopolisiert hat (vgl. hierzu Kurtz 2002).

als Funktion der Berufswahl Arzt für die Biographinnen und den Biographen bezeichnet werden.

Wie sich dies konkret innerhalb des ärztlichen Interagierens mit Patienten umsetzt, kann auf der Ebene der Biographischen Fallrekonstruktion nur als Annahme formuliert werden.[230] Fundierte Erkenntnisse kann hier nur eine (zusätzliche) Interaktionsanalyse bieten.

5.2.2 Etablierung von professionellen Handlungsmustern

Folgt man der obigen Argumentationsfigur und dient die Berufswahl zur Aufrechterhaltung der biographischen Bewältigungs- oder Reparaturstrategie, so muss dies auch bei der Beantwortung der zentralen Fragestellung der vorliegenden Untersuchung nach der Entstehung oder der Genese ärztlich-professionellen Interaktionsverhaltens mit Patientinnen und Patienten zugrunde gelegt werden. Anders formuliert, kann die Frage, warum sich bestimmte professionelle Handlungsmuster oder -stile etablieren, nicht nur durch die Untersuchung des professionellen Handelns beantwortet werden, da die Annahme impliziert ist, dass sich *ärztlich-professionelle Handlungsmuster nicht ausschließlich in der professionellen Sphäre herausbilden*. Eine Annahme, die sich, so kann an dieser Stelle bereits als Ergebnis formuliert werden, im Verlauf der Untersuchung plausibilisierte.

Warum sich bestimmte Interaktionsstile ausbilden, kann deshalb nur durch die Rekonstruktion des gesamten Lebensverlaufes beantwortet werden. Erst durch die Betrachtung der sequenziellen Aufschichtung der Erlebnisse des Biographen innerhalb seines spezifischen sozialen Kontextes, der Entwicklung seiner Handlungs- und Entscheidungsstruktur, können empirisch fundierte Aussagen darüber getroffen werden, *warum* dieser oder

---

230 Auch wenn während einer Biographischen Fallrekonstruktion die Interaktion zwischen Interviewer und Interviewee bei der Analyse stets Berücksichtigung findet, kann auf der Grundlage einer solchen Untersuchung nicht sicher davon ausgegangen werden, dass sich das im Interview gezeigte Interaktionshandeln in anderen Lebensbereichen ähnlich darstellt.
Nach Abschluss der Analysen auf beiden Fallebenen lässt sich jedoch feststellen, dass das Interagieren der Ärztinnen und Ärzte mit mir als Interviewerin im Interview sich fast nahtlos in die rekonstruierten Interaktionsmuster (im Umgang mit Patientinnen und Patienten) einfügt. Dies überrascht nicht, folgt man dem an späterer Stelle formulierten Ergebnis, dass sich ärztlich-professionelles Interaktionshandeln eben nicht grundlegend von dem in nicht-professionellen Zusammenhängen (und damit auch im Interview) unterscheidet.

jener Arzt in dieser oder jener Situation so und nicht anders mit dem Patienten interagiert.

Betrachtet man hierzu erneut beispielhaft die Fälle, so leuchtet dies unmittelbar ein. Eike Finks Streben nach Ermächtigung im Umgang mit den Patientinnen und Patienten, das sich in erster Linie aus der Angst vor Entmachtung speist, erscheint zum Beispiel ohne die Betrachtung ihrer Rolle als sozialer Aufsteigerin bzw. als Tochter einer Aufsteigerfamilie oder selbstverständlich auch unter Ausklammerung ihrer traumatischen Kindheitserfahrungen mit dem Leiden unter dem cholerischen Vater nur sehr unzureichend erklärbar.

Für Dr. Bernd Zeisig muss die Familiengeschichte ebenfalls Teil der Betrachtung werden. Erscheint sein Umgang mit Patientinnen und Patienten (Minderung von Schuldgefühlen) doch als Ausagieren stets verschwiegenen Handelns (mindestens eines Vorfahren während der nationalsozialistischen Herrschaft in Deutschland. Bernds Zugehörigkeit zur Generation der Kinder des Wirtschaftswunders mit ungetrübter ökonomischer Zukunftsperspektive und die ungebrochene Zugehörigkeit seiner Familie zum bürgerlichen Establishment unterstützt(e) Bernds Schuldproblematik zusätzlich.[231]

Auch für Dr. Andrea Sperber als Tochter eines Opfers der nationalsozialistischen Herrschaft, hineingeboren in die 1950er Jahre, die Zeit des kollektiven Verschweigens der Nazi-Verbrechen, wenn nicht gar der Umdeutung der Opfer in die ›eigentlichen‹ Schuldigen,[232] erscheint eine solche historisch einbettende Betrachtung der Entwicklung ihrer Interaktionsmuster mit Patientinnen und Patienten unabdingbar. In Verbindung zum Beispiel mit dem calvinistischen Hintergrund der Familie, der über Jahrhunderte in den Habitus (vgl. Bourdieu 1987) der Familienmitglieder ›eingesickert‹ ist, wird ihr Streben nach Zugehörigkeit und ihre Leistungsbereitschaft in ihrem gesamten Leben (auch im professionellen) erklärbar. Selbstverständlich sind die oben dargestellten (bedeutsamen) Partikel der Biographien der Ärztinnen und Ärzte keineswegs als singuläre *Ursachen* für

---

231 Rosenthal (1994; 1997a; 2000) arbeitete mit ihrem Generationenkonzept u.a. ein Muster des Verhüllens der Tätervergangenheit einzelner Mitglieder vorhergehender Generationen aus, das bei nachfolgenden Generationen zur Ausbildung teils sehr problematischer Symptomatiken führen kann, sind diese doch stets hin- und hergerissen zwischen dem familialen Tabu und dem latenten Wunsch zur Aufdeckung der Vergangenheit.
232 Siehe hierzu erneut Rosenthal (1997a), die an verschiedenen Stellen eindrucksvoll die Mechanismen beschreibt, mit denen (insbesondere) den (jüdischen) Opfern die Schuld an ihrem Leiden und ihrer Ermordung zugeschrieben wird.

eine – wie auch immer geartete – *Wirkung* im gegenwärtigen Handeln zu betrachten. Stattdessen soll die Sensibilität der Leser/-innen für Details, die vermeintlich nichts mit dem Arztberuf zu tun haben, geweckt werden, ähnlich wie eine ›Ahnung‹ von der Komplexität des Zusammenspiels verschiedenster Erlebnisse der ärztlichen Biographinnen und Biographen, die eine Rekonstruktion der gesamten Lebensgeschichte notwendig macht.

Kann man sich so der Beantwortung der Frage annähern, *warum* sich bestimmte Interaktionsmuster ausbilden, so kann die Frage, *wie* diese in einer konkreten Interaktion hergestellt werden und sich in der Folge langfristig etablieren, das heißt, in welchen Situationen wie genau agiert bzw. reagiert wird, hier demgegenüber nicht vollständig beantwortet werden, da nur der professionelle Lebensbereich der Ärztinnen und Ärzte mittels einer Interaktionsanalyse, also der Rekonstruktion der Interaktions*struktur*,[233] untersucht wurde.

Die Fallrekonstruktionen und deren Triangulation mit den Ergebnissen der Untersuchungen der Interaktionen bieten hier aber deutliche Hinweise darauf, dass es höchstwahrscheinlich keinen spezifischen Interaktionsstil der Ärztinnen und Ärzte im Umgang mit ihren Patientinnen und Patienten gibt, der sich substanziell von Interaktionsmustern in anderen Lebensbereichen unterscheidet. Dies stellt nur die konsequente Fortschreibung der oben bereits angeführten Annahme dar, dass sich die Art des professionellen Interagierens mit Patientinnen und Patienten nicht ausschließlich im professionellen Kontext entwickelt. Begründet liegt dies in der Fülle der Handlungsmöglichkeiten, denen eine fast ebenso große Fülle der Handlungsnotwendigkeiten gegenüber steht, die die *Profession Arzt* auszeichnet.

Professionellen Akteuren bietet sich – wie oben schon angedeutet – typischerweise großer Freiraum in der Gestaltung ihres Arbeitskontextes und sie handeln nach eigenem Ermessen (vgl. Freidson 2001). Die derart als Ermessensarbeit definierten professionellen Abläufe enthalten stets Unbestimmtheitsgrade, »die nicht durch eindeutige und verallgemeinerbare Regeln beseitigt, bzw. ausgeschlossen werden können« (Heisig 2005: 42). Damit liegt die Annahme nahe, dass der professionelle Akteur im Umgang

---

[233] Dabei wird von einem dynamischen Strukturbegriff im Sinne des interpretativen Paradigmas ausgegangen. Im Prozess des Handelns und Interagierens werden soziale Strukturen immer wieder neu hergestellt, reproduziert und transformiert und befinden sich damit ständig im Fluss. Dabei kann in jeder einzelnen Situation etwas Neues, vielleicht Unerwartetes entstehen. Aber auch die Verfestigung von Interaktionsmustern durch deren anhaltende Reproduktion stellt etwas Neues dar (vgl. Witte und Rosenthal 2007).

mit dieser Unbestimmtheit auf biographisch etablierte Handlungsressourcen zurückgreifen muss und sie dann, je nach Verlauf der Interaktion, anpasst. Das Zurückgreifen auf die im gesamten Lebensverlauf etablierten Interaktionsmuster geschieht unter hohem situativem Handlungsdruck spontan und höchstwahrscheinlich wenig reflektiert, was nochmals eine rekonstruktive Herangehensweise bei der Analyse begründet. Dieser Unbestimmtheit und Komplexität der qualifizierten Ermessensarbeit (vgl. Heisig 2005), also der Übertragung und Anwendung des eigenen professionellen Wissensbestandes auf den spezifischen Fall des Patienten, gekoppelt mit der Notwendigkeit, ihn in seinen Ausdrucksgestalten zu ›verstehen‹ und sich selber verständlich zu machen und somit als Arzt ein Arbeitsbündnis (vgl. Oevermann 1996) mit ihm einzugehen, stehen ein erheblicher Handlungsspielraum des Arztes und dessen Freiheit, einen eigenen Stil zu praktizieren, gegenüber. Ganz abgesehen von der annähernd jede Interaktion mit einzelnen Patientinnen und Patienten kennzeichnenden Überlegenheit des Arztes in Kompetenz und (fachlicher) Eloquenz, der deutlich geringeren emotionalen Belastung angesichts der Erkrankung des ›Anderen‹ sowie dem sozialen Prestige und der wirtschaftlichen Sicherheit, die der Arztberuf nach wie vor mit sich bringt.

Diese Relevanz des überindividuellen professionellen Kontextes mit seinen spezifischen Gegebenheiten lässt erneut die Frage aufscheinen, welche lebensgeschichtlichen Konstellationen den Einzelnen zur Berufswahl Arzt führten. Das heißt, welche Erfahrungen machten die Biographinnen und Biographen in welchen historischen und sozialen Kontexten in der Vergangenheit, und wie schichteten sich diese Erfahrungen auf? Dabei werden nicht nur die vom Einzelnen als relevant angesehenen und unter Umständen sogar in einen Kausalitätszusammenhang eingebetteten Erlebnisse betrachtet, sondern alle bekannten bzw. zu eruierenden Ereignisse. Gleichzeitig stellt sich die Frage, welche Bedeutung den Erfahrungen damals vom Biographen zugemessen wurde und wie und warum sich diese Bedeutungszuschreibung im Verlauf des Lebens veränderte. Dabei sind die sozialen Diskurse – die im Falle des Arztberufes vielfältig und zum Teil sehr kontrovers sind – und die institutionellen Rahmungen, die die Bedeutungszuschreibung mit bedingen, stets zu berücksichtigen.

Falls aber bestimmte lebensgeschichtliche Konstellationen aufzufinden sind, die eine Wahl des Arztberufes bedingen, dann schließt sich daran unmittelbar die Frage an, welche biographische Funktion diese spezifische Berufswahl erfüllen sollte, ob dies für den Biographen gelungen ist und welche Bedingungen dazu beigetragen oder es verhindert haben. Dabei muss auch gefragt werden, ob diese Funktion sich im Verlauf der ärztlichen Tätigkeit verändert und warum. Dies soll im Folgenden über die bisher geschehene nur kursorisch-deskriptive Art und Weise hinausgehend beantwortet werden.

Mit der ärztlichen Tätigkeit einher geht die Etablierung eines professionellen Selbstbildes und ebenfalls eines Wir-Bildes als Mitglied einer spezifischen Berufsgruppe. Hier können die Untersuchungsergebnisse Auskunft darüber geben, ob, wie und warum sich beide Bilder im Verlauf der Sozialisation als Arzt und der ärztlichen Berufstätigkeit verändern. Dabei ist davon auszugehen, dass die lebensgeschichtliche Funktion, die die Wahl des Arztberufes erfüllen sollte und soll, in engem Zusammenhang mit dem ärztlichen Selbstbild und dessen eventueller Veränderung steht. Diese Fragen werden im Anschluss an die zusammenfassende Darstellung der Fälle beantwortet werden.

Im direkten Anschluss geht es jedoch zunächst für jeden der drei untersuchten Fälle um folgende Fragen auf der Fallebene ›Biographie‹.[234]

a) Welche Strukturierungen weisen die einzelnen Biographien auf?
b) Aus welchen Motiven wählen die beiden Biographinnen und der Biograph den Arztberuf? Welche biographische Funktion erfüllt dieser für sie?
c) Welche Interaktionsmuster im Umgang mit Patientinnen und Patienten lassen sich für die Biographinnen und den Biographen vor dem Hintergrund ihres Lebensverlaufes, ihres Interaktionshandelns im Interview und ihrer biographischen Selbstpräsentation prognostizieren?
d) Welche Zusammenhänge zwischen der biographischen Funktion der Berufswahl und den (an dieser Stelle zunächst nur) prognostizierten Interaktionsmustern lassen sich vermuten?

Dabei werden Ansätze für eine Typologie sichtbar, jedoch muss schon an dieser Stelle kritisch angemerkt werden, dass eine theoretische Sättigung, wie methodologisch eingefordert, nicht erreicht werden konnte.

---

[234] In der Darstellung werden die Fälle hier auf das Notwendige zur Beantwortung der angerissenen Fragen beschränkt. Zum tieferen Verständnis der Lebensverläufe sei auf die ausführlichen Darstellungen der Fälle (Kapitel 4) verwiesen.

5.2.3 Biographische Strukturierungen

Eike Fink: Ärztin sein als ›Ermächtigung‹

Wie die Analyse des Falles zeigt, und wie oben bereits mehrfach angedeutet, ist Eike Fink (Kap. 4.2.2) auch als Erwachsene nach dem Verlassen des Elternhauses und der Aufnahme des Studiums in ihren sozialen Beziehungen stets darum bemüht, zur Gruppe der Machtvollen und Tatkräftigen zu gehören. Sie teilt die gesamte Sozialwelt in diese Gruppen ein, seien es nun Kolleginnen und Kollegen, Therapeutinnen und Therapeuten oder auch die Mitglieder ihrer Gründungsfamilie,[235] und unterscheidet diese von Gruppen Machtloser, zu denen sie auch Patientinnen und Patienten zählt. Dies dient ihr dazu, die Gefahr einer erneuten Entmachtung bzw. Ohnmachtserfahrung zu reduzieren, die für sie offenbar eine andauernde Bedrohung darstellt.

Der Beruf bietet ihr zur Vermeidung von Entmachtung annähernd perfekte Bedingungen, verrät das »Machtdifferenzial zwischen Arzt und Patient gleichsam vormoderne Dimensionen«, wie Alheit und Hanses (2004: 12) unter Rückgriff auf figurationssoziologische Konzepte schreiben, was im Anschluss noch ausführlicher zu betrachten ist. Treten Eike doch hier in jeder Situation mit den zu behandelnden Patientinnen und Patienten Menschen gegenüber, die durch Krankheit geschwächt und vermeintlich von der Expertise der Ärztin abhängig sind.[236] Darüber hinaus werden ihr – als zugehörig zur Gruppe der Ärztinnen und Ärzte – auch allgemein hohes Prestige, hohe Kompetenz und damit Macht- und Entscheidungsbefugnis zugebilligt. Sie profitiert so vom Image-Privileg (vgl. Alheit und Hanses 2004) der Medizin gegenüber anderen personenbezogenen Dienstleistungsberufen.

---

235 Die Erkrankung ihres Sohnes, der damit für Eike eigentlich zu den abzulehnenden Machtlosen gehört, schwächt Eikes Anschauungssystem jedoch sehr, kann sie doch offenbar ihrem Sohn nicht helfen, ihn aber auch nicht ohne weiteres auf der ›schwachen‹ Seite belassen.

236 Auch wenn die machtvolle Position der Ärzteschaft, die mithilfe der zentralen professionellen Strategie ›Diagnose‹ innerhalb der eigenen Wissensordnung die Krankheiten gleichsam erst ›erzeugt‹ (vgl. Dörner 1975), durch eine kritischere Haltung der Patientinnen und Patienten gegenüber dieser ärztlichen Definitionsmacht in Frage gestellt würde (was bis heute nicht der Fall ist), so blieben das Leiden der Patienten (beispielsweise erzeugt durch Schmerzen) und ihr Wunsch nach Hilfe erhalten. In dieser basalen physischen Hinsicht erscheint eine Gleichstellung von Arzt und Patient niemals erreichbar.

Wie entwickelte sich dieses zentrale Handlungs- und Definitionsmuster in Eikes Leben? Wie in Kapitel 4.2.2 bereits ausführlich dargestellt, erleidet Eike im Verlauf ihrer Kindheit und Jugend in den 1950er und 1960er Jahren Traumatisierungen innerhalb ihrer Herkunftsfamilie. Eike stellt sich daher in einem Prozess der ›Täteridentifikation‹ (vgl. Ferenczi 1932) in der Triade Vater – Mutter – Kind auf die Seite des mächtigen, beherrschenden Vaters. So gelingt es ihr, die psychische Belastung zu verringern, der sie durch die dauerhafte Erfahrung von Ohnmacht ausgesetzt ist. Mit der Täteridentifikation geht unter anderem die Annahme der väterlichen Aufträge zu Bildung und sozialem Aufstieg einher sowie die Übernahme seiner Vorstellung, man könne alles erreichen, wenn man nur genügend Willenskraft dafür aufbringt.[237] Implizit ist dem jedoch auch die Negierung individueller Begrenztheit, was die dauerhafte Überschreitung eigener Grenzen – psychisch oder somatisch – verursacht. Der mit der Aufstiegsdelegation einhergehende Bedarf, sich von dem ›subalternen‹ Milieu zu distanzieren, aus dem sich zunächst der Vater hinausentwickelt hat, dessen Aufstieg Eike nun fortsetzt, sowie die Notwendigkeit, die geringe Ausstattung mit kulturellem Kapital[238] im ›neuen‹ Milieu nicht auffällig werden zu lassen, tragen neben Eikes Ohnmachtserfahrung zur Verstärkung des Handlungsmusters der Vermeidung von Entmachtung bei.

Eikes Mutter hingegen scheint innerhalb der familialen Triade den aus Eikes Perspektive schwachen, weil durch Krankheit begrenzten, machtlosen und an kulturellem Kapital armen Teil darzustellen, der ihr einerseits gegen den Vater keinen Schutz bieten kann, andererseits aber durch ihre – Eikes Ansicht nach – geringere Bildung genau das Milieu repräsentiert, von dem sich Eike distanzieren will. Aus diesem Grund gilt es für Eike, sich von ihrer Mutter deutlich abzugrenzen, was mit der Ablehnung all dessen einhergeht, was diese für Eike darstellt.

Die Berufswahl Ärztin stellt deshalb für Eike die ideale Verfestigung der eigenen Position auf der von ihr definierten ›richtigen‹, weil machtvollen und tatkräftigen Seite dar. Erfüllt sie so einerseits die Ansprüche des Vaters an ihren sozialen Aufstieg, grenzt sie sich andererseits dauerhaft

---

237 Diese Vorstellung erscheint für Eikes Vater als sozialem Aufsteiger nicht ungewöhnlich, impliziert sie doch eine Attribution des Aufstiegserfolges auf sich selber und wertet gleichzeitig diejenigen ab, denen kein sozialer Aufstieg gelingt, was zur stärkeren Abgrenzung gegenüber der Gruppe, aus der man kommt, dient (vgl. Bourdieu 1987).

238 Zu den Kapitalbegriffen ›Ökonomisches Kapital - Kulturelles Kapital - Soziales Kapital‹ siehe Bourdieu (1983).

von Machtlosigkeit und Phlegma ab. Darüber hinaus gelingt es ihr aber auch, sich aus einer professionellen und damit machtvollen Position an die Mutter anzunähern.

Eine starke Verfestigung des Handlungs- und Interpretationsmusters, das auch durch jahrzehntelange psychotherapeutische Behandlung strukturell nicht transformiert werden konnte, ist hier nicht überraschend. Ist doch der Profit der so geleisteten biographischen Arbeit (Interaktionsmacht, Definitionsmacht, soziales Prestige, sozialer Aufstieg) bis heute höher als die ohne Zweifel von Eike zu tragenden ›Kosten‹ (psychische und physische Krankheiten). *Die biographische Struktur steht in auffallend gutem Passungsverhältnis zum von Eike ausgeübten Beruf und dem sozialen Rahmen, den dieser bietet.*

Das biographisch etablierte Handlungsmuster wird sich mit sehr großer Wahrscheinlichkeit auch in Eikes tagtäglichem Umgang mit ihrer Patientenschaft wiederfinden, da sich Abgrenzungs- und Hierarchisierungsbemühungen insbesondere in Interaktionen manifestieren. Dabei ist anzunehmen, dass Eike auch die einzelnen Patientinnen und Patienten den genannten Polen machtvoll/machtlos zuteilt. Damit ist insbesondere die erste Interaktion mit neuen Patientinnen und Patienten stets ›gefährlich‹, kann sie doch auch (vereinzelt) Menschen begegnen, die sie als machtvoll erlebt. Eike hat, wie sie selber sagte, trotz der oben genannten strukturellen Vorteile ihrer Position als ärztliche Expertin stets ›Angst‹ vor neuen Patientinnen und Patienten. Es ist deshalb anzunehmen, dass Eike zunächst zurückhaltend den Habitus des Patienten bewertet und – falls von ihr als notwendig erkannt – mit dem Patienten um die Definitionsmacht innerhalb der Situation ringt. Hier sind verschiedene Handlungsweisen denkbar, beispielsweise lautes Sprechen ihrerseits, Benutzung von Fachvokabular, Vermeidung von Blickkontakt oder anderes.[239] Die konkrete Ausgestaltung der Situation kann – wie oben bereits angedeutet – selbstverständlich durch die Analyse der Biographie nicht abschließend formuliert werden, zentral ist aber auch weniger das Handlungsdetail denn vielmehr der

---

[239] Diese Annahmen gründen sich auf der in die Analyse der Interviewsituation, die in die Biographische Fallrekonstruktion einfließt. Hier zeigte sich, dass Eike Fink in der Interviewsituation zunächst eine Art ›Machtkampf‹ um die Frage inszenierte, wer denn wohl gebildeter sei, sie oder ich als Interviewerin. Erst die Erkenntnis nicht ›bedroht‹ zu sein, ließ sie zum Beispiel davon absehen, mein Wissen durch Fragen zu ›testen‹ (so erkundigte sie sich zum Beispiel nach dem Namen einer bekannten Soziologin).

zugrunde liegende Impetus für die Handlungen oder – wie oben formuliert – das *Warum*.

Zusammenfassend kann für Eike Fink formuliert werden, dass sie als Ärztin, aber höchstwahrscheinlich auch in anderen Lebensbereichen, so handelt, dass sie die Gefahr einer Entmachtung und damit einer eventuellen Retraumatisierung auf ein Mindestmaß reduzieren kann. Dafür bietet der Beruf der Ärztin annähernd ideale Bedingungen. Sie steht qua Beruf ›auf der richtigen Seite‹:

Ärztin-Sein zur Vermeidung von Entmachtung oder zur Ermächtigung.

Dr. Bernd Zeisig: *Arzt-Sein als Sühnezeichen*[240]

Bei Dr. Bernd Zeisig, der Mitte der 1950er Jahre in eine Arztfamilie hineingeboren wird, ist der hohe soziale Status der Familie selbstverständlich, ein Ringen um Machterwerb oder Machterhalt deshalb für ihn kaum nötig.

Für Dr. Bernd Zeisig ermöglicht die Berufswahl hingegen die Handhabung einer von ihm vermuteten familalen Schuld, bedingt durch eine Beteiligung eines Mitglieds seiner Herkunftsfamilie (des Vaters, eines Onkels oder eines Großvaters) an Kriegsverbrechen oder Verbrechen gegen die Menschlichkeit in der Zeit der nationalsozialistischen Herrschaft in Deutschland. Hinzu treten noch Schuldgefühle gegenüber dem Vater, der bereits Ende der 1970er Jahre verstarb, in einer Phase, in der Bernd sich zumindest geographisch von der Familie gelöst hatte, weil seine Fragen zur Familienvergangenheit konsequent unbeantwortet blieben. Mit dem Tod des Vaters verstrickt sich Bernd jedoch wieder stärker in den Teufelskreis aus ›wissen wollen‹ einerseits und den Vater ›beschützen‹ andererseits. Enkel von Nazi-Tätern leiden – wie oben bereits angeführt – häufig unter diesen widerstrebenden Anforderungen, was nicht selten zu psychischer oder auch physischer Symptombildung führt (vgl. Rosenthal 1997b). Für Bernd erscheint die Berufswahl Arzt gleichsam als Symptom der Zerrissenheit und als deren ›Heilung‹ (in des Vaters Fußstapfen treten und sein Andenken ehren, gegenüber der ›Menschheit‹ Gutes tun, Schuld sühnen). Diese Zerrissenheit spiegelt sich auch in Bernds Schilderungen seines Berufsalltags. Macht ihm die Arbeit einerseits viel Spaß, fühlt er sich anderer-

---

240 Die Reihenfolge, in der die Fälle innerhalb dieses Ergebniskapitels angeführt werden, unterscheidet sich an verschiedenen Stellen von der innerhalb des vorhergehenden empirischen Kapitels. Diese Abfolge ist theoretischen Überlegungen geschuldet, während die Reihenfolge im Kapitel zuvor sich an der Sequenzialität der Analysen orientierte.

seits überfordert und ›gefangen‹ in den Anforderungen der selbstständigen Tätigkeit, sieht er darin auch die auffälligen Parallelen zum Lebensweg des Vaters.

Bernds Eltern stammen beide selber aus Arztfamilien. Floh seine Mutter kurz vor Ende des Zweiten Weltkrieges aus Ostpommern nach Westdeutschland, so kam sein Vater erst etwa 1948 aus russischer Kriegsgefangenschaft in die Bundesrepublik Deutschland. Beide Eltern studierten hier Medizin und gründeten eine Familie.[241] Bernd erlebt einen physisch oft abwesenden und doch patriarchalisch das Familienleben beherrschenden Vater, der nur für seine Patientenschaft da ist und sich damit auch einer Auseinandersetzung über seine Vergangenheit entzieht. Sieht er sich doch drei Söhnen gegenüber, die, wenn auch selber nicht mehr zur 1968er-Generation gehörig, stark von dem Ende der 1960er Jahre in weiten Gesellschaftsteilen aufkommenden Wunsch nach Aufklärung über die Vergangenheit der ›Väter‹ beeinflusst wurden. Und die sich darüber hinaus mit der Opposition gegen den Vietnamkrieg auch in Opposition zum Kriegshandeln der vorhergehenden Generation stellten.[242] Demgegenüber erlebt Bernd eine Mutter, die sich einerseits sehr um ihre Söhne kümmert, andererseits aber unter Depressionen leidet und unglücklich erscheint. Hat sie doch ihre Ärztinnenkarriere zu Gunsten ihres Mannes und einer klassischen Versorgerehe aufgegeben und ist sie andererseits diejenige, die durch ihr Handeln die fragile familiale Balance aufrechterhält.

Bernd leidet unter der Abwesenheit des Vaters, dessen Unzugänglichkeit und mangelndem Verständnis für seine Lebenswelt. Die Analyse des Falles legt nahe, dass Bernd schon seit seiner Pubertät ahnt oder befürchtet, sein Vater selber oder ein Mitglied seiner Familie sei während der nationalsozialistischen Herrschaft an den Verbrechen der Deutschen beteiligt gewesen. Bernd beginnt nach dem Abitur mit einer imposanten Reisetätig-

---

241 Dabei erscheint es schon überraschend, wie schnell es seinen Eltern nach ihrer beider Neuanfang nach Ende des 2. Weltkrieges gelingt, den Status beider Großelternpaare zu reproduzieren. Hier ist zu vermuten, dass a) die bereits vor dem Krieg bestehenden Netzwerke in Westdeutschland schnell wieder errichtet wurden (soziales Kapital) und natürlich b) ein bestimmter Habitus auch nach dem Krieg vorhanden war und zu ›guten Startbedingungen‹ beigetragen hat.
242 Fraglich bleibt, was vordringlich war: der Wunsch nach Aufklärung oder der Wunsch nach Abgrenzung?! (Siehe hierzu zum Beispiel Schildt u.a. 2000 oder Hammerstein 2008 sowie einige Publikationen der Bundeszentrale für politische Bildung in ihrem Themenschwerpunkt zu den 1968ern (zum Beispiel Aly 2008)).

keit, die ihn weit vom Elternhaus wegführt. Er entzieht sich damit der familialen Melange aus Schweigen, Unverständnis, Schuld und Depression.

Schon während eines Schulpraktikums, aber auch später in einer Ausbildung zum Krankenpfleger, ist Bernds Bemühen erkennbar, mit seiner Arbeitskraft für andere Menschen da zu sein, sich ihnen zuzuwenden. Schon hier liegt die Hypothese nahe, dass Bernd unbewusst von etwas angetrieben wird, das in der Familienvergangenheit begründet liegt.

War Bernd aber vor dem väterlichen Tod noch bemüht, sich durch die Abwendung vom Vater von der Familienvergangenheit zu lösen, so binden ihn dessen Tod und seine eigenen Schuldgefühle nun umso stärker. Sein Vater stirbt, als Bernd Mitte zwanzig ist und er den Vater fast zwei Jahre nicht mehr gesehen hatte. Der Tod des Vaters stellt für Bernd einen biographischen Wendepunkt dar. Er beginnt mit dem Medizinstudium, macht seine Facharztausbildung, heiratet, bekommt Kinder und lässt sich mit einer eigenen Praxis nieder. Es erscheint so, als lebe er von nun an das Leben seines Vaters. Dabei spielt die Berufswahl Arzt eine zentrale Rolle, manifestiert sich in ihr doch am anschaulichsten der Wechsel vom rebellischen zum die Familientradition fortsetzenden Sohn. Für Bernd wird damit einerseits die Handhabung seiner Schuldgefühle dem Vater gegenüber möglich, die darin begründet liegen, dass er sich vor dessen Tod nicht mit ihm ausgesprochen hat. Andererseits kann er sich mit dem Beruf des Arztes nach wie vor für Menschen einsetzen, ›Gutes‹ tun. Auch festigt sich die Beziehung zur Mutter wieder, die für Bernd eine wichtige Rolle spielt.

Damit kann – ähnlich wie für Eike Fink – auch für Dr. Bernd Zeisig festgestellt werden, dass der Beruf des Arztes für ihn die Möglichkeit zur Weiterführung des ausgeprägten Musters biographischer Arbeit bietet, mit dem er ein zentrales – wenn nicht das zentrale – Lebensproblem bearbeitet.

In der aktuellen Situation ist Bernd nicht glücklich. Dies kann kaum überraschen, führt er – wie bereits angeführt – doch nun das Leben des Vaters, ein Leben, das er so wohl nie angestrebt hat. Dabei ist anzumerken, dass seine professionelle Tätigkeit weder in Umfang noch Qualität diese Belastung verursacht. Er hat Spaß an seiner Arbeit, Bernds eigene Aussagen decken sich hier vollständig mit den Analyseergebnissen. In Verbindung mit der Angst, ähnlich früh wie sein Vater (und auch beide Großväter) zu versterben, belastet ihn insbesondere die Vorstellung sehr, sein selbstbestimmtes und freies Leben (gekennzeichnet vor allem durch seine Auslandsaufenthalte) sei bereits endgültig beendet. Bernd schreibt die Verantwortung für sein Unglück in der Gegenwart seiner Ehefrau zu, die ihn in sein nun sesshaftes und reglementiertes Leben gedrängt habe. Das verwundert kaum, gilt es doch nach wie vor, die Herkunftsfamilie und insbesondere den Vater zu ›schützen‹.

Welche Interaktionsmuster sind vor diesem Hintergrund von Bernd im Umgang mit seinen Patientinnen und Patienten zu erwarten? Tritt Bernd seiner Patientenschaft mit dem Anliegen gegenüber, ihnen ›Gutes‹ zu tun, so unterstellt er jedem Einzelnen von ihnen einen Bedarf danach. Bernd homogenisiert damit die Gruppe der Patientinnen und Patienten und schreibt ihnen vorab Leiden unter einem Mangel zu. Des Weiteren billigt sich Bernd damit implizit die Fähigkeit zu, ›Gutes‹ zu tun, was entweder bedeutet, er definiert vorab, was gut ist, und weiß, dass er dazu in der Lage ist, dies zu bieten, oder aber er schreibt sich eine hohe empathische Kompetenz und große Flexibilität zu, auf die sehr verschiedenen Vorstellungen der Patientinnen und Patienten zu reagieren. Bernd trifft also in seinem Konsultationsraum – seiner Interpretation folgend – regelmäßig auf Mitglieder einer Gruppe, denen es an etwas ›mangelt‹ und die damit Opfer dieses Mangels sind. Er ist darum bemüht, diesen Mangel auszugleichen, das ›Opfer‹ zu entschädigen, damit nimmt er sich aber als überlegen im Sinne einer Abwesenheit von Mangel wahr, was eine Distanz zwischen ihm und seinem Patienten begründet. Diese Distanz gilt es jedoch zu überwinden, da aus einem Über-/Unterordnungsverhältnis die Gefahr erwächst, erneut Schuld auf sich zu laden. Bernd fühlt somit die Überlegenheit, kann diese aber nicht zulassen, was höchstwahrscheinlich zu einer Zuwendung zu den Patientinnen und Patienten und Bernds striktem Bemühen führt, mit diesen ›gleich‹ zu sein. Dies kann als Pseudoidentifikation bezeichnet werden, da Bernd niemals mit den Patientinnen und Patienten ›gleich‹ sein kann.

Zum Zwecke der Überwindung von Distanz und des Anzeigens von Mitgefühl ist anzunehmen, dass Bernd sehr ruhig und zugewandt mit seinen Patientinnen und Patienten umgehen wird, vielleicht mit leiser Stimme sprechend, viel Augenkontakt suchend.[243] Gerade auch sein eigenes Unglück in der Gegenwart unterstützt vermutlich noch diesen Habitus von Verstehen und Trösten, da es vermeintlich auch die Distanz zwischen ihm und den Patientinnen und Patienten reduziert, sieht er sich inzwischen doch auch als ›Opfer‹ der Wünsche seiner Frau. Fraglich bleibt aber, wie

---

243 Wenig überraschend handelt Bernd auch in der Interviewsituation so.

Bernd mit denjenigen Patientinnen und Patienten umgeht, die sein ›Gutes‹ ablehnen, zum Beispiel indem sie widersprechen.

Zusammenfassend kann für Dr. Bernd Zeisig formuliert werden, dass er als Arzt, aber höchstwahrscheinlich auch in anderen Lebensbereichen, so handelt, dass er die von ihm angenommene Familienschuld mindern kann, indem er seinen Maßstäben entsprechend mitfühlend und zugewandt seinen Mitmenschen gegenübertritt. Jedoch unterstellt er damit stets ein Leiden oder einen Opferstatus beim Gegenüber, das des Trostes und der Entlastung bedarf, womit eine potenzielle Überlegenheit seinerseits einhergeht, die es erneut durch besondere Zuwendung zu überbrücken gilt, was bis hin zur Pseudoidentifikation mit den Patientinnen und Patienten führt: Arzt-Sein zur Minderung von Schuld(-gefühlen).

Dr. Andrea Sperber: Ärztin sein als Umdeutung von Randständigkeit

Die Berufswahl Ärztin erfüllte und erfüllt auch für Dr. Andrea Sperber die Funktion, etablierte Muster biographischer Arbeit aufrechterhalten zu können. In ihrem Fall geht es dabei um die Etablierung von Zugehörigkeit und die Abwehr bzw. positive Umdeutung eines Gefühls von ›Anderssein‹. Die Anmutung, anders zu sein als die jeweils sie umgebenden Mitmenschen, begründet sich in Andreas Erlebnissen als Tochter eines während der Zeit des Nationalsozialismus Verfolgten und Internierten – insbesondere in den Jahren ihrer Kindheit und Jugend in den 1950er und 1960er Jahren, geprägt durch eine kollektive Verleugnung von Verantwortung für das Geschehene. Hinzu tritt Andreas calvinistische Erziehung in einer Pastorenfamilie in Süddeutschland, die mit geringer emotionaler Zuwendung von Seiten der Mutter einhergeht, andererseits aber einen hohen Sozialstatus in der kleinstädtischen Gemeinschaft mit sich bringt. Weiterhin tragen auch der frühe Tod des Vaters kurz nach Andreas Geburt Mitte der 1950er Jahre und ihre Position in der Familie als Nachzüglerin mit deutlich älteren Geschwistern sowie ihre stets herausragenden schulischen Leistungen zu ihrem Gefühl des Andersseins/der Ausgeschlossenheit bei.

Medizin bedeutete für sie zunächst durch eine Erfahrung als jugendliche Patientin das Erleben von Zuwendung und Interesse von Seiten der sie im Krankenhaus behandelnden Ärztinnen und Ärzte, darüber hinaus Statuserhalt und trotzdem positive Umdeutung des ›Andersseins‹ gegenüber ihrer Herkunftsfamilie. Damit einher geht die im Arztberuf stets vorhandene Möglichkeit und Notwendigkeit, sich weiterzubilden und damit einerseits weiterzuentwickeln und andererseits regelmäßig neue Kontexte kennenzulernen, die Zugehörigkeit ermöglichen. Das Anhäufen von Kenntnissen über den Menschen kann ebenfalls als Andreas anhaltender Versuch gewertet werden zu verstehen, warum und in welcher Hinsicht sie ›anders‹ ist als die Anderen, die sie nicht in ihren vielfältigen Gemeinschaften akzeptieren.

Dr. Andrea Sperber entstammt – wie bereits angemerkt – einer evangelisch-reformierten Pastorenfamilie. Sie wird Mitte der 1950er Jahre als Nachzüglerin geboren. Beide Elternteile erlitten während der Naziherrschaft schwere Traumatisierungen, war Andreas Vater doch in einem Konzentrationslager inhaftiert. Die Familie wohnt in der kleinen Stadt, aus der heraus Andreas Vater denunziert wurde. Damit bildet die Familie eine lebende Erinnerung an das, was die meisten Deutschen zu dieser Zeit wohl lieber verleugneten. Der Vater stirbt kurz nach ihrer Geburt und Andrea wächst mit ihren Geschwistern nun allein bei der Mutter auf. Aufgrund des großen Altersunterschiedes zu ihren Geschwistern und durch einen Mangel an emotionaler Zuwendung von Seiten der Mutter, die sicher sowohl in deren sehr angespannter Lebenssituation als auch in ihren religiösen Überzeugungen begründet liegt, nimmt sich Andrea nie als gleichwertiger Teil der Familie wahr, sondern sieht sich als Außenseiterin. Damit ist sie sozusagen in einer doppelten Außenseiterposition, kann sie sich doch weder im sozialen Umfeld der Familie verorten noch innerhalb dieser. Es gelingt ihr kognitiv, befördert durch schulische Erfolgserlebnisse, ihren belastend erlebten Außenseiterstatus vorteilhaft umzudeuten. Sie betrachtet sich als etwas ›Neues‹ in der Familie. Für diese Betrachtung ist jedoch die Analyse der Familienstruktur, das Verstehen von Zusammenhängen unabdinglich. So kann Andrea ihre emotionale Verunsicherung durch kognitive Leistung, das Bemühen um ein Verstehen, deutlich vermindern; sie wird von der Außenseiterin zur außen stehenden Analytikerin.[244] Trotzdem bleibt der Wunsch, Teil der familialen Gemeinschaft zu sein, bestehen, erschwert jedoch noch weiter durch die Notwendigkeit, sich selber außerhalb dieser Gemeinschaft zu stellen, geschuldet dem Mechanismus der Umdeutung, dessen sich Andrea bedient.

---

244 Dabei konzentriert sie sich bis heute auf die psychischen Bedingungen und Auswirkungen des familialen Verlaufs und blendet dabei die sozialen Bedingungen, in denen dieser Prozess ablief, konsequent aus. Die Verletzung des kleinen Kindes Andrea durch die mangelnde Zuwendung der Mutter dominiert offenbar nach wie vor ihre Wahrnehmung.

Auch in der Folge, sei es nun während eines Schüleraustausches, im Studium, während der ersten Jahre der Berufsausübung oder auch in ihren Liebesbeziehungen, findet sich das angedeutete Muster. Stets ist sie offenbar motiviert von dem Wunsch, Teil einer Gemeinschaft zu sein, sich emotional zugehörig zu fühlen, immer wieder jedoch steht sie der Erreichung dieses Zieles selber im Weg, da sie sich mit ihrem Bemühen um Verstehen außerhalb der Gemeinschaft verortet. Diese Beobachterposition erschwert es den jeweils anderen aber immer weiter, Andrea in der Gemeinschaft willkommen zu heißen, weshalb diese – vermutlich aus Enttäuschung – die Anderen abwertet. Diese Abwertung bezieht sich häufig auf deren kognitive Fähigkeiten. Die Differenz zwischen dem Wunsch nach Zugehörigkeit und dem damit einhergehenden Gefühl, als ganzer Mensch akzeptiert und geliebt zu werden, und der erlebten Wirklichkeit des Außenstehens führt bei Andrea zu Depressionen. Selbst in Bezug auf ihre zunächst begonnene Gruppentherapie zeigt sich jedoch erneut das Muster des ›ich bin die Beste‹.

Mit der Gründung einer eigenen Familie gelingt es Andrea erstmals, wirklich im Zentrum einer Gemeinschaft zu stehen, aus der sie nicht vertrieben werden kann. Jedoch macht die Analyse deutlich, dass sie sich auch in Bezug auf die eigene Gründungsfamilie eher als der (Eltern-)Teil sieht, der aus einer leicht distanzierten Position beobachtet und analysiert, was innerhalb der Familie und mit den einzelnen Mitgliedern passiert. Ihr Mann hingegen erscheint als das emotionale Zentrum der Gemeinschaft. In der Gegenwart schließt Andrea gerade eine Ausbildung zur Psychotherapeutin ab.

Ihr anhaltender Studienerfolg war darüber hinaus nach dem oben angeführten Muster zumindest annähernder Ausgleich für fehlende Zugehörigkeit. Die Medizin bietet auch nach Ende des Studiums durch Facharztausbildung und/oder diverse Weiterbildungsmöglichkeiten lange Gelegenheit zum Lernen und durch die verschiedenen Kontexte, in denen diese Ausbildungen stattfinden, auch immer wieder die Möglichkeit für Andrea, sich vielleicht einem Kollegium doch einmal zugehörig fühlen zu können.

Die von Andrea durchlaufenen verschiedenen Weiterqualifikationen (Chirurgie, Allgemeinmedizin, Psychotherapie) unterstreichen die Hypothese von der andauernden Suche nach dem ›Verstehen‹ ihres ›Andersseins‹ auch als gleichzeitiges Substitut für den daraus erwachsenden Mangel an emotionaler Zugehörigkeit. Betrachtet man nun noch Andreas bisher letzte Qualifikation zur Psychotherapeutin, so scheint dies die annähernd perfekte Erfüllung ihrer Ansprüche an einen Beruf: dyadische Interaktion, keine Gefahr, Außenseiterin zu werden, trotzdem analytische Perspektive mit der Möglichkeit, andere und damit auch sich selber zu verstehen, und der Maßgabe zum gänzlichen Einklammern von Emotionen auf Andreas Seite, was eine vielleicht belastende Auseinandersetzung mit den eigenen Gefühlen verhindern kann.

Somit ist davon auszugehen, dass der Arztberuf – und dabei gerade die Tätigkeit als Psychotherapeutin – für Andrea den andauernden Versuch bedeutet zu verstehen, warum sie nicht zugehörig sein kann, warum für sie eine große Diskrepanz zwischen kognitiver und emotionaler Zufriedenheit besteht, warum sie sich offenbar als Mensch niemals gänzlich angenommen fühlt. Gleichzeitig bietet der Beruf ihr die Möglichkeit, die Belastung durch diese Diskrepanz zwischen Emotion und Kognition dadurch auszugleichen, dass sie andere Menschen analysiert und versteht und sich damit beweisen kann, dass sie etwas Besonderes ist, womit quasi automatisch ein Außenseitertum einhergeht. Das Muster ihrer biographischen Arbeit kann damit nicht nur aufrecht erhalten werden, sondern wird im Verlauf sogar noch verfeinert.

Wie interagiert sie wohl vor diesem Hintergrund mit ihren Patientinnen und Patienten? Eine analytische Außenperspektive benötigt Distanz zum einzelnen Patienten, das heißt, Andrea wird vermutlich freundlich (lächelnd) und verbindlich (zuhörend), aber dennoch eher sachlich auf die Krankheit konzentriert, auf die Patientinnen und Patienten zugehen. Vermutlich wird Andrea wenig Raum für ›private‹ Themen eröffnen oder gar von sich selber berichten. Das heißt, dass an keiner Stelle der Interaktion der Eindruck entstehen kann, es handele sich um etwas anderes als eine medizinische Konsultation. Andererseits kann Andrea aus dieser Distanz heraus alle notwendigen Informationen zusammenstellen (sie wird viel fragen) und in ihrer Diagnosestellung dem Patienten gegenüber sicher auftreten, was beim Patienten vermutlich den Eindruck von Professionalität und Kompetenz erzeugt.

Damit einher geht aber wahrscheinlich eine Zurückweisung von Emotionen der Patientinnen und Patienten oder vielleicht sogar die Verweigerung von Empathie. Notwendig wäre hier insbesondere die Analyse von Interaktionen, in denen einzelne Patientinnen und Patienten sehr emotional erscheinen und Mitgefühl oder Zuspruch einfordern.

Zusammenfassend kann für Dr. Andrea Sperber formuliert werden, dass sie stets aus dem Bemühen heraus handeln wird, Dinge kognitiv zu verstehen, da ›Verstehen‹ für sie Entlastung und Sicherheit darstellt. Demgegenüber steht ein Mangel von Emotionalität, vor der sie sich aufgrund von Verletzungen schützen möchte, die ihr erstmals in ihrer Herkunftsfamilie durch das Gefühl mangelnder Zugehörigkeit zugefügt wurden. Dieser Schutzmechanismus, den man vielleicht mit ›Verstehen statt Fühlen‹ betiteln könnte, wird in ihrer psychotherapeutischen Tätigkeit professionalisiert, ist er in Andreas (Privat-)Leben doch bereits perfektioniert worden: Ärztin-Sein zur Abwehr des Gefühls mangelnder Zugehörigkeit.

5.2.4 Sozialisation als Arzt, ärztliches Selbstbild, WIR Ärzte

Wurde oben die Berufswahl als biographische Arbeit gekennzeichnet und das auffallende Passungsverhältnis zwischen bereits vor der Berufswahl biographisch etablierten Handlungsmustern und dem Arztberuf herausgearbeitet, so soll im Folgenden gefragt werden, welche Spuren die ärztliche Ausbildung in Studium und Klinik oder allgemeiner, die Sozialisation als Arzt, die nicht nur im professionellen Umfeld geschieht, innerhalb der Lebensverläufe hinterlässt. In welchen Prozessen also die Muster biographischer Arbeit in die professionelle Sphäre hineinwirken bzw. durch sie verändert werden.

Hierbei können auf der Fallebene ›Biographie‹ Aussagen darüber getroffen werden,

a) welche Faktoren in die Sozialisation als Mediziner einfließen und welche dabei von vorrangiger oder aber nachrangiger Relevanz sind,
b) was das professionelle Selbstbild der Biographinnen und Biographen kennzeichnet und wie sich dies im Verlauf verändert,
c) ob eine Vorstellung davon existiert, wie ›wir‹ Ärzte zu sein, zu handeln haben (Wir-Ideal) und wie diese aussieht. Umformuliert könnte man hier auch nach den »Hauptidentifikationspunkten ärztlicher Tätigkeit« fragen (Fischer-Rosenthal 1996: 47).

Die berufliche Sozialisation

Unter beruflicher Sozialisation soll hier zum einen das Kennenlernen der spezifischen Rollenerwartungen an das Individuum als Inhaber einer bestimmten Berufsposition, die Eingliederung in die Berufsgruppe sowie zum anderen selbstverständlich das Erlernen der Fähigkeiten und Fertigkeiten zur Erfüllung der beruflichen Anforderungen und das Erlernen der sozialen Normen und Werte, die die Kultur der Berufsgruppe auszeichnen, verstanden werden. Die Annahme der verschiedenen Werte und Anforderungen als *eigen* wird in diesem Zusammenhang als Internalisierung bezeichnet.

Vor diesem Hintergrund beginnt die Sozialisation als/zum Arzt nicht erst mit der Entscheidung, ein Medizinstudium aufzunehmen. Werden doch Rollenvorstellungen und -erwartungen durch das vielfältige Erscheinen von Ärztinnen und Ärzten im öffentlichen und auch im privaten Diskurs vorgeformt.[245] Damit spielt die Art und Weise, wie diese Diskurse geführt werden, für die Berufswahl eine nicht unerhebliche Rolle. Dies kann – wie bereits gezeigt wurde – auch für die hier dargestellten Fälle nachvollzogen werden. Ist für Eike doch der Rollenbestandteil *Macht* zentral, für Bernd das *Helfen* und für Andrea zunächst die *empathische Zuwendung* als notwendige Voraussetzung für ein ›verstehendes‹ Helfen.

Genau diese Bestandteile der Rolle, die – wie gezeigt wurde – zu ihren jeweiligen biographischen Bewältigungsstrategien passungsfähig sind, führen zur Entscheidung für ein Medizinstudium. Wie geht es dann aber weiter, schließlich werden die Akteure in der Folge mit vielen weiteren – im Vorfeld vermutlich unbekannten – Normen, Werten und Anforderungen im Zusammenhang mit der Berufsrolle konfrontiert? Zur Darstellung soll hier nicht fallweise, sondern chronologisch, dem Verlauf der ärztlichen Ausbildung folgend, über alle Fälle vorgegangen werden.

Das Studium ›durchhalten‹

Die Analyse bestätigte die Annahme, dass das Studium in erster Linie zum Erlernen von Kenntnissen und Fähigkeiten dient. Es spielt damit für ein Arzt-*Werden* im Sinne der Sozialisation in den Beruf eine auf einen inhaltlichen, kognitiven Bereich beschränkte Rolle. Dafür ist sicherlich die immense Fülle an Detailwissen verantwortlich, das die Studierenden erwerben müssen und auf das zumindest in der Organisation des Medizinstudiums in Deutschland immer noch mehr Wert gelegt wird als auf die praktische Anwendung dieses Wissens in der Klinik. Alle Interviewten sprachen

---

245 Dabei erscheint nicht nur die lange Tradition professioneller Praxis mit ihren Habitualisierungen und Typisierungen, die bestimmte Wissenszusammenhänge zur Verfügung stellen, andere jedoch ausblenden (vgl. Berger und Luckmann 1972), von Relevanz, die als institutionalisierte Praxis bezeichnet werden kann. Ebenso fällt dies mit einem lange etablierten organisatorischen Setting in Krankenhaus oder Praxis zusammen, das sich nach Foucault (1976) als materialisierte Routine bezeichnen lässt.

sehr negativ über ihre Erfahrungen, die in erster Linie aus Lernen bestanden hätten. Das einseitige theoretische Erlernen von fachlichen Inhalten jedoch begründet damit für alle Befragten das regelmäßige Unterschätzen der Bedeutung ›weicher‹ psychologischer Faktoren innerhalb der medizinischen Behandlung, wozu nicht ausschließlich die psychische Befindlichkeit des Patienten zählt, sondern ebenso die Dynamik zwischen Arzt und Patient und nicht zuletzt auch das Befinden des beteiligten Arztes im Allgemeinen bzw. des eigenen Befindens in einer konkreten Interaktionssituation.[246]

Die Studierenden lernen beispielsweise, eine Krebserkrankung sicher zu diagnostizieren, sie lernen hingegen nicht, diese Diagnose empathisch mitzuteilen. Anforderungen und Konzentration liegen vollständig auf Seiten der medizinischen Inhalte. »Nicht umsonst existieren zum Thema der Verbesserung der Kommunikation zwischen Arzt und Patient eine Fülle von Untersuchungen« (Alheit und Hanses 2004: 15). Jedoch wird selbst in diesen Untersuchungen die Komplexität der Interaktion zwischen Arzt und Patient häufig unterschätzt, indem man sich auf die Erforschung einzelner beispielsweise psychologischer oder kommunikativer Aspekte beschränkt und nicht die gesamte Interaktion in den Blick nimmt.[247]

Betrachtet man nun erneut die analysierten Fälle, so haben alle drei das Studium nicht in erster Linie aus diesen inhaltlichen Gründen oder einem akademischem Interesse gewählt, sondern als Teil einer Bewältigungsstrategie, in deren Zentrum eine je spezifische Art des Umgangs mit anderen Menschen steht. Die Aufrechterhaltung dieser Strategie wird im Studium zumindest für den professionellen Bereich nicht beeinträchtigt. Stattdessen erscheint es für die Biographinnen und den Biographen eher wie eine un-

---

246 Oder aber, und dies ist m.E. sogar wichtiger, sie überschätzen ihre ›natürlichen-ärztlichen‹ Fähigkeiten zur Empathie und Zuwendung. Schließlich ist Zuwendung zum Patienten im Sinne des ›gütigen Vaters‹ selbstverständlicher Teil des Rollenmodells Arzt, werden die notwendigen Fähigkeiten dazu aber nicht vermittelt, so kann der Studierende letztlich davon ausgehen, dass er diese Fähigkeiten entweder bereits besitzt oder aber sich diese im Verlauf der Ausbildung wie selbstverständlich bilden: ›Wir‹ Ärzte können das! Damit werden die Ärztinnen und Ärzte in eine ›Überheblichkeit‹ sozialisiert, die in ihrer Ausformulierung die Gruppenkohäsion stärkt und zur Abgrenzung von anderen Gruppen dienlich ist. Auf diese Weise wird die Lücke in der ärztlichen Ausbildung nützlich zur Stärkung der Wir-Gruppe umgedeutet. In der ärztlichen Praxis gibt es dann nur noch wenig Möglichkeiten der Veränderung, kann hier Kritik doch nur von Seiten der Patientenschaft laut werden, deren Einflussmöglichkeit jedoch aufgrund der ungleichen Machtbalance nur minimal sein kann.
247 Siehe hierzu auch die Ausführungen im Kapitel zum Stand der Forschung (Kap. 2).

angenehme Zwischenstation auf dem Weg zur Macht, zum Helfen, zum Verstehen. So sprechen sie denn auch von ›durchstehen‹, ›durchbeißen‹ oder ›durchhalten‹ des Studiums; Bernd aufgrund seiner Schwierigkeiten, die Examina zu bestehen, Eike und Andrea eher aufgrund von Langeweile.[248]

Zugespitzt kann man nun formulieren, dass das Berufsrollenbild der betrachteten Ärztinnen und Ärzte, das bisher in erster Linie aus der biographischen Funktion bestand, die der Arztberuf für sie jeweils erfüllen soll, nach Abschluss ihres Studiums einerseits um eine große Menge medizinischen Fachwissens und die Annahme von dessen überragender Relevanz ergänzt worden ist, demgegenüber wurde gelernt; dass ›Zwischenmenschliches‹ nur von geringer Bedeutung ist. Diese geringe Relevanz jedoch und der Mangel an Ausbildung im Bereich Gesprächstechnik beispielsweise lässt eine Lücke, die die Aufrechterhaltung der biographischen Strategie erneut befördert.

Die Praxis ›schockt‹

Alle Biographen berichten über den Praxisschock am Beginn ihrer Medizinalassistentenzeit bzw. im PJ oder AiP. Sie sprechen dabei über verschiedene Situationen der Überforderung, die insbesondere aufgrund der Tatsache entstanden sind, dass man keine Übung in der Interaktion mit Patientinnen und Patienten gehabt habe. Unter derartigem Handlungsdruck in einer professionellen Alltagssituation greifen die Ärztinnen und Ärzte dann auf gewohnte und damit belastbare Interaktionsmuster zurück, sind sie doch mit der Anwendung des gelernten inhaltlichen Wissens unter Zeitdruck schon belastet genug.

Da auf diese Interaktionsmuster im Studium willkürlich weder ergänzend noch korrigierend Einfluss genommen wurde, kann davon ausgegangen werden, dass das professionelle Interagieren mit Patientinnen und Patienten sich an nicht- oder vor-professionell erlernten Mustern orientiert. Da diese Muster zumindest in den drei betrachteten Fällen während der Studienzeit auch im nicht-professionellen Bereich keine gravierenden Ver-

---

[248] Jenseits des Studiums, im privaten Leben, kann die Aufrechterhaltung der jeweiligen Bewältigungsmechanismen auch beobachtet werden. Umgibt sich Eike in dieser Zeit wenig mit Kommilitoninnen und Kommilitonen, die potenziell Machtgleiche oder Mächtigere sein könnten, bemüht sich Andrea beispielsweise in wechselnden Liebesbeziehungen um Zugehörigkeit, so ist Bernd nach wie vor sehr aktiv in einer Politgruppe.

änderungen durchlaufen haben (siehe Fußnote 248), kann angenommen werden, dass sie sich als Teil der biographischen Bewältigungsstrategie immer weiter reproduzieren und sich auch als professionelle Interaktionsmuster etablieren.

Dies führt folgerichtig dazu, dass die Interaktion zwischen Arzt und Patient innerhalb des stark institutionalisierten und routinisierten Rahmens wenig formalisiert im Sinne professionell gelernter Interaktionsmuster verläuft, sondern ihr Ablauf vom individuellen Interaktionsstil beider Beteiligter, insbesondere aber des Arztes als machtvollem Experten, abhängig ist. Die so notwendigerweise vorhandene Varianz im konkreten Handeln von Ärztinnen und Ärzten wird noch dadurch unterstützt, dass innerhalb der ärztlichen Profession keinerlei formelle Mechanismen existieren, das Handeln zu überprüfen oder gar zu sanktionieren (vgl. Freidson 1979: 136).

Institutionalisierung des professionellen Handelns

Mit der Anwendung nicht-professioneller Interaktionsmuster im Umgang mit Patientinnen und Patienten, dem Einfügen in das Interaktionsfeld, integriert der Arzt diese Muster auch in sein professionelles Rollenbild; er sozialisiert sich hier gewissermaßen selbstständig, da er von Seiten der ausbildenden Autoritäten allein gelassen wird. Damit findet aber auch die biographische Bewältigungsstrategie Eingang in das ärztliche Rollenbild. Im Verlauf der ärztlichen Sozialisation fließen somit mitgebrachte Rollenvorstellungen, gelerntes Wissen und Handeln sowie ebenfalls mitgebrachte Interaktionsstile im ständigen Prozess der Aushandlung mit der sozialen Umwelt zu einem funktionsfähigen Ganzen zusammen. Diese Sozialisation erscheint nie abgeschlossen, ist doch – zumindest theoretisch – bei jedem neuen Patienten eine Transformation möglich. Zur Reduzierung der Komplexität des professionellen Alltags jedoch erscheint eine Verfestigung auf Seiten der Ärztinnen und Ärzte feststellbar und auch verständlich.

»Ich bin Arzt«

Die Beantwortung der oben angeführten Fragen nach dem ärztlichen Selbstbild und dem ärztlichen Wir-Bild ist notwendig, da das ärztliche Selbstbild, das untrennbar mit der Vorstellung einer Wir-Gruppe verbunden ist, natürlich Einfluss auf die Begegnungen des einzelnen Arztes mit seinen Patientinnen und Patienten nimmt. Umreißt es doch die Perspektive oder den Standpunkt, von dem aus der Arzt zumindest zu Beginn einer jeden Interaktion handelt.[249] Wird doch der Patient als ›Du‹ oder als Teil einer vom ›Wir‹ verschiedenen Ihr-Gruppe wahrgenommen.

Die Idee, dass eine solche Fürwörterserie (Ich, Du, Er, Sie, Es, Wir, Ihr, Sie) einen »elementaren Koordinatensatz« darstellt, »den man an alle menschlichen Gruppierungen, an alle Gesellschaften anlegen kann«, stammt von Norbert Elias (1996: 132 ff.). Elias spricht sich in diesem Zusammenhang explizit gegen die Reduzierung von »Beziehungen in beziehungslose Zustandsobjekte« aus, wie sie etwa Talcott Parsons vornimmt, indem er dem ›Ich‹ ein (und nur ein) ›Alter‹ gegenüberstellt und damit das ›Ich‹ aus seiner Eingebundenheit in eine Wir-Gruppe, aber auch aus der Beziehung zu ›Ihr‹ oder ›Sie‹ herauslöst. Die »fundamentale Bezogenheit jedes Menschen auf andere« oder auch die »fundamentale Gesellschaftlichkeit jedes menschlichen Individuums« wird damit nicht bloß der Analyse entzogen, sondern gänzlich negiert.[250] Konzeptualisiert man Menschen hingegen als ›fundamental bezogen‹ auf andere Menschen, so rückt das Interdependenzgeflecht, das sich zwischen Menschen ergibt, wie selbstverständlich in den Blickpunkt. Das Individuum steht einer – wie auch immer gearteten – Gesellschaft nicht mehr gegenüber, sondern bildet Gesellschaft durch sein Verflochtensein mit anderen. Die Beziehungen, in denen das ›Ich‹ mit dem ›Du‹ oder ein ›Wir‹ mit einem ›Ihr‹ stehen, bezeichnet Elias als ›Figurationen‹ (Elias 1996: 10 ff. oder 135 ff.). Richtet Elias sein analytisches Augenmerk auf Figurationen, so muss er auch eine Prozessperspektive einnehmen. Entwickeln, verändern oder reproduzieren sich Beziehungen doch nur in der Zeit, werden sie von den aufeinander Bezogenen prozessiert.

---

249 Die Einschränkung, dass der Arzt nur zu Beginn der Begegnung diese Perspektive einnimmt und sie sich im Verlauf dann verändert, an die Gegebenheiten der jeweiligen Situation anpasst, bedeutet, dass die Möglichkeit der Veränderung der Perspektive und damit auch eine zumindest kleine Veränderung des zugrunde liegenden Selbstbildes stets gegeben ist. Vom theoretischen Standpunkt aus ist dies sicher richtig, jedoch zeigen die empirischen Ergebnisse der Interaktionsanalysen, dass diese Möglichkeit nur äußerst selten eintritt. Das hängt allerdings nicht ausschließlich mit dem Beharrungsvermögen der ärztlichen Akteure zusammen, sondern mit der starken Verfestigung der gesamten Figuration Arzt-Patient und der damit zusammenhängenden Rigidität der Rollenanforderungen.

250 Obwohl Elias sich an dieser Stelle nicht ausdrücklich auf Mead bezieht, ist eine Konzeptualisierung der Bildung des ›Ich‹ in Relation zu ›signifikanten Anderen‹, wie sie Mead (2008) vorschlägt, auch bei Elias aufzufinden.

Sollen nun hier die professionellen Selbstbilder der Biographen umrissen werden, so ist dies ohne eine Betrachtung eines möglichen Wir-Bildes nicht durchführbar. Deutlich wird dies an dem Satz ›Ich bin Arzt‹, der als Zwischenüberschrift dieses Kapitels dient. Der Sprecher konzeptualisiert sich damit als Teil einer Wir-Gruppe ›Ärztinnen und Ärzte‹ und zeigt an, dass Aspekte der von ihm angenommenen Gruppenidentität in seine persönliche Identität eingewoben sind. »Das Wir-Bild [...] eines Menschen ist ebenso Teil seines Selbstbildes [...] wie das Bild [...] seiner selbst als der einzigartigen Person zu der er ›Ich‹ sagt« (Elias 1990: 44).

Welche Faktoren, die nicht ausschließlich innerhalb der professionellen Sozialisation kennengelernt oder relevant wurden, kennzeichnen nun das ärztliche Selbstbild, also die Vorstellung des einzelnen Arztes von sich selber als professionellem Akteur? Oder auch: Welche Angebote macht das ärztliche Wir-Bild dem Einzelnen zur Definition seines Arztseins, und welche Bestandteile einer Wir-Identität sucht sich der Einzelne aus? Die Definition eines Wir-Bildes ist dabei ohne eine Relation zu einem ›Ihr‹ nicht möglich. Ein ›Wir‹ existiert niemals außerhalb einer Figuration zu ›Ihr‹ oder auch ›Sie‹. Im Falle der ärztlichen Praxis sind die Patientinnen und Patienten als die zentrale Ihr-Gruppe zu betrachten. Die Konzeptualisierung eines Selbstbildes als Arzt ist damit auch ohne die Definition eines Ihr-Bildes vom Patienten nicht möglich.

Betrachtet man nun erneut die Fälle der Biographinnen und des Biographen, so gibt die Analyse eindeutige Hinweise auf die Definition ihres jeweiligen professionellen Selbstbildes. Für Dr. Bernd Zeisig steht stets die Zuwendung zum Patienten, das empathische Helfen, im Zentrum seiner professionellen Aktivität. Damit sieht er sich als Arzt in der Rolle des Helfers, eines Begleiters des Patienten, der – weil selber unglücklich – das Leid der Patientinnen und Patienten nachfühlen kann. Diese Empathie erscheint für ihn wichtiger als seine medizinischen Kenntnisse. Er betont stets den ganzheitlichen Ansatz, den er als Arzt verfolgt, er möchte den Patienten als ganzen Menschen behandeln und nicht bloß einzelne Symptome lindern. Teil seines Bildes von sich als Arzt ist aber auch der dauerhafte Zweifel an den eigenen Fähigkeiten und Kenntnissen, den er durch stetes Bemühen und großen Einsatz für die Patientenschaft ausgleichen möchte. Sehr verkürzt könnte man ein solches Selbstbild formulieren: *Ich bin der sehr bemühte, aber nicht immer perfekte Helfer meiner Patientinnen und Patienten.* Helfer sein ist sicherlich wesentlicher Bestandteil des ärztlichen Wir-

Bildes, rückt die Patientenschaft innerhalb der Figuration dabei aber in die Rolle derer, die stets der Hilfe bedürfen.

Dr. Andrea Sperbers ärztliches Selbstbild hingegen ist eher gekennzeichnet durch die Sicherheit, die sie bezüglich ihrer ärztlichen Kompetenzen und ihres analytischen Verstandes besitzt. Sie formuliert diese im Interview selber als ihre großen Stärken. Für sie ist es Teil ihres Berufs, stets mit Neuem und Unerwartetem konfrontiert werden zu können und dann adäquat darauf reagieren zu müssen. Diese Reaktionsfähigkeit und Flexibilität schreibt sie sich ebenso zu wie die Fähigkeit, auch mal etwas zu tun, was ihr keinen Spaß macht. Damit gehört aber auch die Notwendigkeit, sich permanent weiterzuentwickeln, zu Andreas Vorstellung von den Anforderungen des Berufs, die sie jederzeit gern erfüllt. Ihr professionelles Selbstbild rankt sich somit bewusst nicht nur um die Patientinnen und Patienten, sondern ebenfalls um die eigenen Wünsche und Anforderungen, die für ihre Zufriedenheit notwendig erscheinen. Es lässt sich in einem Satz so darstellen: *Ich bin klug und analytisch begabt, kann gut mit Menschen sprechen und damit meinen Patientinnen und Patienten helfen.* Eine Vorstellung von Ärztinnen und Ärzten als hochgebildeten Experten ist ebenfalls Teil des ärztlichen Wir-Bildes. Ergänzt wird dies durch die moderne Vorstellung von Ärztinnen und Ärzten als Gesprächspartner/-innen des Patienten, dieser Teil des Wir-Bildes konzeptualisiert den Patienten als dem Arzt ebenbürtig und setzt beim Patienten sowohl kognitive wie verbale Fähigkeit, aber auch eine gewisse Abgeklärtheit in Bezug auf die eigene Erkrankung voraus.

Eike Finks ärztliches Selbstbild hingegen rankt sich um ihren Umgang mit der Patientenschaft, gründet sich aber in erster Linie auf ihre vermeintliche Überlegenheit diesen gegenüber. Einerseits treibt sie bis heute – wie sie auch selber sagt – Angst vor jedem nächsten Patienten um, was damit einhergeht, dass sie stets unterstellt, diese wollten ihr ›Ärger machen‹. Andererseits stellt sie bei jeder sich bietenden Gelegenheit ihre höhere Bildung, größere verbale Fähigkeit und besseren Manieren heraus.[251] Ihr Selbstbild könnte so formuliert werden: *Als Ärztin bin ich überlegen, muss mit den Patientinnen und Patienten aber stets um die Anerkennung dieser Überlegenheit ringen.*

---

251 Dies bezieht sich in Eikes Fall auch auf den Umgang mit ihren Arzthelferinnen.

Die überlegene Patriarchin ist sicherlich Teil eines (eher unmodernen) Wir-Bildes von Ärztinnen und Ärzten. Patientinnen und Patienten werden hier als ungebildete (und manchmal widerspenstige) Kinder betrachtet.
Alle professionellen Selbstbilder gruppieren sich zentral um die Interaktionen mit der Patientenschaft und fügen sich nahtlos in die je spezifische biographische Bewältigungsstrategie ein. Dies kann nicht überraschen, ist doch bereits die Wahl der Profession zur Aufrechterhaltung dieser Strategie geschehen und bringt der Beruf in der Praxis sogar die Notwendigkeit mit sich, im Rahmen dieser Bewältigungsstrategie bewährte Interaktionsmuster in die professionelle Rolle zu integrieren. Einerseits bedarf es eines an die alltäglichen Erfahrungen angepassten Selbstbildes, um psychische Dissonanz und daraus folgende Belastung zu vermeiden. Andererseits jedoch speist sich das Selbstbild auch aus eben diesen alltäglichen Erfahrungen, die aufgrund des oben geschilderten Zusammenhanges deutlich durch die biographische Bewältigungsstrategie geprägt sind.

Die medizinische Profession ermöglicht es den Mitgliedern ihrer Berufsgruppe offenbar, sehr verschiedene Selbstbilder auszuprägen und in einem ›Wir‹ zu verorten, was zum einen in der ihr als Ermessensarbeit immanenten Variabilität der Handlungsmöglichkeiten und -notwendigkeiten begründet liegt. Zum anderen aber auch mit der langen Geschichte der Profession verknüpft ist, die eine erhebliche Gruppenkohäsion mit sich bringt. Diese Gruppenkohäsion ist gleichzeitig Bedingung und Effekt der machtvollen Stellung der ärztlichen Gruppe in allen Figurationen, in denen sie beteiligt ist (vgl. Elias 1990: 14 f; Alheit und Hanses 2004: 12 f.). Wird die Gruppenkohäsion durch die oben genannte Variabilität der Anforderungen an den einzelnen Arzt, die verschiedenen Images vom Arzt-Sein, die sehr verschiedene Menschen in den Beruf locken, oder auch einfach die Größe der Gruppe, die mit der Unmöglichkeit von face-to-face-Kontakten zu allen Gruppenmitgliedern einhergeht, gefährdet, so muss die Gruppierung gegensteuern. Den Ärztinnen und Ärzten ist es offenbar gelungen, sich in ihrem ›Wir‹ deutlich von anderen Gruppierungen zu distanzieren und trotzdem innerhalb der Gruppierung verschiedene Konzeptualisierungen eines ärztlichen Selbstbildes zuzulassen. Die Mediziner/-innen genießen die vielfältigen Vorteile ihrer Standesmitgliedschaft nach außen (gesellschaftlicher Status, bezahlte Ausbildungsphasen, hohe Gehälter) und bieten innerhalb ihrer Wir-Gruppe ein Höchstmaß an Individualisierungsmöglichkeit. Über die so erzeugte Gruppenkohäsion wird es möglich, die ungleiche Machtbalance zu ihren Gunsten aufrechtzuerhalten. Auch können sich alle Biographinnen und Biographen mit ihren sehr unterschiedlichen Selbstbildern als Arzt innerhalb der Berufsgruppe zweifelsfrei verorten. Dies begründet aber keinerlei Druck zur Veränderung oder Anpassung des eigenen Selbstbildes an das der Berufsgruppe. Was könnte das ärztliche Selbstbild dann im Verlauf ändern? Basiert es auf der biographischen Bewältigungsstrategie, dann wird nur eine Veränderung dieser zu einer Veränderung des Selbstbildes führen können. Jeder Widerspruch zum Selbstbild, wenn beispielsweise ein Patient gebildet, eloquent ist und Eikes Autorität trotzdem fraglos anerkennt, wird mittels bestimmter Mechanismen normalisiert, fremdattribuiert, als Ausnahme gekennzeichnet etc., führt aber aller Wahrscheinlichkeit nach nicht zu einer grundlegenden Veränderung des verfestigten Selbstbildes.[252] Vermutlich wäre nur über die Reduzierung der Gruppenkohäsion, das Schwinden des Machtungleichgewichtes mit den Patientinnen und Patienten und die damit einhergehenden grundlegenden Veränderungen der Figuration auch eine Veränderung der singulären Interaktion möglich, was sich beides auch im individuellen professionellen Selbstbild niederschlagen könnte.

Wir sind Ärzte

Vor dem Hintergrund der oben aufgezeigten Zusammenhänge kann es nicht überraschen, dass sich bei den hier analysierten Fällen kein konsistentes Wir-Bild im Sinne eines ›*Wie wir handeln*‹ oder ›*Was wir können*‹ auffinden lässt. Offenbar gibt es kein Bild von sich als Ärztin oder Arzt, das Mitglieder der Berufsgruppe teilen. So setzen sich die hier betrachteten Biographinnen und der Biograph außer zu ihren direkten Kolleginnen und Kollegen oder Partnern innerhalb ihrer Praxis nicht in einen professionellen oder kollegialen Zusammenhang zu anderen Ärztinnen und Ärzten. Auch eine explizite Abgrenzung zu anderen Gruppen, mit denen man beruflichen Kontakt hat, sowie zur Patientenschaft oder den Arzthelferinnen konnte nicht durchgängig nachgewiesen werden. Es ist jedoch davon auszugehen, dass diese Differenz so selbstverständlich für die Ärztinnen und Ärzte ist, dass sie keine Erwähnung mehr findet, gerade auch, weil alle betrachteten Mediziner/-innen ihr Selbstbild zentral aus der Differenz zu den Patientinnen und Patienten speisen.

---

[252] Dies begründet aber auch für das ärztliche Interagieren mit Patientinnen und Patienten wenig Optimismus für Veränderungsmöglichkeiten.

Das ärztliche Wir-Bild ist offenbar so gefestigt, dass es keiner expliziten Erwähnung oder inhaltlichen Ausgestaltung mehr bedarf. Es reicht zu sagen, man sei Arzt, um sich in einer machtvollen Wir-Gruppe wiederzufinden. Die lange Berufstradition,[253] die große Gruppenkohäsion, die sich in institutionalisierten Machtungleichgewichten wiederfindet, und die Lernfähigkeit der Gruppierung, sich auf verändernde gesellschaftliche Bedingungen einzustellen und alle Mitglieder zu binden, führt dazu.

Eine so große Gruppenkohäsion, die die Einbindung verschiedenster Mitglieder mit verschiedensten professionellen Selbstbildern und Wir-Bildern ermöglicht, setzt auch eine Viskosität des Wir-Bildes voraus. Eine Darstellung der Faktoren, die ein konsistentes Wir-Bild konstituieren, ist deshalb nicht möglich. *Als zentrales Ergebnis für die hier dargestellte Analyse kann demgegenüber festgehalten werden, dass das ärztliche Wir-Bild durch sein hohes Verfestigungsniveau sehr verschiedene Selbstbilder der einzelnen Mitglieder der Berufsgruppe integrieren kann, ohne durch möglicherweise aufkommende Inkonsistenzen in seinem Bestand gefährdet zu sein.* Das Wir-Bild stellt damit die Begrenzung des Raumes dar, in dem sich sehr verschiedene Selbstbilder entwickeln können. Relevant ist in diesem Zusammenhang aber nicht nur die Möglichkeit dazu, sondern auch der Schutz vor Veränderungsanforderungen an ärztliches Handeln und damit für das individuelle Selbstbild, das das rigide Wir-Bild damit bietet.[254]

Mit einem Wir-Bild jedoch, das offenbar ausschließlich zur Abgrenzung nach außen dient, aber zur Binnenkohäsion nur in soweit beiträgt, dass jeder genug Freiraum besitzt, sein eigenes Selbstbild auszuagieren, kann jedoch auch kein »Hauptidentifikationspunkt ärztlicher Tätigkeit« mehr gefunden werden, wie ihn Fischer-Rosenthal (1996: 47) mit ›Helfen‹ beschrieben hat. Sicher würden alle Ärztinnen und Ärzte auf die direkte Nachfrage, was ihre Arbeit ausmacht, als einen der ersten Punkte eben

---

253 Eine Profession, die ihre Wurzeln in Bereich der Heiler und Priester und damit im Mystischen oder gar Göttlichen hat (vgl. Goerke 2000).

254 Selbstverständlich ist auch dieser Zusammenhang Ausdruck der spezifischen Faktoren, die eine Profession im engen Sinne konstituieren. Zu den Privilegien, die diese speziellen Berufsgruppen genießen, gehören u.a. die Möglichkeit zur Selbstorganisation und -kontrolle. Diese auch von den Ärztinnen und Ärzten genutzten Möglichkeiten versperren den systematischen Blick Außenstehender auf das ärztliche Handeln. Für die Aufrechterhaltung dieser Privilegien, die – wie oben genannt – ursprünglich mit einer Arbeit für das Gemeinwohl zu begründen waren, muss aber in der Gegenwart kontinuierlich standespolitische Lobbyarbeit geleistet werden. Hierzu ist Geschlossenheit im Sinne einer auch nach außen präsentierten Homogenität der Mitglieder vorteilhaft.

dieses ›Helfen‹ benennen, da die Arbeit für das Gemeinwohl der Grund für die diversen Privilegien war und zumindest vorgeblich noch ist, die die Ärzteschaft genießt, und das aus diesem Grund Bestandteil des zu präsentierenden Wir-Bildes ist. Ist man jedoch darum bemüht, solcherart Identifikationspunkte zu rekonstruieren, so fällt auf, dass diese je spezifisch in der biographischen Funktion zu suchen sind, die das Arztsein für den Einzelnen hat.

5.3 Die Fallebene Interaktion

Ähnlich wie zuvor auf der Fallebene ›Biographie‹ sollen nun für die Fallebene ›Interaktion‹ die Ergebnisse der Untersuchung zusammenfassend dargestellt werden. Auch hier sei darauf verwiesen, dass diese Ergebnisse trotz der vielfältigen Anknüpfungspunkte an das im vorhergehenden Kapitel Dargestellte zunächst nur auf den Untersuchungen der aufgezeichneten Arzt-Patient-Interaktionen beruhen.[255] Der zentrale Zusammenhang von Handeln in Interaktionen und Biographie wird dann in einem anschließenden Kapitel nochmals kurz zusammengefasst, erschließt sich aber vielfach schon bei der Lektüre des Folgenden.

Betrachtet man die Ebene der Interaktion für die an der Untersuchung beteiligten Ärztinnen und Ärzte, so lassen sich insbesondere folgende Fragen beantworten:

1. Welche strukturierenden und strukturierten Kontextfaktoren fließen in die einzelne Begegnung ein und wie sind diese beschaffen?
2. Welche strukturierenden und strukturierten Handlungsmuster sind in den einzelnen Begegnungen festzustellen und wie sind diese beschaffen?[256]

---

[255] Gerade da sich das Folgende an einigen Stellen liest, als sei es die Prüfung und Plausiblisierung der im Kapitel zur Fallebene ›Biographie‹ herausgearbeiteten Prognosen, soll darauf nochmals explizit hingewiesen werden. Das Passungsverhältnis der Ergebnisse ist auf einen immer offensichtlicher werdenden inneren Zusammenhang von Biographie und professionellen Handlungsmustern zurückzuführen und nicht auf methodische Unschärfen.

[256] Diese Muster lassen sich im Sinne von Routinen in der Untersuchung der Interaktionssituationen auffinden. Damit ist eine Darstellung dieser Muster unabhängig von der Selbstbeschreibung des (in diesem Fall: ärztlichen) Akteurs möglich, die methodisch geboten ist.

3. Variieren diese Handlungsmuster von Patient zu Patient?
4. An welchen Stellen innerhalb der Interaktion treten beispielsweise unerwartete Folgen des Interaktionshandelns eines der Akteure, oder allgemeiner, Krisen im Sinne der Unterbrechung von Routinen, auf?[257]
5. Inwiefern wird dabei die Transformation von Handlungsmustern möglich und inwiefern reproduzieren sich Handlungsmuster?
6. Welche Komponenten (beispielsweise verbale/nonverbale Bestandteile, leibliche Ausdrucksgestalten) einer Interaktion entfalten innerhalb der Interaktion welche spezifischen Wirkungen für den weiteren Verlauf?

Diese Fragen sollen nacheinander anhand der untersuchten Fälle beantwortet werden. Jedoch ist stets zu beachten, dass ein Herauslösen einzelner Sequenzen aus dem gesamten Interaktionsablauf die Gefahr mit sich bringt, bestimmte Handlungssequenzen auch unabhängig von ihrem Kontext für bedeutsam zu erklären. Aus diesem Grund soll hier stets der Kontext, die Sequenzialität des gesamten Vor- und Nachher, in die Darstellung einfließen, wird nur dies den Prinzipien einer sequenziellen Analyse gerecht.

5.3.1 Bedeutung der Kontextfaktoren

Die Kontextfaktoren, die im Rahmen der Videoanalyse untersucht wurden, stellen den ›Möglichkeitenraum‹[258] dar, der den Ärztinnen und Ärzten und ihren Patientinnen und Patienten innerhalb der Konsultationen zur Verfügung steht. Eine Analyse dieser Faktoren ist notwendig, da nur auf dieser Grundlage eine fundierte Aussage über die innerhalb dieses Möglichkeitenraumes tatsächlich getroffenen Wahlentscheidungen gemacht werden kann. Dabei besitzen die Kontextfaktoren einerseits eine strukturierte Struktur,

---

[257] Dabei wird der Krisenbegriff nicht im Sinne einer psychischen Krise verwandt, sondern – wie bereits angedeutet – im Sinne einer Unterbrechung von Routinen. Die Akteure erfahren dabei, dass die eigenen Handlungs- und Deutungsmuster einer solchen – dann als krisenhaft zu bezeichnenden Situation – offenbar nicht angemessen sind, sich also ein Handlungsproblem nicht mit den routinierten Handlungsoptionen lösen lässt. Ähnlich kann auch die Deutung einer Situation durch die Beteiligten differieren, was ebenfalls zu einer Interaktionskrise führt. (Diese Konzeptualisierung des Krisenbegriffs, wie sie beispielsweise von Schütz (1972) verwandt wird, geht auf William I. Thomas zurück.)

[258] Im Sinne der in einer bestimmten Situation gegebenen Handlungs- und Entscheidungsmöglichkeiten des ›Falles‹, wie sie auch bei einer Analyse mit der Methode der Objektiven Hermeneutik (vgl. Oevermann u.a. 1979) zu explizieren sind.

andererseits wirken sie als strukturierende Struktur auf die Interaktion.[259] Die Ärztin – als Beispiel hier Eike Fink – trifft die Entscheidung über die Positionierung ihres Schreibtisches im Konsultationszimmer. Diese Entscheidung ist Ausdruck ihrer Handlungs- und Entscheidungsmuster,[260] die sich – wie gezeigt werden wird – im Lebensverlauf interaktiv etabliert haben. Sie ist jedoch innerhalb der Konsultation nicht zu verändern und stellt sich damit hier als sozialer Tatbestand dar. Darüber hinaus bietet die Stellung des Schreibtisches für die einzelne Interaktion mit dem Patienten jedoch bestimmte Möglichkeiten für beide Partner und schließt demgegenüber andere systematisch aus. Betrachtet man nun, wie es in der vorliegenden Arbeit geschehen ist, die Kontextfaktoren, beginnend mit denen, die durch die Interaktionspartner annähernd nicht zu verändern sind (beispielsweise dem System der Krankenversicherung),[261] bis hin zu denen, auf die sie direkten Einfluss haben und die vielleicht von Interaktion zu Interaktion wandelbar sind (Kittel tragen oder nicht?), so können einerseits bereits plausible Hypothesen über die ärztlichen Handlungs- und Entscheidungsmuster in der Vergangenheit gemacht werden. Andererseits können dann vor diesem Hintergrund Prognosen darüber aufgestellt werden, welche Verläufe einer Interaktion innerhalb des Kontextes eher wahrscheinlich sind als andere.

Welche konkreten Kontextfaktoren sind nun in den drei ausführlich betrachteten Fällen auszumachen? Stellen sich die gesellschaftlichen, politischen und standesspezifischen Kontextdaten für alle drei Mediziner/-innen gleich dar und entscheiden sie sich alle trotz (oder wegen) dieser Daten

---

259 Bourdieus Formulierungen seines Habituskonzeptes als strukturierte und strukturierende Struktur erscheinen in diesem Zusammenhang synonym (vgl. Bourdieu 1987). Verdeutlicht dies doch einerseits die Begrenztheit von Handlungsmöglichkeiten durch den sozial eingeschriebenen Habitus (strukturiert) und zeigt andererseits die habitusbedingte Auswahl aus diesen Handlungs- und Entscheidungsmöglichkeiten (strukturierend).

260 Erneut natürlich begrenzt beispielsweise durch die Größe des Raumes, die Position von Fenster(n), Tür(en) oder Heizkörper(n). Jedoch gehen auch diese Grenzen wieder auf eine ihrer früheren Entscheidungen zur Arbeit in diesen Räumlichkeiten zurück.

261 Bei diesen Faktoren bleibt zumindest den Ärztinnen und Ärzten die Wahl zwischen zwei Varianten: »Ja, ich werde Arzt oder will als Arzt arbeiten« oder eben »Nein, ich will nicht Arzt sein«. Patientenseitig hängt die Möglichkeit zur Entscheidung nicht selten an den finanziellen Möglichkeiten, da sich die Entscheidung, zum Arzt gehen oder nicht, bei einer Erkrankung nicht stellen sollte. Für finanziell gut ausgestattete Patientinnen und Patienten gibt es jedoch stets die Möglichkeit, sich auch außerhalb des deutschen Gesundheitssystems medizinische Hilfe zu verschaffen.

jeden Tag erneut, ihren Beruf auszuüben, so erscheint nur die Darstellung dessen notwendig und interessant, wie unterschiedlich oder auch wie ähnlich sie sich in diesem Rahmen ›einrichten‹ oder ›eingerichtet haben‹.

Sinnbildlich für die Ausgestaltung ihres Arbeitskontextes kann das Tragen des Arztkittels durch die drei Mediziner/-innen betrachtet werden. Trägt die Ärztin Fink ihren Kittel hochgeschlossen und Dr. Zeisig den seinen offen, so verzichtet Dr. Sperber vollkommen auf einen Arztkittel.

Die Ärztin Fink richtete und richtet jeden Tag wieder ihren Arbeitskontext so aus, dass er eine stetige Distanz sowohl zu ihren Patientinnen und Patienten als auch zu den Mitarbeiterinnen ermöglicht. Sie kann ihre Interaktionspartner auf diese Weise auf Abstand halten oder – anders betrachtet – Nähe vermeiden. Der Analyse folgend, ist bei Eike Fink ferner davon auszugehen, dass die Distanzierung der Patientenschaft mit einer Aufrechterhaltung oder gar Verstärkung des institutionellen Machtungleichgewichtes gegenüber den genannten Interaktionspartnern einhergeht. Dabei verstärken sich beide Prozesse gegenseitig.[262] Ist doch beispielsweise der hochgeschlossene Kittel physische Barriere zwischen der Ärztin und den anderen, gleichzeitig aber auch machtvolles Standessymbol, als welches er auch wahrgenommen wird, was die Interaktionspartner auf ihre spezifische (unterlegene) Rolle zurückwirft.

Dr. Andrea Sperber, die keinen Kittel trägt, hat zur Gestaltung ihres Arbeitskontextes viele Wahlentscheidungen getroffen, die den Patientinnen und Patienten die Möglichkeit eröffnen, sich offen und vertrauensvoll in die Konsultation zu begeben, sich innerhalb der Praxis wohl und als ganze Menschen angesprochen zu fühlen. Dazu gehört es auch, dass insbesondere die Praxiseinrichtung und -organisation sowie das Fehlen eines Kittels dazu beitragen, das institutionelle Machtungleichgewicht zwischen Ärztin und Patientenschaft zu reduzieren bzw. zumindest nicht deutlich werden zu lassen.

Auch Dr. Bernd Zeisig gestaltet seinen Arbeitskontext so, dass eine gleichberechtigte Interaktion mit seinen Patientinnen und Patienten möglich werden kann. Ähnlich wie bei Frau Dr. Sperber sollen die Patientinnen und Patienten anscheinend offen und vertrauensvoll in die Konsultation gehen und sich nicht im Vorfeld bereits herabgewürdigt oder machtlos sehen. Darüber hinaus spricht die Analyse der Kontextfaktoren im Fall Dr.

---

262 An dieser Stelle kann nicht entschieden werden – und das erscheint auch nicht notwendig –, ob die Reproduktion einer ungleichen Machtverteilung zur Distanzierung der Patientinnen und Patienten dient oder umgekehrt.

Zeisig sehr deutlich dafür, dass das ärztliche Gespräch mit dem Patienten für den Arzt von zentraler Bedeutung ist.[263] Es lässt sich so zunächst kein großer Unterschied zu Frau Dr. Sperber auffinden. Was rechtfertigt dann das Bild des ›offenen Kittels‹? Der Unterschied besteht in einer Einschränkung seiner Offenheit gegenüber verschiedenen Patientinnen und Patienten. Dr. Zeisig gestaltet seinen Arbeitskontext deutlicher als die anderen beiden Ärzte auf eine von ihm angenommene homogene Patientengruppe hin. Er ›öffnet seinen Kittel‹ somit insbesondere für diese Gruppe, die er, bereits der Kontextanalyse folgend, als sozial schwach und eher wenig gebildet konzeptualisiert. Sie sollen ihm nahekommen können, aber sie benötigen in seiner Vorstellung nach wie vor den Kittel als Rollensymbol.

Wird diese Ansprache einer bestimmten – zunächst nur von Dr. Bernd Zeisig selber definierten – Patientengruppierung in diesem Fall besonders herausgestrichen, so muss gleichzeitig festgestellt werden, dass eine Homogenisierung der Patientenschaft sicher auch in den anderen Fällen eintritt. Natürlich spricht – wie herausgearbeitet wurde – beispielsweise die Gestaltung der Praxisräume von Frau Dr. Sperber auch eine bestimmte Klientel an; andere Patientinnen und Patienten werden durch die Praxisorganisation Fink ›abgeschreckt‹. ›Nur‹ eine schöne Wandfarbe reicht aber mit Sicherheit nicht, um Patientinnen und Patienten zu binden, hinzu tritt dann selbstverständlich die Interaktion mit dem Arzt. Oder wie einer der Interviewpartner äußerte: »Ich habe nach einigen Jahren Niederlassung sicher keine Patienten mehr, die so gar nicht mögen, was ich tue.«[264] Eine grundlegende Differenz zwischen dem Handeln und Entscheiden des Arztes mit den Patientinnen und Patienten und seinem Handeln und Entscheiden bei der (mehr oder weniger freien) Gestaltung der Kontextfaktoren ist – aus bereits ausgeführten Gründen – wenig plausibel, was im Rückschluss bereits in der Kontextanalyse Hypothesen darüber zulässt, welche spezifischen Patientinnen und Patienten eine Arztpraxis frequentieren werden. Die Vehemenz, mit der sich diese Hypothesen aufdrängen, hängt selbstverständlich von der Gestaltung der Kontextfaktoren innerhalb der jeweiligen Möglichkeiten ab. Im Fall Dr. Zeisig ist die Gestaltung ›ex-

---

263 Im Fall Dr. Sperber kann dies auch angenommen, aber im Rahmen der Kontextanalyse nicht weiter plausibilisiert werden. Im Fall Fink deutet die Kontextanalyse schlüssig auf einen Arbeitsschwerpunkt ›Schreiben‹ hin.

264 Nach Abschluss der Analyse kann festgestellt werden, dass diese Art ›Mögen‹ auf einem Passungsverhältnis zwischen den Interaktionsmustern beider Beteiligter beruht bzw. sich daraus entwickelt.

tremer‹ oder einfach auffälliger als in den anderen betrachteten Fällen, in denen die Homogenisierung der Patientenschaft erst durch die Analyse der Interaktionen thematisch wird.[265]

Zusammenfassend kann festgestellt werden, dass die Analyse der rahmenden Bedingungen einerseits Hypothesen über die Interaktionsmuster der Ärztinnen und Ärzte zulässt und andererseits damit bereits Hinweise darauf bietet, welcher Typus Patient vom jeweiligen Arzt vermutlich angesprochen wird.

5.3.2 Strukturierte und strukturierende Handlungsmuster

Die Beantwortung der oben gestellten zweiten Frage besteht in der Formulierung ›typischer‹ Handlungsweisen der betrachteten Ärztinnen und Ärzte innerhalb der Konsultationssituation. Jetzt kann eingewandt werden, dass eine Typisierung ärztlichen Handelns ohne die Betrachtung des Handelns der Patientinnen und Patienten nicht möglich und darüber hinaus anzunehmen sei, dass sich ärztliches Handeln zumindest gegenüber verschiedenen Typen von Patienten unterscheiden müsse. Diese Einwände können jedoch empirisch nicht bestätigt werden. An dieser Stelle schon vorausnehmend, was auf den nächsten Seiten noch deutlicher herausgearbeitet werden soll: 1. Der einzelne Arzt verhält sich innerhalb seiner hier betrachteten und analysierten Konsultationen stets sehr ähnlich. 2. Trotzdem kommt es sehr selten zu Krisen innerhalb der Interaktionen, was wiederum nach sich zieht, dass eine Veränderung oder zumindest ein Überdenken bestimmter Handlungsweisen für die Mediziner/-innen nicht nötig ist und deshalb offenbar auch nicht geschieht. 3. Die Gründe für diese ›Krisenlosigkeit‹ sind a) die sich im Verlauf der Niederlassung durch das Handeln des jeweiligen Arztes homogenisierende Patientenschaft, b) die starke Verfestigung der Machtlosigkeit und des geringen Handlungsspielraums der Patientinnen und Patienten innerhalb ihrer Rolle in der Interaktion und c) die starke Verfestigung der machtvollen Position mit großem Handlungsspielraum der Ärztinnen und Ärzte innerhalb ihrer Rolle in der Interaktion. Das wiederum führt zu 4. Die Arzt-Patient-Figuration ist offenbar sehr träge und wenig wandelbar. Die sehr ungleiche

---

265 Die Gestaltung der Kontextfaktoren im Fall Dr. Sperber weist auch deutliche Hinweise auf eine anzunehmende Klientel auf, jedoch wird dies durch die Lage der Praxis in der Innenstadt und die Behandlung von Heroinabhängigen konterkariert.

Machtbalance führt zur stetigen Reproduktion bestimmter Interaktionsmuster und damit auch zur Reproduktion ihrer selbst.

Im Folgenden soll das Handeln der Ärztinnen und Ärzte auf seine typischen Merkmale reduziert dargestellt werden, da eine ausführliche Herleitung bereits in den vorhergehenden Kapiteln erfolgt ist. Welche strukturierenden und strukturierten Handlungsweisen der Mediziner/-innen können in der Interaktion als typisch markiert werden?

Frau Eike Fink – deren Gestaltung der Kontextfaktoren bereits darauf hindeutete – verhält sich vom Beginn einer jeden (!) untersuchten Konsultation an den Patienten gegenüber sehr distanziert, wenig zugewandt, fast schon unfreundlich. Sie sitzt ohne viel Bewegung auf ihrem Stuhl, umrahmt von ihrem großen, massiven Schreibtisch. Sie schaut die Patientinnen und Patienten nicht an, schreibt sehr viel und ist darauf konzentriert. Sie stellt viele Fragen, tut aber nicht kund, welche Schlüsse sie aus den gegebenen Antworten zieht. Sie berührt die Patientinnen und Patienten nur, wenn es unbedingt notwendig erscheint, sie untersucht selten körperlich. Sie lacht nicht oft, ›private‹ Gespräche finden so gut wie nicht statt und wenn doch, erscheinen sie nur als Mittel zu einem sachlichen Zweck (Zeit gewinnen). Sitzt sie auf ihrem Stuhl höher als der Patient und betrachtet sie ihn über ihre Brille hinweg häufig ›von oben herab‹, so ist sie auch in ihren verbalen Äußerungen oft darum bemüht, die Experten-Laien-Interaktion herauszustreichen und damit die eigene machtvolle Position zu betonen. Dabei schreckt sie nicht einmal vor fast schon beleidigenden oder herabwürdigenden Äußerungen zurück. Zusammengefasst kann formuliert werden: *Eike Fink distanziert die Patientinnen und Patienten (physisch und psychisch) durch ein Handeln, das die eigene (institutionalisierte) machtvolle Position reproduziert und damit innerhalb der einzelnen Interaktion ausbaut oder zumindest absichert.*[266]

Das Handeln *Dr. Andrea Sperbers* in den Interaktionen mit ihren Patientinnen und Patienten ist zunächst durch einen irritierenden Wandel zwischen den Phasen ›medizinische Konsultation‹ und ›Begrüßung‹ bzw. ›Verabschiedung‹ gekennzeichnet. Zeigt sich Andrea vor Beginn und nach

---

266 Zur Verdeutlichung, wie plausibel die Prognosen zum Handeln innerhalb der Interaktion bereits nach Abschluss der Kontextanalyse formuliert werden können, hier die entsprechende Textstelle aus der Analyse: *Als Hypothese über den Verlauf einer typischen Interaktion zwischen der Ärztin Fink und einem beliebigen Patienten kann als Ergebnis der Kontextanalyse somit eine auf medizinische Inhalte konzentrierte, kurze und wenig emotionsgeladene Konsultation beschrieben werden, die zwei Partner zeigt, die distanziert und innerhalb klar definierter Rollenmuster handeln.*

Ende der eigentlichen Konsultation sehr freundlich, lacht sie viel, macht Witze, erfragt Privates von den Patientinnen und Patienten und bewegt sie sich schnell und macht doch einen ›gelösten‹ Eindruck (sehr gut im Schulterbereich zu erkennen: keine hochgezogenen Schultern), so verändert sich dies innerhalb der medizinischen Interaktion deutlich. Nun lacht sie nicht mehr, weist Witze von Patientenseite mit einer klaren Mimik als unpassend zurück und macht insgesamt einen äußerst konzentrierten und ernsthaften Eindruck. Keineswegs jedoch wirkt sie abweisend, sitzt sie doch den Patientinnen und Patienten mit dem gesamten Körper zugewandt auf ihrem Stuhl, schaut diese direkt an, lässt sie zunächst ausführlich sprechen, unterbricht sie nicht sofort. Im Fortgang der Konsultation ist festzustellen, dass Dr. Andrea Sperber ihre Patienten meist ausführlich körperlich untersucht, ihre Erkenntnisse diesbezüglich mitteilt, verschiedene Therapiemöglichkeiten zur Auswahl stellt, zugibt, wenn sie etwas nicht weiß oder diagnostizieren kann etc. Diese konzentrierte Offenheit produziert einerseits die Anmutung einer ›nahen‹ und gleichberechtigten Haltung zum Patienten, andererseits irritiert dabei der ›Stimmungswechsel‹ zu Beginn der Konsultation, das ärztliche Umschalten auf einen professionellen Interaktionsstil. Sowohl dieses Umschalten als auch die Mitverantwortung, die Dr. Sperber ihren Patientinnen und Patienten zumisst, erfordert von diesen emotionale Sicherheit, medizinisches Fachwissen und (habitualisierte) Sicherheit, mit Ärztinnen oder Ärzten gleichberechtigt interagieren zu können. Wenn dies jedoch gegeben ist, erzeugt Dr. Sperber mit ihrem Handeln offene, aber sachlich-emotionslose Interaktionen mit ihren Patientinnen und Patienten. Durch den Wechsel in ihrem Handeln zeigt sie jedoch eindeutig an, dass sie die Interaktion leitet und von sich aus die Verantwortung teilt. Emotionale Anliegen ihrer Patientenschaft, die empathisches Handeln erfordern würden, weist Andrea allerdings deutlich von sich.[267] Zusammenfassend präsentiert: *Dr. Andrea Sperber initiiert mit ihrem Handeln eine sachlich-emotionslose Interaktion, die sie auch von ihren Patientinnen und Patienten einfordert. In diesem Fall zeigt sie sich offen, um Gleichberechtigung bemüht und sachlich nahbar. Vom Leiden der Patientinnen und Patienten hingegen distanziert sie sich.*[268]

---

[267] Dies steht nicht im Widerspruch zum vermuteten Anliegen Andreas, ihren Patientinnen und Patienten gleichberechtigt gegenüberzutreten. Empathie und emotionale Zuwendung erfordern demgegenüber eine zumindest zeitweise Auflösung der Gleichberechtigung, zeigen doch Hilfebedürftigkeit hier und Hilfeleistung dort eine ungleichgewichtige Ausstattung mit bestimmten Ressourcen.

[268] Auch hier wird die Prognose für einen möglichen Interaktionsverlauf nach der Kontextanalyse zitiert: Die Patientinnen und Patienten werden offen und vertrauensvoll in die

Dr. *Bernd Zeisig* stellt dazu den ›Gegenentwurf‹ dar, sprechen doch große Teile seines Handelns für eine starke emotionale Beteiligung an den Interaktionen mit seinen Patientinnen und Patienten; Dr. Zeisig begrüßt sie stets mit Handschlag. Diese Geste ist innerhalb der gesamten Interaktion die einzige, die in Ansätzen energiegeladen und dynamisch wirkt. Ansonsten bewegt er sich sehr langsam und wenig, er spricht sehr leise und vermeidet es, schwierige ›unangenehme‹ Themen in der Konsultation anzuschneiden. Die Konsultationen werden von ihm nicht aktiv vorangebracht, sondern wirken strukturlos und treiben gewissermaßen dahin. Dr. Zeisig ist darum bemüht, seinen großen und kräftigen Körper klein zu machen, so sitzt er am vorderen Rand seines Stuhles, seine Schultern hängen herab. Sein gesamtes Handeln wirkt vorsichtig und fast schüchtern. Er macht viele Sprechpausen und benutzt relativierendes Vokabular. Er verschenkt an fast alle Patientinnen und Patienten Muster von Medikamenten aus seinem Schrank. Zweifel an Angaben einzelner Patientinnen und Patienten, die er in verschiedenen Konsultationen offensichtlich hegt (leicht gerunzelte Stirn, langes Überlegen), thematisiert er nicht, sondern folgt diesen in ihren Aussagen. Hörte man nur die Stimmen und verstünde die Sprache nicht, so wäre es vermutlich leicht möglich, Arzt und Patient zu verwechseln. Leiden zeigt sich in der ärztlichen Stimme; dies wirkt fast schon wie die Karikatur von Empathie, unterstellt Dr. Zeisig bei allen seinen Patientinnen und Patienten offenbar großes Leid und übertreibt er die Einstellung darauf. Er möchte seiner Patientenschaft anscheinend viel Gutes tun und sie vor Unangenehmem bewahren. Er macht sich mit seinen Patientinnen und Patienten gleich, wobei er ihnen Machtlosigkeit unterstellt und offenbar keinesfalls mächtig erscheinen möchte. Damit entsteht aber im Verlauf einer Konsultation ein Machtvakuum, das die Anmutung von Strukturlosigkeit innerhalb der Interaktion und auch von einem Kompetenzmangel bei Dr. Zeisig nahelegt. Hier kann zusammenfassend formuliert werden: *Dr. Zeisig tritt seinen Patientinnen und Patienten gegenüber, als seien diese leidende ›Opfer‹. Er ist sehr vorsichtig und möchte ihnen Gutes tun. Keinesfalls möchte er sie noch stärker belasten und vermeidet deshalb die Besprechung von den Patientinnen und Patienten vermeintlich unangenehmen Themenbereichen. Er zeichnet sich jedoch nicht durch Rollenübernahme aus, sondern verhält sich zu allen Patientinnen und Patienten entlang seiner Vorstellung von ihnen als Mitgliedern einer homogenen Gruppe.*

Konsultation gehen, sich als ganze Menschen angesprochen fühlen, die Andrea als Ärztin nicht unterlegen sind und damit auf Augenhöhe mit ihr in Interaktion treten können.

5.3.3 Wenige Variationen des Handelns

Eine solche typisierende Beschreibung des ärztlichen Interaktionshandelns gegenüber der Patientenschaft ist nur deshalb so zugespitzt möglich, da es sehr wenige Variationen aufweist, die Mediziner/-innen gegenüber verschiedenen Patientinnen und Patienten stets sehr ähnlich handeln. Vorab wäre demgegenüber eine Modulation des Handelns anzunehmen gewesen, je nachdem, welcher Patient mit welchen Bedürfnissen und welchen eigenen Handlungsmustern in Interaktion dem Arzt gegenübersitzt. Empirisch beobachtbar ist dies jedoch nicht! Ist der Arzt stets in der Lage, seine Handlungsmuster interaktionsbestimmend durchsetzen zu können? Oder gibt es noch andere Erklärungen für diese Art der Variationslosigkeit innerhalb der Konsultationen?

Zunächst muss nochmals darauf hingewiesen werden, dass der formale Ablauf der Konsultationen hoch institutionalisiert und auf die professionellen Erfordernisse abgestimmt ist. Selbstverständlich muss eine Diagnose vor der Therapieempfehlung stehen. Somit ist ein ›Gerüst‹ für den Verlauf vorgegeben. Trotzdem zeigen sich innerhalb dieses Gefüges im Vergleich von Arzt zu Arzt deutliche Unterschiede im Handeln, wie oben nachzuvollziehen ist. Der institutionalisierte ›Ablaufplan‹ einer Konsultation kann also nicht zur Begründung der geringen Schwankungsbreite individuellen ärztlichen Handelns innerhalb von Interaktionen herangezogen werden.

Die starke Institutionalisierung der Arzt-Patient-Figuration bezieht sich jedoch nicht nur auf deren Ablauf, sondern geht ebenso mit sehr verfestigten sozialen Rollen und einer deutlich ungleichen Machtbalance zwischen diesen einher. Der Arzt ist als machtvoller Interaktionspartner – trotz Bemühungen um Gleichberechtigung teilweise auch von Seiten der hier untersuchten Ärztinnen und Ärzte[269] – damit gegenüber dem Patienten bevorteilt, seine Handlungsmuster innerhalb der Interaktion ›durchsetzen‹ zu können. Dabei geht es in den seltensten Fällen um bewusste Wünsche oder Pläne des Arztes für die Interaktion, sondern vielmehr um die mangelnde Notwendigkeit, sich das eigene Handeln bewusst zu machen, es

---

[269] Wobei das Bemühen um Gleichberechtigung nicht immer der empathischen Erkenntnis um die Wünsche der Patientinnen und Patienten entspringt, sondern vielmehr häufig dem ärztlichen Wunsch nach Reduzierung der Verantwortung. Mit dem Handeln zur Förderung von Gleichberechtigung innerhalb der Konsultation spielt der Arzt erneut häufig die eigene Übermacht zur Durchsetzung seines bevorzugten Interaktionsverlaufes aus. Der Patient, der solcherart Gleichberechtigung ablehnt, wird dann häufig als ›dumm‹ oder ›unaufgeklärt‹ abgewertet (vgl. Marx u.a. 2007).

kritisch zu überprüfen und vielleicht zu verändern. Diese Notwendigkeit entstünde aus offener Kritik von Interaktionspartnern oder aus Krisen der Interaktion, die beispielsweise durch eine unterschiedliche Definition einer bestimmten Szene erwüchse. Interagiert man jedoch mit einem machtärmeren Partner, wird dieser einerseits seltener offene Kritik üben und sich andererseits in Interaktionskrisen eher an den Regeln des machtstärkeren Partners orientieren, die im Verlauf der Interaktionsbeziehung dann zu den eigenen Regeln werden. Patientinnen und Patienten jedoch, die langfristig keine gemeinsamen Interaktionsregeln mit dem Arzt etablieren können, werden mit hoher Wahrscheinlichkeit die Praxis nicht mehr aufsuchen und sich damit aus der Interaktionsbeziehung verabschieden.

Das deutet darauf hin, dass demgegenüber Patientinnen und Patienten, die einen bestimmten Arzt immer wieder aufsuchen – zumindest in Bezug auf die für die Interaktion relevanten Faktoren –, nicht so voneinander verschieden sind, wie man zunächst annehmen könnte. Teilen sie doch der obigen Argumentation folgend die Vorstellung von der Ausgestaltung der Regeln der Interaktion mit dem Arzt. Dies ist entweder darauf zurückzuführen, dass sie bereits mit zum Arzt passenden Vorstellungen über diese Interaktionsregeln die Beziehung beginnen, oder aber, dass sie sich – wie gezeigt – im Verlauf an die ärztlichen Regeln anpassen. Dabei gehört für die Patientinnen und Patienten auch diese Möglichkeit oder Notwendigkeit zur Anpassung zu ihrem Regelkanon der Interaktion mit einem Arzt.[270]

Zunächst werden aber vielfach ›passende‹ Patientinnen und Patienten von einer Praxis angesprochen. So werden vom Arzt mit der Gestaltung der Kontextfaktoren deutliche Signale gesendet, was die Patientenschaft vermutlich in seiner Praxis ›erwartet‹, und auch, welche Gruppierung von Patientinnen und Patienten er sich ›wünscht‹. Dabei folgen beide Akteure ihren Typisierungen[271] des jeweils anderen. Dies sind sicher nur bedingt

---

[270] Genauso ist es auch eine Entscheidung, zu einem Arzt zu gehen, der einem vermeintlich nicht zusagt, weil man dort schon 30 Jahre hingeht (und weil die Eltern vielleicht schon seinen Vater konsultiert haben). Handeln aus Gewohnheit ist auch regelgeleitetes Handeln!

[271] Dabei stellt der Beruf Arzt bereits die Grundlage einer Typisierung dar, hier lassen sich vielleicht Adjektive wie ›gebildet‹ und ›wohlhabend‹ als Zuschreibungen über alle Habitusformationen der Zuschreibenden hinweg zugrunde legen (siehe hierzu auch die Ausführungen in Kap. 3.2 zu den ›Typen des Bekanntheitsfeldes‹ nach Schütz 1971). Weitere Differenzierungen des Typus treten jedoch erst dann ein, wenn ein Patient eine Praxis wahrnimmt. So führt bereits eine bestimmte Praxis-Adresse zu weiteren typisierenden Zuschreibungen, die dann über den ersten Eindruck von den Räumlichkeiten bis hin zum ersten Kontakt mit dem Arzt den Typus immer genauer bestimmen.

bewusste Entscheidungen. Vielmehr schreibt sich hier einerseits ein bestimmter Habitus als Erzeugungsprinzip von Praktiken (vgl. Bourdieu 1987: 280) des handelnden Arztes in die Kontextfaktoren ein, andererseits begründet der Habitus der Patientinnen und Patienten im Sinne der Erzeugung von Wahrnehmungen und Bewertungen die Auswahl einer bestimmten Arztpraxis.[272] Patientinnen und Patienten mit ähnlichem Habitus werden also vermehrt die Praxis aufsuchen,[273] und es ist begründet davon auszugehen, dass dies eine Patientengruppe ist, die im Sinne gemeinsamer Vorstellungen über die Spielregeln der Interaktion zum Arzt ›passt‹.

Getestet wird dies jedoch erst im Verlauf des ersten Besuchs des Patienten in der Praxis und der darin enthaltenen ersten Interaktion mit dem Arzt. Sucht ein Patient erstmals eine Praxis auf, so gleicht er seine Eindrücke (vom Empfang, dem Wartezimmer, den anderen Patientinnen und Patienten) mit seinen typisierten Erwartungen ab. Ein Passungsverhältnis wird hier eher selten wirklich positiv bemerkt, demgegenüber fällt eine Differenz als mögliche Handlungskrise negativ auf, kann sich der Patient doch offenbar nicht mehr auf seine Typisierungsschemata verlassen, sind die von ihm angenommenen Spielregeln für die Interaktion vielleicht hier nicht gültig? Ähnliches lässt sich nun auch für die erste Begegnung zwischen Arzt und Patient annehmen. Gehen doch beide mit bestimmten typisierten Vorstellungen vom anderen und von den Spielregeln der Interaktion aufeinander zu. Sind diese zu Beginn der Begegnung für den Patienten durch die genannten Faktoren bereits etwas detaillierter, so orientiert sich der Arzt sicherlich zunächst an seinem ›typischen‹ Patienten,[274] greift

---

272 Die Typisierungen, wie auch die Erwartungen an bestimmte Interaktionsverläufe, die sich aus diesen Typisierungen ergeben, werden in der Regel jenseits bewusster Vorgänge getroffen. Bourdieu (1987) bezeichnet dies in Anlehnung an Goffman als ›sense‹, als Gespür für die soziale Welt, in der man lebt, den jeder Einzelne entwickelt. Schütz würde hier vermutlich eher von Alltagswissen sprechen, das der Einzelne – ebenfalls nicht im bewussten Prozess – anwendet.

273 Ein vermeintliches Gegenargument, dass man eine Allgemeinarztpraxis aufsucht, die nah zur eigenen Wohnung liegt, und dass dies damit unabhängig von Klassifikationsmechanismen ist, kann keine Gültigkeit erlangen. Einerseits ist der Wohnort (beispielsweise Quartier innerhalb einer Stadt) deutlicher Ausdruck sozialer Positionierung, die eng mit verschiedenen Habitusformen verknüpft ist (vgl. Bourdieu 1993), andererseits ist auch die Auswahl nach Nähe zum Wohnort regelgeleitet und damit Ausdruck von habituellen Bewertungsmechanismen.

274 Trifft der Arzt – zumindest grob – eine Vorentscheidung, welche Patientinnen und Patienten er behandeln wird, indem er zum Beispiel seinen Praxisstandort wählt, so muss er sich dann doch mit allen Patientinnen und Patienten auseinandersetzen, die in seine Praxis kommen. Dies ist – zumindest theoretisch – eine komplexe Anforderung.

auf die in der Regel erfolgreiche Interaktionsstrategie zurück. Hier schließt sich dann der Kreis zur Homogenisierung der Patientengruppe. Werden doch so die Patientinnen und Patienten, die andere Erwartungen an die Interaktionsspielregeln aufgrund anderer Typisierungen haben, hier (erneut) in eine Handlungskrise gestürzt, beherrschen sie doch die angewandten Spielregeln offenbar nicht. Diese Patientinnen und Patienten werden die Praxis vermutlich nicht erneut aufsuchen, sondern sich einen Arzt suchen, der ihre Spielregeln teilt.

Sitzen sich also nun in einer Konsultation zwei sich gegenseitig innerhalb enger Grenzen typisierende Individuen gegenüber, die gleichzeitig fest institutionalisierte Rollen bekleiden, so kann eine große Variation innerhalb der Interaktion nicht wirklich erwartet werden.

Zusammenfassend ist somit davon auszugehen, dass sich die Patientenschaft eines Arztes im Verlauf seiner Niederlassungszeit immer stärker homogenisiert. Diese Patientinnen und Patienten spielen das Interaktionsspiel mit dem Arzt nach ähnlichen Regeln, die nicht bewusst und doch eindeutig vom Arzt bestimmt werden, indem er distinkte Gruppen von Patientinnen und Patienten mit der Gestaltung der Kontextfaktoren seiner Niederlassung anspricht, andere jedoch nicht. Diese Kontextgestaltung geht mit habitualisierten Handlungsmustern einher, die für die Patientenschaft mittels Typisierung prognostizierbar werden. Es kommen damit die Patientinnen und Patienten in die Praxis, die bestimmte Spielregeln des Interagierens mit diesem Arzt erwarten und akzeptieren. Dem Arzt sitzen dann genau die Menschen gegenüber, die er als typisch bei der Gestaltung der Kontextfaktoren angenommen hat, was seine Typisierung vermeintlich bestätigt und ihn in seinem Handeln – in der Anwendung seiner Spielregeln – stützt. Andere Patientinnen und Patienten werden demgegenüber abgeschreckt, da sie die Spielregeln vermeintlich nicht beherrschen.

Warum sollte der Arzt sich sein Handeln nun bewusst machen oder gar verändern, wenn Interaktionskrisen dadurch kaum mehr auftreten?

5.3.4 Krisen in der Interaktion

Aus den genannten Gründen finden sich im vorliegenden Material nur sehr selten Interaktionskrisen. Krisen sind, wie oben bereits ausgeführt, definiert als diejenigen Handlungssituationen, in denen die Handelnden mit

---

Die potenzielle Komplexität der Wirklichkeit reduziert der Arzt (wie wir alle) durch Typisierung der Patientenschaft und der Aktivierung bestimmter, mit den Typen verknüpfter, Handlungsmuster.

der Anwendung der von ihnen ausgebildeten Routinen oder Regeln nicht ohne Weiteres agieren können (vgl. Schütz 1972).

Im Fall von Eike Fink und auch bei Dr. Andrea Sperber kann man insgesamt drei Fälle von zunächst krisenhaftem Beginn der Konsultation feststellen, der sich im Verlauf aber auflöst und in einer routinierten Konsultation mündet. In allen drei Fällen – von denen zwei bei Frau Fink und einer bei Frau Dr. Sperber aufgezeichnet wurden – handelt es sich um Vertretungspatienten vom jeweiligen Praxispartner der Ärztinnen, was erneut für die These spricht, dass die Interaktionspartner erst im Verlauf einer gemeinsamen Interaktionsgeschichte Sicherheit über die Teilung der Regeln für die Begegnung erzielen. Auch wenn über Typisierungsprozesse im Vorfeld und die Orientierung an Hinweisen aus dem Kontext gravierende Fehlannahmen über die Spielregeln, denen der Interaktionspartner folgt, vermieden werden können. Kommt der Patient nun vom Praxiskollegen, so sind die Kontextfaktoren ähnlich oder gar gleich. Damit erhöht sich das Risiko eines krisenhaften Verlaufes erheblich, geht der Patient doch vermutlich implizit davon aus, dass Ärztinnen und Ärzte, die gemeinsam in einer Praxis arbeiten, sehr ähnliche Interaktionsstile pflegen. Ebenfalls wird höchstwahrscheinlich auch der ärztliche Partner meinen, der Patient wisse, wie es in der Praxis ›läuft‹, und akzeptiere die Spielregeln der Interaktion.[275] Damit treffen unter Umständen zwei unterschiedliche Partner mit sehr differenten Konzeptualisierungen der Interaktion aufeinander, die jedoch jeweils davon überzeugt sind, dass der andere die eigene Vorstellung teile und nach diesen Regeln handelt.

Nun begegnen sich Ärztin und Patient, und es wird beiden sehr schnell deutlich, dass ›etwas nicht stimmt‹. Dabei kann dies vermutlich in den

---

[275] Dabei stellt sich die Frage, ob zwei ärztliche Kolleginnen und Kollegen innerhalb einer Praxis voneinander wissen, wie sie mit ihren Patientinnen und Patienten umgehen. Das Kennenlernen des Interaktionsstiles des Partners, vielleicht erreichbar durch gegenseitige Hospitation beim jeweils anderen, ist als Zielstellung der Ärztinnen und Ärzte während der Untersuchung nicht sichtbar geworden. Ohne dies abschließend belegen zu können, erscheint es demgegenüber eher plausibel, dass die Mediziner/-innen hier ebenfalls aus der Kenntnis des Kontextes und der Interaktion miteinander auf das Handeln des jeweils anderen in der Interaktion mit dem Patienten rückschließen. Diese Extrapolation von Wissen aus einer bekannten auf eine unbekannte Situation ist nichts anderes als eine Typisierung, wie sie die Patientinnen und Patienten auch vornehmen. Dabei ist jedoch zu betonen, dass die Annahme, man könne von einer Interaktionssituation auf das Handeln in einer anderen schließen, sehr plausibel ist. So war, wie bereits angemerkt, auch das ärztliche Handeln innerhalb der Interviewsituationen dem innerhalb der Konsultationen sehr ähnlich.

seltensten Fällen von den Interaktionspartnern klar benannt werden, handelt es sich doch bei den Störungen häufig um kleinste Interaktionsbestandteile, die erst mittels Analyse als ›störend‹ zu erkennen und zu benennen sind. Nicht der Handlungsbestandteil als solcher ist krisenhaft, sondern erst die Reaktion des Interaktionspartners darauf und die daraus folgende Bedeutsamkeit der Störung für den weiteren Verlauf des Interaktionsprozesses. Betrachtet man beispielsweise eine als ›kritisch‹ anzusehende Interaktion zwischen Frau Fink und einer (etwa 65-jährigen) Patientin. Diese schaut Frau Fink von der Begrüßung an direkt in die Augen, antwortet auf die ärztlichen Fragen zunächst ausführlich und unter Verwendung des einen oder anderen medizinischen Fachbegriffs, sie lacht viel und ist darum bemüht, die Situation durch private Bemerkungen, beispielsweise über ihre Kinder, aufzulockern. Beachtet man nun nur diese verbalen Beiträge zur Interaktion und blendet die Reaktionen der Ärztin darauf aus, so ist keine Störung zu entdecken, die Patientin verhält sich vermeintlich mustergültig nach ihren Spielregeln für eine offene, gleichberechtigte Konsultation.[276] Zum Ende der Begegnung hingegen werden ihre Antworten deutlich kürzer, auch macht sie insgesamt einen ernsteren, fast genervten Eindruck, sie schaut die Ärztin nicht mehr direkt an. So hält sie sich vermeintlich plötzlich nicht mehr an ihre zunächst angewandten Spielregeln. Frau Fink hat – wie oben gezeigt wurde – eine andere Konzeption vom mustergültigen Verlauf einer Interaktion mit Patientinnen und Patienten, sie ist um Distanz bemüht und darum, ihre machtvolle Rolle innerhalb der Konsultation zu stützen oder auszubauen. Als Beginn der krisenhaften Situation zwischen den beiden Partnerinnen kann bereits die Begrüßung ausgemacht werden. So setzt sich die Patientin zum Handschlag sehr gerade auf ihrem Stuhl hin, sie ist größer als die Ärztin, und dies wird deutlich, auch wenn die Patientin bereits sitzt. Sie schaut Frau Fink während des Handschlags direkt in die Augen, spricht die Begrüßung deutlich und nennt dabei Frau Fink beim Namen. Auf der Aufnahme ist zu sehen, wie dies alles die Ärztin offenbar irritiert. Sie schaut die Patientin nicht an und macht eine längere Pause, bis sie ein Gespräch mit einer sehr kurzen und

---

[276] Dabei fußt die Analyse für die Patientin nur auf dieser einzigen Interaktion und ist natürlich damit deutlich weniger plausibel als die rekonstruierten Handlungsmuster der Ärztin.

punktuellen Frage beginnt.[277] Nun ist wiederum die Patientin irritiert, die auf diese kurze Frage eine (zu) ausführliche Antwort gibt, nach wie vor dabei aber der Ärztin ins Gesicht schaut und lächelt. Erneut reagiert Frau Fink nicht mit Öffnung im Sinne eines Lächelns, sondern weiterhin den Blickkontakt vermeidend mit einer weiteren kurzen Frage. Beide sind offenbar darum bemüht, das eigene Konzept vom Verlauf der Interaktion weiterhin anzuwenden, obwohl die Reaktion des Gegenübers zeigt, dass dies nicht erfolgversprechend ist. Dabei muss nochmals betont werden, dass es beiden Interaktionspartnerinnen hier nicht bewusst darum geht, die eigene Konzeptualisierung durchzusetzen oder die eigenen Spielregeln der jeweils anderen aufzuzwingen. Mit der Irritation über das Handeln der Anderen und der offenen Frage, wie darauf zu reagieren sei, entsteht jedoch ein noch größerer Handlungsdruck, als er in einer solchen Situation ohnehin schon existiert. Dies macht es noch schwerer, eine alternative Handlungsmöglichkeit zu entwickeln und anzuwenden, so dass man doch erneut auf das Gewohnte, die eigenen Routinen und Regeln zurückgreift, auch wenn damit die Krise nicht aufgelöst, sondern sogar befördert wird.

Letztlich setzt sich in dieser Konsultation, wie auch in den beiden anderen oben angeführten, die Ärztin mit ihrem Konzept durch, finden ihre Spielregeln Anwendung. Und nochmals: Dies ist kein bewusstes Unterdrücken der Vorstellungen der Patientin, vielmehr setzt sich der machtvollere Interaktionspartner mit dem größeren Handlungsspielraum mit seinen Routinen durch. Warum ist dies der Fall? Und warum ist keine Mischung der Handlungsroutinen im Sinne eines ›Kompromisses‹ festzustellen?[278]

Die Antwort auf die erste Frage erscheint leicht. Einerseits kann der Arzt viel einfacher mit Irritationen und Krisen innerhalb der Interaktion mit dem Patienten umgehen, ist er doch im Gegensatz zum Patienten in seinem Wohlergehen nicht vom Gelingen der Interaktion abhängig. Darüber hinaus hatte und hat er aufgrund seiner Professionalität die Möglichkeit, weitaus mehr verschiedene routinierte Handlungsweisen auszubilden, in diesem Sinn also für eine größere Anzahl von unterschiedlichen Situationen Handlungskonzepte zu entwickeln. Dies bezieht sich auch auf den

---

277 Wie die Analyse gezeigt hat, ist Frau Fink hier vermutlich auch so irritiert, weil sie mit weiblichen Patienten weniger Krisen erwartet. Deren Spielregeln passen offenbar häufiger zu den ihren als die von männlichen Patienten.
278 Es muss jedoch angemerkt werden, dass diese Fragen nicht systematisch erhoben wurden. Genau wie die Antworten darauf nicht den Status valider Untersuchungsergebnisse beanspruchen können, sondern nur Überlegungen aufgrund der empirischen Beobachtungen darstellen.

Umgang mit ungewöhnlichen – krisenhaften – Situationen. Der Patient hat deutlich weniger Variationsspielraum in seinem Handeln gegenüber einem Arzt. Hinzu tritt für den Patienten die unbedingte Notwendigkeit des Gelingens der Interaktion, wie oben angeführt. Gerät er nun mit dem Arzt in einer solchen Krise unter Handlungsdruck, so erscheint eine Anpassung an das vermeintlich vom Arzt vorgegebene Konzept angeraten. Da dies nicht immer sofort gelingt, weil ihm die Spielregeln des Arztes zunächst unbekannt sind oder er sie nicht sofort verstehen kann, müsste dies eine fast schon übertrieben anmutende Aufmerksamkeit dem Arzt und seinem Handeln gegenüber bedeuten, bei der der Patient stets nur auf manifeste Anweisung hin handelt, sich mit eigenen Aktivitäten aber zurückhält. Wo man Spielregeln nicht kennt, möchte man doch zumindest nicht gegen diese verstoßen.

Eine andere Möglichkeit für den Patienten (mit doch sehr ähnlichen Handlungsfolgen) in einer Interaktionskrise ist der Rückzug in das Handlungskonzept einer vermeintlich allgemein geteilten Auffassung von der Patientenrolle. Das oben geschilderte aufmerksame und zurückhaltende Abwarten, bis der Arzt Anweisungen erteilt, auf die man dann so kurz und präzise wie möglich zu reagieren bemüht ist, ist fast identisch mit dem verbreitetsten Rollentypus ›Patient‹. Mit einem Rückgriff auf diesen Rollentypus erlangt der Patient einerseits seine Handlungssicherheit zurück und minimiert die Gefahr eines Scheiterns der Interaktion zu seinem Nachteil.

Die Antwort auf die Frage, warum hier keine Handlungskompromisse im Sinne der Erarbeitung gemeinsamer ›neuer‹ Spielregeln zwischen Arzt und Patient möglich sind, ergibt sich unmittelbar aus dem zuvor Gesagten. Kann der Arzt aus genannten Gründen deutlich souveräner mit Krisen umgehen und zieht sich der Patient dann vermeintlich auf ›typisches‹ passives Patientenhandeln zurück, kann (und muss auch) kein ›Mittelweg‹ mehr gefunden werden, bemüht sich der Patient doch, keine Differenz zwischen den eigenen und den ärztlichen Regeln der Interaktion aufkommen zu lassen. Der Arzt ist zu einer Bewusstmachung des eigenen Handelns nicht gezwungen und wird dies deshalb schon aus handlungsökonomischen Gründen unterlassen.

Die Krise wird in der Regel mit einer Anpassung des Patienten gemeistert. In der Folge der krisenhaften Konsultation wird sich zeigen, ob der Patient sich dauerhaft den Spielregeln des Arztes unterordnet oder ob er sich aus der Interaktionsbeziehung verabschiedet und den Arzt nicht mehr aufsucht. Zu vermuten ist, dass die durch die zunehmende Mündigkeit der Patientinnen und Patienten[279] immer mehr von ihnen dazu tendieren, sich einen anderen Arzt zu suchen, bei dem ihre Vorstellungen von den anzuwendenden Spielregeln Relevanz besitzen. Demgegenüber erscheint eine durch die Patientinnen und Patienten angeregte Transformation der Regeln des ärztlichen Handelns noch in weiter Ferne – vielleicht ist es nie zu erreichen. Dies führt fast nahtlos zur nächsten Frage.

5.3.5 Reproduktion oder Transformation von Handlungsmustern?

Eine Transformation ärztlicher Handlungsmuster innerhalb der Interaktionen bedürfte eines erheblichen Veränderungsdrucks, der aus den Interaktionen heraus auf den Arzt wirken müsste. Spontane Transformationen als vielleicht sogar unbewusste Reaktion auf Krisen der Interaktion sind aus den oben ausführlich genannten Gründen sehr unwahrscheinlich. Zu verfestigt erscheinen die ärztliche und die Patientenrolle und damit die gegenseitig wirksamen Typisierungen, zu ungleich das Machtverhältnis, zu routiniert das Handeln, zu eng die etablierten Spielregeln der Interaktion. Dabei seien mit Transformationen hier Änderungen des ärztlichen Handelns gemeint, die sich auf den Interaktionsverlauf in der Art auswirken, dass er sich nicht mehr in den – ebenfalls oben bereits umrissenen – typischen Verlauf zwischen dem je spezifischen Arzt und seinem Patienten nahtlos einfügen lässt. Dass der Arzt sein Handeln in Bezug auf bestimmte Patientinnen und Patienten variiert, beispielsweise dass Dr. Zeisig bei einem Patienten, der schwerhörig ist, etwas lauter spricht als sonst für ihn normal, soll somit keine Transformation bedeuten. Dass sich ein Arzt aber im Verlauf seiner Tätigkeit solcherart Variationsmöglichkeiten innerhalb seiner Interaktionsstrukturen erschließt, verringert die Möglichkeit zur grundsätzlichen Transformation noch zusätzlich.[280]

---

279 Die Gründe hierfür sind vielfältig: allgemeiner gesellschaftlicher Wertewandel, weitere Verbreitung von Fachwissen, veränderte medizinische Ausbildung, größeres Selbstbewusstsein der Patientinnen und Patienten als Kundschaft etc.
280 Es soll nicht der Eindruck entstehen, eine Transformation des routinierten Handelns in Interaktionen sei grundsätzlich anzustreben oder es gäbe gar das ›perfekte‹ ärztliche Handeln und dahin müsse sich der einzelne Mediziner entwickeln. Wenn eine Möglichkeit zur Transformation aber kaum besteht, so bedeutet dies im Gegenzug ein zwangsläufiges Verhaftetsein in Interaktionsstrukturen, auch wenn diese u.U. irgendwann den Handlungssituationen nicht mehr adäquat erscheinen; oder wie man es auch ausdrücken könnte: Man ist ›gefangen‹ in den eigenen Handlungsstrukturen.

Eine Transformation im hier gemeinten Sinne wäre beispielsweise für Dr. Zeisig, wenn er damit begänne, die Patientinnen und Patienten mit für sie unangenehmen oder schwierigen Themen zu konfrontieren, und wenn er damit nicht aufhören würde, nur weil diese klar zu verstehen gäben, dass dies eben unangenehme oder schwierige Themen für sie sind. Dies könnte Dr. Zeisig dann auch mit leiser Stimme tun.

Wie oben schon ausgeführt, kann eine solche Transformation nur aus Veränderungsdruck heraus entstehen. Ursachen eines solchen Drucks können in den Interaktionen selber liegen oder individueller Natur sein und damit von außen herangetragen werden. Wie hinlänglich gezeigt wurde, ist eine Notwendigkeit zur Veränderung des ärztlichen Interaktionshandelns, die in den Interaktionen unmittelbar entsteht, eher wenig erwartbar.[281]

Es erscheint eher plausibel zu vermuten, dass sich der Arzt eine Veränderung seines Handelns bewusst vornehmen muss. Dazu ist das Erkennen eines Anlasses zur Veränderung notwendig (beispielsweise vielleicht ein offener Streit mit einem Patienten). Dann muss der Arzt den eigenen Anteil an einem solchen Verlauf feststellen (und nicht dem Patienten die ›Schuld‹ geben, weil dieser vielleicht zu ›dumm‹ oder ›aufsässig‹ sei), sich in der Folge dem eigenen Handeln kritisch zuwenden (»Was habe ich hier falsch gemacht?«), diesen kritikwürdigen Teil des Handelns weder als ›Zufall‹ noch als ›Einzelfall‹ (vielleicht ›Ausraster‹) abtun, sondern als ›typisch‹ erkennen, und zum guten Schluss alternative Handlungsweisen entwickeln und dann anwenden.[282]

Auch dieser Weg der bewussten Transformation wird, ähnlich wie die vielleicht evolutionär zu nennende, spontane Umformung des Handelns in der Interaktion selber, vermutlich eher selten beschritten. Stellt sich doch die Frage, welche Gelegenheit Anlass genug bietet, einen solchen anstrengenden und vermutlich auch schmerzhaften Prozess zu beginnen. Bedeutet

---

[281] Ein Extremum wäre hier, wenn zu viele Patientinnen und Patienten die Praxis nicht mehr frequentieren, dem Arzt also schlicht die ›Kundschaft‹ ausginge. Aus den empirischen Erfahrungen heraus, die während der Forschung gemacht wurden, kann aber für einen solchen Fall prognostiziert werden, dass der betroffene Arzt hier zunächst (und vielleicht sogar ausschließlich) fremd attribuiert und erst, wenn sich hier keine plausiblen Erklärungen finden lassen, auch das eigene Interaktionshandeln mit der Patientenschaft (kritisch) reflektiert.

[282] Diese müssen dann natürlich bei den Patientinnen und Patienten auch Anerkennung finden, sonst muss der Veränderungsprozess von neuem beginnen.

eine grundlegende Veränderung doch stets auch ein In-Frage-Stellen des vorher Praktizierten.

Vor dem Hintergrund, dass das professionelle Handeln in Interaktionen nicht von dem in anderen Lebensbereichen zu trennen ist, erscheint die Vorstellung, dass eine Transformation eher in diesen anderen Lebensbereichen angestoßen wird, nicht unwahrscheinlich. Interagiert der Arzt doch hier dann nicht in seiner Rolle als Arzt, sondern als Ehemann, Vater, Klient, Kunde, Freund etc.,[283] und ist er in diesen Rollen von seinen jeweiligen Interaktionspartnern kritisierbarer, eben nicht stets der unangreifbare, machtvolle Interaktionspartner, und hat beispielsweise seine Ehefrau nicht die Möglichkeit, die Interaktionsbeziehung mit ihm einfach spontan und kommentarlos zu beenden. Reichen diese Interaktionsbereiche in das professionelle Interaktionsfeld hinein, so ist aber auch das Umgekehrte anzunehmen. Ist ein Arzt die Anpassung seiner Patientinnen und Patienten an die von ihm definierten Spielregeln gewohnt, erwartet er solches vielleicht auch in anderen Lebensbereichen. Dies ist jedoch empirisch im Rahmen der vorliegenden Untersuchung nicht betrachtet worden, deshalb sollen darüber hier auch keine weiteren Annahmen formuliert werden.[284]

Zusammenfassend muss jedoch die Annahme formuliert werden, dass ärztlich professionelles Interaktionshandeln sich nur schwierig strukturell wandelt und dass eine solche Wandlung auch selten in einer Interaktionssituation mit einem Patienten angeregt wird. Wenn überhaupt, bietet sich wohl eher in nicht-professionellen Interaktionsbeziehungen Anlass, sich das eigene Handeln in Interaktionen bewusst zu machen, was als notwendige Voraussetzung für einen Wandel festgestellt werden kann.

5.3.6 Interaktionsbestandteile und ihre Wirkungen

Mit Interaktionsbestandteilen sind in diesem Zusammenhang verschiedene Ausdrucksgestalten gemeint, und es soll gefragt werden, welche dieser Ausdrucksgestalten innerhalb der Interaktion welche Wirkungen entfalten.

---

283 Zur Konzeptualisierung von ›sozialer Rolle‹ siehe v.a. Goffman (2007).
284 Die Frage, wie Menschen, die in professionellen Interaktionen stets die machtvollen Partner sind, in nicht-, professionellen Bereichen interagieren, erscheint interessant. Betrifft sie doch nicht nur Ärztinnen und Ärzte, sondern ebenfalls (Hochschul-) Lehrer/-innen, vielfach Juristinnen und Juristen und eben auch leitende Angestellte oder Inhaber/-innen von Unternehmen.

Dabei kann zunächst festgestellt werden, dass Leiblichkeit innerhalb von Arzt-Patient-Interaktionen eine erhebliche Rolle spielt. Einerseits selbstverständlich, weil der Leib des Patienten meist Ursache für das Zustandekommen der gesamten Interaktion und in deren Verlauf dann der zentrale Inhalt des Konsulargespräches ist. Andererseits, weil Leiblichkeit stets zentraler Bestandteil einer face-to-face-Begegnung ist, ist es doch der Körper, mit dem die Einbeziehung des Einzelnen in die soziale Welt beginnt (vgl. Bourdieu 2001). Diese Einbeziehung geschieht – folgt man Bourdieu – stets nach zwei Seiten, bedeutet sie doch zum einen das Empfangen von Eindrücken[285] aus der umgebenden Welt und zum anderen aber auch das Erfasst-Werden von den anderen in dieser Welt handelnden Akteuren.[286] Dabei erscheint es wichtig zu betonen, dass sowohl die Wahrnehmung und Bewertung der sozialen Welt als auch die dann von dieser sozialen Welt erfassten körperlichen Eigenarten keine Naturgesetzlichkeiten sind, sondern erst durch soziale Praxis geschult werden und damit Produkte von Sozialität sind.[287] Die Betrachtung als ›Natur‹ hingegen oder als ›Natürlichkeit‹ der körperlichen Ausdrucks- und Wahrnehmungsgestalten vereinfacht für die Akteure in der sozialen Situation das Handeln,[288] erforderte eine bewusste Reflexion des Handelns doch Ressourcen, die für das akute Agieren benötigt werden. Letztlich würde es vermutlich hand-

---

[285] Der Einzelne kann die Sozialwelt nur auffassen, »weil der Körper […] dank seiner Sinne und seines Gehirns fähig ist, auch außerhalb seiner selbst in der Welt gegenwärtig zu sein, von ihr Eindrücke zu empfangen und sich durch sie dauerhaft verändern zu lassen« (Bourdieu 2001: 174). Praktische Erkenntnis ist für Bourdieu damit in erster Linie körperliche Erkenntnis.

[286] Mit dem Erfasst-Werden geht neben einer Typisierung auch eine Platzierung, eine bestimmte Position in der sozialen Ordnung einher, die sich in Relation zu anderen Akteuren bestimmen lässt. Nach Bourdieu richten sich »die strengsten sozialen Befehle […] nicht an den Intellekt, sondern an den Körper, der dabei als Gedächtnisstütze [für die spezifische Ausformung der sozialen Ordnung; N.W.] behandelt wird« (Bourdieu 2001: 181).

[287] Die ›Natürlichkeit‹, mit der körperliche Wahrnehmungen einerseits und die einverleibten dauerhaften Dispositionen körperlichen Ausdrucks andererseits jedoch erlebt werden, führt Bourdieu dazu, dies als ›körperliche Hexis‹ und damit als Teil der von ihm als ›Doxa‹ bezeichneten unhinterfragten Hinnahme der sozialen Welt als selbstverständlich, evident oder gar ›natürlich‹ zu charakterisieren. Bourdieu nimmt bei dieser Begriffsbildung Bezug auf Gottfried Wilhelm Leibniz, Edmund Husserl und Alfred Schütz (vgl. Bourdieu 1976), wie in der Einleitung (Kap. 1) bereits angedeutet wurde.

[288] Wie Peter L. Berger und Hansfried Kellner (1965) schreiben, sehen sich die Menschen lieber als Entdecker (ihrer vermeintlich natürlichen Ressourcen), denn als Schöpfer ihrer Welt.

lungsunfähig machen, stets gleichzeitig aktiv und reflexiv der eigenen Aktivität gegenüber zu sein.

Das bedeutet, dass der Beobachter einer Interaktionssituation in Bezug auf die Einschätzung der Relevanz von Leiblichkeit stets gegenüber den Interagierenden im Vorteil sein muss. Deshalb kann und soll an dieser Stelle auch die Feststellung, dass leiblicher Ausdruck innerhalb der Arzt-Patient-Interaktion von beiden Partnern regelmäßig unterschätzt wird, nicht mit Kritik belegt werden, unterscheidet sich doch diese Interaktion damit nicht von anderen face-to-face-Begegnungen. Andererseits muss demgegenüber aber nochmals ganz deutlich betont werden, dass – trotz dieser allgemeinen ›Alltagsignoranz‹ leiblichen Ausdrucksgestalten gegenüber – diese innerhalb und für Sozialität eine immense Bedeutung besitzen. Bourdieu (2001: 208) spricht davon, dass wir in 75 Prozent unseres Handelns »reine Empiriker« sind und nur eine (routinisierte, gewohnte) Praxis, dazu aber keine Theorie haben. Gemeint sind hier nicht nur leibliche Ausdrucksgestalten, jedoch liegt es sehr nahe zu vermuten, dass eine ›rein praktische‹ Reaktion, ohne den ›Umweg‹ durch ein theoretisches Bewusstsein, viel seltener verbaler Natur ist. Vielleicht ist dies der Grund dafür, den verbalen Ausdruck in Interaktionen für bedeutsamer zu erachten – und zwar nicht nur durch die Handelnden, sondern auch durch die forschenden Beobachter.[289] Diese (derart erklärliche) Ignoranz gegenüber dem Leib erschwert jedoch häufig in der Arzt-Patient-Interaktion ein Verstehen des Patienten durch den Arzt. Diese Verständnisschwierigkeiten haben die Patientinnen und Patienten dem Arzt gegenüber natürlich ebenso. Sind sie jedoch in einer machtschwächeren und abhängigen Position innerhalb der Interaktion und in dieser angewiesen auf kleinste Hinweise des Arztes zur Beantwortung der sie beschäftigenden und in die Praxis führenden Fragen (»Bin ich nun schwer erkrankt?«; »Schreibt er mich krank?«; »Was muss ich tun, um dieses Medikament erneut verschrieben zu bekommen?«), werden sie vermutlich aufmerksamer auf kleinste Gesten oder das Mienenspiel des Arztes achten (müssen).

---

289 Weist doch schon Weber (1922: 10) darauf hin, dass »vollbewusstes und klar sinnhaftes Handeln […] in der Realität stets nur ein Grenzfall ist«. »Das reale Handeln verläuft in der Mehrzahl der Fälle in dumpfer Halbbewußtheit oder Unbewußtheit seines ›gemeinten Sinns‹.« Schließt er dies als soziologischen Forschungsgegenstand aus, weil kein ›gemeinter Sinn‹ vorhanden oder feststellbar ist, so muss er doch gestehen, dass damit Situationen von »erstklassiger soziologischer Tragweite« (Weber 1922: 3) nicht erschlossen werden können.

Zeigt sich die Bedeutung der Leiblichkeit im vorliegenden empirischen Material, und wenn ja, wie?[290] Insbesondere bei der Analyse der Videoaufzeichnung ohne Ton ließ sich beispielsweise stets die ›emotionale Aufladung‹ der Situation beobachten, was insbesondere dann interessant war, wenn sich diese veränderte. So ist immer zu Beginn der Interaktion ›zu sehen‹, ob sich die beiden Akteure sympathisch sind.[291] Anzeichen hierfür ist dabei nicht nur Lächeln (gelächelt wird eigentlich immer, jedoch gibt es hier sehr verschiedene Ausprägungen), sondern die Körperhaltung gegenüber dem Interaktionspartner, die Blickrichtung, die Frage, wer sich zuerst hinsetzt, wie lange man noch stehen bleibt etc. Verschlechtert sich nun diese anfänglich festzustellende positive emotionale Aufladung, beispielsweise weil sich der Patient nicht an die Therapieempfehlungen gehalten hat und der Arzt dies auch anmerken muss oder weil der Arzt sich ausgenutzt oder der Patient sich unverstanden fühlt, ist diese atmosphärische Veränderung bereits auf dem Videoband sichtbar, deutlich bevor sie verbal aufscheint. Dabei ist es nicht nur so, dass ein Interaktionsbeteiligter vielleicht in Vorbereitung auf etwas, das er dann sagen möchte, seine Haltung verändert, sondern hier ist eine leibliche Interaktion beider Partner zu beobachten, die vom gesprochenen Wort entkoppelt scheint.

Diese vom Wort entkoppelte leibliche Ebene der Interaktion ist nicht nur bei einem atmosphärischen Wechsel festzustellen, sondern wird hier nur unmittelbar augenfällig. Ebenso wie in den nachzuweisenden Fällen, in denen die Körper eine gänzlich andere Sprache miteinander zu sprechen scheinen als die (sich verbal ausdrückenden) Bewusstseinsebenen. So ist beispielsweise in einer aufgezeichneten Konsultation zu beobachten, wie die Körper um Raum streiten (Beine ausstrecken, Arme auf den Schreibtisch legen, gerade sitzen), während die Münder Nettigkeiten austauschen. Dabei ist nochmals zu betonen, dass dies keineswegs bewusst geplante Vorgänge sind, sondern dass die Körper hier autonom den Raum bean-

---

290 Hierbei kann es sich nicht um eine vollständige Deskription aller betrachteten leiblichen Ausdrucksgestalten und ihrer jeweiligen Wirkungen handeln, sondern um die Verdeutlichung der Relevanz der Betrachtung von Leiblichkeit bereits in der Handlungssituation selber, auf jeden Fall aber in deren analytischer Aufbereitung.
291 Folgt man nun weiter der oben aufgestellten Hypothese, dass Sympathie synonym für das Passungsverhältnis der Handlungsmuster innerhalb der Interaktion betrachtet werden kann, und beachtet zusätzlich, dass wir zu einem Großteil theorielos, spontan und doch routiniert (nicht etwa sinnlos oder unbewusst) körperlich interagieren, so kann dieses Ergebnis nicht überraschen.

spruchen, der ihrem Habitus offenbar sonst sozial zugewiesen wird.[292] Das würde bedeuten, dass das Erlernen von professionellem Interagieren sich nicht in Verbalem erschöpfen darf, sondern dass auch die Körper lernen müssen.[293] Medizinstudierende lernen heute schon, wie und was man fragen soll, wie dabei den Körper einsetzen oder zumindest kontrollieren, lernen sie demgegenüber nicht.

Es kann hier keine Prognose dazu gestellt werden, ob die ›körperlichen Differenzen‹ oder die ›verbalen Nettigkeiten‹ wichtiger oder nachhaltiger sind oder besser erinnert werden. Anzunehmen ist jedoch, dass diese Fragen eher von geringer Relevanz sind, vielmehr dass demgegenüber das Auseinanderfallen der beiden Ebenen als solches für die Beteiligten eine Schwierigkeit (ein ›ungutes‹ Gefühl, Ratlosigkeit, Emotionalität, ohne einen Grund nennen zu können etc.) verursacht und damit den Erfolg der professionellen Interaktion in Frage stellt.

Diese wenigen Beispiele zeigen bereits, wie relevant Leiblichkeit für eine (Arzt-Patient-)Interaktion ist, wie wertvoll für ein Gelingen einer solchen Interaktion es wäre, sich den Körpern und ihren Wahrnehmungen und Ausdrucksfiguren zuzuwenden, wie schwer eine bewusste Veränderung aber auch ist, wenn man beachtet, wie sich Leiblichkeit im Verlauf des Lebens sozial bildet, wie sich Handlungs- und Deutungsgeschichte in körperliche Ausdrucksgestalten einschreiben und sich mit jedem Handeln verfestigen.

Schreibt sich (Lebens-)Geschichte in den Körper ein und spielt der Leib eine so große Rolle für die Interaktion, so liegt es nun sehr nahe, sich abschließend mit der biographischen Genese ärztlicher Interaktionsmuster zu befassen.

---

292 Die ›körperliche Auseinandersetzung‹ entstand überhaupt erst aus einer ›umstrittenen Raumforderung‹ des Patienten. Dieser nahm mehr Platz ein, als dies vom Körper der Ärztin offenbar akzeptiert werden konnte; mehr Raum als ihm ›zustand‹. Voraussehbar setzte sich die Ärztin durch, der Körper des Patienten wurde ›zusammengefaltet‹.

293 Bourdieu (1985: 69) bezeichnet den Habitus als »Leib gewordene Geschichte«. Der Körper trägt unsere Geschichte mit sich, macht sie nach außen sichtbar und spinnt sie stetig fort.

5.4 Verknüpfung der Fallebenen

Betrachtet man nun die Ergebnisse der beiden Fallebenen in der Zusammenschau, so plausibilisiert sich vieles von dem, was bisher stets nur als Annahmen oder Prognosen formuliert werden konnte. An dieser Stelle sollen die zentralen Ergebnisse deshalb nochmals kursorisch aufgeführt werden. Zur Vermeidung von Redundanzen wird auf eine weitere ausführliche Herleitung verzichtet. Hierzu sei auf die vorhergehenden Kapitel verwiesen.

Als zentrales Ergebnis im Rahmen des Forschungsinteresses kann hier festgestellt werden, dass Interaktionshandeln von Ärztinnen und Ärzten mit ihren Patientinnen und Patienten gesamtbiographisch ausgebildet ist und auf vor der beruflichen Sozialisation etablierten Handlungsmustern aufbaut. Das heißt, ärztlich-professionelle Interaktions- und Interpretationsmuster etablieren sich im Verlauf des gesamten Lebens und in unterschiedlichen Lebensbereichen, und nicht erst – wie vielleicht anzunehmen – im Verlauf der Sozialisation in den Beruf.

Im Gegenteil erscheint es sogar so, dass es die ärztliche Profession nötig und möglich macht, auf lebensgeschichtlich außerhalb des beruflichen Settings etablierte Interaktionsmuster zurückzugreifen. Bietet sie doch einerseits genug Handlungsspielraum dafür, erzeugt andererseits aber in den sehr variablen Begegnungen mit Patientinnen und Patienten so viel akuten Handlungsdruck, dass ein Zurückgreifen auf bekannte Muster für den professionellen Akteur notwendig wird. Dies gilt höchstwahrscheinlich nicht nur für den Arztberuf. Es ist anzunehmen, dass sich ›klassische Professionen‹ stets zur Aufrechterhaltung oder Weiterführung von lebensgeschichtlich etablierten Handlungsmustern in besonderer Weise anbieten. Eröffnet die notwendige Variabilität des professionellen Handelns doch – wie oben bereits angedeutet – Spielraum für und Notwendigkeit zur Reproduktion biographisch etablierter Handlungsmuster. Darüber hinaus rahmt die Profession aber das individuelle Handeln und schützt es damit sowohl gegen Transformationsanforderungen von außen als auch gegenüber den in Figurationen mit den Professionellen verbundenen Gruppierungen von beispielsweise Patientinnen und Patienten oder Klientinnen und Klienten.

Vor diesem Hintergrund kann es nicht überraschen, dass sich so auch bestimmte biographische Bewältigungsmechanismen oder Muster biographischer Arbeit innerhalb des professionellen Handelns reproduzieren und verfestigen können und damit die Bearbeitung bestimmter individueller Problemlagen sich auch (oder gerade) in der professionellen Sphäre fortsetzt. Dabei ist davon auszugehen, dass eine Berufswahl ›Arzt‹ nicht zufällig erfolgt und sich damit ebenso wenig zufällig die Möglichkeit zur Aufrechterhaltung des Musters biographischer Arbeit anbietet. Vielmehr scheint die Berufswahl für die Akteure genau diese Funktion zu erfüllen. Dabei ist jedoch nicht anzunehmen, dass die Wahl des Arztberufes bewusst im Sinne der genannten Funktion erfolgt. Die Akteure vermeiden mit ihrer Berufswahl eher die Notwendigkeit zur Veränderung, als dass sie bewusst eine Aufrechterhaltung anstreben. Die Vermeidung von Veränderung wird erneut durch die hoch institutionalisierte Profession mit ihrem im Alltag so großen individuellen Handlungsspielraum möglich. Die Profession stellt den Akteurinnen und Akteuren eine (vermeintlich klar definierte, mit positiven Zuschreibungen belegte und allgemein akzeptierte) Berufsrolle zur Verfügung und gibt damit einen Rahmen vor, der das individuelle Handeln und damit auch die etablierten Muster nach außen hin schützt und deren Umsetzung ermöglicht.

Eine Veränderung der biographischen Bewältigungsmechanismen oder gar der zugrunde liegenden Problematik wird damit innerhalb der Berufsausübung nicht notwendig, vermutlich sogar erschwert. Etabliert der einzelne Arzt somit seine Muster biographischer Arbeit innerhalb seiner professionellen Sphäre, so ist zum einen eine große Flexibilität oder Variabilität im Handeln nicht zu erwarten. Zum anderen wird aber die empirisch feststellbare Variabilität im Handeln verschiedener professioneller Akteure dadurch erklärlich.

Jetzt ließe sich einwerfen, dass nicht nur der Arzt für den Verlauf einer professionellen Interaktion verantwortlich ist, sondern dass der Patient mit seinem Handeln ebenso den Interaktionsverlauf bestimmt und dass zudem innerhalb der Begegnungen stets Neues, Unerwartetes auftreten kann, das Anlass und Ausdruck einer Strukturtransformation sein könnte. Hier desillusioniert ein Blick auf die Forschungsergebnisse fast vollständig. Es zeigt sich, dass der Einfluss der verschiedenen Patientinnen und Patienten auf das Geschehen innerhalb der Konsultation eher gering zu sein scheint, verlaufen doch die Begegnungen meist sehr ähnlich, annähernd vollständig durch die ärztlichen Muster der Interaktion bestimmt. Besonders deutlich wird dies in der Auflösung von Krisen der Interaktion. Diese werden durch eine Anpassung des Handelns der Patientinnen und Patienten überwunden, Ärztin oder Arzt ›bewegen‹ sich demgegenüber nicht. Die Patientinnen und Patienten, die mit einem solchen Verlauf dauerhaft unzufrieden sind, werden den Arzt nicht weiter konsultieren. Dies bedingt eine Homogenisierung der Patientenschaft eines Arztes, was wiederum die Notwendigkeit zur Transformation des ärztlichen Handels reduziert, die Interaktions- und Interpretationsmuster verfestigt.

Ein weiterer Einwand gegen dieses Ergebnis könnte nun darin bestehen, dass man für die Patientinnen und Patienten einen ähnlichen Spielraum innerhalb der hoch institutionalisierten Begegnung erwartet, wie er für die ärztliche Seite unterstellt wurde. Schließlich könnte man davon ausgehen, dass auch die Patientenrolle nur eine Art Rahmen nach außen hin bietet, en detail aber frei gestaltet werden kann. Diese logisch sicherlich richtig abgeleitete Annahme verkennt aber die unbalancierte Ausge-staltung der Arzt-Patient-Beziehung. Dabei erscheinen weniger die häufig angeführten Dimensionen einer ungleichen Machtverteilung (wie ungleiche Wissensbestände oder Statusunterschiede) zentral, die nicht nur veränderlich sind, sondern sich in den letzten Jahren auch zunehmend in Richtung einer Parität verändert haben. Vielmehr rückt hier eine basale und unveränderliche Dimension in den Vordergrund: das Aufeinandertreffen eines Kranken oder zumindest Hilfsbedürftigen mit einem Gesunden, der Hilfe leisten kann. Ist doch der Patient in den allermeisten Fällen auf eine gelingende Interaktion angewiesen, um sein Wohlergehen zu sichern. Dies allein schränkt seinen Handlungsspielraum stark ein und wird eine machtbalancierte Interaktion zwischen Arzt und Patient stets unmöglich machen. Diese ungleiche Machtbalance verringert erneut die Notwendigkeit für die Ärztinnen und Ärzte, ihre Handlungsmuster im Umgang mit Patientinnen und Patienten zu verändern.

Eine Veränderung dieser Interpretations- und Interaktionsmuster könnte sich jedoch in vielen Fällen zum Vorteil von Arzt und Patient auswirken. Hierbei ist nicht nur ein möglicherweise durch eine verbesserte Interaktion anzunehmender verbesserter Behandlungserfolg gemeint, sondern ebenso – wie oben schon angedeutet – eine Bearbeitung der individuellen Problemlagen des Arztes, die zur Ausprägung bestimmter Handlungsmuster als Teil einer biographischen Bewältigung führten. Mit der Reproduktion der biographischen Bearbeitungsmuster jedoch geht auch eine Verfestigung der damit zu bearbeitenden Problemlagen einher.

Nun soll (und kann) hier keineswegs behauptet werden, dass stets so schwerwiegende Problematiken wie in den hier rekonstruieren Fällen zu erwarten sind. Jedoch ist die Häufung ›schwieriger Fälle‹ innerhalb beider

Samples irritierend.[294] Auch wenn dies nun nicht mehr als ein Eindruck ist, so deutet sich doch an, dass die ärztliche Profession vermutlich aus den oben genannten Gründen große Anziehung auf Individuen ausübt, für die eine Transformation ihrer eingeübten Handlungsmuster besonders problematisch oder gar bedrohlich erscheint.

Der dargestellte Prozess der Verfestigung der Interaktions- und Interpretationsmuster im ärztlichen Berufsalltag kann allerdings auch für die Ärztinnen und Ärzte angenommen werden, die dies nicht zur Aufrechterhaltung einer biographischen Bewältigungsstrategie benötigen.

Rekonstruierbar ist ein solcher Prozess nur mit einem Forschungsdesign, das sowohl die biographische Genese der Handlungsmuster in den Blick nimmt als auch die konkrete Ausgestaltung innerhalb der professionellen Interaktionen, die auch die Leiblichkeit der beteiligten Akteure mit einbezieht. Trianguliert man nicht in solcher Weise, so verbleibt man für Aussagen über den jeweils nicht betrachteten Forschungsbereich stets auf der Ebene der (wenn auch häufig plausiblen) Prognose.

In der vorliegenden Untersuchung können vielfach über das Handeln der Patientinnen und Patienten jenseits der konkreten (aufgezeichneten) Konsultation nur solcherart Prognosen gemacht werden. Eine Erweiterung der Untersuchung beispielsweise um (thematisch-fokussierte) Interviews mit den Patientinnen und Patienten hätte diese Lücke schließen können, war jedoch aufgrund der ohnehin schon großen Komplexität des Forschungsdesigns im Rahmen einer Dissertationsstudie leider nicht realisierbar.

Führt man sich nun das (anfänglich noch sehr naive, auf die eigenen Erfahrungen gestützte) Forschungsinteresse nochmals vor Augen, warum Ärztinnen und Ärzte häufig so wenig empathisch, so wenig die individuellen Bedürfnisse, aber auch Kenntnisse und Fähigkeiten ihrer einzelnen Patientinnen und Patienten beachtend, mit diesen interagieren, und darüber hinaus, warum verschiedene Ärztinnen und Ärzte vielfach völlig unterschiedlich mit ein und demselben Patienten umgehen, so bietet die Untersuchung darauf befriedigende Antworten.

Wenig überraschend kann man hier formulieren: Auch Ärztinnen und Ärzte handeln in der professionellen Sphäre als ganze Menschen. Auch ihre professionellen Handlungsmuster entwickeln sich innerhalb ihres

---

294 Natürlich kann dies auch auf hier nicht betrachtete Gründe zurückzuführen sein. Vielleicht nehmen diese Ärztinnen und Ärzte an solcherart Untersuchungen gerne teil, vielleicht treibt sie ein großes Mitteilungsbedürfnis in die Interviews etc.

gesamten Lebens. Nur eröffnet ihnen der Beruf die (seltene) Möglichkeit, diese Handlungsmuster nahezu unverändert in ihrem professionellen Alltag anzuwenden. Aufgrund ihrer in annähernd allen professionellen Interaktionen machtstarken Position kann es ihnen auch gelingen, ihre Interpretations- und Interaktionsmuster unter Umständen gegen Widerstände durchzusetzen. Jedoch darf nicht vergessen werden, dass diese Möglichkeiten eine (vielleicht gewünschte oder notwendige) Transformation von Handlungsmustern sehr erschwert. Der Beruf kann somit zu einem (zugegebenermaßen goldenen) Käfig werden.

6. Fazit und Ausblick: Was bleibt und was folgt?

Abschließend soll die Bedeutung der in dieser Arbeit erzielten zentralen Ergebnisse kurz kritisch betrachtet und diskutiert werden. Dies bezieht sich sowohl auf die gewonnenen forschungsmethodischen als auch auf die empirischen Erkenntnisse. Darüber hinaus möchte ich weitere Forschungsfragen anführen, die mit dem bereits erhobenen Material bzw. den rekonstruierten Lebensverläufen und Interaktionsprozessen beantwortet werden könnten, was jedoch im Rahmen des hier dargestellten Forschungsprojektes leider nicht möglich war. Ferner sollen sinnvolle (und vielleicht sogar notwendige) Erweiterungen des Forschungsdesigns und der angewandten Methoden angeregt und diskutiert werden. Diese Ergänzungen könnten helfen, die in der Arbeit bereits betrachteten sozialen Phänomene aus anderen Perspektiven zu beleuchten und damit andere Facetten zu fokussieren. Den betrachteten Phänomenen ›benachbarte‹ Erscheinungen könnten dadurch in den Blick genommen werden. Zum Abschluss werden mögliche Wirkungen oder Konsequenzen der Ergebnisse für die medizinische Alltagspraxis kurz angerissen.

Zentrales Anliegen der hier vorliegenden Arbeit war die Rekonstruktion sowohl der ärztlichen Interaktionsmuster in Konsultationen mit Patientinnen und Patienten als auch des Prozesses der Entstehung, Etablierung, aber auch Transformation dieser Muster. *Mit dem gewählten Studiendesign wurde ärztliches Interaktionshandeln innerhalb einer wissenschaftlichen Untersuchung in einen gesamtbiographischen Kontext eingebettet. Ebenso wurden Konsultationssituationen unter Ausklammerung der Forschungsfrage in ihrem gesamten Verlauf rekonstruiert, ohne von vornherein einzelne Faktoren oder Sequenzen zu fokussieren.*

Zu dieser Herangehensweise konnte ich in der einschlägigen Literatur keine Entsprechungen recherchieren. Die dadurch deutlich werdende Neuigkeit und Originalität des Vorgehens innerhalb der medizinsoziologischen Forschung ist für mich nach wie vor überraschend, wie sie auch die Ärztinnen und Ärzte überraschte, denen ich davon berichtete. Stellt doch die Annahme, dass Handeln erst dann vollständig verstehbar und erklärbar wird, wenn man die einzelne Handlung eben nicht aus der Sequenzialität der anhaltenden Handlungskette herauslöst, die unser Dasein bedeutet, zumindest im die vorliegende Arbeit rahmenden Paradigma einen grundlagentheoretischen Gemeinplatz dar. Oder anders formuliert: Handeln und Entscheiden bringen uns von Sekunde zu Sekunde in neue Handlungs- und Entscheidungssituationen, in denen wir auf der Grundlage von zuvor Erlebtem diese oder jene Handlungsmöglichkeit auswählen (müssen). Findet dieses Handeln nun in einer sowohl individuell als auch gesellschaftlich so bedeutsamen Interaktionssituation statt, wie sie zwischen Arzt und Patient prozessiert wird, so erstaunt es umso mehr, wenn Erkenntnismöglichkeiten über diese Begegnung nicht ausgeschöpft werden. Ist es doch sogar den beforschten Ärztinnen und Ärzten in Ansätzen bewusst, wie sehr zum Beispiel ihre Berufswahl mit ihrem Erleben in der eigenen Herkunftsfamilie verknüpft ist oder wie sehr Privates im professionellen Feld wirksam wird und wie deutlich vorhergehende Patientinnen und Patienten den Interaktionsrahmen für die nachfolgenden bestimmen. Meine Analysen zeigen solcherart Verknüpfungen deutlich auf. Wie gesagt: Hier liegt der Grund für meine anhaltende Überraschung, erscheinen diese Erkenntnisse doch nicht sehr originell und sogar durch die Beforschten selber nachvollziehbar: *Jegliches Handeln eines Menschen in seinem Lebensverlauf schichtet sich sequenziell auf, ist es doch stets ein und dasselbe Individuum, das handelt, und bildet sich aus diesem prozessierten Handeln und Erleben erst ein Lebensverlauf.* Selbstverständlich erscheint es dann ausgesprochen schwierig, aus diesem Handeln und Erleben einzelne Teile in der Erwartung herauszulösen, man könnte nun a) diese einzelnen Teile vollständig verstehen oder gar b) im Anschluss an die Analyse die Erkenntnisse quasi additiv zusammensetzen, um ein Gesamtbild zu zeichnen.

Es kann wohlfeil gemutmaßt werden, warum eine rekonstruktiv angelegte Gesamtschau auf das interessierende Phänomen ärztlichen Interaktionshandelns – wie sie in der vorliegenden Arbeit versucht wird – bisher zu Gunsten des oben angeführten, weniger Erfolg versprechenden Ansatzes unterblieben ist.

Die Begründungen reichen vermutlich von der geringen Verbreitung interpretativer Methoden in der Sozialforschung allgemein über die Komplexität des Vorgehens und die dafür (zu) geringen Forschungsmittel bis hin zu inhaltlichen Überlegungen. Soll die Forschung Handlungsalternativen aufzeigen und eröffnen, so sind klare und einfache Optionen sicher ›beliebter‹ bei der Klientel als die komplexen und nicht immer einfachen Prozesse von Selbst- und Fremdverstehen, die eine interpretative Forschung begründen kann. Darüber hinaus ist es im Rahmen einer immer stärker durch akademische Allgemeinmediziner/-innen in den entsprechenden Abteilungen an Universitäten bestimmten Medizinsoziologie sicher nicht unbedingt opportun, Ärztinnen und Ärzte als ›ganze Menschen‹ zu beforschen, geht damit im Selbstverständnis vieler Mediziner/-innen, aber auch aus einer gesamtgesellschaftlichen Perspektive, das sie Distinguierende verloren. Dies steht der zum Statuserhalt relevanten Geschlossenheit eines Wir-Gruppen-Bildes, das sich aufgrund der Notwendigkeit des Synthetisierens sehr unterschiedlicher professioneller Selbstbilder auf der sehr kleinen (und doch so überaus wirkmächtigen) Gemeinsamkeit ›Wir sind Arzt‹ aufbaut, entgegen. Als ärztlicher Medizinsoziologe fiele es sicher schwer, ein solches ›Risiko‹ einzugehen, selbst wenn die Mittel zur Verfügung stünden. Ich schließe die Mutmaßungen an dieser Stelle, weshalb die hier vorliegende Bearbeitung eines wenig originellen Forschungsinteresses zu einer gesellschaftlich hoch relevanten Fragestellung so allein dasteht. Führen sie doch zu Überlegungen über Standeslobby, Forschungsförderung, Machtverteilung unter akademischen Disziplinen etc., die an dieser Stelle keine Rolle spielen (dürfen).

Neben der nachgewiesenen biographischen Genese ärztlich-professionellen Interaktionshandelns mit Patientinnen und Patienten führt mich die oben angerissene Thematik der professionellen Selbstbilder und des Wir-Bildes zu einem weiteren zentralen Ergebnis der Arbeit: Nicht nur jegliches (professionelles oder privates) Handeln steht miteinander in Verbindung, *sondern es zeigte sich darüber hinaus die Eingebundenheit des einzelnen ärztlichen Akteurs in eine professionelle Wir-Gruppe als in hohem Maße bedeutsam für die Berufswahl, die berufliche Sozialisation und damit auch das konkrete berufliche Handeln.*

Haben (wir) Nichtmediziner/-innen ein klares Bild von der Gruppe der Ärztinnen und Ärzte und deren in unserer Vorstellung wenig heterogenen Mitgliedern, so erscheint für den einzelnen Patienten der ihm gegenübersitzende Arzt innerhalb einer konkreten Konsultation keineswegs in erster Linie als Mitglied einer Gruppe professioneller Akteure, sondern als einzeln Handelnder. Eine alltagsweltliche Anmutung, die durch die große Varianz des Handelns von Arzt zu Arzt noch unterstrichen wird. Was jedoch für die Patientinnen und Patienten die Vorstellung von einer ärztlichen Wir-Gruppe innerhalb einer einzelnen Situation erschwert, ist wiederum ein wichtiger Faktor für die Aufrechterhaltung dieses Wir-Bildes, genau wie der äußere Blick auf die ›Ihr‹-Gruppe Ärzte. Ist doch die ›Freiheit‹ des Handelns zentraler Bestandteil des ›Wir‹. Notwendig zur angemessenen Erfüllung der professionellen Aufgaben, dienlich zur Aufrechterhaltung ärztlicher Besonderheit und damit zum Erhalt des bestehenden Machtungleichgewichtes gegenüber allen Gruppen, mit denen Ärztinnen und Ärzte in Figurationen stehen/eintreten, und doch belastend, da stets ein eigener Weg zu finden ist, tragfähige und erlernbare Vorlagen für die Interaktion mit den Patientinnen und Patienten kaum existieren. Damit wird ein Rückgriff auf im (noch) Nicht-Professionellen etablierte Handlungsmuster notwendig, was die einzelnen ärztlichen Selbstbilder sehr differenziert. Diese Selbstbilder gilt es nun wieder in das Wir-Image zu integrieren, was eine große Flexibilität dieses Wir-Bildes in der Gruppe erfordert. Zur Stabilisierung etabliert sich dann eine Rigidität nach außen, die die eingangs angeführte Patientenperspektive begründet, die Berufsgruppe der Ärztinnen und Ärzte als homogenen Block wahrzunehmen. Rigidität nach außen ermöglicht hier Flexibilität im Inneren. An welcher Stelle dieser sich selbst verstärkende Prozess beginnt, kann nicht beantwortet werden, erscheint aber in diesem Zusammenhang auch nicht relevant. Es kann aber gemutmaßt werden, dass die Rigidität nach außen umso stärker wird, je tiefer die Eingriffe aus diesem Außen in den ärztlichen Handlungsbereich werden und je stärker Veränderungsanforderungen an ärztliche Akteure herangetragen werden.

Das oben Ausgeführte zeigt die Möglichkeit für Ärztinnen und Ärzte, sich mit ihren ganz unterschiedlichen ärztlichen Selbstbildern und davon nicht unerheblich beeinflussten Handlungsmustern in eine ärztliche Wir-Gruppe zu verorten. Dabei klang bereits an, dass Ärztinnen und Ärzten innerhalb ihrer Berufsausbildung oder allgemeiner innerhalb ihrer professionellen Sozialisation nur wenige Möglichkeiten geboten werden, das innerhalb ihres bisherigen Lebens etablierte Spektrum von Handlungsmöglichkeiten während der Interaktionen mit Patientinnen und Patienten gezielt zu erweitern. Sie verbleiben hier nahezu vollständig auf das bereits Mitgebrachte zurückgeworfen. Anders formuliert, *ihnen wird ermöglicht, bestimmte Muster auch im professionellen Bereich aufrechtzuerhalten, haben diese sich doch zur Bearbeitung bestimmter biographischer Problemlagen bewährt. Die Untersuchung zeigt deutlich, dass diese Möglichkeit der Aufrechterhaltung von Mustern biographischer Arbeit für die betrachteten Fälle die Berufswahl Arzt begründete.*

Diese Betrachtung wirft noch einmal ein ganz anderes Licht auf das ärztliche Bemühen zur Abschottung der Wir-Gruppe nach außen, das auch – je nach politischer Perspektive – als Standesbewusstsein, Standesdünkel oder Lobbyismus bezeichnet werden kann. Erweitert es doch genau die mit den oben angeführten Begriffen konnotierte Annahme, es ginge dabei ›nur‹ um die Aufrechterhaltung bestimmter ›äußerlicher‹ (häufig materieller) Privilegien. Offenbar spielen auch ›weichere‹ individuelle Problemlagen eine Rolle, die vielleicht eine noch stärkere Abschottung erfordern als beispielsweise die Rechtfertigung hoher Einkommen.

Jedoch ist auch für den letztgenannten Zusammenhang zu betonen, dass es sich hierbei keineswegs um unilineare Verknüpfungen handelt, sondern die verschiedenen Faktoren zyklisch miteinander prozessiert werden und nicht ohne eine Verknüpfung mit weiteren (teilweise oben angeführten) Zusammenhängen verstehbar und erklärbar sind. Erneut wird damit eine genetisch-rekonstruktive Perspektive nahegelegt, die meines Erachtens in der Forschung zu selten eingenommen wird, obwohl sie über die hier herausgearbeiteten Erkenntnisse hinaus Einsichten in großer Zahl bereithält, die das professionelle Handeln von Ärztinnen und Ärzten erklären und Interventionsmöglichkeiten aufzeigen könnten. Ist doch die Gesamtgestalt stets mehr als die Summe ihrer Teile!

Welche Forschungsfragen ließen sich nun über die in der Arbeit bereits beantworteten hinaus noch erfolgversprechend an das erhobene Material oder die Fallanalysen stellen? Diese Fragen wurden entweder in den vorhergehenden Kapiteln nur angerissen, sind nur mittelbar mit dem ursprünglichen Forschungsinteresse verknüpft oder erforderten an verschiedenen Stellen noch weitere spezifischere Untersuchungen. Zentrale Ausschlusskriterien für eine Bearbeitung sind hier forschungsökonomischer Natur gewesen, da meine Ressourcen beschränkt waren. An dieser Stelle sollen einige dieser Fragen daher nur kursorisch angedeutet und Hinweise darauf gegeben werden, wie die Antworten – einer diesbezüglichen globalen Betrachtung meines Materials folgend – vielleicht lauten könnten:

Welche Rolle spielt die ärztliche Aus- und Weiterbildung für die Gestaltung der Begegnung mit dem Patienten? Wo liegen hier Veränderungspotenziale? In dem Zeitraum, in dem die hier vorgestellten Biographinnen und Biographen ausgebildet wurden – und meines Erachtens gilt dies in großen Teilen bis heute –, nahm die ärztliche Ausbildung insofern Einfluss auf das ärztliche Interaktionsverhalten gegenüber Patientinnen und Patienten, als sie die Notwendigkeit (und für die betrachteten Ärztinnen und

Ärzte auch die Möglichkeit) zeitigte, die bereits im Vorfeld der Ausbildung (und damit im nichtmedizinischen Feld) etablierten Handlungsmuster aufrechtzuerhalten. Dies konnte innerhalb der vorliegenden Arbeit nachvollzogen werden. Die Frage nach den Veränderungsmöglichkeiten jedoch wurde noch nicht beachtet. Zum Teil – wenn auch leider erst an einigen wenigen deutschen Universitäten – werden bereits neue Wege in der ärztlichen Interaktionsausbildung beschritten, wie zum Beispiel die Arbeit mit Simulationspatientinnen und -patienten (Fröhmel u.a. 2007; Simmenroth-Nayda u.a. 2007). Hier sollen die angehenden Ärztinnen und Ärzte ihre Interaktionsmuster bewusst erfahren, analysieren und Veränderungsnotwendigkeiten herausarbeiten. Leider sind diese sinnvollen und notwendigen Veranstaltungen vielfach jedoch insbesondere zur Vermittlung medizinisch-fachlicher Inhalte (wie zum Beispiel dem Erlernen eines Anamneseschemas) angelegt. Damit wird die Übung des Interaktionshandelns zum Randprodukt, das vor dem Hintergrund der Scheinanforderungen für die Studierenden und auch für die Lehrenden von eher geringer Relevanz ist. Trotzdem bieten solche Veranstaltungen für die Studierenden meines Erachtens ein großes Potenzial zur Bewusstmachung und Übung des eigenen Interaktionshandelns.

Weitere Veränderungsmöglichkeiten zeigen sich dann innerhalb ärztlicher Qualitätszirkel (s. insbesondere die bereits mehrfach angeführten Arbeiten von Bahrs u.a.), in denen unter anderem Interaktionshandeln thematisch wird. Dies erreicht jedoch wieder nur eine eingeschränkte Anzahl von Mediziner/-innen, insbesondere weil mit der Fokussierung auf Phänomene wie Übertragung und Gegenübertragung psychotherapeutisch wenig interessierte Ärztinnen und Ärzte nicht angesprochen, vielfach vielleicht sogar von einer Teilnahme abgeschreckt werden. Darüber hinaus erscheint eine Intervention immer schwerer, je länger ein Arzt bereits seinen Beruf ausübt, zeigen Routinen sich doch im Zeitablauf immer verfestigter.

Eine weitere Möglichkeit wäre eine individuelle Supervision, die meines Wissens jedoch von niedergelassen Ärztinnen und Ärzten nicht so regelmäßig in Anspruch genommen wird, wie dies zum Beispiel für Klinikpersonal gilt. Hier ist zu vermuten, dass dies neben dem möglichen Fehlen dafür notwendiger finanzieller Ressourcen bei den Ärztinnen und Ärzten auch darin begründet liegt, professionellen Akteuren jenseits des medizinischen Feldes keinen ›zu‹ tiefen Einblick in die ärztliche Handlungspraxis gewähren zu wollen, beeinträchtigt dies doch das ärztliche Wir-Bild nicht unerheblich, ebenso wie die damit zuzugebende Notwendigkeit, sich Know-how von außen beschaffen zu müssen.

Entscheidend im Hinblick auf alle Veränderungsmöglichkeiten ist, dass es nicht um die Etablierung eines – wie auch immer gearteten – idealen Interaktionshandelns für alle Ärztinnen und Ärzte geht, sondern in erster Linie um die Bewusstmachung der eigenen Handlungsmuster und in einem zweiten – nicht notwendigen, aber zur Transformation von Handlungsweisen sinnvollen – Schritt um die Frage, wie diese Muster sich etabliert haben und welche Bedeutung sie für den individuellen Arzt besitzen. Hierzu bietet sich eine Intervention zu einem frühen Zeitpunkt der Ausbildung an, die über das bisher Erreichte deutlich hinausgeht.

Was unterscheidet das ärztliche Interaktionshandeln vom Interaktionshandeln des Arztes in nicht-professionellen Zusammenhängen? Im vorliegenden Material kann diese Frage nur durch einen Vergleich des Handelns der Ärztinnen und Ärzte innerhalb der Konsultationen mit ihrem Handeln mir gegenüber in den Interviews beantwortet werden. Hier deutet sich an, dass dieses Interaktionshandeln in vermeintlich so unterschiedlichen Begegnungen sich nicht strukturell, sondern nur im Detail voneinander unterscheidet. Diese Erkenntnis ist bereits in die vorliegenden Analysen eingeflossen, jedoch fehlt hier eine systematische Bearbeitung. Diese müsste sowohl eine gezieltere Auswertung des bereits vorliegenden Materials umfassen als auch weitere Begegnungen des Arztes in nicht-professionellen Zusammenhängen erheben und analysieren. Bleibt doch die Frage, ob der einzelne Arzt auch beim Interview mit mir in seiner sozialen Rolle als Arzt handelte, diese soziale Rolle aber wie seinen Kittel beim Verlassen der Praxis ablegen kann und eine andere Rolle ›überstreift‹. Meine empirischen Analysen legen nahe, dass dem nicht so ist, sucht sich der Arzt doch mit seiner Berufswahl ein Betätigungsfeld, in dem er etablierte Muster aufrechterhalten kann. Über die biographischen Rekonstruktionen kann ich mich zwar an das Handeln und Erleben in vergangenen nicht-professionellen Zusammenhängen annähern, jedoch bietet sich eine Plausibilisierung durch die weitergehende Untersuchung von privaten Begegnungen des Arztes an.

Welche sozial- und/oder gesundheitspolitischen Gegebenheiten beeinflussen/verändern das ärztliche Handeln gegenüber Patientinnen und Patienten? Welche Rolle spielen ökonomische Faktoren für den Arzt? Gibt es eine Verschiebung vom Vertrauens- zum Vertragsverhältnis zwischen Arzt und Patient? Dieser Fragenkomplex, in dem es um ökonomische Faktoren des (niedergelassenen, selbstständigen) Arzt-Seins geht, soll hier nur ganz kurz angerissen werden. Ohne Zweifel garantiert eine ärztliche Berufslaufbahn heute nicht mehr den Erwerb von monetärem Wohlstand. Dies ist eine erhebliche Veränderung, mit denen sich Ärztinnen und Ärzte auseinanderzusetzen haben. Auch belasten die veränderten gesundheitspolitischen Vorgaben, die zu einer immer stärkeren Bürokratisierung des Ablaufs innerhalb einer Praxis führen, sicher auch die Ärztinnen und Ärzte, sind diese doch rechtlich verantwortlich für die Einhaltung des immer undurchsichtigeren Regelkanons. Ob und inwieweit dies jedoch in die einzelne Konsultation hineinwirkt, kann nur gemutmaßt werden. Meinen Ergebnissen folgend, spielt es innerhalb der einzelnen Begegnung – wenn überhaupt – nur eine sehr untergeordnete Rolle für die von mir untersuchten Ärztinnen und Ärzte. Sicher fließen viele Faktoren hier hinein, jedoch drängt sich mir die Lesart auf, dass der Diskurs um mögliche Einflüsse gesundheitspolitischer Veränderungen auf die konkrete ärztliche Praxis am Patienten vielfach in erster Linie zur Durchsetzung ärztlicher Standesinteressen dient. Die Fragen nach dem höheren Zeitdruck, der größeren zu behandelnden Patientenzahl, des immensen und damit teuren bürokratischen Aufwandes, des Ärztemangels in bestimmten Regionen, sind differenzierter zu betrachten, als dies im öffentlichen Diskurs geschieht. Sicher hat sich der Kontext nicht unerheblich verändert, ob dies für die Ärztinnen und Ärzte jedoch nur negativ ist, lasse ich dahingestellt. Kann es doch über eine Attribution auf die Umstände gelingen, z.B. die von vielen Patientinnen und Patienten beklagte Kürze der Konsultationen (oder lange Wartezeiten, Bevorzugung von Privatpatienten, hektische und unkonzentrierte Behandlung etc.) als nicht ärztliche, individuelle Fehlleistung oder mangelnde Praxisorganisation festzustellen. Gerade die Frage nach einer möglichen Verschiebung vom Vertrauens- zum Vertragsverhältnis kann hier erhellend wirken. Bisher erscheint es doch eher so, dass Ärztinnen und Ärzte neue Vertragsrechte gerne in Anspruch nehmen, neue Vertragspflichten aber vielfach von sich weisen. Gibt es mit dem Ansatz des Shared-Decision-Making (vgl. Scheibler u.a. 2003) doch eine deutliche Tendenz zur Teilung und damit zur Reduzierung der ärztlichen Verantwortung, steht dem jedoch keineswegs immer eine Dienstleistungshaltung der Ärzteschaft gegenüber, die den Patienten als Kunden wahrnimmt, der ›König‹ sein sollte. Auch wenn dies vielleicht überspitzt formuliert ist, sprechen zum Beispiel lange Wartezeiten auf Termine und innerhalb der Praxis mangelnde Behandlungspläne und Kostenvoranschläge sowie sehr eingeschränkte Gewährleistungsverpflichtungen der Ärztinnen und Ärzte gegen das Einsickern einer Dienstleistungshaltung des Ärztestandes gegenüber der Patientenschaft. Dies kann keineswegs überraschen, profanisierte es doch die medizinische ›Kunst‹ und stellte die Sonderstellung der ärztlichen Profession in Frage. Warum sollten Ärztinnen und Ärzte sich auf eine solche Entwicklung einlassen? Nivellierte es doch ihre machtvolle Stellung im konkreten professionellen Handeln und über dieses hinaus.

Um jedoch über diese wenig systematische Betrachtung meiner empirischen Ergebnisse bzw. meiner individuellen Eindrücke hinaus fundierte Aussagen treffen zu können, müssen weitere Untersuchungen angestrengt werden. Dies führt mich direkt zu der Frage, welche Defizite mein vorliegendes Untersuchungsdesign aufweist und welche tieferen Einsichten zu erlangen wären, sollten diese Schwächen ausgeglichen werden.

Das Fehlen der Patientenperspektive erscheint als zentrales Defizit innerhalb meiner Forschung. Ich bewege mich damit in Richtung einer bestimmte Teile oder Faktoren fokussierenden Untersuchung der Konsultationssituation, wie ich sie im Kapitel zum Stand der Forschung (Kap. 2) als eingeschränkt markiert habe. Zwar rekonstruiere ich die Konsultationssituationen und damit auch das Handeln der Patientinnen und Patienten, was mir im Rückschluss auch Hinweise auf deren Perspektive innerhalb der Begegnung ermöglicht. Jedoch kann ich weder den Prozess nachzeichnen, in dem sich das Erleben des Patienten aufschichtete, und damit die Frage nach dem ›Warum‹ des Patientenhandelns beantworten, noch handele ich damit im Sinne des von mir eigentlich angestrebten Wahr- und Ernstnehmens der Patientinnen und Patienten. In der Anlage des Forschungsprojektes habe ich damit die Annahme reproduziert, dass der Arzt mehr Einfluss auf den Konsultationsverlauf nimmt, als es der Patient tut. Das schreibt dem Arzt einerseits größere Verantwortung für das Gelingen einer Konsultation zu, hilft aber andererseits auch, seine machtvolle Position zu reproduzieren. Gleichzeitig wird damit die paradigmatische Annahme unterlaufen, dass der interaktive Handlungsstrom in einer Begegnung stets aus einem Miteinander entsteht und eben nicht von einer Person vorgegeben werden kann. Dies soll jedoch keineswegs so verstanden werden, dass wir in jeder Situation völlig frei von eigenen etablierten Handlungs- und Entscheidungsmustern und unabhängig vom Kontext und den dazu gehörenden jeweiligen Machtverhältnissen zwischen den sich Begegnenden agieren könnten. Vielmehr handeln wir auf der Basis unseres Erlebens im biographischen Verlauf, das stets in soziale Kontexte eingebettet ist. Trotzdem kann sich aus dem Zusammenspiel der Akteure immer auch etwas Neues innerhalb der Begegnung entwickeln. Um dieses Neue jedoch genau wie eine Musterreproduktion verstehen und erklären zu können, muss ich den Blick auf alle an der Interaktion Beteiligten richten und darf mich nicht auf die vermeintlich Mächtigeren konzentrieren.

Dem könnte man entgegenhalten, dass mein Forschungsinteresse klar auf das Handeln der Ärztinnen und Ärzte bzw. die biographische Genese ihrer Handlungsmuster ausgerichtet war. Dies ist sicher richtig, allerdings geraten die Aussagen beispielsweise über bestimmte Typen von Patientinnen und Patienten zu schnell ins (plausibel) Prognostische, wo mit einer Erweiterung des Forschungsdesigns um Patienteninterviews (zumindest zur Beziehungsgeschichte mit dem Arzt) empirisch geerdete Ergebnisse möglich gewesen wären.

Geht es über die reine Diagnose dessen, was in Arzt-Patient-Interaktionen geschieht, hinaus, vielleicht sogar um die Herausarbeitung von Veränderungsmöglichkeiten zu Gunsten beider an der Begegnung Beteiligter, so wird der Forschungsmangel noch evidenter. Leidet die Forschung zur Patientenzufriedenheit oder auch zur Arbeitszufriedenheit von Ärztinnen und Ärzten doch – wie ebenfalls bereits im Forschungsstand (Kap. 2) herausgearbeitet – unter der Konzentration auf einzelne Faktoren, der Partikularisierung der Forschungssubjekte und ihres Handelns in eine Summe von Merkmalen, so ist im Nachhinein kritisch anzumerken, dass innerhalb der vorliegenden Arbeit die Möglichkeit einer rekonstruktiven Forschung, die die Begegnung und die Gesamtgestalt der Handlungsmuster beider Interaktanten in den Blick nimmt, nicht vollständig genutzt wurde, obwohl doch bereits ein Großteil der dazu notwendigen Forschungsbemühungen unternommen werden konnte.

Kleinere Mängel meines Forschungsdesigns, die sich erst im Verlauf der Untersuchung als solche gezeigt haben und nicht – wie die fehlende Patientenperspektive – als ›blinder Fleck‹ im Vorfeld zu kennzeichnen sind, sind darüber hinaus das fehlende Material zum Interaktionshandeln der Ärztinnen und Ärzte in semi- bzw. nicht-professionellen Zusammenhängen sowie die Einbeziehung des Interaktionshandelns von Vertreterinnen und Vertretern weiterer Professionen, zumindest wie es in der Literatur behandelt wird. Diese Mängel sind erst durch die stärkere Aufmerksamkeit auf grundlegende interaktionale Zusammenhänge zu Tage getreten, die mit einer Erweiterung meiner Perspektive einhergeht, war diese doch zuvor deutlich auf die Betrachtung der konkreten Arzt-Patient-Begegnung als zentralen Forschungsgegenstand konzentriert.

Folgt man der aus dem zentralen Ergebnis der Untersuchung abgeleiteten Annahme, dass das ärztlich-professionelle Interaktionshandeln gleichzeitig Ausdruck und Aufrechterhaltung etablierter Muster ist, die sich jenseits des professionellen Sektors als biographische Arbeit herausgebildet haben, und dass der Arztberuf unter anderem deshalb gewählt wurde, weil er den Raum hierzu bietet, dann sollten diese Muster einerseits jenseits der professionellen Sphäre aufzufinden sein – bleibt man bei den Ärztinnen und Ärzten –, andererseits müssten sich ähnliche Prozesse auch für andere Professionen auffinden lassen.

Die Untersuchung nicht-professioneller Interaktionen könnte das Ergebnis plausibilisieren, dass professionelle Handlungsmuster eben nicht nur im Beruf entwickelt werden und Erleben in der Vergangenheit auch in anderen Lebensbereichen hierfür bedeutsam ist. Darüber hinaus könnte so die Wirkmächtigkeit der benannten Handlungsmuster, oder anders ausgedrückt, des Modus der biographischen Arbeit unterstrichen werden. Hierzu wären innerhalb der durchgeführten Untersuchung Videoaufzeichnungen der Interviewsituationen als semi-professionellem Setting für den Arzt sicherlich empfehlenswert gewesen. So hätte man problemlos die Interaktion zwischen mir und dem jeweiligen Interviewee jenseits der Biographischen Fallrekonstruktion analysieren und als dritten Untersuchungsteil in das triangulierende Vorgehen integrieren können.

Eine sinnvolle, aber deutlich aufwändigere Erweiterung des Forschungsprogrammes wäre die Aufzeichnung und Analyse von nicht-professionellen Interaktionen beispielsweise in Familie oder Freundeskreis des Arztes gewesen. Neben den oben genannten Fragen nach den Mustern, die Handlungen strukturieren, wären so jedoch auch Fragen nach einer ›funktionalen‹ Differenzierung von Handeln und einer unter Umständen feststellbaren ebenfalls unterschiedlichen Strukturierung zu beantworten. Oder anders formuliert: Wie stark ist die jeweilige soziale Rolle in unser Handeln eingeschrieben?

Würde man bei einer solchen Untersuchung strukturelle Gemeinsamkeiten feststellen, so könnten sich folgende Forschungen zu sozialem Handeln auf die Rekonstruktion dieser Muster in einzelnen Interaktionssituationen beschränken und trotzdem eine Aussage über das individuelle Handeln in Begegnungen im Allgemeinen treffen. Sicher simplifizierend, könnte man sich als triangulierendes Design dann ein biographisch-narratives Interview vorstellen, das einerseits die Grundlage für eine Biographische Fallrekonstruktion bietet und andererseits – auf Video aufgezeichnet – die Grundlage für die Analyse der Interaktionsmuster des Interviewers. Zumal sich der Vorteil böte, dass auch die Handlungsstrukturen des Interviewers im Vorfeld und dann für verschiedene Forschungen brauchbar rekonstruiert werden könnten.

Auszudehnen ist das Forschungsvorhaben dann meines Erachtens auch über die sehr eingeschränkte Gruppierung der niedergelassenen Allgemeinmediziner/-innen hinaus. Sowohl in Bezug auf in Krankenhäusern tätige Ärztinnen und Ärzte als auch über die Disziplingrenzen ›Medizin‹ hinaus. Wird innerhalb der vorliegenden Arbeit plausibel behauptet, die ärztliche Profession bietet sich für die Aufrechterhaltung der Muster biographischer Arbeit in herausragender Weise an, bringt sie Abschottung nach außen, maximalen Freiraum im Inneren und ein Machtungleichgewicht zu eigenen Gunsten mit sich, so gilt dies für einige andere Berufsgruppen/Professionen ebenso. Zu nennen sind hier insbesondere die Gruppierungen der niedergelassenen Juristinnen und Juristen, aber auch der Lehrenden in Schulen und Hochschulen oder von Unternehmerinnen und Unternehmern, welche die oben genannten Faktoren zumindest teilweise erfüllen. Eine solche vergleichende empirische Betrachtung hätte den Rahmen einer Dissertation überschritten, jedoch fehlen auch die sicher weniger aufwändigen Betrachtungen von Forschungsarbeiten in diesen Feldern und der vergleichende Einbezug dieser in die Arbeit. Obwohl ich eher davon ausgehe, dass für diese Berufsgruppen, über deren Interaktionen mit Schülern, Klienten oder Mitarbeitern nochmals deutlich weniger empirisches Material als für die Arztgruppe vorliegt und entsprechende Untersuchungen bisher nicht erfolgten.

Trotzdem oder vielleicht gerade deswegen sollte auch über die genannten Berufsgruppen aufgrund ihrer gesamtgesellschaftlichen Bedeutung rekonstruktiv geforscht werden, verspricht dies doch neben einer weiteren Analyse menschlichen (professionellen) Interaktionshandelns tiefere Einsichten in weitere sozial hochrelevante Zusammenhänge und könnten darüber hinaus die von mir erzielten empirischen Ergebnisse plausibilisiert werden.

Zum Abschluss möchte ich kurz auf die Konsequenzen oder Wirkungen der hier erzielten Ergebnisse über den akademischen Kontext hinaus eingehen. Dabei soll zur Sprache kommen, welcher Impetus mich bewegt hat, die Forschung durchzuführen, und warum ich trotz dieses Impetus bisher von Handlungsanweisungen für Ärztinnen und Ärzte oder zumindest Hinweisen darauf, was in den Interaktionen mit Patientinnen und Patienten zu beachten sei, abgesehen habe.

Wie in der Einleitung genannt – und so schließt sich denn auch der Kreis dieser Arbeit –, war ich angetrieben vom mehr oder weniger naiven Interesse herauszufinden, warum Ärztinnen und Ärzte mit ihrer Patientenschaft so handeln, wie sie es eben tun. Dahinter stand die implizite Annahme, dass die Patientinnen und Patienten damit häufig nicht zufrieden sind, woraus ich dann meines Erachtens folgerichtig ableitete, dass ich mit meiner Arbeit dazu beitragen könnte, die Interaktionen für die Patientenschaft ›besser‹ zu machen. Nun ergaben sich während meiner Forschung verschiedene Einsichten für mich, die sowohl aus der konkreten Arbeit als auch aus meinem zunehmenden Wissen elementarster sozialer Zusammenhänge und ihrer Herausarbeitung innerhalb der Soziologie begründet wurden. Nach meinem heutigen Wissensstand ist vieles nicht mehr schwarz und weiß, ich kann nicht mehr *einfach* fordern, die Ärztinnen und Ärzte sollen ihr Handeln mit ihren Patientinnen und Patienten (gefälligst) verbessern, weil ich inzwischen erfahren habe, wie komplex sich menschliches Interaktionshandeln gestaltet, von wie vielen verschiedenen Faktoren es abhängig ist, auch wenn ich sicher vieles nur bruchstückhaft erfassen und in Ansätzen begreifen kann.

Auch wenn aber Sozialität stets ausgesprochen komplex ist, so sollte man sich davon trotzdem nicht einschüchtern lassen und nach Möglichkeiten suchen, sie zu verstehen. Wählen viele Forscher/-innen vermeintlich gangbarere Wege, mit der Komplexität umzugehen, indem sie Gesamtgestalten zerteilen und Partikel nachvollziehbar machen wollen (viele der im Kapitel 2 zum Forschungsstand genannten Untersuchungen wählen diesen Weg), so erwächst aus der Rekonstruktion des gesamten Interaktionsprozesses tieferes Verstehen, aus dem dann stets auch Möglichkeiten einer für die Beteiligten vorteilhaften Veränderung des jeweiligen Prozessgeschehens entstehen. Was hier jedoch nicht erzielt werden kann, sind einfache Handlungsregeln, deren Befolgung ›alles besser macht‹.
Wenn ich aber so etwas nicht ableiten kann, wozu können meine Ergebnisse dann handlungspraktisch dienen, welche Hilfen für die Beteiligten können sie über die eher grundlagentheoretischen Aussagen hinaus bieten? Oder welche Forderungen an die Interaktionspartner lassen sich ableiten?

Der zentrale Punkt ist meines Erachtens die Erzeugung von gegenseitigem Verständnis bei den Interaktionsbeteiligten. Wird schon lange die

Forderung an die Ärztinnen und Ärzte gerichtet, ihre Patientinnen und Patienten als Personen und nicht bloß als Kranke oder Symptomträger/-innen innerhalb der Konsultation anzusehen (vgl. Himmel und Rönsberg 2006) und sickert diese Forderung als Einsicht langsam auch in das Handeln der Ärztinnen und Ärzte ein, so liegt eine solche Forderung für die Person des Arztes selber offenbar noch in weiter Ferne. Werden die Mediziner/-innen von ihren Patientinnen und Patienten innerhalb der Interaktionen nicht als ganze Person angesprochen, so negieren sie auch selber vielfach, als ganzer Mensch innerhalb der Konsultationen zu handeln. Wie die Fallrekonstruktionen gezeigt haben, bringen die Ärztinnen und Ärzte ihr Handeln in ihrem Beruf sehr wenig mit ihren lebensgeschichtlichen Erfahrungen in der fernen, aber eben auch der nahen Vergangenheit in Verbindung. Stellt man diese Verbindung jedoch nicht her, so agiert man ausschließlich als Rollenträger. Damit bleiben große Teile des Interaktionshandelns, eben die, die innerhalb der nicht-professionellen Vergangenheit etabliert wurden, einem Verstehen verschlossen und damit ebenfalls für eine Veränderung unzugänglich.

Die Gründe für eine solche Missachtung der Zusammenhänge zwischen Handeln im Beruf und jenseits des Berufes zeitigen für die Ärztinnen und Ärzte diverse Vorteile. Bringt die Rolle doch – wie hier bereits vielfach angemerkt – einerseits Macht innerhalb der Interaktion, Status nach außen, Freiheit im Innern etc. mit sich und festigt sich andererseits die Rolle durch ein Agieren als Rollenträger innerhalb einer Interaktion stets selber. Es etabliert sich ein sich selber antreibender und bestätigender Prozess. Lassen die Ärztinnen und Ärzte nun ›den Menschen‹ hinein, so wird dieser Prozess gebremst. Billigen sie sich beispielsweise selber zu, nicht immer aus medizinisch-inhaltlichen oder karitativen Gründen oder aus Dienstleistungsmotiven heraus zu handeln, sondern aus (vielfach un- oder halbbewussten) Antrieben, die mit der Profession nichts zu tun haben, so schwächen sie ihre Rolle, ihre Macht, ihre Freiheit, ihren Status. Diese Aufweichung der Rolle kann anfänglich sicher auch für viele Patientinnen und Patienten verunsichernd sein, suchen sie doch ärztlichen Rat und sichere Handlungsanweisungen. Die Verunsicherung kann jedoch im Zeitverlauf dadurch gemindert werden, dass sich die Interaktion mit dem Arzt im Patientenerleben vereinfacht und verbessert. Bringt doch die Anerkennung des Interaktionspartners Arzt als ganzem Menschen durch ihn selber und auch durch den Patienten tieferes Verständnis des ärztlichen Handelns mit sich und wird dies so einer Veränderung zugänglich. Erst dann wandelt sich auch die Varianz im Handeln verschiedener Ärztinnen und Ärzte von einer die Patientenschaft verunsichernden, mangelnden Verlässlichkeit zur vorteilhaften ärztlichen Individualität, die für die Patientinnen und Patienten Wahlmöglichkeiten eröffnet.

Auch handlungspraktisch kann sich ein Aufweichen der Arztrolle unmittelbar bemerkbar machen, geht es beispielsweise darum, Zweifel und Unsicherheit auf ärztlicher Seite transparent machen zu können oder auch Fehler zuzugeben und in der Folge, gemeinsam mit dem Patienten, Lösungen zu finden. Erst auf dieser Basis dient die Aufweichung der Patientenrolle nicht in erster Linie als Entlastung der Ärztinnen und Ärzte von Verantwortung für die Patientenschaft, sondern der Patient wird erstmals wirklich als Experte für sich selber und das eigene Befinden anerkannt werden.

Die vorliegende Arbeit soll einen Beitrag dazu leisten, Ärztinnen und Ärzte als Personen innerhalb von Konsultationen sichtbar zu machen. Für die Patientinnen und Patienten kann dies aufgrund der genannten Schwächen des Forschungsdesigns leider nur in Ansätzen geschehen. Selbst aber die ausschließliche Sichtbarmachung der Beteiligten als Rollenträger und damit auch deren Gebundenheit innerhalb des Kontextes kann schon zu stärkerem Verstehen des Interaktionsprozesses führen. Hierzu gehören beispielsweise die Anerkennung der unterlegenen und machtärmeren Position der Patientinnen und Patienten durch die Ärzteschaft und die damit notwendig werdende Veränderung des eigenen Handelns in Richtung ›empowerment‹ der Patientinnen und Patienten. Kann ich doch nicht Verantwortungsübernahme fordern, wenn die Grundlagen dafür nicht gelegt sind.

Ein weiteres Ergebnis der Arbeit ist die Herausarbeitung der Bedeutung kleinster Bestandteile der Interaktion, die ohne eine rekonstruktive und sequenzielle Betrachtungsweise nicht möglich gewesen wäre. Sowohl kleinste verbale Bestandteile als auch einzelne Gesten oder ein Lächeln an einer bestimmten Stelle können den Verlauf der gesamten Interaktion stark verändern. Beide Beteiligte sollten sich dessen bewusst sein, auch wenn in der Handlungssituation selber dies nicht immer möglich ist. Besteht aber grundsätzlich bei den Interaktionspartnern ein Bewusstsein darüber, so ist zumindest die Grundlage für eine (selbstkritische) Analyse bestimmter – vielleicht als misslungen erlebter – Situationen gelegt. Gerade die Patientinnen und Patienten müssen erkennen, dass auch sie in jeder einzelnen Sequenz Einfluss auf den Verlauf der Konsultation nehmen können. Sie sind dem ärztlichen Handeln nicht in dem Maß ›ausgeliefert‹, wie dies häufig empfunden wird. Dabei ist nicht einmal der große Widerspruch nötig, manchmal reicht es beispielsweise schon, an der richtigen Stelle eben nicht zu nicken, um die gewünschte Frage des Arztes zu provozieren.

Durch die Aufweichung der Rollen wäre eine solche taktische Spielerei jedoch ebenfalls nicht mehr notwendig, sitzen sich doch dann zwei Personen gegenüber, die die eigenen Stärken und Schwächen kennen und die des Gegenübers anerkennen. So kann es zu einer offenen Gesprächsführung kommen, in deren Verlauf beide Beteiligte Zufriedenheit erlangen und die sich damit vorteilhaft auf Krankheitsverlauf oder Heilung auswirkt.

Eine Öffnung für das Mensch-Sein und das Handeln als Mensch, wie sie mit der vorliegenden Arbeit für die Ärzte –, aber auch Patientenschaft geschehen kann, erscheint für das vielzitierte ›health outcome‹ meines Erachtens damit sehr hilfreich. Gern möchte ich deshalb Ärztinnen und Ärzte motivieren, an sich selber die Frage zu richten, wie sich ihre Profession in ihre Biographie eingefügt hat und einfügt. Dies zu erreichen, wäre ein Erfolg meiner Arbeit, und sie hätte sich damit für mich gelohnt.

Abbildungsverzeichnis

Abbildung 1: Vorgehen bei einer theoretischen Stichprobe 51

Abbildung 2: Einrichtung des Konsultationsraumes Fink (Ist-Zustand) 137

Abbildung 3: Einrichtung des Konsultationsraumes Fink (Alternative 1) 138

Abbildung 4: Einrichtung des Konsultationsraumes Fink (Alternative 2) 139

Abbildung 5: Einrichtung des Konsultationsraumes Dr. Sperber (Ist-Zustand) 259

Abbildung 6: Einrichtung des Konsultationsraumes Dr. Sperber (Alternativen 1 und 2) 260

Abbildung 7: Einrichtung des Konsultationsraumes Dr. Zeisig (Ist-Zustand) 356

Abbildung 8: Einrichtung des Konsultationsraumes Dr. Zeisig (Alternativen 1 und 2) 358

Literatur

Abholz, Heinz-Harald (1994), »Hausärztliche Versorgung«, in: Michael M. Kochen (Hg.), *Allgemeinmedizin*, Stuttgart, S. 45–58.
Abholz, Heinz-Harald, Kochen, Michael M. (2006), »Definition der Allgemeinmedizin«, in: Michael M. Kochen (Hg.), *Allgemeinmedizin und Familienmedizin*, Stuttgart, S. 502–506.
Adam, Heinrich (1996), »Die Geschichte von der Rasse mit den Schlappohren«, in: Ottomar Bahrs, Wolfram Fischer-Rosenthal, Joachim Szecsenyi (Hrsg.), *Vom Ablichten zum Im-Bilde-Sein*, Würzburg, S. 183–186.
Alberti, Michael (2006), *Die Verfolgung und Vernichtung der Juden im Reichsgau Wartheland 1939–1945*, Wiesbaden.
Alheit, Peter, Hanses, Andreas (2004), »Institution und Biografie: Zur Selbstreflexivität personenbezogener Dienstleistungen«, in: Andreas Hanses (Hg.), *Biografie und soziale Arbeit. Institutionelle und biografische Konstruktion von Wirklichkeit*, Baltmannsweiler, S. 8–28.
Aly, Götz (2008), *Unser Kampf. 1968 – ein irritierender Blick zurück*, Bonn.
Angermann, Norbert (1990), *Die baltischen Länder. Ein historischer Überblick*, Lüneburg.
Antonovsky, Aaron (1997), *Salutogenese. Zur Entmystifizierung der Gesundheit*, Tübingen.
Apitzsch, Ursula (2003), »Biographieforschung«, in: Barbara Orth, Thomas Schwietring, Johannes Weiß (Hrsg.), *Soziologische Forschung: Stand und Perspektiven*, Opladen, S. 95–110.
Approbationsordnung für Ärzte (2002), online: http://www.uni-jena.de/data/unijena_/einrichtungen/dez1/ordnungen/fak10/med11.pdf, Download: 1.8.2008.
Arborelius, Elisabeth, Bremberg, Sven (1992), »What can doctors do to achieve a successful consultation? Videotaped interviews analysed by the ‹consultation map› method«, in: *Family Practice*, March 9(1), S. 61–66.
Arborelius, Elisabeth, Timpka, Toomas, Nyce, James M. (1992), »Patients comment on video-recorded consultations - the ‹good› GP and the ‹bad›«, in: *Scandinavian Journal of Social Medicine*, December 20(4), S. 213–216.
Atkinson, Paul, Heath, Christian (1981), *Medical Work: Realities and Routines*, Farnborough.

Bundesärztekammer (2008a), *Struktur der Ärzteschaft*, Abbildung aus der Ärztestatistik der Bundesärztekammer zum 31.12.2007, online: http://www.bundesaerztekammer.de/downloads/Stat07Abb1.pdf, Download: 30.07.08.
- (2008b), *Ärztestatistik der Bundesärztekammer zum 31.12.2007, Auswertung der statistischen Zahlen*, online: http://www.bundesaerztekammer.de/page.asp?his=0.3.6097, letzter Zugriff: 30.07.2008.
Bahrs, Ottomar (1996), »Text und Kontext im ärztlichen Qualitätszirkel«, in: Ottomar Bahrs, Wolfram Fischer-Rosenthal, Joachim Szecsenyi (Hrsg.), *Vom Ablichten zum Im-Bilde-Sein*, Würzburg, S. 95–108.
Bahrs, Ottomar, Szecsenyi, Joachim (1993), »Patientensignale - Arztreaktionen. Analyse von Beratungsgesprächen in Allgemeinpraxen«, in: Petra Löning, Jochen Rehbein (Hrsg.), *Arzt-Patienten-Kommunikation. Analysen zu inter-disziplinären Problemen des medizinischen Diskurses*, Berlin, S. 1–26.
Bahrs, Ottomar, Fischer-Rosenthal, Wolfram, Szecsenyi, Joachim (Hrsg.) (1996), *Vom Ablichten zum Im-Bilde-Sein*, Würzburg.
Bahrs, Ottomar, Köhle, Michael, Wüstenfeld, Georg-Bernhard (1990), »Der Erstkontakt in der Allgemeinpraxis. Die Beziehung zwischen Hausarzt und Patient als psychosoziale Interaktion«, in: Herbert Neubig (Hg.), *Die Balint-Gruppe in Klinik und Praxis*, Bd. 5, Berlin, S. 181–202.
Bahrs, Ottomar, Heim, Susanne, Kalitzkus, Vera, Matthiessen, Peter F., Meister, Peter, Müller, Hermann (2007), »Salutogenetische Orientierung in der hausärztlichen Praxis: Qualitätszirkel als Fortbildungs- und Forschungsinstrument«, *Balint*, 8, S. 9–15.
Bajohr, Frank (2003), »*Unser Hotel ist judenfrei*«, Frankfurt a.M.
Baker, Richard (1990), »Development of a questionnaire to assess patients satisfaction with consultations in general practice«, *British Journal of General Practice*, 40, S. 487–490.
Balint, Michael (1957), *Der Arzt, sein Patient und die Krankheit*, Stuttgart.
- (1975), »Forschung in der Psychotherapie«, in: Enid Balint, J.S. Norell (Hrsg.): *Fünf Minuten pro Patient*, Frankfurt a.M., S. 35–37.
- (Hg.) (2004), *Schriften zur Psychoanalyse II*, Gießen.
Barry, Christine A., Bradley, Colin P., Britten, Nicky, Stevenson, Fiona A., Barber, Nick (2000), »Patients' unvoiced agendas in general practice consultations: qualitative study«, *British Medical Journal*, May 6, 320(7244), S. 1246–1250.
Barry, Christine A., Stevenson, Fiona A., Britten, Nicky, Barber, Nick, Bradley, Colin P. (2001), »Giving voice to the lifeworld. More humane, more effective medical care? A qualitative study of doctor-patient communication in general practice«, *Social Science & Medicine*, August, 53(4), S. 487–505.
Bauer, Axel W. (2001), »Das Trilemma der Medizin zwischen Wissenschaftlichkeit, Kostendämpfung und Kundendienst«, in: Dietrich von Engelhard, Volker von Loewenich, Alfred Simon (Hrsg.), *Die Heilberufe auf der Suche nach ihrer Identität*, Jahrestagung der Akademie für Ethik in der Medizin e.V. Frankfurt 2000, Münster, S. 94–106.

Beck, Ulrich (1986), *Risikogesellschaft*, Frankfurt a.M.

Bell, Daniel (1975), *Die nachindustrielle Gesellschaft*, Frankfurt a.M.

Benson, John, Britten, Nicky (2006): »What effects do patients feel from their antihypertensive tablets and how do they react to them? Qualitative analysis of interviews with patients«, *Family Practice*, 23, S. 80–87.

Berger, Allan S. (2002), »Arrogance among physicians«, *Journal of the Association of American Medical Colleges*, 77, S. 145–147.

Berger, Peter L., Kellner, Hansfried (1965), »Die Ehe und die Konstruktion der Wirklichkeit. Eine Abhandlung zur Mikrosoziologie des Wissens«, *Soziale Welt*, Jg. 16, S. 220–235.

Berger, Peter L., Luckmann, Thomas (1972), *Die gesellschaftliche Konstruktion der Wirklichkeit*, Frankfurt a.M.

Bergmann, Jörg R. (1985), »Flüchtigkeit und methodische Fixierung sozialer Wirklichkeit«, *Soziale Welt*, Sonderband 3, S. 299–320.

- (2000), »Ethnomethodologie«, in: Uwe Flick, Ernst von Kardoff, Ines Steinke (Hrsg.): *Qualitative Forschung. Ein Handbuch*, Reinbek, S. 118–135.

Bergner, Thomas M. H. (2006), *Burnout bei Ärzten. Arztsein zwischen Lebensaufgabe und Lebens-Aufgabe*, Stuttgart.

Bernhard, Patrick (2005), *Zivildienst zwischen Reform und Revolte. Eine bundesdeutsche Institution im gesellschaftlichen Wandel*, München.

Bertakis, Klea D., Robbins, John A., Callahan, Edward J., Helms, Jay, Azari, Rahman (1999), »Physician practice style patterns with established patients: determinants and differences between family practice and general internal medicine residents«, *Family Medicine*, 31(3), S. 187–194.

Besier, Gerhard (2001), *Die Kirchen und das Dritte Reich. Bd. 3: Spaltungen und Abwehrkämpfe 1934–1937*, Berlin.

Blum, Karl (2006), »Krankenhausversorgung«, in: Klaus Hurrelmann, Ulrich Laaser, Oliver Razum (Hrsg.): *Handbuch Gesundheitswissenschaften*, Weinheim, S. 901–924.

Blumer, Herbert (1969), *Symbolic interactionism. Perspective and method*, Englewood Cliffs.

- (2004), »Der methodologische Standort des symbolischen Interaktionismus«, in: Jörg Strübing, Bernt Schnettler (Hrsg.), *Methodologie interpretativer Sozialforschung. Klassische Grundlagentexte*, Konstanz, S. 321–385.

Boszormenyi-Nagy, Ivan, Spark, Geraldine M. (1981), *Unsichtbare Bindungen: Die Dynamik familiärer Systeme*, Stuttgart.

Bourdieu, Pierre (1976), *Entwurf einer Theorie der Praxis auf der ethnologischen Grundlage der kabylischen Gesellschaft*, 1. Aufl., Frankfurt a. M.

- (1983), »Ökonomisches Kapital - Kulturelles Kapital - Soziales Kapital«, in: ders. (1992), *Die verborgenen Mechanismen der Macht, Schriften zur Politik und Kultur. Band 1*, Hrsg. von Margareta Steinrücke. Hamburg, S. 49–79.

- (1985), *Sozialer Raum und »Klassen«. Leçon sur la leçon. 2 Vorlesungen*, 1. Aufl., Frankfurt a. M.

- (1987), *Die feinen Unterschiede. Kritik der gesellschaftlichen Urteilskraft*, 1. Aufl., Frankfurt a.M.
- (1993), *Sozialer Sinn. Kritik der theoretischen Vernunft*, 1. Aufl., Frankfurt a. M.
- (2001), *Meditationen. Zur Kritik der scholastischen Vernunft*, 1. Aufl., Frankfurt a. M.

Brand, Helmut, Schmacke, Norbert (1998), »Der öffentliche Gesundheitsdienst«, in: Friedrich Wilhelm Schwartz, Bernhard Badura, Theodor Abelin, Reiner Leidl, Heiner Raspe, Johannes Siegrist (Hrsg.): *Das Public Health Buch*, München, S. 259–268.

Breckenkamp, Jürgen, Laaser Ulrich (2001), »Soziale Ungleichkeit und Herz-Kreislauferkrankungen«, in: Andreas Mielck, Kim Bloomfield (Hrsg.), *Sozialepidemiologie: Eine Einführung in die Grundlagen, Ergebnisse und Umsetzungsmöglichkeiten*, München, S. 117–127.

Brink-Muinen, Atie van den, Bensing, Jozien M., Verhaak, Peter F.M. (1999), *The Eurocommunication Study*, Nieuwegein.

Britten, Nicky, Stevenson, Fiona A., Barry, Christine, Barber, Nick, Bradley, Colin P. (2000), »Misunderstandings in prescribing decisions in general practice: qualitative study«, *British Medical Journal*, 320, S. 484–488.

Bröll, Claudia (2005), *Deutsche Ärzte in England. Der Dienst am englischen Patienten*, online: http://www.aerzteblatt.de/v4/foren/beitrag.asp?id=60139, letzter Zugriff: 11.02.2008.

Bührig, Kristin (1996), *Reformulierende Handlungen. Zur Analyse sprachlicher Adaptierungsprozesse in institutioneller Kommunikation*, Tübingen.

Butler, N.M., Campion, Peter D., Cox, A.D. (1992), »Exploration of Doctor and Patient Agendas in general Practice consultations«, *Social Science and Medicine*, 35, S. 1145–1155.

Calnan, Michael, Wainwright, David (2002), »Is general practice stressful?«, *European Journal of General Practice*, 8, S. 5–8.

Cierpka, Manfred (Hg.) (2003), *Handbuch der Familiendiagnostik*, Berlin.

Cottret, Bernard (1998), *Calvin. Eine Biographie*, Stuttgart.

Cramer, Phebe (2006), *Protecting the self: defense mechanisms in action*, New York.

Daghio, Monica M., Ciardullo, Anna V., Cadioli, Tiziano, Delvecchio, Carlo, Menna, A., Voci, Claudio, Guidetti, P., Magrini, Nicola, Liberati, A. (2003), »GP's satisfaction with the doctor-patient encounter: findings from a community-based survey«, *Family Practice*, 20, S. 283–288.

Dausien, Bettina (1994), »Biographieforschung als ›Königinnenweg?‹ Über-legungen zur Relevanz biographischer Ansätze in der Frauenforschung«, in: Angelika Diezinger, Hedwig Kitzer, Ingrid Anker (Hrsg.), *Erfahrung mit Methode. Wege sozialwissenschaftlicher Frauenforschung*, Freiburg, S. 129–153.

Denzin, Norman K. (1978), *The Research Act*, Chicago.

- (2000), »Symbolischer Interaktionismus«, in: Uwe Flick, Ernst von Kardoff, Ines Steinke (Hrsg.), *Qualitative Forschung. Ein Handbuch*, Reinbek, S. 136–150.

Deppermann, Arnulf, Lucius-Hoene, Gabriele (2005), »Trauma erzählen - kommunikative, sprachliche und stimmliche Verfahren der Darstellung traumatischer Erlebnisse, *Psychotherapie und Sozialwissenschaft*, 7, S. 35–73.

Deutsches Historisches Museum Berlin (2008a), *Die Bekennende Kirche 1933–1939*, online: http://www.dhm.de/lemo/html/nazi/innenpolitik/bekennende, letzter Zugriff: 28.04.2008.

Deutsches Historisches Museum Berlin (2008b), *Stuttgarter Schuldbekenntnis*, online: http://www.dhm.de/lemo/html/dokumente/Nachkriegsjahre_erklaerung StuttgarterSchuldbekenntnis/index.html, letzter Zugriff 28.04.2008.

Deveugele, Myriam, Derese, Anselm, v. d. Brink-Muinen, Atie, Bensing, Jozien, De Maeseneer, Jan (2002), »Consultation length in general practice: cross sectional study in six European countries«, *British Medical Journal*, 325, S. 472–477.

DeVoe, Jennifer, Fryer jr., George E., Hargraves, J. L., Phillips, R. L., Green, Larry A. (2002), »Does career dissatisfaction affect the ability of family physicians to deliver high-quality patient care?«, *Journal of Family Practice*, 51, S. 223–228.

Dörner, Klaus (1975), *Diagnosen in der Psychiatrie*, Frankfurt a.M.

- (2001), *Der gute Arzt. Lehrbuch der ärztlichen Grundhaltung*, Stuttgart.

Duden (1989), *Das Herkunftswörterbuch. Etymologie der deutschen Sprache*, Band 7, Mannheim.

Ehlich, Konrad, Koerfer, Armin, Redder, Angelika, Weingarten, Rüdiger (1990), *Medizinische und therapeutische Kommunikation. Diskursanalytische Untersuchungen*, Opladen.

Elias, Norbert (1990), »Zur Theorie von Etablierten-Außenseiter-Beziehungen«, in: ders., John L. Scotson, *Etablierte und Außenseiter*, Frankfurt a.M., S. 7–56.

- (1996), *Was ist Soziologie*, Weinheim und München.

Elias, Norbert, Scotson, John L. (1990), *Etablierte und Außenseiter*, Frankfurt a.M.

Ende, Jack, Kazis, Lewis, Ash, Arlene, Moskowitz, Mark A. (1989) »Measuring patients' desire for autonomy: decision making and information-seeking preferences among medical patients«, *Journal of General Internal Medicine*, 4 (1), S. 23–30.

Engelhardt, Hans D., Simeth, Angelika, Stark, Wolfgang (1995), *Was Selbsthilfe leistet. Ökonomische Wirkungen und sozialpolitische Bewertungen*, Freiburg.

Fann, Kuang T. (1970), *Peirces Theory of Abduction*, Den Haag.

Ferenczi, Sándor (1932), »Sprachverwirrung zwischen den Erwachsenen und dem Kind«, in: Michael Balint (Hg.) (2004), *Schriften zur Psychoanalyse II*, Gießen, S. 303–313.

Fesenfeld, Anke (2006), *Brustverlust - Zum Leib-Erleben von Frauen nach einer Brustamputation*, Marburg.

Fiedler, Peter (2001), *Dissoziative Störungen und Konversion: Trauma und Trauma-behandlung*, Weinheim.

Filaretow, Bastian (1990), *Kontinuität und Wandel: Zur Integration der Deutsch-Balten in die Gesellschaft der BRD*, Baden-Baden.

Fischer, Thomas, Simmenroth-Nayda, Anne, Hermann-Lingen, Christoph, Wetzel, D., Chenot, Jean-Francois, Kleiber, Christina, Staats, Hermann, Kochen, Michael M. (2003), »Medizinische Basisfähigkeiten - ein Unterrichtskonzept im Rahmen der neuen Approbationsordnung«, *Zeitschrift für Allgemeinmedizin*, 79, S. 432–36.

Fischer, Thomas, Chenot, Jean-Francois, Kleiber, Christina, Kochen, Michael M., Simmenroth-Nayda, Anne, Staats, Hermann, Herrmann-Lingen, Christoph (2005), »Kurs ›ärztliche Basisfähigkeiten‹ - Evaluation eines primärärztlich orientierten Unterrichtskonzepts im Rahmen der neuen Approbations-ordnung«, *GMS Zeitschrift für Medizinische Ausbildung*, 22 (3), Doc59.

Fischer, Wolfram (1978), »Struktur und Funktion erzählter Lebensgeschichten«, in: Martin Kohli (Hg.), *Soziologie des Lebenslaufs*, Darmstadt, S. 311–336.

Fischer-Rosenthal, Wolfram (1995): »Schweigen – Rechtfertigen – Umschreiben. Biographische Arbeit im Umgang mit deutschen Vergangenheiten«, in: ders., Peter Alheit (Hrsg.), *Biographien in Deutschland*, Opladen, S. 43–86.

– (1996): »Medizinische Diagnose als offene praktische Beschreibung«, in: Ottomar Bahrs, Wolfram Fischer-Rosenthal, Joachim Szecsenyi (Hrsg.), *Vom Ablichten zum Im-Bilde-Sein*, Würzburg, S. 27–54.

Fischer-Rosenthal, Wolfram, Rosenthal, Gabriele (1997), »Warum Biographieanalyse und wie man sie macht«, *Zeitschrift für Sozialisationsforschung und Erziehungssoziologie*, 17, Heft 4, S. 405–427.

Fisher, Shirley (1986), *Stress and Strategy*, London.

Flick, Uwe (1992), »Triangulation Revisited – Strategy of or Alternative to Validation of Qualitative Data«, *Journal for the Theory of Social Behavior*, 22, S. 175–197.

Flick, Uwe, von Kardoff, Ernst, Steinke, Ines (2000), »Was ist qualitative Forschung?«, in: dies. (Hrsg.), *Qualitative Forschung. Ein Handbuch*, Reinbek, S. 13–29.

– (Hrsg.) (2000), *Qualitative Forschung. Ein Handbuch*, Reinbek.

Flintrop, Jens (2006), »Insolvenzen: Immer mehr Praxen betroffen«, *Deutsches Ärzteblatt*, 103(10), A-637.

Flocke, Susan A., Miller, William L., Crabtree, Benjamin F. (2002), »Relationships between physician practice style, patient satisfaction, and attributes of primary care«, *Journal of Family Practice*, 51, S. 835–840.

Foucault, Michel (1976), *Die Geburt der Klinik. Eine Archäologie des ärztlichen Blicks*, Frankfurt a.M.

Freidson, Eliot (1979), *Der Ärztestand*, Stuttgart.

– (2001), *Professionalism - The Third Logic: On the Practice of Knowledge*, Chicago.

Freud, Anna (1984), *Das Ich und die Abwehrmechanismen*, Frankfurt a.M.

Fröhmel, Andrea, Burger, Walter, Ortwein, Heiderose (2007), »Einbindung von Simulationspatienten in das Studium der Humanmedizin in Deutschland«, *Deutsche medizinische Wochenschrift*, 132.11, S. 549–554.

Frommer, Jörg (Hrsg.) (2006), »Biographieforschung in der Psychosomatischen Medizin«, *Psychotherapie und Sozialwissenschaft*, 1.

Garfinkel, Harold (1967), *Studies in ethnomethodology*, Englewood Cliffs.

Geisler, Linus S. (1995), *Arzt und Patient – Begegnungen im Gespräch*, Frankfurt a.M.

- (2002): »Arzt-Patient-Beziehung im Wandel – Stärkung des dialogischen Prinzips«, in: Deutscher Bundestag, *Schlussbericht der Enquete-Kommission »Recht und Ethik der modernen Medizin«*, Drucksache 14/9020.
Gerlach, Wolfgang (1993), *Als die Zeugen schwiegen. Bekennende Kirche und die Juden*, Berlin.
Gesundheitsberichterstattung des Bundes (2008), *Ad-Hoc-Tabelle zum Krankenstand 2007*, online: http://www.gbe-bund.de, letzter Zugriff: 20.02.2008.
Gildemeister, Regine (1989), *Institutionalisierung psychosozialer Versorgung*, Wiesbaden.
Glaser, Barney, Strauss, Anselm (1967), *The Discovery of Grounded Theory*, Aldine.
Goerke, Heinz (2000), *Arzt und Heilkunde: Vom Asklepiospriester zum Klinikarzt: 3000 Jahre Medizin*, Rheda-Wiedenbrück.
Goffman, Erving (2007), *Wir alle spielen Theater. Die Selbstdarstellung im Alltag*, Ungekürzte Taschenbuchausgabe, 5. Auflage, München.
Goldberg, Paul E. (2000), »The Physician-Patient Relationship. Three psychodynamic concepts that can be applied to primary care«, *Archives of Family Medicine*, 9, S. 1164–1168.
Gostomzyk, Johannes G. (2006), »Versorgungsleistungen des öffentlichen Gesundheitsdienstes«, in: Klaus Hurrelmann, Ulrich Laaser, Oliver Razum (Hrsg.), *Handbuch Gesundheitswissenschaften*, Weinheim, S. 925–944.
Gothe, Holger, Köster, Ann-Dorothee, Storz, Philipp, Nolting, Hans-Dieter, Häussler, Bertram (2007), »Arbeits- und Berufszufriedenheit von Ärzten: Eine Übersicht der internationalen Literatur«, *Deutsches Ärzteblatt*, 104(20). (Online: http://www.aerzteblatt.de/v4/archiv/pdf.asp?id=55714, letzter Zugriff: 01.08.2008).
Greiffenhagen, Martin (Hg.) (1982), *Pfarrerskinder*, Stuttgart.
Grunow, Dieter (2006), »Selbsthilfe«, in: Klaus Hurrelmann, Ulrich Laaser, Oliver Razum (Hrsg.), *Handbuch Gesundheitswissenschaften*, Weinheim, S. 1053–1078.
Gurwitsch, Aron (1975), *Das Bewusstseinsfeld*, Berlin.
Haas, Leonard J., Leiser, Jennifer P., Magill, Michael K., Sanyer, Osman N. (2005), »Management of the Difficult Patient«, *American Family Physician*, 72, S. 2063–2068.
Häfner, Steffen (Hg.) (2006), *Die Balintgruppe. Praktische Anleitung für Teilnehmer*, Köln.
Hammerstein, Katrin (2007), »Deutsche Geschichtsbilder vom National-sozialismus«, *Aus Politik und Zeitgeschichte* (APuZ 03).
- (2008), »Wider den ›Muff von 1000 Jahren‹. Die 68er Bewegung und der Nationalsozialismus«, in: Andreas Schwab, Beate Schappach, Manuel Gogos (Hrsg.), *Die 68er. Kurzer Sommer – lange Wirkung*, Katalog zur Ausstellung im Historischen Museum Frankfurt am Main, 1. Mai–31. August 2008, Essen, S. 124–130.
Harré, Rom (1992), »The Discursive Creation of Human Psychology«, *Symbolic Interaction*, 15, S. 515–527.

Hays, Richard B. (1990), »Assessment of general practice consultations: content validity of a rating scale«, *Medical Education*, 24, S. 110–116.

Heinzel-Gutenbrunner, Monika (2001), »Einkommen, Einkommensarmut und Gesundheit«, in: Andreas Mielck, Kim Bloomfield (Hrsg.), *Sozial-Epidemiologie: Eine Einführung in die Grundlagen, Ergebnisse und Umsetzungsmöglichkeiten*, München, S. 39–49.

Heisig, Ulrich (2005), »Professionalismus als Organisationsform und Strategie von Arbeit«, in: Michaela Pfadenhauer (Hg.), *Professionelles Handeln*, Wiesbaden, S. 27–53.

Heritage, John C., Maynard, Douglas W. (2006), *Communication in Medical Care: Interaction between Primary Care Physicians and Patients*, New York.

Herman, Judith Lewis (1994), *Die Narben der Gewalt: Traumatische Erfahrungen verstehen und überwinden*, München.

Hermanns, Harry (1995), »Narratives Interview«, in: Uwe Flick, Ernst von Kardorff, Heiner Keupp, Lutz von Rosenstiel, Stephan Wolff (Hrsg.), *Handbuch qualitative Sozialforschung. Grundlagen, Konzepte, Methoden und Anwendungen*, 2. Auflage, Weinheim, S. 182–185.

Hildenbrand, Bruno (1995), »Fallrekonstruktive Forschung«, in: Uwe Flick, Ernst von Kardorff, Heiner Keupp, Lutz von Rosenstiel, Stephan Wolff (Hrsg.), *Handbuch qualitative Sozialforschung. Grundlagen, Konzepte, Methoden und Anwendungen*, 2. Auflage, Weinheim, S. 256–259.

– (1999), *Fallrekonstruktive Familienforschung. Anleitung für die Praxis*, Opladen.

– (2000), »Pragmatismus und Symbolischer Interaktionismus als theoretische Grundlagen von Strauss Methodologie«, in: Uwe Flick, Ernst von Kardorff, Ines Steinke (Hrsg.), *Qualitative Forschung. Ein Handbuch*, Reinbek, S. 32–42.

Himmel, Wolfgang, Rönsberg, Wolfgang (2006), »Arzt-Patienten-Beziehung in der Allgemeinpraxis«, in: Michael M. Kochen (Hg.), *Allgemeinmedizin und Familienmedizin*, Stuttgart, S. 548–559.

Hitzler, Ronald, Eberle, Thomas S. (2000), »Phänomenologische Lebensweltanalyse«, in: Uwe Flick, Ernst von Kardoff, Ines Steinke (Hrsg.), *Qualitative Forschung. Ein Handbuch*, Reinbek, S. 109–118.

Hoffmann-Riem, Christa (1980), »Die Sozialforschung einer interpretativen Soziologie. Der Datengewinn«, *Kölner Zeitschrift für Soziologie und Sozialpsychologie*, 32, S. 339–372.

– (1994), *Elementare Phänomene der Lebenssituation*, Weinheim.

HRK (Hochschulrektorenkonferenz) (2008), *Geschichtlicher Überblick über die Einführung des BAFöG*, online: http://www.hrk.de/de/hrk_auf_einen_blick/103_224.php, letzter Zugriff: 13.01.2008.

Hurrelmann, Klaus (2003), *Gesundheitssoziologie*, Weinheim.

Hurrelmann, Klaus, Laaser, Ulrich, Razum, Oliver (Hrsg.) (2006), *Handbuch Gesundheitswissenschaften*, Weinheim.

Husserl, Edmund (1976), *Ideen zu einer reinen Phänomenologie und Phänomenologischen Philosophie. Gesammelte Werke (III 1)*, herausgegeben von Karl Schuhmann, Den Haag.

Husserl, Edmund, Vongehr, Thomas, Giuliani, Regula (2004), *Wahrnehmung und Aufmerksamkeit: Texte aus dem Nachlass (1893–1912)*, Berlin.

Igelarzt.de (2008), *Rechtliche Grundlagen Gemeinschaftspraxis / Praxisgemeinschaft*, online: www.igelarzt.de/01/0101/meld355.html, letzter Zugriff: 01.08.2008.

Kinder, Hermann, Hilgermann, Werner (1986), *dtv-Atlas zur Weltgeschichte. Band 2. Von der Französischen Revolution bis zur Gegenwart*, München.

Klausch, Hans-Peter (1987), *Die Geschichte der Bewährungsbataillone 999 unter besonderer Berücksichtigung des antifaschistischen Widerstandes*, Köln.

Klein-Lange, Matthias (1998), »Krankenversorgung«, in: Friedrich Wilhelm Schwartz, Bernhard Badura, Theodor Abelin, Reiner Leidl, Heiner Raspe, Johannes Siegrist (Hrsg.), *Das Public Health Buch*, München, S. 214–244.

Kloiber, Otmar (2001), »Der Patient als Kunde – Der Arzt als Dienstleister. Beitrag zur öffentlichen Dialogveranstaltung der Enquete-Kommission ›Recht und Ethik der modernen Medizin‹ in Jena am 02. Juli 2001.«, online: http://www.bundestag.de/gremien/medi/medi_oef5_1.html, letzter Zugriff: 12.05.2005.

Knoblauch, Hubert (2004), »Die Video-Interaktions-Analyse«, *sozialersinn*, 1, S. 123–138.

Knoblauch, Hubert, Schnettler, Bernt, Raab, Jürgen (2006), »Video Analysis. Methodological Aspects of Interpretative Audiovisual Analysis in Social Research«, in: Hubert Knoblauch, Bernt Schnettler, Jürgen Raab, Hans-Georg Soeffner (Hrsg.), *Video Analysis: Methodology and Methods*, Frankfurt a.M., S. 9–28.

Kochen, Michael M. (2006), *Allgemeinmedizin und Familienmedizin*, Stuttgart.

Köhle, Karl, Raspe, Hans-Heinrich (1982), *Das Gespräch während der ärztlichen Visite. Empirische Untersuchungen*, Wien.

Koerfer, Armin, Köhle, Karl, Obliers, Rainer (2000), »Narrative in der Arzt-Patient-Kommunikation«, *Psychotherapie und Sozialwissenschaft*, 2, S. 87–116.

Koerfer, Armin, Köhle, Karl, Faber, Jochen, Kaerger, Hanna, Obliers, Rainer (1996), »Zwischen Verhören und Zuhören – Gesprächsreflexionen und Rollenspiele zur Arzt-Patient-Kommunikation im medizinpsychologischen Unterricht«, in: Ottomar Bahrs, Wolfram Fischer-Rosenthal, Joachim Szecsenyi (Hrsg.), *Vom Ablichten zum Im-Bilde-Sein*, Würzburg. S. 109–132.

Köttig, Michaela (2005), »Triangulation von Fallrekonstruktionen: Biographie- und Interaktionsanalyse«, in: Bettina Völter, Bettina Dausien, Helma Lutz, Gabriele Rosenthal (Hrsg.), *Biographieforschung im Diskurs*, Wiesbaden, S. 65–83.

Köttig, Michaela, Rosenthal, Gabriele (2006), »Können sozial benachteiligte und problembelastete Jugendliche ihre Lebensgeschichte erzählen? Anleitungen zu einer konsequenten und sensiblen narrativen Gesprächsführung«, in: Gabriele Rosenthal, Michaela Köttig, Nicole Witte und Anne Blezinger, *Biographisch-nar-*

rative Gespräche mit Jugendlichen. Chancen für das Selbst- und Fremdverstehen, Opladen, S. 189–221.

Konitzer, Martin (2005), »Narrative Based Medicine. Wiedereinführung des Subjekts in die Medizin?«, *sozialersinn*, 1, S. 111–129.

Krones, Tanja (2001), »Nationalität, Migration und Gesundheitszustand«, in: Andreas Mielck, Kim Bloomfield (Hrsg.), *Sozial-Epidemiologie: Eine Einführung in die Grundlagen, Ergebnisse und Umsetzungsmöglichkeiten*, München, S. 95–106.

Kurtz, Suzanne M., Silverman, Jonathan, Draper, Juliet (2005), *Teaching and Learning Communication Skills in Medicine*, Oxford.

Kurtz, Thomas (2002), *Berufssoziologie*, Bielefeld.

KVN (Kassenärztliche Vereinigung Niedersachsen) (2005), *Wegweiser für gesetzlich krankenversicherte Patientinnen und Patienten. Die private Inanspruchnahme individueller Gesundheitsleistungen*, Hannover.

– (2009): *Bedarfsplanung für kassenärztliche Versorgung in Niedersachsen*, online: http://www.kvn.de/kvn/content/internet/kvs/hauptgeschaeftsstelle/024/home_html?idd=024&stelle=hauptgeschaeftsstelle, letzter Zugriff: 17.01.2009.

Labov, William, Waletzky, Joshua (1973), »Erzählanalyse: Mündliche Versionen persönlicher Erfahrungen«, in: Jens Ihwe (Hg.): *Literaturwissenschaft und Linguistik*, Band 2, Frankfurt a.M., S. 78–126.

Lewin, Kurt (1930/31), »Der Übergang von der aristotelischen zur galileischen Denkweise in Biologie und Psychologie«, in: ders., *Erkenntnis*, Band 1, S. 421–466, aufgenommen in die Kurt-Lewin-Werkausgabe, Band 1, Wissen-schaftstheorie, Hrsg. von Carl-Friedrich Graumann, Bern.

Loch, Ulrike, Rosenthal, Gabriele (2002), »Das narrative Interview«, in: Doris Schaeffer, Gabriele Müller-Mundt (Hrsg.), *Qualitative Gesundheits- und Pflegeforschung*, Bern, S. 221–233.

Löning, Petra (1993), »Psychische Betreuung als kommunikatives Problem. Elizitierte Schilderung des Befindens und ›ärztliches Zuhören‹ in der onkologischen Facharztpraxis«, in: Petra Löning, Jochen Rehbein (Hrsg.), *Arzt-Patienten-Kommunikation. Analysen zu interdisziplinären Problemen des medizinischen Diskurses*, Berlin, S. 191–250.

Löning, Petra, Rehbein, Jochen (Hrsg.) (1993), *Arzt-Patienten-Kommunikation. Analysen zu interdisziplinären Problemen des medizinischen Diskurses*, Berlin.

Longhurst, Mark (1988), »Physician self-awareness: the neglected insight«, *Canadian Medical Association Journal*, 139, S. 121–124.

Lucius-Hoene, Gabriele (1998), »Erzählen von Krankheit und Behinderung«, *Psychotherapie, Psychosomatik, Medizinische Psychologie*, 48, S. 108–113.

– (2002), »Narrative Bewältigung von Krankheit und Coping-Forschung«, *Psychotherapie und Sozialwissenschaft*, 4 (3), S. 166–203.

Lucius-Hoene, Gabriele, Deppermann, Arnulf (2002), *Rekonstruktion narrativer Identität*, Opladen.

Luckmann, Thomas (2006), »Some Remarks on Scores in Multimodal Sequential Analysis«, in: Hubert Knoblauch, Bernt Schnettler, Jürgen Raab, Hans-Georg

Soeffner (Hrsg.), *Video Analysis: Methodology and Methods*, Frankfurt a.M., S. 29–34.
Lutherbibel (1972), *Die Bibel oder die ganze Heilige Schrift des alten und neuen Testaments nach der Übersetzung Martin Luthers*, Stuttgart.
Madel, Michael (2003), »Burn-out-Syndrom: Junge Ärzte gefährdet«, *Deutsches Ärzteblatt*, 100 (43), A-2820.
Mann, Frido (1984), *Aufklärung in der Medizin. Theorie - Empirische Ergebnisse - Praktische Anleitung*, Stuttgart.
Marotzki, Winfried (2000), »Qualitative Biographieforschung«, in: Uwe Flick, Ernst von Kardoff, Ines Steinke (Hrsg.), *Qualitative Forschung. Ein Handbuch*, Reinbek, S. 175–186.
Marx, Gabriella, Witte, Nicole, Koschack, Janka (2008), »Gruppendiskussionen mit Patientinnen und Patienten: eine Methode in der Versorgungsforschung«, in: Wilhelm Kirch, Bernhard Badura, Holger Pfaff (Hrsg.), *Prävention und Versorgungsforschung - Ausgewählte Beiträge des 2. Nationalen Präventionskongresses und 6. Deutschen Kongresses für Versorgungsforschung, Dresden (24. bis 27. Oktober 2007)*, Heidelberg, S. 63–80.
Marx, Gabriella, Witte, Nicole, Kühnel, Steffen, Kochen, Michael M., Koschack, Janka (2006), »Ich nehme die Tabletten lieber nicht – Qualitative Studie zu Entscheidungsprozessen bei Patientinnen mit arterieller Hypertonie«, *Zeitschrift für Allgemeinmedizin*, 82 (Kongress Abstracts), S. 5.
Marx, Gabriella, Witte, Nicole, Simmenroth-Nayda, Anne, Kühnel, Steffen, Kochen, Michael M., Koschack, Janka (2007): »Manche Ärzte nehmen sich gar nicht die Zeit« – Zur Bedeutung der Arzt-Patient-Interaktion innerhalb der Hypertoniebehandlung. Eine qualitative Studie.«, Posterpräsentation auf dem 41. Kongress der DEGAM, *Zeitschrift für Allgemeinmedizin*.
McGrath, Alister E. (1991), *Johann Calvin. Eine Biographie*, Zürich.
McKinstry, Brian, Walker, Jeremy, Blaney, David, Heaney, David, Begg, David (2004), »Do patients and expert doctors agree on the assessment of consultation skills? A comparison of two patient consultation assessment scales with the video component of the MRCGP«, *Family Practice*, 21 (1), S. 75–80.
MDK (Medizinischer Dienst der Krankenversicherung Niedersachsen) (2008), *Koalition will alle Kassen zu Hausarztmodellen verpflichten*, online: http://www.mdk-niedersachsen.de/aktuelles_Hausarzt-Hausarztmodell-Bertelsmannstiftung-Gesundheitsreform-Sueddeutsche-Zeitung.htm, letzter Zugriff: 30.07.2008.
Mead, George Herbert (1934), *Mind, Self and Society*, Chicago.
– (1972), »Die objektive Realität von Perspektiven«, in: Walter L. Bühl (Hg.), *Verstehende Soziologie*, München, S. 100–113.
– (1976), *Philosophie der Sozialität*, Hrsg. von Hansfried Kellner, Frankfurt a.M.
– (2008), *Geist, Identität und Gesellschaft*, Frankfurt a.M.
Mechtersheimer, Alfred (Hg.) (1981), *Nachrüsten? Dokumente und Positionen zum NATO-Doppelbeschluss*, Reinbek.

Medizinrecht-Aktuell.de (2008), *Rechtliche Grundlagen Gemeinschaftspraxis / Praxisgemeinschaft,* online: http://www.facharztzentrum-aktuell.de, letzter Zu-griff: 01.08.2008.

Meier, Diane E., Back, Anthony L., Morrison, R. Sean (2001), »The inner life of physicians and care of the seriously ill«, *Journal of the American Medical Association,* 286, S. 3007–3014.

Meier, Kurt (1964), *Die Deutschen Christen,* Halle.

– (2001), *Kreuz und Hakenkreuz. Die evangelische Kirche im Dritten Reich,* München.

Menz, Florian, Nowak, Peter, Rappl, Anita, Nezhiba, Sabine (2008), »Arzt-Patient-Interaktion im deutschsprachigen Raum: Eine Online-Forschungsdatenbank (API-on©) als Basis für Metaanalysen«, *Gesprächsforschung – Online-Zeitschrift zur verbalen Interaktion,* online: www.gespraechsforschung-osz.de, 9 (2008), S. 129–163.

Micheelis, Wolfgang (2001), »Soziale Ungleichheit und Mundkrankheiten«, in: Andreas Mielck, Kim Bloomfield (Hrsg.), *Sozial-Epidemiologie: Eine Einführung in die Grundlagen, Ergebnisse und Umsetzungsmöglichkeiten,* München, S. 128–140.

Middendorff, Friedrich (1961), *Der Kirchenkampf in einer reformierten Kirche,* Göttingen.

Mielck, Andreas, Bloomfield, Kim (Hrsg.) (2001), *Sozial-Epidemiologie: Eine Einführung in die Grundlagen, Ergebnisse und Umsetzungsmöglichkeiten,* München.

Mishler, Elliot George (1985), *The Discourse of Medicine: Dialectics of Medical Interviews,* Norwood.

Neubig, Herbert (1990), *Die Balint-Gruppe in Klinik und Praxis,* Band 5, Berlin.

Niemöller, Wilhelm (1973), *Der Pfarrernotbund. Geschichte einer kämpfenden Bruderschaft,* Hamburg.

Nothdurft, Werner (1985), »Schilderung von Beschwerden in ärztlichen Sprechstundengesprächen. Die interaktive Konstitution des klinischen Sachverhalts«, in: Petra Löning, Sven Frederik Sager (Hrsg.), *Kommunikationsanalysen ärztlicher Gespräche. Ein Hamburger Workshop,* Hamburg, S. 17–38.

Obliers, Rainer, Köhle, Karl, Kaerger, Hanna, Faber, Jochen, Koerfer, Armin, Mendler, Till-Michael, Waldschmidt, Dirk Thomas (1996), »Video-Dokumentation als Instrument der Qualitätssicherung: Evaluation der Entwicklung ärztlichen Gesprächsverhaltens nach Balintgruppenteilnahme«, in: Ottomar Bahrs, Wolfram Fischer-Rosenthal, Joachim Szecsenyi (Hrsg.), *Vom Ablichten zum Im-Bilde-Sein,* Würzburg, S. 261–290.

Oevermann, Ulrich (1973), *Zur Analyse der Struktur von sozialen Deutungsmustern,* online: http://www.objektivehermeneutik.de/bib_oev.htm, Download: 02.07.2006.

– (1983), »Zur Sache. Die Bedeutung von Adornos methodologischem Selbstverständnis für die Begründung einer materialen soziologischen Strukturanalyse«, in: Ludwig von Friedeburg, Jürgen Habermas (Hrsg.): *Adorno Konferenz 1983,* Frankfurt a.M., S. 234–289.

- (2000), »Die Methode der Fallrekonstruktion in der Grundlagenforschung sowie der klinischen und pädagogischen Praxis«, in: Klaus Kraimer (Hg.), *Die Fallrekonstruktion. Sinnverstehen in der sozialwissenschaftlichen Forschung*, Frankfurt a.M., S. 58–156.

Oevermann, Ulrich, Allert, Tillman, Konau, Elisabeth, Krambeck, Jürgen (1979), »Die Methodologie einer ›objektiven Hermeneutik‹ und ihre allgemeine forschungslogische Bedeutung in den Sozialwissenschaften«, in: Hans-Georg Soeffner, *Interpretative Verfahren der Sozial- und Textwissenschaften*, Stuttgart.

Overlach, Fabian (2008), *Sprache des Schmerzens - Sprechen über Schmerzen. Eine grammatisch-semantische und gesprächsanalytische Untersuchung von Schmerzausdrücken im Deutschen*, Berlin.

Parsons, Talcott (1951), *The social system*, London.

Pasch, M. van der, Verhaak, Peter F.M. (1997), »Communication in general practice: recognition and treatment of mental illness«, *Patient Education and Counseling*, 33, S. 97–112.

Peirce, Charles Sanders (1991), *Schriften zum Pragmatismus und Pragmatizismus*, Frankfurt a.M.

Preißer, Rüdiger (1997), *Zur Reproduktion sozialer Ungleichheit durch Bildungsentscheidungen*, online: Dokument aus dem Internetservice ›Texte online‹ des Dt. Instituts für Erwachsenenbildung: http://www.die-bonn.de/esprid/dokumente/doc-1997/preisser97_01.pdf, Download: 12.04.2008.

Prolingheuer, Hans (1984), *Kleine politische Kirchengeschichte. 50 Jahre evangelischer Kirchenkampf von 1919–1969*, Köln.

Raab, Jürgen, Tänzler, Dirk (2006), »Video Hermeneutics«, in: Hubert Knoblauch, Bernt Schnettler, Jürgen Raab, Hans-Georg Soeffner (Hrsg.), *Video Analysis: Methodology and Methods*, Frankfurt a.M., S. 85–97.

Rehbein, Jochen, Löning, Petra (1995), *Sprachliche Verständigungsprozesse in der Arzt-Patienten-Kommunikation. Linguistische Untersuchung von Gesprächen in der Facharzt-Praxis*, Hamburg.

Reibnitz, Christine von, Schnabel, Peter-Ernst, Hurrelmann, Klaus (Hrsg.) (2001), *Der mündige Patient. Konzepte zur Patientenberatung und Konsumentensouveränität im Gesundheitswesen*, Weinheim.

Reich, Günter, Massing, Almuth, Cierpka, Manfred (2003), »Die Mehrgenerationenperspektive und das Genogramm«, in: Manfred Cierpka (Hg.), *Handbuch der Familiendiagnostik*, Berlin, S. 289–324.

Reichertz, Jo (2000), »Abduktion, Deduktion und Induktion«, in: Uwe Flick, Ernst von Kardoff, Ines Steinke (Hrsg.), *Qualitative Forschung. Ein Handbuch*, Reinbek, S. 276–286.

Reimer, Christian, Rüger, Ulrich (Hrsg.) (2003), *Psychodynamische Psychotherapie: Lehrbuch der tiefenpsychologisch fundierten Psychotherapieverfahren*, Berlin.

Rexheuser, Rex (1991), *Die Deutschbalten. Ein Überblick über ihre Geschichte*, Lüneburg.

Richter, Horst-Eberhard (1963), *Eltern, Kind und Neurose. Die Rolle des Kindes in der Familie / Psychoanalyse der kindlichen Rolle*, Stuttgart.

Ripke, Thomas (1996), »Das Koexistenz-Modell – Versuch einer bewussten und kontrollierten partnerschaftlichen Gesprächsführung«, in: Ottomar Bahrs, Wolfram Fischer-Rosenthal, Joachim Szecsenyi (Hrsg.), *Vom Ablichten zum Im-Bilde-Sein*, Würzburg, S. 73–82.

Robert Koch-Institut (Hrsg.) (2006), *Gesundheit in Deutschland. Gesundheitsberichterstattung des Bundes*, Berlin.

Robinson, Jeffrey D. (2001), »Closing medical encounters: two physician practices and their implications for the expression of patients' unstated concerns«, *Social Science&Medicine*, 53, S. 639–656.

Rosenthal, Gabriele (1987), *Wenn alles in Scherben fällt… Von Leben und Sinnwelt der Kriegsgeneration*, Opladen.

– (1994), »Zur Konstitution von Generationen in familienbiographischen Prozessen. Krieg, Nationalsozialismus und Genozid in Familiengeschichte und Biographie«, *Österreichische Zeitschrift für Geschichtswissenschaft*, 5 (4), S. 489–516.

– (1995), *Erlebte und erzählte Lebensgeschichte. Gestalt und Struktur biographischer Selbstbeschreibungen*, Frankfurt a.M.

– (1997a), »Zur interaktionellen Konstitution von Generationen. Generationenabfolgen in Familien von 1890 bis 1970 in Deutschland«, in: Jürgen Mansel, Gabriele Rosenthal, Angelika Tölke (Hrsg.), *Generationen-Beziehungen, Austausch und Tradierung*, Opladen, S. 57–73.

– (1997b), *Der Holocaust im Leben von drei Generationen*, Gießen.

– (2000), »Historische und familiale Generationenabfolge«, in: Martin Kohli, Marc Szydlik (Hrsg.), *Generationen in Familie und Gesellschaft*, Opladen, S. 162–178.

– (2002), »Biographische Forschung«, in: Doris Schaeffer, Gabriele Müller-Mundt (Hrsg.), *Qualitative Gesundheits- und Pflegeforschung*, Bern, S. 133–147.

– (2005a), *Interpretative Sozialforschung*, München.

– (2005b), »Die Biographie im Kontext der Familien- und Gesellschaftsgeschichte«, in: Bettina Völter, Bettina Dausien, Helma Lutz, Gabriele Rosenthal (Hrsg.), *Biographieforschung im Diskurs*, Wiesbaden, S. 46–64.

Rosenthal, Gabriele, Fischer-Rosenthal, Wolfram (2000), »Analyse narrativ-biographischer Interviews«, in: Uwe Flick, Ernst von Kardoff, Ines Steinke (Hrsg.), *Qualitative Forschung. Ein Handbuch*, Reinbek, S. 456–468.

Roter, Debra, Larson, Susan (2002), »The Roter interaction analysis system (RIAS): utility and flexibility for analysis of medical interactions«, *Patient Education and Counseling*, 46 (4), S. 243–251.

Rubin, David C. (Hg.) (1988), *Autobiographical Memory*, Cambridge.

Schaefer, Ralph I., Goos, Matthias, Goeppert, Sebastian (2000), *Online-Lehrbuch Medizinische Psychologie*, online: http://www.medpsych.uni-freiburg.de/OL/arzt-patient_lb.html, letzter Zugriff: 30.07.2008.

Schaeffer, Doris, Müller-Mundt, Gabriele (Hrsg.) (2002), *Qualitative Gesundheits- und Pflegeforschung*, Bern.

Scheibler, Fülöp, Janssen, Christian, Pfaff, Holger (2003), »Shared decision making: ein Überblicksartikel über die international Forschungsliteratur«, *Sozial- und Präventivmedizin*, 48, S. 11–24.

Schildt, Axel, Siegfried, Detlef, Lammers, Karl Christian (Hrsg.) (2000), *Dynamische Zeiten. Die 60er Jahre in den beiden deutschen Gesellschaften*, Göttingen.

Schlau, Wilfried (1995), »Zur Wanderungs- und Sozialgeschichte der baltischen Deutschen«, in: ders., *Die Deutsch-Balten*, München, S. 32–50.

Schmuhl, Hans-Walter (1987), *Rassenhygiene, Nationalsozialismus, Euthanasie: Von der Verhütung zur Vernichtung »lebensunwerten Lebens« 1890–1945*, Göttingen.

Schneider, Antonius, Korner, T., Mehring, M., Wensing, Michel, Elwyn, Glyn, Szecsenyi, Joachim (2005), »Impact of age, health locus of control and psychological co-morbidity on patients' preferences for shared decision making in general practice«, *Patient education and counseling*, May. 61(2), S. 292–298.

Scholder, Klaus (1977), *Die Kirchen und das Dritte Reich. Bd. 1: Vorgeschichte und Zeit der Illusionen, 1918–1934*, Berlin.

– (1985), *Die Kirchen und das Dritte Reich. Bd. 2: Das Jahr der Ernüchterung 1934*, Berlin.

Schütz, Alfred (1971), *Gesammelte Aufsätze. Band 1. Das Problem der sozialen Wirklichkeit*, Den Haag.

– (1972), »Der Fremde«, in: ders., *Gesammelte Aufsätze. Band 2*, Den Haag, S. 53–69.

– (1974), *Der sinnhafte Aufbau der sozialen Welt*, Wien.

Schütz, Alfred, Luckmann, Thomas (1975), *Strukturen der Lebenswelt*, Neuwied.

Schütze, Fritz (1976), »Zur Hervorlockung und Analyse von Erzählungen thematisch relevanter Geschichten im Rahmen soziologischer Feldforschung – dargestellt an einem Projekt zur Erforschung von kommunalen Machtstrukturen«, in: Arbeitsgruppe Bielefelder Soziologen (Hrsg.), *Kommunikative Sozialforschung. Alltagswissen und Alltagshandeln. Gemeindemachtforschung. Polizei. Politische Erwachsenenbildung*, München, S. 159–260.

– (1977), »Die Technik des narrativen Interviews in Interaktionsfeldstudien – dargestellt an einem Projekt zur Erforschung von kommunalen Machtstrukturen«, *Arbeitsberichte und Forschungsmaterialien Nr. 1 der Universität Bielefeld*.

– (1982), »Narrative Repräsentationen kollektiver Selbstbetroffenheit«, in: Eberhardt Lämmert (Hg.), *Erzählforschung*, Stuttgart, S. 568–590.

– (1983), »Biographieforschung und narratives Interview«, *Neue Praxis*, 13, 3, S. 283–293.

– (1984), »Kognitive Figuren des autobiographischen Stehgreiferzählens«, in: Martin Kohli, Günther Robert, *Biographie und soziale Wirklichkeit*, Stuttgart, S. 78–117.

– (1994), »Ethnographie und sozialwissenschaftliche Methoden in der Feldforschung« in: Norbert Groddeck, Michael Schumann (Hrsg.), *Modernisierung sozialer Arbeit durch Methodenentwicklung und -reflexion*, Freiburg, S. 189–297.

Schulze, Heidrun (2006), *Migrieren – Arbeiten – Krankwerden. Eine biographietheoretische Untersuchung*, Bielefeld.
Simmenroth-Nayda, Anne, Chenot, Jean-Francois, Fischer, Thomas, Scherer, Martin, Stanske, Beate B., Kochen, Michael M. (2007), »Mit Laienschauspielern das ärztliche Gespräch trainieren«, *Deutsches Ärzteblatt*, 104(13), A 847–852.
Simon, Michael (2006), »Ambulante ärztliche Versorgung«, in: Klaus Hurrelmann, Ulrich Laaser, Oliver Razum (Hrsg.), *Handbuch Gesundheitswissenschaften*, Weinheim, S. 881–900.
Soeffner, Hans-Georg (1989), *Auslegung des Alltags – Der Alltag der Auslegung. Zur wissenssoziologischen Konzeption einer sozialwissenschaftlichen Hermeneutik*, Frankfurt a.M.
– (2000), »Sozialwissenschaftliche Hermeneutik«, in: Uwe Flick, Ernst von Kardoff, Ines Steinke (Hrsg.), *Qualitative Forschung. Ein Handbuch*, Reinbek, S. 164–175.
– (2006), »Visual Sociology on the Basis of Visual Concentration«, in: Hubert Knoblauch, Bernt Schnettler, Jürgen Raab, Hans-Georg Soeffner (Hrsg.), *Video Analysis: Methodology and Methods*, Frankfurt a.M., S. 205–217.
Statistisches Bundesamt (2008), *Gesundheit. Krankheitskosten. 2002, 2004 und 2006*, Wiesbaden, online: https://wwwec.destatis.de/csp/shop/sfg/bpm.html.cms.cBroker.cls?cmspath=struktur,vollanzeige.csp&ID=1022497, Pdf-Download: 09.08.2008.
Steinke, Ines (2000), »Gütekriterien qualitativer Forschung«, in: Uwe Flick, Ernst von Kardoff, Ines Steinke (Hrsg.), *Qualitative Forschung. Ein Handbuch*, Reinbek, S. 319–331.
Stichweh, Rudolf (1994), *Wissenschaft, Universität, Professionen*, Frankfurt a.M.
Stierlin, Helm (1978), *Delegation und Familie: Beiträge zum Heidelberger familiendynamischen Konzept*, Frankfurt a.M.
Stolpe, Susanne (2001), »Schulbildung/berufliche Bildung und Gesundheitszustand«, in: Andreas Mielck, Kim Bloomfield (Hrsg.), *Sozial-Epidemiologie: Eine Einführung in die Grundlagen, Ergebnisse und Umsetzungsmöglichkeiten*, München, S. 17–27.
Straus, Robert (1957), »The nature and status of medical sociology«, *American Sociological Review*, 22, S. 200–204.
Strauss, Anselm (1998), *Grundlagen qualitativer Sozialforschung*, München.
– (2004), »Methodologische Grundlagen der Grounded Theory«, in: Jörg Strübing, Bernt Schnettler (Hg.), *Methodologie interpretativer Sozialforschung. Klassische Grundlagentexte*, Konstanz.
Strauss, Anselm, Corbin, Juliet M. (1996), *Grounded Theory. Grundlagen Qualitativer Sozialforschung*, Weinheim.
Strauss, Anselm, Fagerhaugh, Shizuko, Suczek, Barbara, Wiener, Carolyn (1985), *Social Organization of Medical Work*, Chicago.
Streeck-Fischer, Annette, Sachsse, Ulrich, Özkan, Ibrahim (Hrsg.) (2001), *Körper, Seele, Trauma. Biologie, Klinik und Praxis*, Göttingen.

Taube, Arved von, Thomson, Erik, Garleff, Michael (1995), »Die Deutschbalten – Schicksal und Erbe einer eigenständigen Gemeinschaft«, in: Wilfried Schlau, *Die Deutsch-Balten*, München, S. 51–115.

Terr, Leonore (1995), *Schreckliches Vergessen, heilsames Erinnern. Traumatische Erfahrungen drängen ans Licht*, München.

Thiel, Jaques van, Ram, Paul, van Dalen, Jan (2000), *Maas-Global Manual 2000. Guidelines to the rating of communication skills and clinical skills of doctors with the MAAS-Global*, online: http://www.hag.unimaas.nl/Maas-Global_2000/GB/MAAS-Global-2000-EN.pdf, Download: 01.08.2008.

Thill, Klaus-Dieter (2007), *Patientenzufriedenheit in der Arztpraxis: Die Voraussetzung für eine erfolgreiche unternehmerische Praxisführung*, Köln.

Universität Wien, Institut für Sprachwissenschaften (2008), *Datenbank zur Arzt-Patient-Interaktion. API-on*, online: http://www.univie.ac.at/linguistics/florian/api-on/index.php, letzter Zugriff: 01.08.2008.

Vanagas, Giedrius, Bihari-Axelsson, Susanna (2004), »Interaction among general practitioners age and patient load in the prediction of job strain, decision latitude and perception of job demands. A Cross-sectional study«, *BMC Public Health*, 4, 59, online: http://www.biomedcentral.com/1471-2458/4/59, letzter Zugriff: 12.01.2009.

Weber, Max (1922), *Wirtschaft und Gesellschaft*, Tübingen.

– (1934), *Die protestantische Ethik und der Geist des Kapitalismus*, Tübingen, Vollständige Neuauflage (2006), Hrsg. von Dirk Kaesler, München.

– (1982), »Die ›Objektivität‹ sozialwissenschaftlicher und sozialpolitischer Erkenntnis«, in: Johannes Winckelmann (Hg.), *Gesammelte Aufsätze zur Wissenschaftslehre von Max Weber*, Tübingen.

Weingart, Peter, Kroll, Jürgen, Bayertz, Kurt (1992), *Rasse, Blut und Gene: Geschichte der Eugenik und Rassenhygiene in Deutschland*, Frankfurt a.M.

Weiss, Marjorie, Britten, Nicky (2003), »What is concordance?«, *The Pharmaceutical Journal*, 271, 7270, 493.

WHO (Weltgesundheitsorganisation) (2001), *Der europäische Gesundheitsbericht. Einundfünfzigste Tagung des Regionalkomitees für Europa. Madrid, 10.–13.09.2001*, online: http://www.who.dk/Document/RC51/gdoc7.pdf, Download: 30.03.2006.

Witte, Nicole, Rosenthal, Gabriele (2007), »Biographische Fallrekonstruktion und Sequenzanalyse videographierter Interaktionen«, *sozialersinn*, 1, S. 3–24.

Wüsthof, Achim (2004), »Leih dir einen Doktor«, *Die Zeit* vom 18.11.2004 (Nr. 48).

Zentralinstitut für die kassenärztliche Versorgung in der Bundesrepublik (1989), *Die EVaS-Studie*, Köln.

Anhang:
Verwendete Transkriptionszeichen

,	kurzes Absetzen
(4)	Dauer der Pause in Sekunden
Ja:	Dehnung eines Vokals
((lachend))	Kommentar des Transkribierenden
/	Einsetzen des kommentierten Phänomens
nein	betont
NEIN	laut
viel-	Abbruch eines Wortes oder einer Äußerung
´nein´	leise
( )	Inhalt der Äußerung ist unverständlich; die Länge der Klammer entspricht etwa der Dauer der Äußerung
(sagte er)	unsichere Transkription
Ja=ja	schneller Anschluss
Ja so war nein ich	gleichzeitiges Sprechen ab »so«

Biographie- und Lebensweltforschung

Peter Alheit, Frank Schömer
Der Aufsteiger
Autobiographische Zeugnisse zu einem Prototypen
der Moderne von 1800 bis heute
2009, 458 Seiten, Band 7, ISBN 978-3-593-38857-1

Ingrid Miethe, Martina Schiebel
Biografie, Bildung und Institution
Die Arbeiter-und-Bauern-Fakultäten in der DDR
2008, 364 Seiten, Band 6, ISBN 978-3-593-38604-1

Birgit Griese
Zwei Generationen erzählen
Narrative Identität in autobiographischen Erzählungen
Russlanddeutscher
2006, 389 Seiten, Band 5, ISBN 978-3-593-38211-1

Peter Alheit, Morten Brandt
Autobiographie und ästhetische Erfahrung
Entdeckung und Wandel des Selbst in der Moderne
2006, 312 Seiten, Band 4, ISBN 978-3-593-37991-3

Birgit Schreiber
**Versteckt: Jüdische Kinder im nationalsozialistischen
Deutschland und ihr Leben danach**
Interpretationen biographischer Interviews
2005, 456 Seiten, Band 3, ISBN 978-3-593-37746-9

Peter Alheit, Kerstin Bast-Haider, Petra Drauschke
Die zögernde Ankunft im Westen
Biographien und Mentalitäten in Ostdeutschland
2004, 350 Seiten, Band 2, ISBN 978-3-593-37484-0

Heidrun Herzberg
Biographie und Lernhabitus
Eine Studie im Rostocker Werftarbeitermilieu
2004, 324 Seiten, Band 1, ISBN 978-3-593-37483-3